■ 主编 刘汉南 冯秀真 孔杰娜 张 蕊
孙凡森 田月洁 刘庠生

临床药物学与药事管理

黑龙江科学技术出版社
HEILONGJIANG SCIENCE AND TECHNOLOGY PRESS

图书在版编目（CIP）数据

临床药物学与药事管理 / 刘汉南等主编. -- 哈尔滨：
黑龙江科学技术出版社，2023.2
ISBN 978-7-5719-1795-1

Ⅰ．①临… Ⅱ．①刘… Ⅲ．①药物学②药政管理
Ⅳ．①R9

中国国家版本馆CIP数据核字（2023）第029061号

临床药物学与药事管理

LINCHUANG YAOWUXUE YU YAOSHI GUANLI

主　　编	刘汉南　冯秀真　孔杰娜　张　蕊　孙凡森　田月洁　刘庠生	
责任编辑	陈兆红	
封面设计	宗　宁	
出　　版	黑龙江科学技术出版社	

地址：哈尔滨市南岗区公安街70-2号　邮编：150007
电话：（0451）53642106　传真：（0451）53642143
网址：www.lkcbs.cn

发　　行	全国新华书店
印　　刷	黑龙江龙江传媒有限责任公司
开　　本	787 mm×1092 mm　1/16
印　　张	22.75
字　　数	573千字
版　　次	2023年2月第1版
印　　次	2023年2月第1次印刷
书　　号	ISBN 978-7-5719-1795-1
定　　价	198.00元

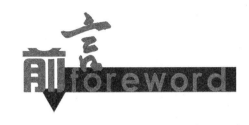

前言 foreword

　　随着社会的发展、医学技术的进步,人们对医疗卫生及健康的需求越来越高。现代药物学已经发展到以患者为中心、强调改善患者生命质量的药学服务阶段,注重与临床医学的紧密联系,强调药物在临床治疗中的实际应用。近年来,新药品不断涌现,药品数量急剧增加,用药的复杂性也越来越高,用药引起的社会问题也越来越多。药害事件和药源性疾病接连发生,对药师而言,要求不再满足于仅仅为患者提供安全有效的药物,而且要求提供安全有效的药物治疗。因此临床药师必须不断学习,更新知识,交流临床用药经验,熟悉和掌握新的药理学进展,才能跟上医学发展的步伐,更好地为患者服务。为了便于临床医药工作者系统地掌握和查阅临床药物学知识,我们组织编写了《临床药物学与药事管理》一书。

　　本书首先介绍了药物学绪论;然后对临床广泛应用的重要药物进行汇总,包括神经系统常用药、循环系统常用药、呼吸系统常用药等,详细介绍了其化学结构、理化性质、体内过程、药理作用、药物相互作用、临床应用与评价,并结合临床用药中的实际问题,提供有关用药方案、配伍用药等内容。本书在编写过程中结合了临床用药现状和实践经验,在语言上深入浅出、易于理解,在内容上注重理论联系实际、简明扼要、重点突出。本书有助于推动临床规范化用药,适合临床药物工作者及各科医务工作者参考和阅读。

　　由于临床药物学涉及的专业知识面广,加之编写人员专业领域各不相同,编写人员水平、能力和学识有限,书中存在的不妥和疏漏之处,望广大读者见谅并提出宝贵意见和建议,以便再版时进行修订。

《临床药物学与药事管理》编委会

2022 年 12 月

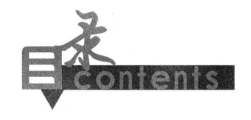

第一章

药物学绪论

第一节　药物流行病学

药物流行病学是研究人群的药物利用、药物效应分布及其影响因素以促进合理用药的学科，是临床药理学、临床流行病学与药事管理学相互交叉、相互渗透而产生的一门新的边缘学科。其研究对象是用药人群，研究内容是人群的药物利用情况与药物效应分布规律。

一、研究目的、任务与作用

药物流行病学研究的目的是描述、解释、验证和控制一定时间、空间与人群中，某一种药物的使用情况与效应分布。

研究任务涉及了解与分析人群中与用药有关的表现，其主要任务包括以下几项。

（1）药物流行病学的方法学研究，以快速并准确地发现用药人群中出现的不良反应，保证用药人群安全。

（2）在众多药品中为人群挑选和推荐经过科学评价疗效确切的药品，保障合理用药。

（3）使药品上市后监测方法规范化、实用化，推广应用计算机，建立用药人群数据库。

（4）研制使用的药物不良反应因果关系判断程序图或逻辑推理流程图。

（5）研究处方者用药的决策因素，改善其处方行为，提高处方质量。

（6）通过广大用药人群对常见病、多发病的用药（抗癌、抗感染、解热镇痛药）进行重点研究，推动合理用药。

（7）对抗菌药合理应用与控制病原体耐药性的研究与成果，以社会、人群为基础进行系统、深入、有效的推广应用。

药物流行病学的作用，是通过药物在人群中产生的效应，为临床医疗与药品管理提供合理用药的依据。药品的安全性、有效性与价格的适宜性是合理用药的主要内涵，只有药物流行病学研究才能回答药物对特定人群（某种疾病患者的群体）或普通人群的效应与价值。这是药物流行病学区别于其他学科的独特作用。药物流行病学研究可通过了解药物在广大人群中的实际使用情况，查明药物使用指征是否正确、用法是否适宜、产生何种效应，以及查明药物使用不当的原因、纠正方法、药源性疾病发生机制与防治的宏观措施,最终达到促进广大人群合理用药,提高人群生命质量的目标。

二、研究方法

药物上市后监测的特点是样本较大,在进行监测时往往都使用流行病学的研究方法,通常应用的方法有以下几种。

(一)试验性研究或随机临床试验

预先制定随机、盲法、对照为基础的试验方案,以验证药物的防治作用与不良反应,并可直接估计发生毒性反应的危险度。多用于长期使用的药物对慢性疾病效应的评价,如降压药、降血脂药、溶栓药的疗效与不良反应研究。20世纪80年代以来对阿司匹林预防心肌梗死的效果、轻度高血压治疗意义的评价、长期使用降血脂药的效应都进行过实验性研究,得到许多有价值的合理用药资料。鉴于这种实验性研究受实验条件制约,受试人群的生活难以做到像非受试人群那样自然,故其结果是否足以完全代表自然的用药人群尚需进一步探讨、谨慎评估。

(二)观察性研究

观察性研究可以分为历史回顾队列研究、前瞻性队列研究、药物暴露对照研究、断面调查。

1.历史回顾队列研究

历史回顾队列研究要求有足够完善的病史与用药史记录,收集某时、某地的病历,探讨某些用药问题,主要适用于管理严格而规范的医疗单位。

2.前瞻性队列研究

前瞻性队列研究,在应用该研究时,用药效应与疾病转归已确定,但需查明有关效应与转归情况的发生率及其归因危险度,需要收集的信息也是预先确定,该研究是否成功与预测水平有关。

3.药物暴露对照研究

药物暴露对照研究,可用30~40例小样本,对照用药与否所产生的效应差异;设计要求防止偏倚,注意挑选病例,否则结果将有误差,设计严密也可得出客观结论。

4.断面调查

断面调查,即横断面研究,其特点为不设对照组,依靠事件发生频率与样本量优势,提示某种可能性,为进一步研究打下基础。如要求处方者报告一个月内所见病例的详细病情及所用药物,以求同时发现用药与出现症状的关系并获得"发生率"数据。若样本大,如上千例用药者都在用药期间发生某种效应(如血尿),则提示此药可能导致血尿,为深入研究提供线索。上市后药物监测中,处方事件监测就属于一种横断面研究,它要求医师在一定时间内,对使用某药的病例所发生的情况,不断地随访较长时间(如半年)。一切病情与意外,无论看来是否与用药有关,都进行记录,然后汇总分析。处方事件监测常涉及数千至1万例用药者,要求有完善的组织工作。

临床流行病学的基本特点和原理是群体观点、分析程序和计算方法。其研究方法的作用强度和可信度一般认为实验性研究＞前瞻性队列研究＞回顾性队列研究＞药物暴露对照研究＞横断面研究。

药物流行病学研究的多种方法中,重点仍是大样本、多参数的综合分析,计算机科学及其应用为保证这个重点提供了必不可缺的工具,使药物流行病学工作者有可能在较短时间迅速得到正确结果。

(刘汉南)

第二节　药物效应动力学

药物效应动力学简称药效学,是研究药物对机体的作用、作用原理、量效关系及其一系列影响因素的科学。药物作用于机体,其基本作用表现为兴奋和抑制。使机体器官组织原有生理生化功能水平提高称为兴奋作用;反之,使机体器官组织原有功能减弱则为抑制作用。兴奋和抑制在一定条件下可互相转化。

一、受体学说

受体学说是阐明药物作用分子机制的重要学说。据近代分子生物学和生物化学的研究,大多数药物是通过与细胞上某些大分子蛋白质受体相结合而产生作用,故以受体学说阐明药物作用原理占有重要地位。受体在体内有特定的分布点,而体内也存在与受体相结合的内源性物质,叫作配体,如自主神经末梢释放递质乙酰胆碱和去甲肾上腺素等,它们都能与相应的受体结合产生作用。药物与相应受体结合后先形成复合物,然后通过复合物的作用激活细胞其他成分而产生效应。药物与受体相互作用后,启动由受体介导的生理生化过程,产生类似受体与内源性配基结合后的作用,这类配基称为相应受体的激动剂。那些能够与受体结合,并阻断内源性配基与受体的正常结合和激活,而药物本身与受体结合后不能使受体产生作用,即认为这些药物没有内在药理活性,只是通过抑制特异激动剂的作用(例如竞争激动剂的结合部位),这类药物称为相应受体的拮抗剂。

二、构效关系

药物对生物体内特异性大分子组分的亲和力及其内在活性与它们的化学结构有密切关系,也就是说,药物的结构决定药物的效应,这种关系被称为构效关系。

药物的构效关系通常十分严格,药物分子稍加改变,包括立体异构这样的细微改变,就可导致药理性质上的重大变化。构效关系的探索曾多次导致有价值的治疗药物的成功研发,如合成激素类药物、抗生素等。如以天然皮质激素为母体,经过结构改造,得到的地塞米松、倍他米松等,这些经结构改造后的药物与母体药物相比,具有更强的抗炎作用,而不引起电解质代谢紊乱的特点。

三、药物作用

防治作用与不良反应是药物作用的两重性表现。凡能达到防治疾病目的的作用称为药物的防治作用或治疗作用,又分对因治疗(治本)和对症治疗(治标)。用药后产生的与治疗目的无关的其他作用统称为不良反应。

描述药物毒性作用与治疗作用所需剂量之间关系的术语有治疗指数、安全范围或选择性。

治疗指数的定义是指在实验室研究中,半数中毒量与半数有效量的比值(TD_{50}/ED_{50})或半数致死量与半数有效量的比值(LD_{50}/ED_{50})。

药物作用的选择性是指在治疗剂量时药物常常只选择性地对某一个或几个器官或组织产生

明显作用,而对其他器官、组织不发生作用。药物作用的选择性取决于药物与某些组织细胞亲和力,机体不同器官组织对药物敏感性及药物的分布有关系。选择性有高、低之分,选择性高的药物特异性强;选择性低的药物影响器官多,作用广泛,不良反应较多,如阿托品具有散瞳、口干、心跳加快等多方面作用。

选择性往往是相对的,常与剂量有关,如咖啡因对大脑皮质有兴奋作用,然而大剂量应用也会兴奋延脑及脊髓,甚至引起惊厥。此外,如果一种药物与相对非特异性受体相互作用(这种受体是使大多数细胞产生功能所共有的),该药物的效应是广泛的。

个体之间对同一药物的反应有明显差异,因人而异的药物反应称为药物作用的个体差异。如对同一药物,有的个体特别敏感,只需很小剂量就可达到应有的效应,常规剂量则产生强烈效应或中毒反应称为高反应性或高敏性;有的个体不敏感,需要用很大的剂量才能达到同等药效,称该个体为低反应性或称耐受性,而当病原体对抗菌药物产生抗药性,使药效降低时,需要加大抗菌药物剂量或更换用药品种才能达到预期的抑菌或杀菌作用,称为病原体对某药产生抗药性或耐药性。

四、量效关系

药物剂量大小与效应强弱之间的关系称为量效关系,是从剂量角度阐明药物作用的规律。在一定范围内,药物剂量增加,其效应相应增强,剂量减少,效应减弱;当剂量超过一定限度时能引起质的变化,产生中毒反应。

剂量就是药物的用量,按剂量大小与药效的关系,可将剂量分为以下几种。

(1)最小有效量,即出现疗效的最小剂量。

(2)治疗量,指大于最小有效量,并能对机体产生明显效应,又不引起中毒反应的剂量,也是适合多数人选用的常用量。

(3)极量,是由药典明确规定允许使用的最大剂量,比治疗量大,但比最小中毒量小,也是医师用药剂量的最大限度。超过极量用药则可能产生毒性反应。

(4)中毒量,指可引起毒性反应的剂量。

(5)致死量,即可导致死亡的剂量。

最小有效量与最小中毒量之间的剂量称药物的安全范围。安全范围小易中毒。此外,还须注意单位时间内进入机体的药量,特别是静脉注射或滴注时的速度,过快也会造成单位时间进入体内药量过大,引起毒性反应。

(刘汉南)

第三节　药物代谢动力学

药物代谢动力学简称药动学,是研究药物在患者体内变化规律,并根据其变化规律设计合理的给药方案的学科。药动学是通过检测患者给予药物后血液中药物浓度,分析药物浓度变化特点,研究药物在体内的变化规律,根据药效学和毒理学确定的治疗浓度范围,制订合理的用药方案。实现个体用药合理化,是药动学原理在临床治疗方面的具体应用。

一、临床药动学的基本任务

临床药动学不仅讨论药物的体内过程,而且还要讨论影响这种体内过程的各种因素,并将这种药物的体内过程与药物的治疗效应和不良反应联系起来,最终落实到给药方案的制订和调整,以提高合理用药水平。当然,药动学的一般知识不足以解决临床用药的所有问题,因为患者的个体差异、肝肾功能状态、疾病过程中生理病理变化、合并用药、年龄、性别、体重、种族、食物性质、烟酒嗜好等因素都可能引起药动学参数的改变。然而,这些个体化指标所导致的药动学参数的改变正是实现个体化给药的基础,也是药动学研究的内容。根据临床药动学研究的内容,可以认为临床药动学的基本任务包括以下几项。

(1)研究药物在人体正常情况下吸收、分布、消除的动力学及反映这些过程的特性参数。

(2)根据药物的体内过程,进行给药方案的初步设计,包括剂量、给药间隔、给药途径、剂型的选定等。

(3)根据血液或其他体液药物浓度的监测和药动学参数,修改或调整给药方案,提高治疗效果。

(4)研究各种因素如疾病、年龄、遗传因素、饮食习惯、烟酒嗜好、药物相互作用等对药物体内过程的影响,以及在这些因素影响下的给药方案的调节。

(5)研究药物制剂生物利用度。

(6)对临床药物反应及其异常表现的观察和药物预警研究。

通过广泛开展临床药动学的研究,深入认识药物在人体内的变化规律和特点,为合理用药提供必要的数据和资料,指导临床制订符合患者实际又能够产生理想疗效的治疗方案。

二、临床药动学的基本概念

临床药物动力学与普通药物动力学的区别在于前者专指以人体为对象研究的药物动力学,也就是指药物在人体内的变化规律和变化过程。因此,临床药物动力学所包含的基本概念也就是药物动力学的基本概念。正确理解这些概念,对于正确理解临床药物动力学和正确应用临床药物动力学的相关内容是至关重要的。

(一)体内过程

体内过程是指药物从进入人体内开始到排出体外期间所经历的过程。药物的体内过程一般可分为吸收、分布、代谢和排泄四个阶段,通常以四个阶段的英文名称的第一个字母表示,即以ADME 表示药物体内过程。药物体内过程正是药物发挥作用的过程,也是药物产生不良反应的过程,因此,药物的体内过程对于药物作用是十分重要的。

1.吸收

药物的吸收是指药物由机体用药部位进入体内循环的过程。口服药物通过消化道吸收,肌内注射或皮下注射通过注射部位的肌肉毛细血管吸收,静脉注射可使药物直接进入体内循环,而通过黏膜如口腔、鼻腔、直肠等部位给药则通过黏膜吸收。大多数药物在体内均通过被动转运吸收入血,不同的部位对药物吸收的速度和特点不同,药物吸收的速度和程度与给药部位的药物浓度和血流量有密切关系。

药物吸收的速度和程度则决定药理效应起始的快慢和作用强度。如某些药物吸收迅速而完全,一般会产生快速而明显的药理作用;反之则作用出现缓慢、效能较弱。药物理化性质、给药途径、药物剂型与机体状态等诸因素均可影响药物吸收。一般情况下给药途径不同,吸收速度亦不同,其吸收速度的一般顺序是静脉＞吸入＞肌内＞皮下＞黏膜＞口服＞皮肤。常用给药途径的吸收特点见表1-1。

表 1-1　常用给药途径的某些特点

途径	吸收方式	特殊用途	局限性与注意点
静脉注射	不需经过吸收过程,直接进入体内产生即刻效应	适用于急救,可随时调整剂量,适于给予大量液体和刺激性药物(经稀释)	产生不良反应的可能性大,一般须缓慢注射,不适用于油溶液或不溶性物质
皮下注射	水型溶液吸收迅速,贮存缓释制剂吸收缓慢持久	适用于某些不溶性物质的混悬剂与植入特制固体药物制剂	不适于给予大容量药液,有刺激性物质可引起疼痛或坏死
肌内注射	水溶液吸收迅速,贮存型制剂吸收缓慢持久	适用于中等量药液、油溶液和某些刺激性药物	抗凝治疗过程中不宜采用。可能干扰某些诊断试验的结果判断(如肌酸磷酸激酶)
口服	常用给药途径,药物吸收受多种因素影响	使用方便、经济,一般比较安全	需要患者合作,难溶性、吸收缓慢或不稳定药物的吸收可能不恒定、不完全

但是,由于药物吸收受到多种因素的影响,除静脉注射外,其他给药途径吸收的速率受体内外因素影响非常显著,需要根据具体情况,判断药物的吸收过程。例如氨基糖苷类抗生素口服不会在消化道吸收,只能采取静脉、肌内等给药途径。但在某些条件下,也可以利用药物的特点,进行局部给药,如口服氨基糖苷类抗生素可以在肠道达到较高的药物浓度。

2.分布

药物被机体吸收并进入体循环后即开始向机体的组织、器官或体液转运,药物在体内不同组织、器官转运的过程称为药物的分布。由于人体内各组织器官的生理特点不同(如血流量、脂肪成分含量等),药物分布的量也有非常显著的差异。药物的理化性质也决定了药物的分布,脂溶性强的药物在脂肪组织中分布量较多,而水溶性药物则主要分布于血液中。

影响药物分布的生理因素还有体内的屏障结构,如血-脑屏障。血-脑屏障是阻止外源性物质进入脑组织的重要屏障,在生理条件下,发挥保护脑组织的作用。但是,在脑膜炎症情况下,这种屏障作用就会明显降低,使药物易于通过。除血-脑屏障外,还有其他一些特殊的组织器官也存在屏障,如眼睛、胎盘等,都有一定的屏障作用。

组织的血流和其他特点也是影响药物分布的重要因素,对某些经过主动转运的药物来说,分布过程还要受组织生理特点的影响。多数药物可以与血浆中的蛋白质结合,形成结合状态而影响分布,因此,对于血浆蛋白结合率高的药物,分布过程就更加复杂。

药物进入组织以后,还可以随着血液药物浓度的变化从高分布组织中释放出来,表现为药物的重新分布,这个过程称为再分布。再分布也是影响药物作用的重要因素,特别是对于脂溶性高、作用强的药物,再分布过程使给药过程更加复杂,需要给予充分注意。

药物在作用部位(靶组织)的浓度决定了药物作用的发挥,因此,药物分布的部位、速度和程度则决定了药物发挥作用的起始时间和作用强度。

近年来,对于靶向给药系统的研究取得了较大进展,各种具有靶向作用的药物制剂不断出现,这些药物可以选择性地分布到特定的组织或器官,使靶器官(组织)具有较高的药物浓度,从而产生理想的效果。

3.代谢

药物代谢是人体处理外源性物质的过程,是指药物进入机体后,在体内酶系统、体液理化环境(如 pH)或肠道菌丛的作用下,发生结构变化的过程,又称"生物转化"。

药物经代谢后一般都失去活性,因此药物代谢又称为"灭活",这是药物自体内消除的重要途径之一。但也有些药物经过代谢后形成的代谢物有较强的生理活性,如解热镇痛药非那西丁,在体内代谢后生成的对乙酰氨基酚不仅有明显的解热镇痛作用,且其毒性更小,故临床已弃用非那西丁而广泛应用对乙酰氨基酚。还有一类药物本身无药理活性,在体内被代谢后成为有活性物质发挥药效,此过程称"赋活",如抗肿瘤药物环磷酰胺,只有在体内代谢后生成酮环磷酰胺才具抗肿瘤作用。这类药物称为"前体药物"。也有一些药物在体内代谢后生成具有毒性作用的代谢物,如抗结核药异烟肼经代谢后,生成乙酰化代谢物对肝脏和泌尿系统产生不良反应。

药物的代谢过程一般分为两类,一是在酶的作用下进行分解和氧化还原反应,通常称为Ⅰ相代谢反应;多数药物经过Ⅰ相代谢后,在酶的作用下可以与体内的水溶性强的物质相结合,如葡萄糖醛酸、硫酸等,称为Ⅱ相代谢反应。药物代谢反应的结果一般是增加药物的水溶性,使之易于排出体外。

药物代谢主要在肝脏进行,有赖于药物代谢酶的催化。除肝脏外,人体内不同部位也有各种特殊的酶存在,如血浆中的乙酰胆碱酯酶、神经末梢中的单胺氧化酶等。药物代谢酶中最重要的是存在于肝脏微粒体的混合功能氧化酶系(mixedfunctionoxidasesystem,MFOS)人类细胞色素 P_{450},它是一组由许多同工酶组成的超级大家族,许多内源性、外源性化合物包括药物都是在此酶系的催化下进行代谢。

肝脏药物代谢酶系受遗传、年龄、机体状态、营养、饮食和生活习惯等因素影响,某些药物亦可影响药酶活性。有些药物诱导药酶活性增强,可使药物代谢加速,称为药酶诱导剂,如苯巴比妥、苯妥英钠、保泰松、螺内酯、利福平、水合氯醛等;有些药物抑制或减弱药酶活性,可减慢药物代谢过程,称药酶抑制剂,如氯霉素、异烟肼、别嘌醇、奎尼丁、西咪替丁等。故在联合用药时,必须充分考虑其中某药是否会影响药酶活性而使药物代谢发生改变进而改变其作用和毒性。促进相应药物代谢可使血药浓度降低,药理作用减弱,作用时间缩短而达不到预期治疗效果;而抑制药酶活性则使相应药物代谢减慢,血药浓度增高,药理作用加强和延长,导致不良反应出现。如药酶诱导剂苯巴比妥与双香豆素合用,可加速后者代谢,使抗凝作用减弱,往往需增加药量方能保证疗效,一旦停用苯巴比妥,患者对双香豆素反应明显增强,出现出血的严重后果。

应该强调指出的是,肝功能不良者药物代谢能力降低,应用主要通过肝脏代谢的药物时,应适当调整给药剂量和给药间隔,或选用其他药物,以免发生药物蓄积中毒。

4.排泄

排泄是指吸收进入体内的药物或经代谢后的产物排除到体外的过程。对人体而言,药物是异物,最终必将被机体清除。排泄是机体对药物作用的最终消除方式。

药物排泄途径主要有肾脏、肠道、呼吸道、皮肤和分泌系统。肾脏排泄的药物通过尿液(肾-尿途径)使药物排出体外,这是药物排泄的主要途径;肠道排泄的药物多数是进入胆汁后经肠道随粪便排除(胆汁-肠-粪便排泄途径),也有少数药物直接进入消化道排泄;呼吸道排泄的药物主要是一些易于挥发的气态药物及其代谢物,随肺呼吸过程通过呼气排泄;皮肤排泄的药物可以通过汗腺分泌或表皮细胞的死亡脱落而排泄,只有少数药物通过皮肤途径排泄;通过分泌排泄药物的途径主要有唾液、乳汁、精液、泪液等,在药物排泄中居次要地位,仅对特殊的药物和特别情况下,考虑这些排泄途径可能产生的影响,如哺乳期妇女。

药物经肾-尿排泄主要是通过肾脏的过滤作用,也有些药物及其代谢物通过主动分泌进入尿液。经过肾脏排泄的药物,有时可以被肾脏重新吸收进入循环,形成药物的重吸收。活性物质的重吸收可以延长药物作用时间。肾功能不全的患者,药物排泄量明显减少,易引起蓄积中毒。有的药本身可引起肾脏损害,如磺胺类、氨基糖苷类抗生素,故应注意选择用药。

胆汁排泄的药物,如果是脂溶性的,可再经肠道吸收,此过程谓之"肝-肠循环",参与肝-肠循环的药物,使用时应适当减量。

乳汁排泄的药物多为弱碱性药物,如吗啡、阿托品等,这些药物易被乳儿自乳汁中吸收中毒,哺乳期妇女尤应注意。苯妥英钠可以从唾液腺分泌排出,长期应用可引起齿龈炎。

一般排泄快的药物须反复给药以维持其疗效;反之排泄慢的药物,给药间隔就应延长,以免造成蓄积中毒。

药物排泄的途径、速度主要取决于药物及其代谢物的理化性质,机体的生理和病理状态也是重要影响因素。在临床用药实践中,需要根据患者的具体情况,调整给药方案。

(二)房室模型

药动学中用房室模型(又称隔室模型)模拟机体对药物处理系统,以分析药物的体内过程。房室是根据药物的体内过程和变化速率差异,人为地将药物含量相对稳定的部分作为相对独立的"隔室",这种划分的目的是为了易于对药物体内过程进行数学处理和计算。最简单的模型是单室模型,复杂的有双室模型及多室模型。其中单室模型和双室模型较为常用。

1.单室模型

药物进入体内后,能够迅速均匀分布到全身各组织、器官和体液中,即药物一旦进入体内,能够迅速达到分布的动态平衡,然后通过代谢和排泄而消除掉。少数药物的体内过程符合这种情况,称为"单室模型"的药物,这些药物的血药浓度基本能够反映出各组织、器官的药物浓度。

2.双室模型

如果药物进入体内后,开始只能很快进入机体的某些部位,但很难较快进入另一些部位。药物要完成向这些部位的分布,需要一段时间,根据药物分布的速度,可以将机体划分为药物分布均匀程度不同的两个独立系统(称为房室),即"双室模型"。

在双室模型中,一般将血液及血流丰富的能够瞬时分布的组织、器官如肝、肾、心、肺、脾等划分为一个"室",称为"中央室";将血液供应较少,药物分布缓慢的组织、器官如脂肪、皮肤、骨骼、肌肉等划分一个"室",称为"周边室",或"外周室"。双室模型符合大多数药物进入体内后的情况。

若在外周室中又有一部分组织、器官或细胞内药物的分布特别慢,则还可以从外室中划分出第三隔室,分布稍快些的称为"浅外室",分布最慢的称为"深外室"。

"隔室"是一个抽象的数学概念,并不具有解剖学的实体基础,但却是客观存在现象。对于一个具体药物,其体内过程究竟属于单室模型还是双室模型,可以通过实验分析证明。

药物通过静脉输注进入体内,然后在不同时间取样测定血药浓度(C),以血药浓度的对数值(lgC)为纵坐标,时间(t)为横坐标,做lgC-t图,可以反映药物在体内的变化过程,见图 1-1。

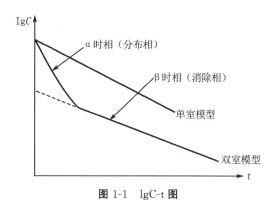

图 1-1　lgC-t 图

若以 lgC-t 做图为一直线,则为单室模型;若为两段斜率不同的直线衔接而成者为双室模型。在双室模型中,前面一段直线斜率负值大,表示分布相,亦称 α 时相;后者直线比较平稳,表示消除相,亦称 β 时相。

(三)药物转运

药物进入体内完成体内过程,需要通过多种膜屏障,无论药物的吸收、分布或是排泄过程,都涉及药物的转运。药物的转运可以有不同的形式,一般分为主动转运和被动转运。

主动转运的特点是在药物转运过程需要消耗能量,并有中间转运体参与转运。由于主动转运是在转运体协助下消耗能量的过程,因此可以逆浓度差进行转运。主动转运具有饱和现象,即在药物浓度超过转运部位的转运能力时,转运速度达到最大。药物浓度在转运能力范围内,一般遵循一级动力学规则。

被动转运又称被动扩散,是药物从高浓度向低浓度转运的形式。被动转运的特点是不需要消耗能量,一般不需要载体。被动转运只能顺浓度差进行,没有饱和现象,当药物浓度达到平衡时转运处于相对静止状态。被动转运一般表现为零级动力学过程。

(四)药物代谢的一般规律

药物进入体内的吸收过程和药物排出体外的排泄过程都会表现为一定的速度,或称速率过程。在药动学研究中,通常将药物在体内转运的速率过程分为以下三种类型。

1.一级速率过程

一级速率过程是指药物在体内某部位的转运速率与该部位的药量或血药浓度成正比,即一级转运速率或称一级动力学过程。通常药物在常用剂量时,其体内过程多为近似一级动力学过程。

一级动力学过程的特点是体内药物代谢一半所需的时间是不变的,这个时间称为生物半衰期。符合一级动力学代谢特点的药物代谢的速度与血中药物浓度高低无关,其代谢速率是一恒定值,当体内药物按瞬时血药浓度(或体内药量)以恒定的百分比消除时,单位时间内实际消除的药量随时间而递减。

单次给药后(静脉注射),体内血药浓度按一级动力学变化,药物的排泄速率与血药浓度成正比,血药浓度-时间曲线下面积(areaunder curve,AUC)与剂量成正比。因此,对于一级动力学代谢的药物,给药剂量影响血药浓度,但不影响药物的消除速率。一次给药后血药浓度变化见图 1-2。由图 1-2 可以看出,一次给药经过 5 个半衰期以后,体内药物就几乎全部被排泄。

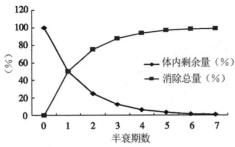

图 1-2 单次静脉注射给药后血药浓度和排泄量随时间的变化

对于按一级动力学代谢的药物,如果采取等剂量等间隔时间(间隔时间一般为一个半衰期)多次给药,其特点表现为经过4~5个半衰期,血药浓度可达到稳态血药浓度;采用首剂量加倍的负荷剂量给药方案,可缩短达稳态血药浓度的时间。多次给药(静脉注射)后血药浓度的变化趋势见表1-2。

表 1-2 一级动力学药物在等剂量等间隔多次给药后血药浓度变化

半衰期数	给药量	给药1个半衰期后(%)	反复用药体内累积量
1	100	50	50
2	100	75	75
3	100	87.5	87.5
4	100	93.8	93.8
5	100	96.9	96.9
6	100	98.4	98.4
7	100	99.2	99.2

由表1-2可见,如果每隔一个半衰期给药一次,则体内药量(或血药浓度)逐渐累积,经过5个半衰期后,消除速度与给药速度相等,达到稳态。

2.零级速率过程

零级速率过程又称为零级动力学过程,指药物的转运速率在任何时间都是恒定的,与药物浓度无关,表现为恒速消除,药物的半衰期与药物的初始浓度呈正相关,而不是固定数值。

符合零级动力学吸收的药物如临床恒速静脉滴注给药及长效制剂中缓释部分的释放速率,表现为药物恒速进入体内;而对于药物的代谢,一般在体内药物浓度超过机体代谢能力时,表现为等量代谢,这时药物的生物半衰期随剂量的增加而增加,药物在体内的消除时间取决于剂量的大小。例如酒精中毒时,一般常人只能以每小时 10 mL 乙醇恒速消除,当浓度下降至最大消除能力以下时,则按一级动力学消除。

3.受酶活力限制的速率过程

受酶活力限制的速率过程即当药物浓度较高而出现饱和时的速率过程,亦称米氏动力学过程。

某些药物的生物转化、肾小管排泄和胆汁分泌均涉及酶和载体的影响。通常药物在高浓度时是一个零级速率过程。其原因在于:①药物降解的酶被饱和;②与主动转运有关的药物通过选择膜(即肾小管排泄及间或在肠吸收)的载体被饱和。

受酶活力限制的速率过程具有以下特点:①体内药物浓度下降不是指数关系;②消除半衰期

随剂量的增加而增加;③药物的排泄受剂量和剂型的影响;④可能存在着其他药物对受酶活力限制的速率过程的竞争性抑制;⑤在维持治疗时,维持剂量稍有增加就能引起血药浓度很大变化。

三、治疗药物监测与给药方案设计

临床合理用药需要了解药物的吸收、分布、代谢和排泄的机制及其体内过程,对临床药动学的监控也可称为治疗药物监测(therapeuticdrug monitoring,TDM),其目的是通过测定体液中药物的浓度并利用药动学原理和参数指导调整给药方案,使给药方案个体化,以提高疗效,避免或减少毒性反应。

临床药动学的一个基本思想就是药物作用部位的药物浓度决定了药物的治疗效应和毒性反应,因此,药物浓度太低,不可能产生治疗效应,而浓度太高则产生毒性反应。在这两个浓度之间是药物发挥治疗作用的浓度范围,常称为"治疗窗"。治疗窗也称治疗范围,在这个范围内,可以获得比较理想的临床疗效和较低的毒性反应。

一般将能获得治疗效果的最低血药浓度称为最低有效血药浓度(MEC);将能产生毒性反应的最低血药浓度称为最低中毒血药浓度(MTC)。

(一)治疗药物监测在个体化给药中的意义

对有些药物,我们用减少中毒的可能性使之合理化,另一些药物则通过增加治疗作用的概率而使其合理化,即降低毒性而不影响疗效或提高疗效而不增加毒性。这就需要对"治疗窗"小的药物进行血药浓度监测并制定精确的给药方案。治疗药物监测的工作内容可以概括为测定血液中或其他体液中药物的浓度,观察药物的疗效,考察药物治疗效果,必要时根据药代动力学原理调整给药方案,使药物治疗达到比较理想的程度。有资料表明,仅测定血药浓度,对提高合理用药水平的作用不大,只有以药代动力学原理为指导时,才能有良好的临床效果。

临床实践中,并非所有的药物在各种条件下都要进行治疗药物监测。实施治疗药物监测的药物必须符合以下一些基本条件。①药物浓度变化可以反映药物作用部位的浓度变化。②药物效应与药物浓度的相关性超过与剂量的相关性。③其他间接指标不能评价药物效应。④已知有效浓度范围。⑤测定血药浓度方法稳定、灵敏、精确且快速简便。

在药物浓度-效应关系已经确立的前提下,下列情况需要血药浓度监测。

(1)安全范围较窄的药物,其有效浓度与中毒浓度比较接近,如地高辛、锂盐、茶碱等。

(2)米氏动力学过程的药物,在治疗剂量范围内已呈现零级过程,机体对药物的消除功能已达饱和状态,随剂量增大,血药浓度不成比例地猛增,伴以消除半衰期延长,如阿司匹林、苯妥英钠、普萘洛尔等。

(3)为了确定新药的群体给药方案,进行临床药动学研究。

(4)药动学的个体差异很大,特别是由于遗传因素造成药物代谢速率明显差异的情况,如普鲁卡因胺的乙酰化代谢。

(5)中毒症状和疾病本身症状易混淆的药物,如苯妥英钠中毒症状与癫痫本身难以区分;地高辛控制心律失常时,过量也可引起心律失常。

(6)常规剂量疗效不确切,测定血药浓度有助于分析疗效不佳的原因。

(7)常规剂量出现毒性反应。

(8)药物消除器官功能受损,如肾功能较差的患者用氨基糖苷类抗生素;肝功能损害患者用利多卡因或茶碱等。

（9）怀疑因合并用药而出现的异常反应。

（10）诊断和处理过量中毒。

治疗药物监测的关键是对于结果的解释。要正确地解释结果，就必须掌握比较全面的资料，如患者的生理、病理状态，患者的用药情况，对被监测药物的用药过程，被监测药物的有效血药浓度范围，药物的剂量-血药浓度-效应间的相关程度及其影响因素，被监测药物药代动力学参数等。另外还应比较实测结果与预计结果，如不相符合时，应作出相应的解释，可以从患者的依从性、药物剂型的生物利用度、药物的蛋白结合率、影响药代动力学参数的生理与病理诸因素考虑。同时还应观察血药浓度与疗效的关系，即血药浓度在有效范围内时，临床上是否表现有效，有时会遇到不一致的情况，就应考虑其原因，着重考虑影响药物疗效的诸因素。最后根据新的参数制定新的用药方案，并继续监测患者血药浓度。

治疗药物监测的目的是个体化给药。药物的疗效不是由剂量，而是由血药浓度决定的，这是治疗药物监测的基础。测定药物浓度可定量描述药物在患者体内的过程，提出有关的药代动力学参数，由此制定出适用于具体患者的给药方案。临床实践已经证明，应用药代动力学原理调整临床用药，可以取得良好的效果。

尽管治疗药物监测的适用范围有一定的局限性，但对于开展合理用药、制定安全有效的给药方案起到了指导性的作用。

（二）药动学参数及其临床意义

在临床药动学的研究中，药物的体内过程特征是以药动学参数来表示的，如生物半衰期、表观分布容积、稳态血药浓度、峰浓度、生物利用度等，通过对临床药动学特征的研究，求得个体药动学参数，可以更好地了解药物作用，为确定给药方案、预测药物的疗效和毒性、合理用药奠定基础，为给药方案个体化提供可靠的实验数据。

1.血药浓度-时间曲线

药物进入体内后，血液是药物在体内转运的重要载体，以血药浓度为纵坐标，时间为横坐标的血药浓度-时间曲线（简称药-时曲线），是描述药物经过吸收、分布、生物转化和排泄等过程反映在血药浓度上的动态变化。

服用单剂量药物后，开始吸收率大于清除率，血药浓度逐渐升高，当吸收与消除大致相等时，血药浓度达最高值，称为峰浓度。之后，清除率逐渐大于吸收率，血药浓度逐渐下降，至下次给药前达最低值，称为谷浓度。血药浓度上升阶段称为吸收相，下降阶段称为消除相，见图1-3。

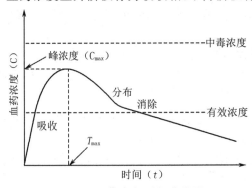

图1-3 血药浓度-时间曲线图

2.血药浓度-时间曲线下面积(area under curve,AUC)

血药浓度-时间曲线下面积是指血药浓度数据对时间作图,所得曲线下的面积,单位是浓度×时间,如 mg/(L·h)。通常以 AUC 表达药物吸收的总量,实际上这只是一种计算体内药物的间接方法,用于反应体内药物的相对含量。

3.生物利用度

生物利用度是指制剂中的药物被吸收进入血液的速度和程度,一般用 F 表示,是反映制剂中药物被吸收进入体循环的相对量和速度的药动学参数。生物利用度反映了药物可被机体利用的程度。生物利用度受药物剂型、患者吸收能力和肝脏第一关卡效应的影响。生物利用度低的药物如庆大霉素,一般只能采取口服以外的其他途径给药。

生物等效性是指一种药物的不同制剂,在相同实验条件下以相同剂量用于人体,二者在吸收程度和速度上的一致性。药物制剂的人体生物利用度和生物等效性试验是新药临床研究的重要内容,特别是对于改变剂型或仿制药物,就需进行生物等效性试验。

4.表观分布容积(apparent volume of distribution,Vd)

表观分布容积是指体内药物分布平衡后,按测得的血浆药物浓度计算的该药应占有的体液总容积。单位通常以 L/kg 或 L 表示。表观分布容积是根据血药浓度计算的容积,它并不代表体内真实的生理性容积。但从表观分布容积可以反映出药物分布的广泛程度或与某些组织器官的结合程度。例如甘露醇的表观分布容积为 14 L,与正常成人的细胞外液相近,说明它能通过毛细血管内皮,但不能通过细胞膜,仅分布在细胞外液中;乙醇的表观分布容积为 41 L,说明它能通过细胞膜而分布在正常人的总体液中,但不被组织结合。

Vd 数值的大小能够表示出该药的特性。一般水溶性或极性大的药物,不易进入细胞内或脂肪组织中,血药浓度较高,Vd 较小;而亲脂性药物,通常在血液中浓度较低,Vd 较大,往往超过体液总量。换言之,Vd 大的药物分布在组织中的量就大,通常能够反映出药物在组织器官中分布情况的粗略概念,是一个药物分布的特征参数。

5.药物与血浆蛋白结合率

许多药物与血浆蛋白有不同程度的结合,但只有未结合的药物才能发挥作用,并且能够被机体代谢或排泄。因此,蛋白结合率的改变可能导致药物分布上的改变,并影响药效,但实际上只有那些与蛋白结合率高(>90%)并在组织中分布少的药物,其血浆蛋白结合率的改变才具有临床意义。

影响药物与血浆蛋白结合的因素主要有:①肾功能不全;②血浆蛋白量过低(低于25 g/L);③妊娠晚期;④被其他药物在蛋白结合点上取代;⑤药物浓度增加,使药物与蛋白质的结合达到饱和。

6.峰浓度(C_{max})与达峰时间(T_{max})

药物吸收后,血药浓度的最大值称峰浓度(C_{max}),从给药到血药浓度达到峰浓度所需的时间称达峰时间(T_{max})。

7.稳态和平均稳态血药浓度

按一定剂量,一定时间间隔,多次重复给药以后,体内血药浓度逐渐趋向稳定状态,此时,在单位时间内摄入的药量与被清除的药量大致相等。达稳态后的血清(浆)药浓度称为稳态血药浓度,又称坪浓度。这时的平均血药浓度称为平均稳态血药浓度。恒速静脉滴注的稳态药浓度应没有波动,口服或肌内注射药物后的稳态血药浓度随着每次给药后的 ADME 过程会有一定的波动,波动的大小取决于药物的半衰期和给药间隔,半衰期短或给药间隔长,血药浓度的波动大,反之波动小。

8.清除率(clearance,CL)

清除率又称血浆清除率,是机体消除药物速率的另一种表示方法。指体内器官在单位时间内清除药物的血浆容积,是肝、肾及其他消除途径清除率的总和。低浓度时,清除率与血药浓度无关,当血药浓度较高时,清除率随血药浓度增高而减慢。

9.肝清除率

药物的肝清除率是指单位时间内肝脏清除药物的血浆容积,即单位时间内肝脏清除药物的总量与当时血浆药物浓度的比值。肝清除率是估计肝脏对药物体内过程影响程度的重要指标之一。

10.肾清除率

肾清除率是指单位时间内肾脏清除药物的血浆容积。肾清除率是机体总清除率中很重要的组成部分。肾清除率等于尿药排泄速率除以血药浓度。

11.生物半衰期(biological half-life,$t_{1/2}$)

生物半衰期指体内的药量或血药浓度通过各种途径消除一半所需的时间,也就是药物在体内分布平衡后,血药浓度下降一半所需的时间,又称消除半衰期。生物半衰期是衡量一种药物从体内消除速度的参数。若为双室模型,其 $t_{1/2}$ 可分为两段,前段为分布相半衰期,以 $t_{1/2}\alpha$ 表示;后段为消除相半衰期,以 $t_{1/2}\beta$ 表示。

生物半衰期在临床给药方案设计中具有重要意义,可用于计算药物从体内的清除速率和达稳态时间,还可用于计算药物负荷剂量和维持剂量的关系,以及帮助确定适宜的给药间隔。若按半衰期给药,相当于 5~6 个半衰期的时间,体内即可达平均稳态血药浓度,此时不会发生蓄积。但给药时间短于半衰期时,就很容易产生蓄积作用;同理,在一次给药后,经过 5~6 个半衰期,亦可基本完成药物在体内的消除。

药物的半衰期是药物本身固有的常数,但在肝肾功能减退的情况下,或者是婴幼儿及老年人在使用药物时应考虑到由于机体对于药物代谢的影响,使得药物半衰期延长;或者由于药物联合应用时,药物之间相互作用的影响而使得半衰期改变,造成药物在体内的蓄积,可能会产生中毒现象。

(1)$t_{1/2}$ 低于 30 分钟的药物:维持治疗浓度有较大困难,如肝素的半衰期为 30 分钟,这类药物一般需要滴注,除非允许有一定的浓度波动。治疗指数高的药物给药间隔可以稍大,但给药间隔越大维持量也越大,以保证体内药物浓度保持高于最低有效浓度,如青霉素,它的给药间隔一般为 4~6 小时,而其半衰期只有 30 分钟,故其临床常用剂量比需要产生抗菌或抑菌作用的血浆浓度高得多。

(2)$t_{1/2}$ 在 30 分钟至 8 小时的药物:主要考虑其治疗指数和用药的方便性。治疗指数高的药物只需每 1~3 个半衰期给药一次,甚至频率还可以更低;治疗指数低的药物,必须几乎每个半衰期给药一次,或频率更高,或者滴注给药。例如,利多卡因($t_{1/2}$ 为 90 分钟)治疗心律失常有效血药浓度范围窄,治疗指数低,所以这一药物须滴注给药,以保证持续抑制心律失常及降低毒性反应。

(3)$t_{1/2}$ 在 8~24 小时的药物:最理想和最方便的给药方案是每个半衰期给药一次。如需立即达稳态,初始剂量必须 2 倍于维持剂量;体内的最小和最大量分别等于或 2 倍于维持剂量。

（4）$t_{1/2}$＞24 小时的药物：一般每天给药一次即可，可以提高患者对医嘱的依从性。如需要立即达到治疗效应，则须给予一个初始的负荷量，也可以负荷量与维持量相同。一般根据病情而定。

总之，半衰期在临床方案设计中，可以帮助医师确定给药间隔、给药次数和给药剂量。

12.负荷剂量

负荷剂量为缩短药物达到治疗浓度的时间，在最初给药时即给予一略高剂量，使血中浓度立即达到有效药物浓度范围，此剂量称为负荷剂量。

13.首过效应

经胃肠道吸收的药物在到达体循环前，要经过门静脉进入肝脏，在首次通过肝脏的过程中，有相当大的一部分在肝组织代谢或与肝组织结合，药效降低，这种现象称为首过效应，或称为首次通过效应，也称第一关卡效应或首关代谢或首关消除、首关效应。

（三）给药方案设计

目前药理学和治疗学等教科书中推荐的药物剂量，大多是平均剂量，事实上只有少数安全、低毒的药物按平均剂量给药可以达到满意疗效，多数药物并非如此。给予同一剂量后，有一部分患者疗效满意，另外一些患者则因血药浓度不足而疗效不佳，或因血药浓度过高而出现不良反应。一个理想的治疗方案可以定义为维持药物的血浆浓度在治疗窗口之中，即使血药浓度保持在有效治疗水平上而不引起毒性反应。

合理用药的核心是个体化给药，个体之间存在许多差异，既有遗传特性的差异，也有生长环境的差异所造成的影响，这些差异可以影响药动学和药效学，因此，药物治疗方案不但要因病而异，也要因人而异。

个体化给药方案的设计主要依赖体液中药物浓度的测定，根据药物浓度的变化规律，以药动学原理计算药动学参数，设计个体化给药方案。这对于血药浓度与药效相一致的药物是可行的，但对于血药浓度与药效不相一致的药物尚不够可靠；而将药物基因组学应用到临床合理用药中，可以部分弥补根据血药浓度进行个体化给药的不足，为个体化给药开辟了一个新的途径。给药方案设计的方法从单纯的标准体重给药法、利用药动学原理设计给药方案到结合基因检测结果制订给药方案，使给药方案的设计方法不断完善。

临床给药方案的建立取决于两个因素：①药效学，即药物对机体的作用；②药动学，即机体对药物的处置。

1.个体差异与给药方案设计

不同患者之间药物的分布、代谢及排泄速率存在明显的个体差异，它不仅存在于药动学方面，也存在于药效学中。产生个体差异的原因是多方面的，按重要程度排序依次为遗传、疾病、年龄、合并用药及各种环境因素等。

（1）遗传因素：遗传因素可以解释大部分个体差异的原因，近年来运用分子生物学技术，尤其是药物基因组学的研究，逐渐可以解释遗传变异对药物代谢的影响，并可分析遗传特点对药物代谢的影响，达到预测个体药物代谢的目的。

药物基因组学是随着人类基因组研究产生的新的学科，是基于药物反应的多态性提出的，属于遗传药理学范畴。药物遗传多态性表现为药物代谢酶、药物转运体、药物受体和药物靶标的多态性等，这些多态性可能导致许多药物治疗中药效和不良反应的个体差异。因此，药物基因组学主要阐明药物代谢、转运和药物靶分子的基因多态性与药物作用之间的关系（疗效和不良反应），研究基因变异、基因表达与药物作用之间的相互关系,探讨药物作用的基因变化规律。

遗传药理学主要研究个体遗传变异与药物代谢之间的关系;遗传多态现象是产生个体差异的重要基础,如代谢缺陷的人群服用正常剂量的原形药物后可发生不良反应。在药物代谢方面比较明确的几个遗传多态现象如氧化多态性、S-甲基多态性和乙酰化多态性,见表1-3,表1-4。

氧化多态性:许多小分子亲脂药物在体内被细胞色素 P_{450} 混合功能氧化酶系统所氧化。异喹胍是第一个被证明存在氧化作用方面遗传多态现象的药物,从而发现异喹胍羟化酶。美托洛尔、恩卡尼等也是这种酶的底物。

乙酰化多态性具有重要临床意义,如慢乙酰化者服用异烟肼易致末梢神经病,故应调整异烟肼剂量或同时服用维生素 B_6。

表 1-3 药动学的遗传变异

遗传变异	临床后果	有关的酶	弱代谢发生率	有关药物
异喹胍羟化酶多态性	弱代谢者可能出现中毒	CYP2D6	5%~10%白种人 3.8%黑种人 0.9%东方人 1%阿拉伯人	恩卡尼、氟卡尼、丁呋洛尔、噻吗洛尔、可待因、司巴丁、去甲替林、美托洛尔、右美沙芬、哌克昔林
S-美芬妥英羟化酶多态性	弱代谢者可能增加镇静作用	CYP2C19	3%~5%白种人 16%东方人	地西泮
6-巯嘌呤,S-甲基酶多态性	快甲基化者可能导致治疗失败	巯嘌呤甲基转移酶	14%白种人慢甲基化	硫唑嘌呤
异烟肼乙酰化酶多态性	慢乙酰化者可能出现中毒	N-乙酰基转移酶(NAT2)	60%白种人 10%~20%东方人和因纽特人	p-氨基水杨酸、氨力农、氨鲁米特、氯硝西泮、氨苯砜、肼屈嗪、苯乙肼、氨噻砜、普鲁卡因胺、磺胺二甲嘧啶、柳氮磺胺吡啶
琥珀胆碱慢水解型	延长窒息作用	血浆胆碱酯酶	几种异常基因,最常见者为1/2 500	琥珀胆碱

表 1-4 药效学的遗传变异

遗传变异	临床后果	有关的受体或酶	发生率	有关药物
华法林高耐受性	对抗凝药耐受	使肝内酶或受体对维生素 K 亲和力增加	白色人种较黄色人种发生率高	华法林
蚕豆病或药物引起的溶血性贫血	溶血	G-6-PD 缺乏	约10亿人累及,高发,马尼拉为流行区,80 种生化特异突变体	各种各样的药物,如乙酰苯胺、伯氨喹、呋喃妥因、氯霉素
青光眼	类固醇眼药水引起异常眼内压升高	不清楚	约5%美国人	皮质类固醇类
恶性高热	不能控制的体温升高,伴随肌肉僵硬	钙结合蛋白	约1/15 000 的麻醉患者	各种麻醉剂,氟烷尤其明显

药物代谢的遗传多态现象之临床意义依赖于有关底物或代谢物活性及其总消除途径的重要程度。对那些药物活性主要源于药物本身、消除几乎完全经由体内代谢的药物而言,当在代谢较差者中应用时,应减少给药剂量,否则,会出现更为明显持久的药效,伴随着更多的不良反应。可待因情形则相反,其镇痛活性源于其在体内经异喹胍羟化酶(CYP2D6)作用转化为吗啡,因此,缺乏异喹胍羟化酶的受者,可待因不表现出镇痛效应。

(2)疾病:是药物反应变异性的另一个原因。当患者患有肾功能损害或肝病、充血性心力衰竭、甲状腺病、胃肠道病及其他一些疾病时,需对常规剂量进行较大调整。调整剂量既为病变器官的直接损害所需要,也为伴随疾病所致的继发损害所需要,如肾病患者可能发生药物代谢功能的改变,而尿毒症或肝病患者可能发生药物血浆蛋白结合和组织结合情况的改变。

(3)年龄、体重及合并用药:年龄、体重及合并用药在解释变异性来源方面也有重要意义。性别对变异性影响较小。

(4)食物:能减慢胃排空,特别是脂肪类食物,可降低某些药物的吸收率。另外,食物是复杂的化学混合体,其中的每一种物质都可能与药物发生相互作用,如四环素与牛奶同服,则四环素与钙离子结合生成难溶性复合物,影响四环素的吸收,使其生物利用度降低。饮食也可影响药物的代谢,高蛋白摄入可导致酶诱导,从而加速一些药物的代谢;长期蛋白摄入不足,则使得药物代谢减慢。

(5)吸烟:烟对肝药酶的抑制作用可降低某些药物疗效和毒性,如地西泮、茶碱等。

(6)环境因素、地理位置:环境因素、地理位置也可影响药物效应的变异性。许多环境污染物可刺激肝药酶的合成。生活在城市和农村的患者对一些药物的剂量需求有差异。

(7)给药时间:时辰药理学研究表明昼夜节律对药物效应有影响,这些研究对癌症的化疗及其他疾病的治疗具有重要意义。

2.群体药动学与给药方案设计

群体药动学是总结由个体构成的群体的药动学,并建立患者的个体特征和药动学参数之间相互关系的一门学科。也可以说,它是将经典的药动学模型与群体统计模型结合起来,研究药物在人体内的典型处置过程。群体药动学研究的目的在于试图解释和探讨药物效应个体差异的原因(如年龄、体重等),为患者用药方案个体化提供定量的依据。

例如要获得一位患者的个体药动学参数,就应按经典的药动学方法,完成一次个体药动学试验,一般需要取多个血样,然后根据药动学参数,调整给药方案;如用群体药动学方法,则只需要在治疗初期取一个或少量几个血样,用群体药动学程序估算个体药动学参数。但是在群体研究过程中,可能仅在某些时间点上有动力学数据,或者只是在常规治疗过程中所得数据。因此,得到的浓度-时间数据可能差异很大。但以下四种数据是必须考虑的。

(1)稳态谷浓度,包括每例患者的剂量间隔及多个稳态浓度值。

(2)平均稳态浓度及由其算得的浓度与清除率的关系。

(3)口服给药后任何时间的血药浓度,欲使所有测定的时间点均能随机化是困难的,可以把一个剂量划分为 n 个相等或不等的时间,然后在每个病例的每个时间区取 1 个或多个样本,但不必在同一间隔内。

(4)静脉或口服给药后任何时间的血药浓度。如果可同时测得静脉及口服给药后得数据,可算得分布体积、清除率及生物利用度的平均群体值。

为调整给药方案,一般是根据群体的药动学参数或常用剂量给予负荷剂量及维持剂量,在稳态后取血测定谷浓度,个别药物需同时测定峰浓度;然后根据个体的剂量-血药浓度关系或患者个体的药动学参数,设计合理的给药方案。故血药浓度监测是帮助实现个体化给药的重要手段之一,给药方案个体化则是提高临床疗效的重要保证。

(刘汉南)

第四节　药物相互作用

　　药物相互作用是指同时或相隔一定时间内使用两种或两种以上药物,一种药物的作用受另一种药物所影响。由于它们之间或它们与机体之间的作用,改变了一种药物原有的理化性质、体内过程(ADME)和组织对药物的敏感性,从而改变了药物药理效应和毒性效应。

　　近年来药物种类日益增多,新药品种不断涌现,用途交错。许多患者接受治疗时,往往联合应用两种或两种以上的药物。由药物相互作用引起的不良反应越来越受到医药工作者及社会各界的关注。

　　药物相互作用的结果对患者的治疗可以是有益的,疗效提高或毒性降低,如抗高血压药和利尿药伍用治疗高血压;磺胺甲噁唑和甲氧苄啶合用治疗细菌感染,效果都比单用好。但也可能是有害的,使疗效降低或毒性增大,有时会带来严重的、甚至危及生命的后果,如服用华法林的患者,加用阿扎丙宗或保泰松,若华法林未适当减量,很可能发生出血;服用单胺氧化酶类抗抑郁药,再吃富含酪胺的食物,可能发生急剧的、甚至致命的高血压危象;抗酸药和奶类食品可明显减弱四环素的抗菌作用,故应避免同服。

　　统计资料表明服药种类越多,发生不良反应的可能性越大,见表1-5。

表1-5　伍用药物种类与不良反应发生率

伍用药物种类	用药人数	不良反应人数	不良反应发生率(%)
0~5	4 009	142	3.5
6~10	3 861	397	10
10~15	1 713	487	28
16~20	641	347	54

　　药物相互作用有发生在体内的药动学、药效学方面的相互作用,亦有发生在体外的相互作用。后者指注射剂之间或向静脉输液瓶加入药物,相互配伍引起的理化反应而使药效降低,甚至使药物毒性增加,亦即药物配伍禁忌。在此重点阐述体内药物的相互作用。

一、药动学相互作用

(一)药物吸收相互作用

　　药物口服后经胃肠道吸收,在胃肠道内发生的相互作用多是减少吸收、影响吸收速度和生物利用度。须将吸收速度减慢和吸收总量改变加以明确区分。对长期、多剂量给药的药物(如口服抗凝药)如吸收总量无明显改变,吸收速度的改变一般并不重要。而单剂量给药的药物希望能很快吸收,迅速达到高浓度,发挥其药效(如催眠或镇痛药),若吸收速度减慢,可能达不到所需浓度,影响疗效见表 1-6。

表 1-6 一些影响吸收的药物相互作用

受影响的药物	影响吸收的药物	相互作用结果
四环素类	含 Al^{3+}、Ca^{2+}、Mg^{2+}、Bi^{2+} 的抗酸药;牛奶;Zn^{2+}、Fe^{3+}	形成难溶的螯合物,减少抗生素的吸收
地高辛、左甲状腺素、华法林	考来烯胺	形成络合物,减少地高辛、左甲状腺素和华法林的吸收
青霉胺	含 Al^{3+} 和 Mg^{2+} 的抗酸药、食物、铁剂	形成溶解性差的青霉胺螯合物,吸收减少
地高辛	甲氧氯普胺、溴丙胺太林	由于胃肠蠕动改变,减少或增加地高辛的吸收
青霉素	新霉素	引起吸收不良状态

胃肠道各部位 pH 的改变,可影响药物的解离度和吸收率。如应用抗酸药后,提高了胃肠道的 pH,此时同服弱酸性药物,由于弱酸性药物在碱性环境中解离部分增多,而药物透过胃肠道上皮的被动扩散能力取决于它们的非离子化脂溶形式的程度,故吸收减少;但如果考虑到其他作用,如螯合、吸附、胃肠蠕动改变等,最终结果将变得更为复杂。

有些药物同服时可互相结合而妨碍吸收,如抗酸药中的 Ca^{2+}、Mg^{2+} 和 Al^{3+} 可与四环素类形成难吸收的螯合物,铁制剂与四环素类同服亦能产生同样的反应;改变胃排空或肠蠕动速度的药物能影响其他口服药物的吸收,这类由于药物作用相互影响而产生的药物相互作用非常普遍,如阿托品、溴丙胺太林可延缓胃的排空,从而使口服的其他药物吸收也减慢。在临床实践中是需要特别重视的问题。

食物对药物的吸收亦有影响,饭后服药可使许多药物吸收减少,如铁剂等;有些药物与食物同服可改善吸收;如食用绿豆食品可明显降低肾移植患者血环孢素 A 谷浓度,另外高脂肪食品、苹果汁、橘汁、牛奶和巧克力等均可通过增加环孢素 A 在肠道的吸收而增加血环孢素 A 的浓度。葡萄柚汁可使小肠上皮细胞中 CYP3A4 含量特异性降低 62%,使环孢素 A 在小肠吸收进入血液前被代谢减少,因此葡萄柚汁与环孢素 A 同时服用可使血环孢素 A 的浓度增高;此外,一些胃肠疾病也可影响药物吸收,且无法预测,新霉素引起营养吸收障碍综合征,影响地高辛、青霉素等吸收。食物和营养物质与药物的相互作用,可参考有关专著。

(二)药物置换相互作用

药物吸收后进入血液循环,大部分药物以不同程度与血浆蛋白特别是清蛋白进行暂时性的可逆结合,只有非结合的、游离的药物分子才具有药理活性。每一蛋白分子与药物的结合量有限,因此,当药物合用时,可在蛋白结合部位发生竞争性相互置换现象,结果与蛋白结合部位亲和力较高的药物可将另一种亲和力较低的药物从蛋白结合部位上置换出来,使后一种药物游离型增多,药理活性增强。如保泰松、阿司匹林、氯贝丁酯、苯妥英钠等都是强力置换剂,与双香豆素合用时可将其从蛋白结合部位上置换出来,使其在血浆中游离型药浓度增加,有可能引起出血。

酸性药物与血浆蛋白的结合较碱性药物的结合要强得多,一般认为碱性药物与血浆蛋白的置换现象没有重要的临床意义。

(三)药物代谢相互作用

肝微粒体酶是催化许多药物代谢的重要酶系,该酶系的活性直接影响许多药物的代谢。有些药物反复服用,可诱导肝微粒体酶活性增加(酶促作用),从而使许多其他药物或诱导剂本身的代谢加速,导致药效减弱。如苯巴比妥反复应用可导致双香豆素、皮质激素、口服避孕药等作用减弱或消失。有些药物反复服用可抑制肝微粒体酶的活性(酶抑作用),从而使许多药物代谢减慢,导致药效增强,可能引起中毒,如异烟肼、氯霉素、香豆素类等均能抑制苯妥英钠的代谢,合并应用时,如不适当减小苯妥英钠的剂量,即可引起中毒。

1.酶的抑制

某些化学物质能抑制肝微粒体药物代谢酶的活性,减慢其他药物的代谢速率,这种现象称为酶的抑制。具有酶抑制作用的化学物质称为酶抑制剂。在体内灭活的药物经酶抑制剂作用后,代谢减慢,作用增强,甚至导致毒性反应。如西咪替丁能与 CYP 的血红素铁形成紧密结合的复合物,使 CYP 酶活性明显降低,进而抑制许多药物的氧化代谢,如普萘洛尔、茶碱、华法林及苯妥英钠等。

2.酶的诱导

某些化学物质能提高肝微粒体药物代谢酶的活性,增加自身或其他化学物质或其他药物的代谢速率,这种现象称为酶的诱导。具有酶诱导作用的化学物质称酶诱导剂。对于在体内灭活的药物来说,由于药酶诱导后代谢加快,血浆药物浓度降低,从而使得治疗效果降低。例如,苯巴比妥是典型的酶诱导剂,它能提高 CYP2C9 和 CYP2C19 几个同工酶的催化能力。华法林在体内经这些同工酶羟化失活,苯巴比妥可加速其代谢,使其抗凝效果降低。长期服用苯巴比妥者,需较大剂量华法林才能产生抗凝效果。当停用苯巴比妥后,血浆中华法林浓度迅速回升。因此,在两药合用的患者,在停用苯巴比妥时需相应减少抗凝剂用量,否则有出血危险。

(四)排泄过程的药物相互作用

大多数药物随尿及胆汁排出,干扰肾小管液 pH、主动转运系统及肾血流量的药物可影响其他药物的排泄。

有些药物服用后,对尿液的 pH 影响比较明显,故合并用药时应考虑到药物引起的尿液 pH 改变能影响某些药物的尿液排泄量,从而可使药效降低或增强。在服药过量的情况下,有意改变尿液 pH,可增加药物(如苯巴比妥和水杨酸)的排出。

作用于肾小管同一主动转运系统的药物可相互竞争,改变肾小管主动分泌,如丙磺舒和青霉素及其他药物竞争,减少它们的排出,使留在体内的药物增加,丙磺舒后来也因肾小管被动吸收增加,排出减少。双香豆素与醋磺己脲相互作用,使后者在体内发生蓄积作用,导致低血糖。

一些药物从胆汁排泄,或以原形或以结合形式使之成为水溶性,有的结合物被胃肠道菌丛代谢为母体化合物,再被吸收,这种再循环过程延长了药物在体内的存留时间。如果肠道菌丛被抗生素类药物杀死,该药就不再循环。如口服避孕药与四环素或青霉素同时应用可导致避孕失败。

二、药效学相互作用

药效学相互作用主要是指一种药物改变了另一种药物的药理效应。药动学相互作用影响机体对药物处置过程,即影响 ADME,而药效学相互作用则影响药物对机体的作用,影响药物与受体作用的各种因素。

(一)相加作用

相加作用是指等效剂量的两种药物合用的效应等于应用各药双倍剂量的效应。合用的两药作用于同一受体或部位,并对这个部位或受体作用的内在活性相等时,发生相互作用。凡能发生相加作用的两药合用时,各药剂量应减半,否则可能引起药物中毒。如氨基糖苷类抗生素与硫酸镁合用时,由于这类抗生素可抑制神经-肌肉接头的传递作用,故可加强硫酸镁引起的呼吸麻痹。

(二)敏感化现象

一种药物可使组织或受体对另一种药物的敏感性增强,即为敏感化现象,如排钾利尿药可使血钾减少,从而使心脏对强心苷敏感化,容易发生心律失常。

应用利血平或胍乙啶后能导致肾上腺素受体发生类似去神经性超敏感现象,从而使具有直接作用的拟肾上腺素药,如去甲肾上腺素或肾上腺素的升压作用增强。

(三)协同作用

两种药物分别作用于不同的作用部位或受体,而诱发出相同的效应,使两药合用时引起的效应大于各药单用的效应的总和,称协同作用。如单胺氧化酶抑制剂与氯丙嗪类合用,不仅可增强安定作用,并能增强降压效应。

(四)拮抗作用

两种或两种以上的药物合用后引起的药效降低称拮抗作用。从作用机制上分为竞争性拮抗与非竞争性拮抗。竞争性拮抗作用指两种药物在共同的作用部位或受体上拮抗。如甲苯磺丁脲的降糖作用是促进胰岛 β 细胞释放胰岛素的结果,这一作用可被氢氯噻嗪类药物拮抗。非竞争性拮抗作用:两种药物不作用于同一受体或部位,这种拮抗现象不被作用物的剂量加大所逆转。

具有临床意义的药物相互作用详见各章分述,对有临床重要性的药物相互作用应严密监控,包括血药浓度监测以指导用药。

(田月洁)

第五节 药品不良反应

药品不良反应(adverse drug reactions,ADR)广义地讲是指人类使用药物时所发生的与治疗目的无关的任何不良情况,包括正常医疗用药、有意识或无意识的超剂量服药、药物滥用或停药后所致的各种不良反应。

在 ADR 监测报告工作中,WHO 将 ADR 定义为质量检验合格的药品在正常用法用量情况下出现的与用药目的无关的或意外的有害反应。不良反应、毒性反应、变态反应、继发反应、药物的致畸、致癌、致突变、药物依赖性、菌群失调等均属药品不良反应范畴。

药品不良反应监测是指对上市药品不良反应的发现、报告、评价和控制。其目的是指导合理用药,减少相同 ADR 的再次发生。开展 ADR 监测工作的意义在于:①防止严重药害事件的发生、蔓延和重演;②为新药上市前审评、上市后再评价提供服务;③促进临床合理用药;④为遴选、整顿和淘汰药品提供依据;⑤促进新药的研制开发;⑥促进临床药学和药物流行病学研究。

一、ADR 相关概念

(一)非预期不良反应

非预期不良反应指性质和严重程度与文献或上市批文不一致,或者根据药物特性预料不到的不良反应。

（二）不良事件

不良事件是在治疗过程中可能发生的任何意外的有害反应,但不一定与用药有因果关系。

（三）严重不良反应/事件

严重不良反应/事件指与死亡、需住院诊治、延长住院时间、持久或显著性残疾或失能、威胁生命等相关联的事件。

（四）不良反应

不良反应是指药物在治疗剂量下发生的与治疗无关而对机体无明显危害的作用,这种作用根据治疗的需要在一定情况下可以转化为治疗作用。

（五）毒性反应

毒性反应是指药物引起机体的生理、生化功能或组织结构发生病理改变。其原因多属用药剂量过大、疗程过长或个体对某药物敏感性过高。根据中毒症状发生的快慢及接触药物的过程分为急性毒性、亚急性毒性和慢性毒性三种。急性毒性指一次或突然使用中毒剂量立即发生危及生命功能的严重反应,如洋地黄过量引起心搏骤停、循环衰竭、死亡;亚急性毒性是指反复给予非中毒剂量,于数小时或数天累积而产生的毒性反应,如氨基糖苷类抗生素引起的听神经损害;慢性毒性,又称长期毒性,指长期反复用药或接触药物,长期蓄积后逐渐发生的毒性反应如生产有机磷农药的工人,常伴有胆碱酯酶活性降低而引起的胆碱能神经兴奋增高的症状。

（六）变态反应

变态反应又称变态反应,是指抗原(药物或其他致敏原)与抗体结合形成的一种对机体有损害的免疫反应。其特点是与用药剂量关系不大,而与药物种类及患者体质(过敏体质)有关。

（七）致癌

致癌是指化学物质诱发恶性肿瘤的作用。据报道,人类恶性肿瘤 $80\% \sim 85\%$ 是化学物质所致,药物也有致癌的可能性。

（八）致畸

致畸是指药物影响胚胎发育形成畸胎的作用。

（九）致突变

致突变指引起遗传物质的损伤性变化,可能是致畸致癌作用的原因。

（十）耐受性和成瘾性

耐受性是指某些药物的敏感性特别低,在常用量下不出现生理反应,有的甚至到中毒量才出现作用。产生耐受性的原因有先天和后天两种,先天受遗传控制,后天则由于反复用药而获得。成瘾性是指有些药物患者长期应用可产生依赖性,停药后不但原有的病症加重,还出现一些与之无关的新体征,称戒断症状。

（十一）反跳现象

患者长期使用某些药物,并已对其产生适用性改变,一旦骤然停药,可造成反跳反应。如麻醉性镇痛药的骤停可出现一系列综合症状,称为戒断症状;巴比妥类药物骤停可产生烦躁不安、精神恍惚;苯二氮䓬类药物也有此现象;某些抗高血压药物骤停,可引起反跳性血压升高;β-肾上腺受体阻滞剂也可引起心肌缺血的反跳效应;皮质激素长期使用,干扰了下丘脑、垂体、肾上腺的正常反馈系统,突然停药则发生急性肾上腺皮质功能不足综合征。为防止反跳现象发生,长期用药停药时应逐渐减次减量,而不应突然停药。

(十二)特异质反应

特异质反应与变态反应不同,是先天就存在的一种遗传性生理、生化缺陷,而对药物产生特异性反应。如缺乏葡萄糖-6-磷酸脱氢酶(G-6-PD)的人,对伯氨喹、磺胺类、呋喃类、苯胺类药物敏感,甚至对某些食物(如蚕豆)敏感可导致急性溶血反应。

(十三)首剂效应

首剂效应是一种机体对药物的不适应反应,常发生于首次给药时。如哌唑嗪等按常规剂量开始治疗常可致血压骤降。

(十四)后遗反应

后遗反应指药物停止进入人体后,遗留下来的功能性或器质性变化,如服用巴比妥类药物次晨的宿醉现象,氨基糖苷类抗生素引起的耳毒性等。

二、药品不良反应分类

(一)基本分类

药品不良反应基本上可分为以下三大类。

1.A 型反应

A 型反应是由药物的药理作用增强所引起,其特点是可预测,与用药剂量有关,发生率高,但死亡率低,时间关系较明确。

2.B 型反应

B 型反应是与药物正常药理作用完全无关的异常反应,常为免疫学或遗传学的反应。其特点是难预测,与剂量无关,常规药理毒理学筛选不能发现,发生率低,但死亡率高,时间关系明确。如药源性过敏性休克等。

3.C 型反应

C 型反应是患者长期用药后发生的反应,通常没有清晰的时间联系。其特点是背景发生率高,用药史复杂或不全,因而难以用试验重复,机制不清。

(二)细化分类

有学者认为,简单的分类不能完全体现药物不良反应的全部内容,所以对其更进一步进行细化,分为九类。

1.A 类反应

A 类反应即扩大的反应,是药物对人体呈剂量相关的反应,它根据药物或赋形剂的药理学和作用模式来预知。这些反应仅在人体接受该制剂时发生,停药或剂量减少时则可部分或完全改善。A 类反应是不良反应中最常见的类型,常由各种药动学和药效学因素决定。

2.B 类反应

B 类反应即由某些微生物生长引起的不良反应。该类反应在药理学上是可预测的,但与A 类反应不同,因为其直接和主要的药理作用是针对微生物体而不是人体。如含糖药物引起龋齿,抗生素引起的肠道内耐药菌群的过度生长,广谱抗生素引起的鹅口疮,过度使用某种可产生耐药菌的药物而使之再次使用时无效。应注意,药物致免疫抑制而产生的感染不属于 B 类反应。

3.C 类反应

C 类反应即药物参与的化学反应,许多不良反应取决于药物或赋形剂的化学性质而不是药理学性质。它们以化学刺激为基本形式,这就使得在使用某些制剂时,大多数患者会出现相似的反应。C类反应的严重程度主要与起因药物的浓度而不是剂量,此类典型的不良反应包括外渗物反应、接触性皮炎及局部刺激引起的胃肠黏膜损伤。

4.D类反应

D类反应即给药反应,许多不良反应是因药物特定的给药方式而引起的。这些反应不依赖于制剂成分的化学或药理性质,而是因剂型的物理性质或给药方式而发生的。这些反应不是单一的,给药方式不同,不良反应的特性也不同,其共同的特点是,如果改变给药方式,不良反应即可停止发生。如植入药物周围的组织发生炎症或纤维化,注射液中微粒引起的血栓形成或血管栓塞,片剂停留在咽喉部,用干粉吸入剂后的咳嗽,注射液经微生物污染引起的感染等。

5.E类反应

E类反应即撤药反应。通常所说的撤药反应是生理依赖性的表现。它们只发生在停止给药或剂量突然减小后。与其他继续用药会加重反应的所有不良反应不同,该药再次使用时,可使症状得到改善。反应的可能性更多与给药时程而不是剂量有关。此外,虽然这些反应一定程度上是药理学可预知的,但撤药反应的发生也不是普遍的,许多患者虽然持续大剂量使用也不一定会发生此类反应。

6.F类反应

F类反应即家庭性反应,某些不良反应发生在那些由遗传因子决定的代谢障碍的敏感个体中,此类反应不可混淆于人体对某种药物代谢能力的正常差异而发生的反应。例如,西方人群10%以上缺乏细胞色素CYP2D6,与其他人群相比,他们更容易发生受CYP2D6代谢的药物的已知的A类反应,因为他们对这些药物的消除能力较低。有上述代谢障碍的人群易发生的不良反应,在无此代谢障碍的其他人群中,发生不良反应的概率就会显著降低。如有G-6-PD缺陷的患者,使用奎宁时可能会出现溶血,而其他个体即使奎宁用量很大也不会发生。

7.G类反应

G类反应即基因毒性反应,许多药物能引起人类的基因损伤。值得注意的是,有些药物是潜在的致癌物或遗传毒物,致畸物在胎儿期即可使得遗传物质受损。

8.H类反应

H类反应即变态反应,可能是继A类反应后最常见的不良反应,类别很多,均涉及免疫应答的活化。它们不是在药理学上可预测的,也不是剂量相关的。因此,减少剂量通常不会改善症状,必须停药。如变态反应、过敏性皮疹、光变应性、急性血管性水肿、过敏性胆汁阻塞等。

9.U类反应

U类反应即未分类反应,为机制不明的反应,如药源性味觉障碍、辛伐他汀的肌肉不良反应及气体全身麻醉药物的恶心、呕吐等。

许多不良反应涉及一种易被识别、易治疗或易避免的简单机制,但有些不良反应涉及一种以上机制。不仅两种相同机制可产生相似的不良反应,而且一种药物可同时通过两种不同机制产生可观察到的反应。如非甾体抗炎药引起的胃肠刺激和溃疡,是由于对保护前列腺素生成的全身抑制(A类反应)及对肠壁的局部刺激作用(C类反应)而介导的。

三、药品不良反应的影响因素

(一)药品因素

1.化学成分和化学结构

药物所含的有效成分是药品不良反应基础,有时化学结构上的细微改变可使药品不良反应发生明显的变化,例如酮洛芬和氟比洛芬在化学结构上只相差一个氟离子和一个酮基,前者的药品不良反应发生率为 16.2%,后者可达 52.5%。

2.药物理化性质

口服药物的脂溶性越强,越容易在消化道吸收,越容易出现不良反应,如氯喹在肠道吸收快而充分,对黑色素的亲和力大,容易在有黑色素的眼组织里蓄积,引起视网膜变性。

3.给药剂量

主要表现在 A 型反应,如阿司匹林在少数人中引起耳聋,在剂量为 600~899 mg 时,发生率为 0.1%,当剂量为 900~1 199 mg 时,发生率可达 4.5%;螺内酯致男性乳房增生,剂量为 100 mg 时发生率为 0,而 200 mg 时为 17%,300 mg 时则达 27%。

4.给药途径和方法

氯霉素口服给药时,再生障碍性贫血的发生率高,胃肠道以外途径给药时少;抗生素类药注射给药时变态反应的发生率大于口服给药。

5.杂质

药物在生产、保管、运输过程中可能混进的杂质和药物本身的氧化、还原、分解、聚合等情况产生的杂质,也能影响药品不良反应的发生。如青霉素生产发酵过程中产生的青霉噻唑酸、青霉烯酸等在人体内可引起变态反应。

(二)机体因素

1.不同种族、民族

不同种族、民族的人有不同的遗传特点。慢乙酰化者在日本人、因纽特人中很少,欧美人口占 50%~60%,中国人为 26.5%。吡嗪酰胺的肝脏损害发生率在非洲为 3.6%,在中国香港为 27.3%。

2.性别

一般情况下女性药品不良反应发生率较男性高,调查 1 160 人其药品不良反应发生率男性为 7.3%(50/682),女性为 14.2%(68/478)。如氯霉素引起的再生障碍性贫血,男女比例为 1∶3。但也有相反的,不能一概而论。

3.年龄

一般儿童和老人药品不良反应发生率较高,如青霉素在体内的半衰期,青壮年约 0.55 小时,老年人可达 1 小时。调查 1 160 人,药品不良反应发生率 60 岁以下 6.3%(42/667),60 岁以上 15.4%(76/493)。

4.血型

有报道口服避孕药在少数人可引起静脉血栓,血型为 A 型的多发于 O 型。

5.食物、营养状态

食物中脂肪多,脂溶性药物吸收得多,吸收速度快,容易引起药品不良反应。食物中缺乏维生素 B_6 的患者,服用异烟肼后发生神经系统损伤的多。体内脂肪多的人,脂溶性药物容易在脂肪中储存和再释放,使半衰期延长。

6.机体的生理病理状态

原有肝功能损伤者,服用要经肝脏代谢转化的药物时易出现药品不良反应。原有肾功能损伤者,服用氨基糖苷类抗生素容易出现肾毒性。有心功能障碍者服用左旋多巴容易引起室性心律不齐。

7.个体差异

同是健康人每天口服同样药物后,血药浓度也可以有很大差别,药效也不尽相同,例如,多数人服用治疗苯巴比妥以后出现镇静作用,少数人则表现出兴奋作用。

(三)环境因素

人类生活环境中存在着诸多影响人体生理功能的化学、物理因素。这些因素或直接损害人体,或通过影响药物在体内的吸收、代谢和排泄,或通过影响药物代谢酶系统,或通过与药物发生不良相互作用而损害人体功能。如人体内胆碱酯酶可以被有机磷抑制;苯可抑制骨髓造血功能;铅能引起神经衰弱、溶血性贫血和末梢神经炎;苯巴比妥可引起粒细胞减少症、再生障碍性贫血和白血病;汞也可引起震颤、牙龈炎、牙齿脱落等症状;三硝基甲苯可引起肝损害和白内障等。

四、因果关系分析评价

(一)主要考虑因素

(1)用药与不良反应的出现有无合理的时间关系。

(2)反应是否符合该药已知的不良反应类型。

(3)停药或减量后反应是否消失或减轻。

(4)再次使用可疑药品是否再次出现同样反应。

(5)反应是否可用并用药物的作用、患者病情的进展其他治疗措施来解释。

(二)分级标准

各国采用标准不同,我国在药品不良反应监察报告试点期间把因果关系分为肯定有关、很可能有关、可能有关、可能无关、待评价、无法评价共 6 级。该分级标准也是相对的。根据上述 5 个因素(原则)进行判断,见表 1-7。

表 1-7　因果关系分级标准

评价分类	1	2	3	4	5
肯定有关	+	+	+	+	—
很可能有关	+	+	+	?	—
可能有关	+	—	±?	?	±?
可能无关	—	—	±?	?	±?
待评价	缺乏必须信息,需要补充材料才能评价				
无法评价	缺乏必须信息并无法获得补充资料				

(田月洁)

第二章

神经系统常用药

第一节 促 智 药

促智药又称认知增强剂,是一类改善记忆障碍、智力损害,促进认知功能恢复的药物。主要用于治疗阿尔茨海默病(Alzheimer's disease,AD)、血管性痴呆、混合性痴呆及轻度认知功能损害。鉴于 AD 病因不明,故目前临床应用的治疗药物仍以对症为主,包括胆碱酯酶抑制剂、抗氧化剂、脑细胞代谢激活剂、脑血循环促进剂、谷氨酸受体阻滞剂和雌激素等。但这些药物治疗 AD 的作用机制尚不确切,作用靶位亦不专一,疗效有限,还有待开发新型药物。

一、胆碱酯酶抑制剂

(一)概述

胆碱酯酶抑制剂(acetyl cholin esterase inhibitor,AChEI)是一类间接增强乙酰胆碱(acetyl choline,ACh)功能药物。AChEI 能与乙酰胆碱酯酶(acetyl cholinesterase,AChE)结合,形成水解较慢的复合物,使 AChE 活性受抑制,导致末梢释放的 ACh 不被水解,产生拟胆碱作用。

自 1993 年美国食品和药品监督管理局(FDA)批准他克林作为治疗 AD 的第一个药物,从此引发世界对治疗 AD 药物的开发与应用研究热潮。他克林属于 AChEI,通过阻断 AChE,改善患者的认知功能。AChEI 可分为三类。①非共价结合的抑制剂:与 AChE 的活性位点以可逆的、非共价的形式结合。对 AChE 的亲和力较强,亲脂性强,易透过血-脑屏障,可抑制中枢神经系统内 AChE 的活性,并有作用时间长的特点。包括吖啶类他克林、哌啶类多奈哌齐。②氨甲酰类抑制剂:如利斯的明,也具有易通过血-脑屏障,作用时间长的特点。③菲样生物碱类:包括加兰他敏等。

AD 病因不明,其发病机制复杂。病理学研究显示,AD 患者大脑皮质弥漫性萎缩、沟回增深、脑室扩大,神经元大量减少。并可见老年斑、神经元纤维缠结,颗粒性空泡小体等病理性改变,胆碱乙酰化酶和 ACh 含量显著减少。20 世纪 70 年代以来,发现 AD 患者脑胆碱能神经元功能障碍,它的退变成为疾病过程的中心问题之一。由此,提出 AD 的胆碱能假说,这种假说认为,AD 的认知障碍与中枢胆碱能功能缺陷相关。其根据:①皮质和海马胆碱能神经元减少。

②脑的胆碱乙酰转移酶(choline acetyltransferase,ChAT)活性减少。③胆碱能缺陷与认知损害密切相关。在研究学习、记忆障碍的动物模型中,用物理或化学方法破坏基底前脑复合体的胆碱能神经元的胞体,可引起动物学习、记忆能力下降。病理研究显示,迈纳特基底核胆碱能神经元明显减少,神经元丢失的程度与学习、记忆障碍的程度密切相关。④AChEI 能改善 AD 患者的症状。中枢胆碱能功能的缺陷,可由 ACh 前体物质缺乏,ChAT 活性降低,AChE 活性增加,或突触后 ACh 受体和受体后信号转导过程障碍等原因所致。实际上,上述各环节都有不同程度的缺陷。AD 的治疗能通过纠正这些缺陷,来改善胆碱能神经元功能。

可采用以下 3 种方法。①增加胆碱能前体和促 ACh 释放剂:胆碱和卵磷脂是合成 ACh 的前体,因 AD 患者脑内缺少 ChAT,目前临床试验结果并不令人满意;促 ACh 释放剂孟替瑞林正处于临床试验阶段。②受体激动剂:AD 的重要病理变化是胆碱能系统退行性变,其中以前脑基底部到海马和皮质的投射部位特别明显,这些区域退行性变的程度和认知功能的丧失相关。在海马和皮质的突触后毒蕈碱受体大部分无损害,应用毒蕈碱激动剂直接刺激突触后受体,使胆碱功能得到部分恢复。早期临床试验中,用槟榔碱、氧化震颤素、甲氨酰甲基胆碱等毒蕈碱激动剂的结果令人失望。新药有呫诺美林、米拉美林和 SB202026 等,正处在临床试验的早期。③AChEI:目前认为,最有效的药物作用靶位是抑制胆碱酯酶活性,即 AChEI。

经国际多中心、随机对照试验,AChEI 被认为是当前治疗 AD 的主要药物。其应用范围为早、中期 AD 患者,AChEI 可改善认知功能,延缓病程 1～2 年,并不能阻止疾病的进展。AChEI 对 AD 治疗仅是对症治疗,使 ACh 在突触维持一定水平。有关轻度认知障碍及其他痴呆的应用效果还需进一步研究。目前,虽然对 AD 治疗尚无肯定有效的治愈方法,近 10 年来 AChEI 的发展带来一些希望。但这些药物的前景尚难预测,疗效、不良反应、价格三大因素是决定药物前景的关键。他克林因其肝脏毒性严重、高剂量、半衰期短等原因,在我国临床应用已趋淘汰。多奈哌齐、利斯的明和加兰他敏,经过系统和规范的临床研究证实,确有临床疗效,目前已成为治疗 AD 的主要药物。

(二)多奈哌齐

多奈哌齐(安理申)属六氧吡啶类氧化物,是一种有哌啶基的可逆性胆碱酯酶抑制剂。由日本卫材公司开发,是 1996 年 11 月美国食品和药品监督管理局(FDA)批准上市的第 2 个 AChEI。化学名为(±)-2,3-双羟基-5,6-二甲氧基-2-[(1-苯甲基-4-哌啶基)甲基]-1H-茚-1-酮盐酸盐。分子结构见图 2-1。

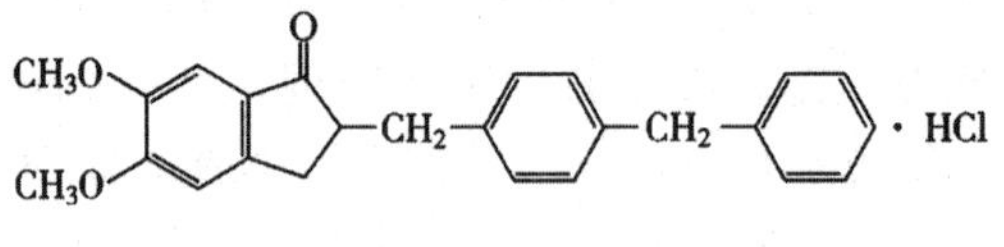

图 2-1　盐酸多奈哌齐分子结构式

1.药理学

多奈哌齐主要作用机制为可逆性、高度选择性抑制脑内乙酰胆碱酯酶对乙酰胆碱的水解,使突触间隙的乙酰胆碱增加,增强中枢神经系统乙酰胆碱能作用。中枢乙酰胆碱主要分布海马、脑皮质和杏仁核等区,参与大脑的学习和记忆功能。

多奈哌齐的选择性作用,主要作用于中枢神经系统,而对外周心肌、小肠平滑肌等无作用。胆碱酯酶按生化性质可分为两种,即乙酰胆碱酯酶(AChE)和丁酰胆碱酯酶(Butyryl Cholinesterase，BuChE）。BuChE 分布广泛，包括心血管、呼吸、消化、生殖和泌尿等系统，对中枢神经系统功能影响小。药理学研究，多奈哌齐对 AChE 的半数抑制浓度（IC_{50}）为（5.70 ± 0.2）nmol/L，对 BuChE 的 IC_{50} 为（$7\,138.0\pm133$）nmol/L，BuChE 与 AChE 的比值为 1 250，由此可以看出多奈哌齐对 AChE 的选择性好。BuChE 与外周胆碱能作用有关，表明多奈哌齐具有良好的中枢神经系统效应，而很少有外周胆碱能的不良效应。口服多奈哌齐对脑内胆碱酯酶产生抑制作用，呈剂量效应关系，而对心脏和消化道中胆碱酯酶没有显著的抑制作用，明显优于他克林和毒扁豆碱。AD 患者服用多奈哌齐 3 mg/d 及 5 mg/d，12 周后发现对红细胞中的 AChE 的产生明显的抑制作用。当药物达稳态浓度时，对 AChE 的抑制作用分别为 44% 及 64%，并与认知功能的改善有关。对 AChE 抑制效应的研究，Rogers（1998）报道多奈哌齐的血浆浓度和红细胞 AChE 抑制作用之间的关系，血浆浓度在 50～75 ng/mL，酶活性抑制在 76.7%～83.5% 是药物治疗有效的标志。

2.药代学

口服吸收良好，进食不影响药物的吸收，生物利用度为 100%。达峰浓度时间（T_{max}）3～4 小时。不同剂量和曲线下面积（AUC）呈线性关系。血浆浓度达到一定水平后，再增加浓度并不能明显抑制红细胞的 AChE 活性。表明血浆中达到相当高浓度后，就不需要增加剂量，而只需要维持量即可。稳态分布容积为 12 L/kg。血浆蛋白结合率为 96%，主要是清蛋白（75%）和 α_1 酸性糖蛋白（21%）。多次给药可在 15 天内达到稳态。消除半衰期（$t_{1/2}$）约 70 小时。在肝脏内由 CYP3D4 和 2D6 代谢，并经葡萄糖醛酸化过程。在给药 10 天后，多奈哌齐原型及其 4 种代谢产物，从尿中排出占 57%，从肠道排出占 15%。其代谢产物6-O-去甲基-多奈哌齐（11%）具有药理活性，其他代谢产物的作用尚未明确。有肝脏疾病（酒精性肝硬化）的患者肝脏清除率比健康人低 20%。肾脏病对清除率无影响。

3.临床药物试验

Rogers 等在美国 20 个单位 473 例患者入组，分为多奈哌齐 5 mg/d 组、10 mg/d 组和安慰剂组，进行为期 24 周的双盲对照试验。入组符合 DSMⅢ-R AD 诊断标准。评定工具应用阿尔茨海默病评定量表认知分量表（alzheimer's disease assessment scale-cognitive subscale，ADAS-cog）、临床医师问卷为基础加照料者反应的病情改变的印象（clinician's inter view-based impression of change plus caregiver in put，CIBIC plus）、简易智力状态检查（mini-mental status examination，MMSE）、boxes 测量法临床痴呆评分总和（clinical dementia rating-sum of the boxes measure，CDR-SB）和日常生活能力量表（activities of daily living assessment，ADL）。24 周后结果，多奈哌齐治疗组患者的 ADAS-cog 评分比安慰剂组患者高。其中 5 mg/d 组与 10 mg/d组之间差异没有统计意义。CIBIC plus 评分在统计学上也有利于多奈哌齐组。其他各项评定结果药物治疗组均有改善。

另有三篇报道应用剂量的研究，研究收集 161 例，年龄 55～85 岁，分为多奈哌齐 1 mg/d 组、3 mg/d 组、5 mg/d 组和安慰剂组，治疗 12 周，应用 ADAS-cog、ADL、MMSE、CDR-SB 评定，结果 5 mg/d 组在改善认知功能比其他三组有效。研究二在 24 个中心进行 15 周双盲临床试验，468 例，年龄＞50 岁，分为多奈哌齐 5 mg/d、10 mg/d 和安慰剂组，应用 ADAS-cog、CIBIC plus 评定，结果 5 mg/d 组和 10 mg/d 组均能改变认知功能，但 5 mg/d 组与 10 mg/d 组之间 ADAS-cog评分无显著性差异。研究三有 450 例患者，分为多奈哌齐 5 mg/d、10 mg/d 和安慰剂，使用 ADAS-cog、CIBIC plus、MMSE 和 CDR-SB 评定，结果5 mg/d 和 10 mg/d 均改善认知功能,两组间无明显差别。治疗效果在停药后 6 周减少。

多奈哌齐的临床疗效评价,多数研究报道认为用于治疗轻至中度的 AD 患者,在改善认知功能方面有肯定效果。但 2004 年由英国卫生部支持"AD2000"的临床试验,是一项随机、双盲、安慰剂对照,历时 5 年的研究。共纳入 565 例轻、中度 AD,随机分为多奈哌齐和安慰剂组。结果显示,在治疗最初 2 年内,多奈哌齐组患者的认知功能和生活能力有所改善。但在治疗 3 年后,多奈哌齐组有 42% 和安慰剂组有 44% 被送入专业护理机构而中止研究,两组生活能力丧失的速度没有差异,两组疾病进展率分别为 58% 和 59%,表明远期效果并不理想。有关长期疗效尚需进一步研究。

4.剂量和用法

多奈哌齐片剂,白色为 5 mg,黄色为 10 mg。起始剂量,每天 5 mg,一次服。通常在晚上服用,血浆峰浓度出现在入睡后,可减少消化道的不良反应。对于有失眠的患者,则在白天服用。根据临床开放试验,用 6 周时间将剂量加至 10 md/d 时,其不良反应发生率与 5 mg/d 组没有显著差异。一般治疗剂量为 5 mg/d,部分患者需要 10 mg/d。老年患者因其药代学改变导致半衰期延长,使用 5 mg/d 的剂量更为适宜。有轻度肝肾功能损害,不需调整剂量。

5.不良反应

常见有腹泻、恶心、呕吐、失眠、肌肉痛性痉挛、疲倦和厌食。这些不良反应通常很轻,持续短暂,继续治疗可缓解。总体来看,多奈哌齐耐受性较好。用 5 mg/d 治疗时,因不良反应而停止治疗的发生率与安慰剂接近。临床试验中,中止治疗常见的不良反应是恶心、腹泻和呕吐。多奈哌齐通常不引起肝脏毒性反应,这明显优于他克林。对心脏疾病、室上性心律失常、哮喘或阻塞性肺部疾病有影响,有增加消化道出血危险。与抗胆碱能药、琥珀酰胆碱类肌肉松弛药可能有相互作用。

(三)利斯的明

利斯的明(卡巴拉汀,艾斯能)是氨基甲酸类衍生物,属于第二代胆碱酯酶抑制剂(AChEI)。由瑞士诺华公司开发。化学名称:(S)-氮-乙基-3-[(1-二甲氨基)乙基]-氮-甲氨基甲酸苯酯。分子结构式如图 2-2。

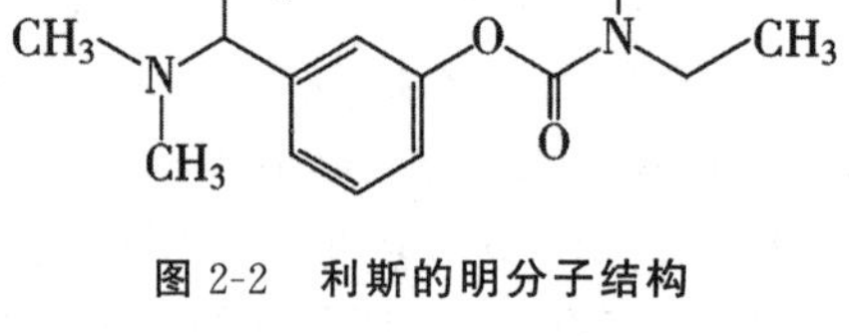

图 2-2 利斯的明分子结构

1.药理学

(1)选择性作用:在体内、外试验证明,利斯的明在中枢神经系统对 AChE 抑制具有选择性。动物试验表明,本品抑制皮质和海马的作用明显强于脑的其他部位。在健康志愿者研究中,顿服 3 mg,1.5 小时内,脑内 AChE 活性抑制近 40%。对脑 AChE 的亲和力是外周的 10 倍,而外周红细胞和血浆中 AChE 活性几乎不受影响,表明本品引起心血管系统和肌肉痉挛等外周不良反应较少。AChE 存在不同亚型,在脑内以 G_1 和 G_4 亚型最丰富。在 AD 患者脑中 G_1 和 G_4 之比较正常人升高。有研究显示,本品对 G_1 型有选择性作用,对 G_1 型的抑制作用是 G_4 型的 6 倍。

(2)对 BuChE 的抑制作用:BuChE 主要分布在周围器官,在中枢神经系统含量很少,但

BuChE 可能与 AChE 一起协同调节中枢 ACh 水平。Kenndey 等(1999)研究显示,应用利斯的明后,脑脊液中 BuChE 明显减少,认知功能显著改善。由此推测本品作用机制具有中枢 AChE 与 BuChE 双重抑制作用。

(3)作用时间长:利斯的明是一种新型"假性不可逆性"AChE 抑制剂,它与 AChE 的酯侧结合,并使其降解,在与 AChE 形成氨基甲酰化复合物时,AChE 处于被抑制状态,直到酯位上的甲酰基部分被羟基取代才恢复其活性。利斯的明的氨基甲酸酯分子与酶的酯化位点拆离缓慢,即产生所谓的"假性不可逆"性抑制。结果在 10 小时内阻止了 ACh 的进一步水解,使其作用时间延长。

2.药代学

口服吸收迅速,几乎完全被吸收。服后 1 小时达峰浓度,与食物同用,血浆峰浓度延后 90 分钟。老年人吸收缓慢,1~2 小时达峰浓度。服用 3 mg 绝对生物利用度约 36%,生物利用度随剂量增高。蛋白结合率 40%。易通过血-脑屏障,表观分布容积为 1.8~27 L/kg,大于全身水体积,表明分布到血管外腔隙。

代谢主要通过胆碱酯酶代谢,本品与 AChE 作用产生酚类降解物,这种降解物仅有微弱(<10%)的胆碱酯酶抑制作用。对代谢酶影响小,其代谢不依赖肝微粒体 P450 酶灭活,很少发生药物相互作用。半衰期为 10 小时,每天 2 次给药。其代谢物主要由肾脏排泄,服用示踪标记的本品 24 小时内>90% 经肾脏迅速排出,尿中未发现原型药物。仅 1% 由粪便排泄。快速清除,而无蓄积作用,停药 24 小时内可恢复正常 AChE 功能。

在肝硬化患者,利斯的明及其代谢产物的曲线下面积(AUC)比正常人分别高 23 倍和 0.8 倍。说明肝损害时代谢减少,严重肝损害时应注意。轻、中度肾损害患者的 AUC 比健康人高 2 倍,根据个体耐受调整剂量后,未见两组间 AUC 存在显著差异。

3.临床药物试验

Anand 等(1996)设计主要用以评价利斯的明治疗 AD 的有效性和安全性方案,有 3 300 例纳入为期6 个月、双盲、对照和长期随访研究。结果:①利斯的明能改善认知功能,6 个月试验后,统计结果显示疗效显著。轻到中度 AD 患者的认知功能临床上有相对提高,包括语言能力、单词回忆、单词识认、定向和记忆测验。ADAS-cog 评分均值有显著提高,在第 6 个月,服用 6~12 mg/d治疗组与安慰剂组比较ADAS-cog评分平均相差 4.9 分。②日常生活活动能力,应用进展性恶化量表(PDS),是一种区域特异性 ADL 评价方法。6 个月后,PDS 评分安慰剂组下降 5.2 分,利斯的明组下降 1 分,表明利斯的明治疗可使 ADL 衰退延缓。③总体执行功能,是对认知、行为和执行功能进行的临床评估,常用工具 CIBIC-plus。服用6~12 mg/d组与安慰剂组相比,证实有明显改善。

Rosler 等(1999)在欧洲和南美洲 45 个中心进行前瞻性、双盲对照,把 725 例轻、中度 AD 患者随机分为利斯的明 1~4 mg/d 低剂量组 243 例,6~12 mg/d 高剂量组 243 例,安慰剂组 239 例。经 6 个月治疗,结果 ADAS-cog 评分改变高剂量组(24%)显著高于安慰剂组(16%),CIBIC-plus 高剂量组(37%)显著高于安慰剂组(20%)。PDS 衡量改善状况,两组间具有统计学意义的差异(P<0.01)。

Spenser 等(1998)综合三篇Ⅱ、Ⅲ期临床试验,有 1 479 例接受不同剂量利斯的明治疗,并以安慰剂 647 例做对照。结果显示,利斯的明能明显改善患者的认知功能,减缓总体功能衰退,延长日常生活能力的时间,并减轻病情严重程度。剂量 6~12 mg/d 疗效最显著,一般在第 12 周起效。

4.剂量和用法

利斯的明胶囊剂,有 1.5 mg、3 mg、4.5 mg 和 6 mg 四种规格。本品适用于轻度、中度阿尔茨海默病。对血管性痴呆的治疗尚未见报道。

开始剂量 1.5 mg,每天 2 次。两周后耐受良好,剂量递增到 3~6 mg,每天 2 次。调整剂量时,注意患者耐受能力。加药过程中出现不良反应,应减量。最高治疗剂量为 6 mg,每天 2 次。推荐在早、晚进食时服用。

注意:①病态窦房结综合征或伴严重心律失常患者慎用。②溃疡患者应注意观察。③不宜与拟胆碱能药合用。

5.不良反应

常见不良反应恶心、呕吐、食欲缺乏、眩晕、腹泻和头痛。多为轻到中度,持续时间有限,常发生在治疗开始的前几周,继续治疗症状可消失。采用进食时服药可以改善。如症状明显,不能耐受则减少剂量。不良反应发生频率与程度和剂量相关。

对心电图及肝功能无影响,不需特殊监护。肝、肾功能减退的患者一般不必调整剂量。

本品安全性高,服药过量,出现恶心、呕吐和腹泻,多数不需要处理。乙酰胆碱酯酶抑制作用周期约 9 小时,对无症状的用药过量患者,在随后 24 小时内不应继续用药。严重过量患者可使用阿托品,初始剂量为 0.03 mg/kg 静脉注射。1 例一次服用 46 mg,24 小时内完全恢复正常。目前未见因服过量中毒死亡的报道。

二、抗氧化剂

AD 患者脑内老年斑的核心成分是 β 淀粉样蛋白,它能引起自由基大量产生,可导致神经细胞死亡。氧化代谢生成的自由基和其他一些含氧化合物如过氧化氢等总称为活性氧物质。活性氧物质在神经退行性疾病中发挥重要作用。机体在代谢过程中可产生自由基,由于它带有不成对电子,因此很容易与蛋白和脂质发生反应而破坏细胞膜和组织。抗氧化剂具有减少自由基生成和保护神经元免受自由基损害的作用。

(一)维生素 E

维生素 E(vitamin E,生育酚)有很强的抗氧化作用,能够清除自由基,保护细胞内过氧化氢酶和过氧化物酶的活性,减少脑细胞中脂褐素的形成,有助于延缓衰老过程。动物试验显示,维生素 E 能延缓神经细胞损害和死亡,可促进人体新陈代谢,增强机体活力,推迟细胞衰老。

临床研究认为,维生素 E 对延缓衰老和痴呆的进展有效。一项流行病学调查结果,高剂量维生素 E 与 AD 的低发生率有显著相关性。支持抗氧化剂能延缓 AD 的观点。另一项多中心、双盲随机临床试验,应用维生素 E 1 000 U,每天 2 次,治疗中度 AD 患者,结果可使患者病情进展延缓 7 个月,但不能改善患者总体情况。Sano 等(1997)对 341 例门诊 AD 患者随机分为维生素 E 2 000 U/d 组,司来吉兰 10 mg/d 组,两药联合组和安慰剂组。结果显示,三个治疗组与安慰剂比较在死亡、住院和日常活动能力的终点时间有显著的延迟。与安慰剂比较维生素 E 组延长 230 天,司来吉兰组 215 天,联合治疗组 145 天。但三个治疗组的认知功能均没有显著性改变。

胶丸剂:5 mg;100 mg。每次口服 10~100 mg,每天 2~3 次。

大剂量可引起恶心、呕吐、唇炎、口角炎、眩晕和视力模糊,性腺功能障碍,低血糖等。

长期大剂量(200～600 mg/d),可引起血栓性静脉炎、肺栓塞和下肢水肿等。因此,应限制大剂量应用。

(二)银杏叶提取物

银杏叶提取物(金纳多、天保宁、达纳康和舒血宁)能阻止自由基所致的损害,是一种抗氧化剂。有效成分为银杏黄酮苷和萜类化合物。

Packer 等(1995)提出,银杏叶提取物具有抗氧化和拟胆碱能作用。它可以清除体内过多的自由基,抑制细胞膜的脂质过氧化反应,保护细胞膜,防止自由基对机体的损害。通过刺激儿茶酚胺的释放和抑制其降解及刺激前列环素和内皮舒张因子的形成而产生动脉舒张作用,增加血流量。增加缺血组织对氧及葡萄糖的供应量,增加中枢毒蕈碱受体数量,增强中枢胆碱能系统的功能。

口服易吸收,生物利用度60%～70%,半衰期4～5小时,大部分经肾脏排出,29%从粪便排出。

Le Bar 等(1997)对 263 例符合 DSM-Ⅲ-R AD 诊断标准入组,有 137 例完成 52 周观察,结果银杏叶组有 78 例(50%),对照组有 59 例(38%)在日常生活和社会行为评估中有轻微提高,对照组相对于基线显示有明显恶化,结果有统计意义。而 CGI-C 和 ADAS-cog 量表中未见显著性差异。

临床上适用于 AD,血管性痴呆和混合性痴呆,可改善认知功能,但对严重痴呆者效果不显著。

剂量与用法:片剂,每片 40 mg;针剂,17.5 mg/5 mL。口服剂量 40～80 mg,每天 3 次。静脉注射,每次 5～10 mL,每天 1～2 次。静脉滴注时用生理盐水,葡萄糖或右旋糖酐-40 稀释。

不良反应:少见,可有易激惹、情绪不稳,罕有胃肠不适、头痛、血压下降和变态反应。静脉注射时应变换注射部位,以防静脉炎。

(三)司来吉兰

司来吉兰(司立吉林、克金平)是单胺氧化酶-B 抑制剂。老年人单胺氧化酶-B(MAO-B)的活性增高,以海马、顶叶和颞叶皮质最明显。MAO-B 在脑内参与生物源性脱氨作用,通过抑制 MAO-B 活性减少自由基形成,具有神经元保护作用。亦可增加儿茶酚胺水平,增强记忆功能。

有六项随机双盲临床试验,应用司来吉兰治疗 500 例痴呆患者,研究期限为 1～24 个月。其中 Sano 等(1997)样本最大,以司来吉兰、维生素 E 与安慰剂对照研究。结果显示,司来吉兰与维生素 E 在延缓病情进展疗效相似,均比安慰剂好。另有五项自身交叉对照研究,均证实司来吉兰的疗效。一项对 341 例中度痴呆患者的多中心、双盲对照试验,单用维生素 E 1 000 U,每天 2 次。单用司来吉兰 5 mg,每天 2 次。经 2 年观察,均可延缓痴呆的进展速度。

司来吉兰可用于治疗痴呆患者,尤其适用于不宜应用胆碱酯酶抑制剂的患者。

片剂:每片 5 mg。每次 5 mg,每天 2 次,早午服。推荐剂量 5～10 mg/d,分次服。

不良反应:主要是直立性低血压,严重者不能耐受。部分患者可出现焦虑、易激惹、眩晕、失眠、口干、腹痛、恶心、呕吐。

本品不宜与 5-羟色胺再摄取抑制剂、三环类抗抑郁剂、哌替啶配伍用,联合应用可出现精神症状、癫痫、高血压危象严重的相互作用。

三、促脑代谢及脑循环药

(一)吡拉西坦

吡拉西坦(脑复康,吡乙酰胺,酰胺吡酮)是氨基丁酸的衍生物。在促智药临床研究中,常作为阳性对照药物。

吡拉西坦直接作用于大脑皮质,具有激活、保护和修复神经细胞的功能。通过激活腺苷酸激酶,促使脑内 ADP 转化为 ATP。增加大脑对氨基酸、蛋白质、葡萄糖的吸收和利用,促进脑细胞代谢,改善脑功能。它影响胆碱能神经元兴奋传递,促进乙酰胆碱合成,具有改善学习、记忆和回忆功能。

其适用于治疗轻度认知功能障碍,轻、中度痴呆,以及脑缺氧、脑外伤、脑卒中、药物中毒、一氧化碳中毒引起的记忆、思维障碍。

口服吸收快,30~40 分钟达峰浓度,生物利用度大于 90%,易透过血-脑屏障及胎盘障碍,半衰期为 5~6 小时。98% 以原形从尿排出,仅 2% 从粪便排出。

剂量和用法如下。片剂:0.4 g、0.8 g;胶囊:0.2 g;口服液:0.4 g∶10 mL、0.8 g∶10 mL;注射剂:1 g∶5 mL、2 g∶10 mL、3 g∶15 mL、4 g∶20 mL。

口服 0.8~1.6 g,每天 3 次,6 周为 1 个疗程。静脉滴注 8 g/d。

不良反应轻微,偶有口干、食欲缺乏、呕吐、失眠、荨麻疹等。大剂量时出现失眠、头晕、呕吐、过度兴奋,停药后恢复。锥体外系疾病、亨廷顿病禁用。

(二)茴拉西坦

茴拉西坦(阿尼西坦,三乐喜,脑康酮)属于 2-吡咯烷酮衍生物。1978 年由瑞士 Roche 公司开发,1988 年在日本上市。化学名为 1-(4-甲氧基苯酰基)-2-吡咯烷酮。

选择性作用于大脑,促进和增强记忆。动物模型研究中,被动或主动逃逸、选择性行为反应和迷宫学习试验,均显示茴拉西坦对学习和记忆的作用。研究表明,本品可以激活丘脑网状结构的胆碱能通路,增加 ACh 释放。ACh 是通过胆碱受体兴奋中枢运动神经元的兴奋介质,与学习记忆有关。口服茴拉西坦 100 mg/kg,可增加大鼠海马 ACh 释放,使海马 ACh 水平下降得以恢复。能刺激中枢神经系统中谷氨酸受体而产生促智作用。本品没有镇静或兴奋作用,也没有血管扩张作用。

口服吸收完全,口服后 1 小时达峰浓度。生物利用度 0.2%。能透过血-脑屏障,药物浓度-时间曲线下面积(AUC)与剂量无线性关系。蛋白结合率约 66%,在体内主要分布在胃肠道、肾、肝、脑和血液。在肝脏代谢,对肝药酶无明显影响,主要代谢产物为对甲氧基苯甲酰氨基丁酸(ABA)和 2-吡咯烷酮。半衰期为 35 分钟。代谢产物的 84% 由尿排出,0.8% 经粪便排泄,11% 随 CO_2 呼出。

茴拉西坦用于治疗 AD,可改善认知功能,长短记忆及学习能力。Senin 等(1991)对 109 例轻到中度认知功能损害的 AD 患者进行多中心、双盲随机对照研究,应用茴拉西坦治疗 6 个月,结果治疗组的心理测量评分较对照组有显著提高。

临床用于治疗健忘症、记忆减退、AD 及血管性痴呆患者。

剂量和用法:片剂,100 mg、200 mg、750 mg、1 500 mg。口服,每次 200 mg,每天 2~3 次。治疗剂量为 600~1 500 mg/d。有明显失眠、焦虑不安的患者,建议每天晨 1 次服。1~2 个月为 1 个疗程。

本品安全性和耐受性良好,偶有失眠、激动、头痛、眩晕、腹泻、上腹痛、皮疹和口干等。反应轻微,一般不需停药。在人体研究中尚未发现与其他药物相互作用。严重肾功能不全者,每天剂量减至 750 mg。

(三)双氢麦角碱

双氢麦角碱(安得静和海特琴)由双氢麦角可宁、双氢麦角汀和 α,β 二氢麦角隐亭甲磺酸盐组成的混合物。

本品能增加 ACh 的合成,增加胆碱能受体数量,可改善记忆。它能抑制 ATP 酶和腺苷酸环化酶的活性,增加神经细胞内 ATP 水平,使神经细胞能量增加。本品为 α 受体阻滞剂,能抑制血管紧张,使血管扩张。同时,作用于中枢多巴胺和 5-羟色胺受体,缓解血管痉挛,改善脑的微循环,能增加脑血流量和对氧的利用,改善脑细胞代谢功能。

口服吸收 25%,服药后 1 小时达峰浓度,生物利用度为 5%～12%。血浆蛋白结合率为 31%,半衰期为 4 小时,主要由肝代谢。随胆汁经粪排出,仅 2% 以原形排出。

适用于血管性痴呆,动脉硬化症及卒中后遗症。对 297 例 AD 患者治疗结果显示,神经心理和行为症状的疗效评价有改善,但总体疗效无显著意义。

剂量和用法如下。片剂:每片 1 mg,口服,3～6 mg/d,12 周为 1 个疗程。注射剂:0.3 mg/mL。静脉滴注:2～4 mg/d。

不良反应轻微,偶有恶心、呕吐、鼻塞和面部潮红。

避免与吩噻嗪类、利尿剂和降压药伍用。急慢性精神病、低血压、心脏器质性损害、严重心动过缓和肾功能不全禁用。

(四)都可喜/萝巴新

都可喜/萝巴新是由都可喜与萝巴新组成的复方制剂。

都可喜作用于颈动脉体化学感受器,兴奋呼吸,从而增强气体交换,增加动脉氧分压和血氧饱和度。萝巴新可增加大脑线粒体的氧利用,增强都可喜作用强度和作用时间。二药合用可使脑组织氧供应和利用增强,促进代谢,有改善脑代谢和微循环的作用。

本品适用于记忆下降及脑卒中后的功能恢复。

常用片剂:每片含都可喜 30 mg 和萝巴新 10 mg。口服每次 1 片,每天 2 次,餐后服。

不良反应:极少数可有恶心、呕吐和头晕。忌与单胺氧化酶抑制剂合用。孕妇及哺乳期妇女慎用。

(五)吡硫醇

吡硫醇(脑复新)为维生素 B_6 的类似物,能促进脑内新陈代谢,增加脑血流量,改善脑功能。用于脑动脉硬化,阿尔茨海默病。每次口服 100～200 mg,每天 3 次。不良反应可有恶心、皮疹。

(六)环扁桃酯

环扁桃酯(抗栓丸)对照研究表明,本品能提高 AD 患者注意力,改善情绪。剂量 600～900 mg/d,分 3～4 次服。维持量 300～400 mg/d。不良反应为颜面潮红、皮肤灼热感,头痛和胃肠反应。

(七)萘呋胺

萘呋胺能增加脑细胞 ATP 合成,增加脑细胞的葡萄糖利用率。有报道能增进记忆,提高智力测验评分。剂量 300 mg/d,分 3 次服。有失眠、胃不适反应。

35

(八)脑蛋白水解物

脑蛋白水解物(脑活素,丽珠赛乐,优尼泰,Cerebrolysin)用标准化控制的酶分解而来,含游离谷氨酸和多肽,其中具有活性的多肽可透过血-脑屏障,进入神经细胞,促进蛋白质合成,改善脑能量代谢,并影响突触的可塑性及传递。有报道用于轻、中度 AD 患者对记忆、注意力的改善有效。肌内注射,每次2~5 mL,每天 1 次。静脉滴注,每次 10~30 mL,稀释于 250 mL 静脉滴注液中,缓慢滴注。2~4 周为 1 个疗程。偶有变态反应。癫痫发作、肾功能不全患者及孕妇禁用。

四、谷氨酸受体阻滞剂

谷氨酸是脑皮质和海马的主要兴奋性神经递质,在学习与记忆功能中具有重要作用。早在 20 世纪 80 年代提出 AD 发病的谷氨酸能神经功能异常假说,神经元受到谷氨酸异常强烈的作用,引起大量的 Ca^{2+} 内流,产生活性氧物质,可能会导致神经元变性死亡。这种由氨基酸兴奋引起的毒性称为兴奋性神经毒性。谷氨酸受体过多的激活会引起神经元变性和丧失,试验证明,兴奋性毒性在神经退行性疾病中起重要作用。

N-甲基-D-天冬氨酸(N-methyl-D-aspartate,NMDA)受体阻滞剂可以阻止过量的神经递质谷氨酸传递而达到保护神经元作用;另一方面,增加 NMDA 受体数量和功能有助于增强和调节认知功能。

美金刚(二甲金刚胺)是一种 NMDA 受体阻滞剂。由德国 Merz 药厂出品,已在欧洲批准用于治疗中、重度 AD。其主要成分为盐酸 1-氨基-3,5-二甲基金刚烷。

临床前试验表明,本品具有神经保护作用,长期应用能保护海马免受 NMDA 特异性内源性神经毒剂——喹啉酸毒性作用。在大鼠缺血模型试验中,本品对大脑和局灶具有保护缺血过度损伤作用。

本品对 NMDA 拮抗作用像 Mg^{2+} 一样占据 NMDA 通道,增加动作电位。主要是通过直接利用电压依赖方式,阻断 NMDA 受体,防止大量 Ca^{2+} 内流,因此具有保护神经元免受谷氨酸兴奋性毒性作用。

本品对谷氨酸能神经递质具有双重调节作用:①对 α 氨基-3 羟基-5-甲基-4 异噁唑丙酸(AMPA)受体作用:阿尔茨海默病谷氨酸释放异常减少,美金刚对 AMPA 受体具有促进作用,而保证正常的谷氨酸能神经传导,促使学习和记忆功能的恢复。②对 NMDA 作用。在突触前谷氨酸释放病理性增加时,如脑缺血时,美金刚通过突触后膜阻断谷氨酸调节的离子通道(NMDA 通道)而抑制谷氨酸的作用,从而减少谷氨酸的兴奋性毒性作用。

口服吸收迅速、完全。单次口服剂量为 10~40 mg,3~7.7 小时达峰浓度,其曲线下面积和达峰浓度与剂量呈线性关系。在体内分布广泛,对肺、肝、肾脏有特殊亲和力,能透过血-脑屏障,脑脊液浓度是血浆浓度的 1/20。血浆蛋白结合率为 42%~45%,清除半衰期为 67~104 小时。主要通过肾脏排泄,少量存在粪便中。

动物试验表明,小剂量 NMDA 受体阻滞剂治疗 AD,对改善认知功能有效。近年来,美金刚在欧洲用于治疗各种形式、各个阶段的痴呆,临床资料也证实了动物试验。

Pante 等(1993)对 60 例中重痴呆患者进行 4 周随机双盲对照试验,应用美金刚剂量为 20 mg,结果显示认知障碍及动力缺乏治疗有效反应率为 70%。另一项 160 例重度痴呆患者进行 12 周随机双盲对照试验,其中 151 例完成 12 周观察,75 例为治疗组,76 例为对照组。结果治疗组临床总体印象评定反应率为 76%，对照组为 45%，两组有显著性差异。

有 5 项双盲、对照的临床研究，应用美金刚 4～6 周，进行有效性评价。结果均证实，在改善认知功能、驱动力和情感状态，日常生活中的运动功能方面有效，使患者的社会功能、独立能力得到改善。

Reisberg 等(2003)用美金刚治疗中度和重度 AD 患者的双盲对照研究显示，美金刚在改善 AD 患者认知功能、社会功能方面明显优于安慰剂。

剂量和用法：起始剂量 5 mg/d，第 2 周加量到 10 mg/d，第 3 周为 15 mg/d，第 4 周为 20 mg/d，疗程4个月。剂量大时，应分 2 次服，午后宜在 4 点前用药，以减少失眠。不宜与抗胆碱能药伍用。

大量临床试验表明，本品无明显毒副作用，耐受性良好，其不良反应轻微，常见有兴奋、激越、失眠、不安和运动增多。

五、雌激素

流行病学调查表明，经绝后妇女 AD 的发病率比同龄组男性高 1.5～3 倍。据报道，雌激素能促进胆碱能神经元生长和生存，减少脑内淀粉样蛋白沉积。脑内存在特定神经元有雌激素受体的表达，其分布与 AD 患者脑内病理改变区一致。AD 女性患者雌激素水平较健康同龄妇女低。这说明雌激素缺乏可能与 AD 有关。

临床试验证实，雌激素可降低绝经期后妇女 AD 的危险度，并减轻痴呆程度，改善 AD 的症状。Rice(1997)观察雌激素治疗 829 例，发现单用雌激素比雌孕激素联合治疗，在改善认知功能效果更好。另有研究应用雌激素替代疗法，治疗 3 周，AD 患者的症状显著好转，以记忆力，时间空间定向力和计算力的提高明显。一旦停药，各项评定指标又恢复治疗前状况，总病程还有恶化。目前认为，雌激素替代治疗，只能减轻症状，延缓疾病进程，不能达到治愈的目的。近期研究表明，长期联合应用雌激素和孕激素存在诸多危险，使乳腺癌、子宫内膜癌、冠心病、卒中和静脉血栓等发生率增高，这些影响不容忽视。因此，雌激素在预防、延缓 AD 的价值，尚待研究。

六、抗 β 淀粉样蛋白药

AD 病理学特征是脑内存在老年斑、神经纤维缠结及选择性神经元死亡。老年斑的核心成分是 β 淀粉样蛋白(amyloid β-protein，Aβ)。Aβ 由细胞分泌，在细胞基质沉淀聚集后可产生很强的神经毒性。目前认为，Aβ 是 AD 患者脑内老年斑周边神经元变性和死亡的主要原因。研究发现，环境或基因突变可引起 β 淀粉样前体蛋白(APP)代谢异常。在神经细胞外导致 Aβ 沉积，形成老年斑，造成神经元损伤。采取抑制与 Aβ 形成有关的蛋白酶，恢复神经元对 APP 代谢的正常调节，阻止 Aβ 形成有毒性的聚合体，保护神经元免遭 Aβ 的神经毒性，修复损伤的基因，可达到治疗 AD 的目的。

抗 β 折叠多肽(iAβ₁₁)是一种含有 11 个氨基酸的多肽，它与 Aβ 结合的亲和力很高，离体试验中能抑制淀粉样肽形成。有一种 iAβ₁₁ 的 5 个氨基酸的衍生物，命名为 iAβ₅，它对已形成的 Aβ 具有更强的抑制和灭活作用。新近研制成功 Aβ"疫苗"，已进入临床试验阶段。Schenk 等在美国完成 24 例剂量效应研究的 I 期临床试验，初步结果提示，"疫苗"安全性好，为 AD 治疗带来了希望。2001 年开始了 II 期临床试验，可能是因免疫引起的中枢神经系统炎症反应，而于 2002 年停止试验。虽然 Aβ 肽免疫疗法临床试验受到挫折,但免疫抗体疗法仍然具有重大潜力,是一种新药开发快捷途径。

(韩 英)

第二节 中枢兴奋药

中枢兴奋药是指能选择性地兴奋中枢神经系统,从而提高其功能活动的一类药,当中枢神经处于抑制状态或功能低下、紊乱时使用此类药物。中枢兴奋药与抢救危重症密切相关。这类药物主要作用于大脑皮质、延髓和脊髓,具有一定程度的选择性。主要包括苏醒药、精神兴奋药(如哌甲酯、苯丙胺、托莫西汀、莫达非尼、匹莫林等也都具有中枢神经兴奋作用)及大脑复健药(γ-氨基丁酸)等。苏醒药常用的有尼可刹米、二甲弗林、洛贝林、戊四氮、乙胺硫脲、细胞色素 C 等,用于治疗疾病或药物引起的呼吸衰竭及中枢抑制。

一、主要兴奋大脑皮质的药物

(一)咖啡因

1.别名

咖啡碱,无水咖啡因,甲基可可碱。

2.作用与应用

本品中枢兴奋作用较弱。小剂量咖啡因增强大脑皮质兴奋过程,振奋精神,减轻疲劳,改善思维;较大剂量可直接兴奋延髓呼吸中枢及血管运动中枢,当其处于抑制状态时,作用更为明显。此外,还有弱利尿作用(增加肾小球的血流量,减少肾小管的重吸收)。口服后容易吸收,峰浓度及血药浓度随用量而异。用于以下情况。

(1)解救因急性感染中毒,催眠药、麻醉药、镇痛药中毒引起的呼吸及循环衰竭。

(2)与溴化物合用治疗神经官能症,使大脑皮质的兴奋、抑制过程恢复平衡。

(3)与阿司匹林、对乙酰氨基酚组成复方制剂治疗一般性头痛,与麦角胺合用治疗偏头痛。

(4)小儿多动症(注意力缺陷综合征)。

(5)防治未成熟新生儿呼吸暂停或阵发性呼吸困难。

3.用法与用量

(1)皮下或肌内注射:安钠咖注射液解救中枢抑制,成人 1 次 1～2 mL,1 天2～4 mL;极量 1 次3 mL,1 天 12 mL。小儿 1 次 8 mg/kg,必要时可每 4 小时重复 1 次。

(2)口服:安钠咖片治疗中枢性呼吸及循环衰竭,1 次 1 片,1 天 4 次,餐后服;极量 1 次 2 片(咖啡因 0.3 g),1 天 10 片(咖啡因 1.5 g)。麦角胺咖啡因片用于偏头痛,1 次 1～2 片,1 天总量不超过 6 片。调节大脑皮质活动,口服咖溴合剂,1 次 10～15 mL,1 天 3 次,餐后服。

4.注意事项

(1)胃溃疡患者禁用。孕妇慎用(动物试验表明本品可引起仔鼠先天性缺损,骨骼发育迟缓)。

(2)偶有过量服用可致恶心、头痛或失眠,长期过多服用可出现头痛、紧张、激动、焦虑,甚至耐受性。过量的表现为烦躁、恐惧、耳鸣、视物不清、肌颤、心率增快及期前收缩。

(3)咖啡因的成人致死量一般为 10 g,有死于肝性脑病的报道。

(4)婴儿高热宜选用不含咖啡因的复方制剂。

(5)用药过量时宜静脉滴注葡萄糖氯化钠注射液,同时静脉注射 20％甘露醇注射液,以加快药物排泄;烦躁不安或惊厥时可用短效巴比妥类药进行控制,同时给予相应的对症治疗和支持疗法。

5.药物相互作用

(1)异烟肼和甲丙氨酯能提高本品的组织浓度达 55％,使作用增强。

(2)口服避孕药可减慢本品的清除率。

(二)甲氯芬酯

1.别名

氯酯醒,遗尿丁,特维知。

2.作用与应用

本品是一种中枢兴奋药,对于抑制状态的中枢神经系统有明显的兴奋作用。主要作用于大脑皮质,能促进脑细胞的氧化还原代谢,增加对糖的利用,并能调节细胞代谢。用于:①颅脑外伤性昏迷、新生儿缺氧症及其他原因所致的意识障碍。②酒精中毒及某些中枢和周围神经症状。③老年性精神病、儿童遗尿症等。

3.用法与用量

(1)口服:1 次 0.1～0.3 g,1 天 3 次,1 天最大剂量可达 1.5 g;儿童 1 次 0.1 g,1 天 3 次。

(2)肌内注射:1 次 0.25 g,1 天 1～3 次;儿童 1 次 0.06～0.10 g,1 天 2 次。

(3)静脉滴注:1 次 0.25 g,溶于 5％葡萄糖注射液 250～500 mL 中滴注,1 天 1～3 次。儿童静脉滴注剂量同肌内注射。新生儿可注入脐静脉。新生儿缺氧症,1 次 0.06 g,每 2 小时 1 次。

4.注意事项

(1)对本品过敏、长期失眠、易激动或精神过度兴奋、锥体外系疾病、有明显炎症患者禁用。高血压患者慎用。

(2)可见胃部不适、兴奋、失眠、倦怠、头痛等;发生中毒的症状是焦虑不安、活动增多、共济失调、惊厥、心悸、心率加快、血压升高等。

(3)本品水溶液易水解,注射液应在肌内注射或静脉滴注前现配现用。

二、主要兴奋延髓呼吸中枢的药物(呼吸兴奋药)

代表药物为尼可刹米。

(一)别名

可拉明,二乙烟酰胺,烟酸乙胺,烟酸二乙胺,尼可拉明。

(二)作用与应用

本品选择性地直接兴奋延髓呼吸中枢,也可通过作用于颈动脉体和主动脉体化学感受器反射性地兴奋呼吸中枢,提高呼吸中枢对二氧化碳的敏感性,使呼吸加深、加快。对血管运动中枢有微弱的兴奋作用。对阿片类药物中毒的解救效力较戊四氮好,对吸入性麻醉药中毒次之,对巴比妥类药物中毒的解救不如印防己毒素及戊四氮。作用时间短暂,一次静脉注射仅可维持作用 5～10 分钟。本品对呼吸肌麻痹者无效。用于中枢性呼吸及循环衰竭、麻醉药及其他中枢抑制药中毒。

(三)用法与用量

皮下注射、肌内注射或静脉注射:1次0.25～0.50 g,必要时每1～2小时重复用药。极量1次1.25 g。儿童1次10～15 mg/kg,必要时每30分钟可重复1次;或4～7岁1次175 mg,1岁1次125 mg,6月龄以下婴儿1次75 mg。

(四)注意事项

(1)抽搐及惊厥患者、小儿高热而无中枢性呼吸衰竭时禁用。急性卟啉症者慎用。本品对呼吸肌麻痹者无效。

(2)用药时须配合人工呼吸和给氧措施。

(3)不良反应少见。大剂量可致血压升高、心悸、出汗、呕吐、震颤及肌僵直,应及时停药以防惊厥,给予对症和支持治疗,静脉滴注10%葡萄糖注射液,促进药物排泄;如出现惊厥,应及时静脉注射苯二氮䓬类药或小剂量硫喷妥钠。

(五)药物相互作用

(1)与其他中枢兴奋药合用可引起惊厥。

(2)与鞣酸、有机碱的盐类及各种金属盐类配伍均可能产生沉淀;遇碱类物质加热可水解,并脱去乙二胺基生成烟酸盐。

三、主要兴奋脊髓的药物

代表药物为士的宁。

(一)别名

番木鳖碱,士的年。

(二)作用与应用

本品对脊髓有选择性兴奋作用,可提高骨骼肌的紧张度,对大脑皮质、呼吸和循环中枢也有一定的兴奋作用。用于以下情况。

(1)巴比妥类药物中毒,效果不及贝美格且不安全。

(2)偏瘫、瘫痪及因注射链霉素引起的骨骼肌松弛、弱视症等。因安全范围小,过量易产生惊厥,现已少用。

(三)用法与用量

1.皮下注射

1次1～3 mg,极量1次5 mg。

2.口服

1次1～3 mg,1天3次。对抗链霉素引起的骨骼肌松弛,1次1 mg,1天1次。

(四)注意事项

(1)癫痫、吗啡中毒、高血压、动脉硬化、肝肾功能不全、破伤风、突眼性甲状腺肿患者、孕妇及哺乳期妇女禁用。

(2)过量时有腹部或胃部不适、惊厥、呼吸麻痹。

(3)本品排泄缓慢,有蓄积作用,故使用时间不宜过长。

(4)如出现惊厥,可立即静脉注射戊巴比妥钠0.3～0.4 g,或用较大量的水合氯醛灌肠。如呼吸麻痹,须人工呼吸。

(5)口服本品中毒时,待惊厥控制后,以0.1%高锰酸钾溶液洗胃。

四、其他

如他替瑞林,为合成的促甲状腺素释放激素(TRH)类似物。本品经由脑 TRH 受体对中枢神经系统(CNS)产生强而持久的多重作用。本品对 CNS 的兴奋作用比 TRH 强 10～100 倍,作用持续时间比 TRH 长约 8 倍。本品对 TRH 受体的亲和力约为 TRH 的 1/11,因而本品的内分泌作用比 TRH 弱,但本品在体内比 TRH 稳定。另外,本品对促甲状腺素(TSH)释放的作用为 TRH 的1/11～1/6。TSH 释放是由一个包括甲状腺素的强负反馈系统调节的,该负反馈系统也会抑制本品潜在的内分泌作用。目前本品仅在欧洲上市。用于改善脊髓小脑变性患者的共济失调。

(孙凡森)

第三节　镇　痛　药

一、吗啡

(一)别名
美菲康,美施康定,路泰,锐力通,史尼康。

(二)作用与应用
本品为阿片受体激动剂。主要作用于中枢神经系统、胃肠道、胆道平滑肌、心血管系统及免疫系统。用于以下情况。

(1)吗啡对多种原因引起的疼痛均有效,可缓解或消除严重创伤、烧伤、手术等引起的剧痛及晚期癌症疼痛;对内脏平滑肌痉挛引起的绞痛,如胆绞痛、肾绞痛加用解痉药(如阿托品)可有效缓解;对心肌梗死引起的剧痛,除能缓解疼痛和减轻焦虑外,其扩血管作用可减轻患者心脏负担;但对神经压迫性疼痛疗效较差。吗啡镇痛效果与个体对药物的敏感性及疼痛程度有关,应根据不同患者对药物的反应性来调整用量。久用易成瘾,除癌症剧痛外,一般仅短期应用于其他镇痛药无效时。诊断未明前慎用,以免掩盖病情而延误诊断。

(2)心源性哮喘,对于左心衰竭突发急性肺水肿所致的呼吸困难(心源性哮喘),除应用强心苷、氨茶碱及吸入氧气外,静脉注射吗啡可迅速缓解患者的气促和窒息感,促进肺水肿液的吸收。其机制可能是由于吗啡扩张外周血管,降低外周阻力,减轻心脏前、后负荷,有利于肺水肿的消除;其镇静作用又有利于消除患者的焦虑、恐惧情绪。此外,吗啡降低呼吸中枢对二氧化碳的敏感性,减弱过度的反射性呼吸兴奋,使急促浅表的呼吸得以缓解,也有利于心源性哮喘的治疗。对其他原因(如尿毒症)引起的肺水肿也可应用。

(3)麻醉前给药,以保持患者安静并进入嗜睡状态。与麻醉药合用增强麻醉药的麻醉效果。

(4)偶用于恐惧性失眠、镇咳、止泻(适用于减轻急、慢性消耗性腹泻症状,可选用阿片酊或复方樟脑酊;如伴有细菌感染,应同时服用抗生素)。

(三)用法与用量

1.口服

成人1次5~15 mg,1天15~60 mg;极量1次30 mg,1天100 mg;缓释片和控释片1次10~20 mg,每12小时整片吞服,视镇痛效果调整剂量。

2.皮下注射

成人1次5~15 mg,1天15~40 mg。极量1次20 mg,1天60 mg。儿童1次0.1~0.2 mg/kg。

3.静脉注射

成人1次5~10 mg。

4.硬脊膜外腔注射

成人手术后镇痛,自腰椎部位注入硬脊膜外间隙,1次极量5 mg,胸脊部位1次2~3 mg,按一定的间歇时间可重复给药多次。

5.静脉滴注

小儿较大手术后镇痛,1次0.02~0.25 mg/(kg·h)。

6.舌下给药

儿童扁桃体切除术后镇痛,0.1 mg/kg。

(四)注意事项

(1)对本品或其他阿片类药物过敏、颅内压增高或颅脑损伤、慢性阻塞性肺疾病、支气管哮喘、急性左心衰竭晚期伴呼吸衰竭、肺源性心脏病代偿失调、前列腺肥大、排尿困难等患者和孕妇、哺乳期妇女、新生儿、婴儿、诊断不明的疼痛及分娩止痛(吗啡对抗缩宫素对子宫的兴奋作用而延长产程,且能通过胎盘屏障或经乳汁分泌,抑制新生儿和婴儿呼吸)患者禁用。心律失常、胃肠道手术后肠蠕动未恢复时、惊厥或有惊厥史、精神失常有自杀倾向、肝功能不全患者、肾功能不全患者、老年人及小儿慎用。

(2)治疗量可引起眩晕、恶心、呕吐、便秘、呼吸抑制、尿少、排尿困难(老年人多见)、胆道压力升高甚至胆绞痛、直立性低血压(低血容量者易发生)和免疫抑制等。偶见烦躁不安等情绪改变。

(3)长期反复应用易产生耐受性和药物依赖性。后者表现为生理依赖性,一旦停药则产生难以忍受的戒断症状,如兴奋、失眠、流泪、流涕、出汗、呕吐、腹泻,甚至虚脱、意识丧失等。患者出现病态人格,有明显强迫性觅药行为,即出现成瘾性(因用药出现的欣快、心情舒畅、情绪高涨及飘飘欲仙等而产生瘾癖)。成瘾者有一种内在的渴求,驱使用药者不顾一切不断地寻觅和使用该药,以达到享受用药带来的欣快感和避免停药所致的戒断症状的目的。由此导致药物滥用,给社会带来极大的危害。

(4)按常规剂量连用2~3周即可产生耐受性,剂量越大,给药间隔越短,耐受发生越快越强,且与其他阿片类药物有交叉耐受性。

(5)本品为国家特殊管理的麻醉药品,必须严格按相关规定管理。

(6)硬脊膜外腔注射时,应监测呼吸(24小时)及循环(12小时)功能。

(7)过量可致急性中毒,主要表现为昏迷、深度呼吸抑制、瞳孔极度缩小(针尖样瞳孔),常伴有血压下降、严重缺氧及尿潴留。呼吸麻痹是致死的主要原因。抢救措施为人工呼吸、给氧及静脉或肌内注射阿片受体阻滞剂纳洛酮0.4~0.8 mg,必要时2~3分钟后可重复1次;或将纳洛酮2 mg溶于0.9%氯化钠注射液或5%葡萄糖注射液500 mL内静脉滴注。

(8)控(缓)释片必须整片完整地吞服,切勿嚼碎或掰开服用。

(五)药物相互作用

(1)与吩噻嗪类、镇静催眠药、三环类抗抑郁药、抗组胺药、硫喷妥钠、哌替啶、可待因、美沙酮、芬太尼等合用,可加剧和延长本品的呼吸抑制作用。

(2)与抗高血压药(如胍乙啶、美卡拉明)、利尿药(如氢氯噻嗪)、左旋多巴、金刚烷胺、利多卡因、普鲁卡因胺等同用,可发生直立性低血压。

(3)与二甲双胍合用,增加乳酸性酸中毒的危险。

(4)与 M 胆碱受体阻滞剂(尤其阿托品)合用,便秘加重,增加麻痹性肠梗阻和尿潴留的危险性。

(5)与西咪替丁合用可引起呼吸暂停、精神错乱、肌肉抽搐等。

(6)与头孢菌素类、林可霉素、克林霉素、青霉素等合用可诱发假膜性肠炎,出现严重的水样腹泻。

(7)本品可增强氮芥、环磷酰胺的毒性。

(8)与纳曲酮、卡马西平合用出现阿片戒断症状。

(9)本品注射液禁与氯丙嗪、异丙嗪、氨茶碱、巴比妥类、苯妥英钠、碳酸氢钠、肝素、哌替啶、磺胺嘧啶等药物混合注射,以免发生浑浊和沉淀。

二、阿片受体部分激动剂与激动-阻滞剂

主要代表药物为布托啡诺。

(一)别名

环丁羟吗喃,环丁甲二羟吗喃,丁啡喃,诺扬。

(二)作用与应用

本品为阿片受体部分激动剂,即激动 κ 受体,对 μ 受体有弱的竞争性拮抗作用。镇痛效力和呼吸抑制作用是吗啡的 3.5～7 倍,但呼吸抑制程度不随剂量增加而加重。对胃肠道平滑肌的兴奋作用较吗啡弱。本品可增加外周血管阻力和肺血管阻力而增加心脏做功,故不能用于心肌梗死的疼痛。口服可吸收,首过消除明显,生物利用度低(<17%)。肌内注射吸收迅速而完全,10 分钟起效,作用持续 4～6 小时。可透过胎盘和乳汁。主要经肝脏代谢,大部分代谢产物和少量原形(5%)随尿排出。用于:①缓解中、重度疼痛,如术后、创伤和癌症疼痛及平滑肌痉挛引起的疼痛(肾或胆绞痛)等,对急性疼痛的止痛效果好于慢性疼痛。②作麻醉前用药。③各种原因引起的干咳。

(三)用法与用量

1.口服

1 次 4～16 mg,每 4 小时 1 次。

2.肌内注射

一般 1 次 1～4 mg,必要时间隔 4～6 小时重复 1 次。麻醉前用药,于手术前 60～90 分钟肌内注射 2 mg。

3.静脉注射

1 次 0.5～2 mg。

4.经鼻喷药

一般初始剂量 1 mg,若 1～1.5 小时未有较好的镇痛效果,可再喷 1 mg。必要时,给予初始剂量后 3～4 小时可再次给药。用于剧痛,初始剂量可为 2 mg。患者可在止痛后休息和保持睡意,这种情况下 4 小时内不要重复给药。

(四)注意事项

(1)对本品过敏者、对那可丁依赖(因本品具有阿片拮抗特性)及 18 岁以下的患者禁用。

(2)不良反应主要为嗜睡、头晕、恶心和/或呕吐、出汗。较少见头痛、眩晕、飘浮感、精神错乱。偶见幻觉、异常梦境、人格解体感、心悸、皮疹。

(3)用药期间应避免饮酒,不宜从事机械操作或驾驶。

(4)久用产生依赖性。

(5)对阿片类药物依赖的患者,本品可诱发戒断症状。

(6)纳洛酮可拮抗本品的呼吸抑制作用。

(五)药物相互作用

(1)与中枢神经系统抑制药(如乙醇、巴比妥类、安定药、抗组胺药)合用会导致抑制中枢神经系统的作用加强。

(2)与影响肝脏代谢的药物(如西咪替丁、红霉素、茶碱等)合用应减小起始剂量并延长给药间隔时间。

三、其他镇痛药

如布桂嗪,为速效镇痛药,镇痛作用约为吗啡的 1/3,但比解热镇痛药强。口服 30 分钟后或皮下注射 10 分钟后起效,持续 3～6 小时。对皮肤、黏膜和运动器官的疼痛有明显的抑制作用,对内脏器官疼痛的镇痛效果较差。呼吸抑制和胃肠道作用较轻。此外,尚有中枢抑制、镇咳、降压、增加下肢及脑血流量、抗组胺、利胆和麻醉等作用。有成瘾性。用于偏头痛、三叉神经痛、炎症性及创伤性疼痛、关节痛、痛经及晚期癌症疼痛等。

曲马多为非阿片类中枢性镇痛药,合成的可待因类似物,具有较弱的 μ 受体激动作用,与 μ 受体的亲和力为吗啡的 1/6 000,并能抑制去甲肾上腺素和 5-羟色胺再摄取。镇痛效力与喷他佐辛相当。有镇咳作用,镇咳效力为可待因的1/2。呼吸抑制作用弱,对胃肠道无影响,也无明显的心血管作用。因对呼吸和心血管系统影响较小,本品较适用于老年人和患有呼吸道疾病患者的镇痛。用于急性胰腺炎患者的镇痛较安全。长期应用也可成瘾。口服、注射吸收均好,口服后 10～20 分钟起效,25～30 分钟达峰值,作用维持 4～8 小时。用于中、重度急、慢性疼痛,如手术、创伤、分娩和晚期癌症疼痛,心脏病突发性痛,关节痛,神经痛,劳损性疼痛,骨折和肌肉骨骼疼痛,牙痛等;也可作为肾结石和胆结石体外电击波碎石术中的重要辅助用药。

(孙凡森)

第四节 镇静催眠药

一、苯二氮䓬类

(一)长效类
典型代表药物有地西泮。

1.别名

安定,苯甲二氮䓬。

2.作用与应用

本品为苯二氮䓬(BDZ)类药物的代表药。BDZ类药物为中枢神经抑制药,小剂量有抗焦虑作用,随着剂量的渐增可显示镇静、催眠、抗惊厥、抗癫痫及中枢性肌肉松弛作用。BDZ类药物主要是通过加强 γ-氨基丁酸(GABA)能神经元的抑制效应发挥作用。可通过促进 GABA 与 GABAA 受体的结合,也可通过提高 Cl^- 通道开放频率增强 GABA 对 GABAA 受体的作用,发挥中枢抑制效应。主要用于:①焦虑症及各种功能性神经症。②失眠:尤其对焦虑性失眠疗效极佳。③癫痫:静脉注射控制癫痫持续状态,同时需用其他抗癫痫药巩固与维持;亦可与其他抗癫痫药合用,治疗癫痫强直阵挛发作或失神发作。④各种原因引起的惊厥:如子痫、破伤风、小儿高热、药物中毒等引起的惊厥。⑤缓解局部肌肉或关节炎症引起的反射性肌肉痉挛,上运动神经元的病变、手足徐动症和僵人综合征的肌肉痉挛,颞颌关节病变引起的咬肌痉挛,脑卒中或脊髓损伤性中枢性肌强直或腰肌劳损、内镜检查等。⑥作为麻醉前给药:可缓解患者对手术的恐惧情绪,减少麻醉药用量,增加其安全性,使患者对手术中的不良刺激在术后不复记忆,这些作用优于吗啡和氯丙嗪。⑦其他:偏头痛、紧张性头痛,呃逆,惊恐症,酒精戒断综合征,家族性、老年性及特发性震颤等。

3.用法与用量

(1)口服:抗焦虑,1 次 2.5～10.0 mg,1 天 3 次。催眠,5～10 mg 睡前服。麻醉前给药,1 次 10 mg。急性酒精戒断,第 1 天 1 次 10 mg,1 天 3～4 次,以后按需要减少到 1 次 5 mg,1 天 3～4 次。抗惊厥、抗癫痫,1 次 2.5～10.0 mg,1 天 2～4 次。缓解肌肉痉挛,1 次 2.5～5.0 mg,1 天 3～4 次。儿童,1 岁以下 1 天 1.0～2.5 mg;幼儿 1 天不超过 5 mg;5～10 岁 1 天不超过 10 mg,均分3次服。

(2)静脉注射:成人基础麻醉,10～30 mg。癫痫持续状态,开始 5～10 mg,每隔 5～10 分钟可按需要重复,达 30 mg 后必要时每 2～4 小时重复治疗。静脉注射要缓慢。儿童 1 次 0.25～0.50 mg/kg,但 1 次不能超过 20 mg,缓慢注射。

4.注意事项

(1)本品可致嗜睡、轻微头痛、乏力、运动失调,与剂量有关。老年患者更易出现以上反应。偶见低血压、呼吸抑制、视物模糊、皮疹、尿潴留、忧郁、精神错乱、白细胞减少。用药过量可出现持续的精神错乱、严重嗜睡、颤抖、语言不清、蹒跚、心动过缓、呼吸急促或困难、严重乏力。少数人出现兴奋不安。久用可产生耐受性和依赖性,故不宜长期应用。不可突然停药,否则可出现反跳现象和戒断症状(出现失眠、焦虑、兴奋、心动过速、呕吐、出汗及震颤,甚至惊厥)。宜从小剂量用起。

(2)静脉注射时速度宜慢,至少用时 5 分钟注完,否则可引起心血管和呼吸抑制,静脉注射后应卧床观察 3 小时以上。在注射过程中患者出现嗜睡现象时,应立刻停止注射。

(3)剂量不宜过大,必要时可分次使用,分次注射时,总量应从初量算起;因属于长效药,原则上不应做连续静脉滴注。注射液不宜与其他药物或溶液混合。误入动脉可引起动脉痉挛,导致坏疽。

5.药物相互作用

(1)与中枢神经系统抑制药(如乙醇、全麻药、镇痛药、吩噻嗪类药物、单胺氧化酶 A 型抑制药、三环类抗抑郁药)、可乐定、筒箭毒碱、加拉碘铵合用,作用相互增强。

(2)与抗高血压药和利尿降压药合用,降压作用增强。

(3)与地高辛合用,地高辛的血药浓度增加。

(4)与左旋多巴合用,左旋多巴的疗效降低。

(5)与影响肝药酶细胞色素 P450 的药物合用,可发生复杂的相互作用:卡马西平、苯巴比妥、苯妥英、利福平为肝药酶的诱导剂,可增加本品的消除,使血药浓度降低;异烟肼为肝药酶的抑制药,可减少本品的消除,使半衰期延长。

(6)茶碱可逆转本品的镇静作用。高剂量咖啡与地西泮同服可干扰其抗焦虑作用。

(7)酗酒可明显增强地西泮的中枢抑制作用。吸烟可使地西泮的血浆半衰期明显缩短,疗效降低。

(8)与其他易成瘾的药物合用时,成瘾的危险性增加。

(二)中效类

如艾司唑仑,又称舒乐安定、三唑氯安定,为高效苯二氮䓬类镇静催眠药,作用与地西泮相似,具有较强的镇静、催眠、抗惊厥、抗焦虑作用,及较弱的肌肉松弛作用。本品作用于 BDZ 受体,加强中枢神经内 GABA 受体作用,影响边缘系统功能而抗焦虑。可明显缩短或取消非快动眼睡眠(NREM)的第 4 期(减少发生于此期的夜惊或梦游症),阻滞对网状结构的激活,产生镇静催眠作用,且具有广谱抗惊厥作用,对癫痫强直阵挛发作、失神发作有一定疗效。口服吸收较快,2 小时血药浓度达峰值,$t_{1/2}$ 为 10～24 小时,2～3 天血药浓度达稳态。血浆蛋白结合率约为93%。在肝脏中主要经 CYP3A 代谢,经肾脏排泄缓慢。可通过胎盘,分泌入乳汁中。用于:①各种类型的失眠:催眠作用强,口服后 20～60 分钟可入睡,维持 5～8 小时。②焦虑、紧张、恐惧及癫痫强直阵挛发作、失神发作。③术前镇静、创伤性和神经性疼痛。

(三)短效类

如奥沙西泮,又称舒宁,去甲羟基安定,羟苯二氮䓬,氯羟氧二氮䓬。本品为地西泮、氯氮草的主要活性代谢产物,属短、中效的 BDZ 类药,作用与地西泮相似,但较弱,嗜睡、共济失调等不良反应较少。对焦虑、紧张、失眠、头晕及部分神经症均有效。对控制癫痫强直阵挛发作、失神发作也有一定作用。口服吸收后 2～3 小时血药浓度达峰值,$t_{1/2}$ 为 4～15 小时。能透过胎盘屏障,并能从乳汁中分泌。用于焦虑障碍、伴有焦虑的失眠,并能缓解急性酒精戒断症状。

(四)超短效类

如咪达唑仑,又称速眠安,咪唑安定,咪唑二氮草具有典型的苯二氮䓬类药理活性,可产生抗焦虑、镇静、催眠、抗惊厥及肌肉松弛作用。肌内注射或静脉注射后可产生短暂的顺行性记忆缺失,使患者不能回忆起在药物高峰期间所发生的事情。本品作用特点为起效迅速,而持续时间短。可缩短入睡时间(一般只需 20 分钟),延长总睡眠时间,而对快波睡眠(REM)无影响,次晨醒后患者可感到精力充沛、轻松愉快。无耐受性和戒断症状或反跳。毒性小,安全范围大。本品口服与肌内注射均吸收迅速而完全,血浆蛋白结合率为 97%,消除半衰期为 1.5~2.5 小时(充血性心力衰竭患者 $t_{1/2}$ 可延长 2~3 倍)。长期用药无蓄积作用。用于:①治疗失眠症。②外科手术或器械性诊断检查(如心血管造影、心律转复、支气管镜检查、消化道内镜检查等)时作诱导睡眠用。③全麻或局部麻醉时辅助用药。

二、巴比妥类

(一)长效类

如苯巴比妥,又称鲁米那,为长效巴比妥类,随着剂量的增加,其中枢抑制的程度和范围逐渐加深和扩大,可依次出现镇静、催眠、抗惊厥和抗癫痫、麻醉等作用。大剂量对心血管系统也有抑制作用,10 倍的催眠量可引起呼吸中枢麻痹而致死。由于安全性差,易发生依赖性,其应用已日渐减少。本品还能增强解热镇痛药的作用,并能诱导肝脏微粒体葡萄糖醛酸转移酶活性,促进胆红素与葡萄糖醛酸结合,降低血浆胆红素浓度,治疗新生儿高胆红素血症(核黄疸)。因具有肝药酶诱导作用,不仅加速自身的代谢,还可加速其他多种药物的代谢。用于以下情况。①镇静:如焦虑不安、烦躁、甲状腺功能亢进、高血压、功能性恶心、小儿幽门痉挛等症。②催眠:偶用于顽固性失眠症,但醒后往往有疲倦、嗜睡等后遗效应。③抗惊厥:能对抗中枢兴奋药中毒或高热、破伤风、脑炎、脑出血等疾病引起的惊厥。④抗癫痫:对癫痫强直阵挛发作、简单部分发作(出现作用快)及癫痫持续状态有良效;对癫痫失神发作疗效差;而对复杂部分发作则往往无效,且单用本品治疗时还可能使发作加重。⑤麻醉前给药。⑥与解热镇痛药配伍,以增强其作用。⑦治疗新生儿高胆红素血症。⑧鲁米托品片用于自主神经功能失调所致的头痛、呕吐、颤抖、胃肠道紊乱性腹痛等。

(二)中效类

如异戊巴比妥,作用与苯巴比妥相似,但起效快(15~30 分钟),且持续时间较短(3~6 小时)。对中枢神经系统的抑制作用因剂量不同而表现为镇静、催眠、抗惊厥等。主要用于镇静、催眠(适用于难入睡者)、抗惊厥(如小儿高热、破伤风惊厥、子痫、癫痫持续状态等)及麻醉前给药。

(三)短效类

如司可巴比妥,又称速可眠,为短效巴比妥类,因剂量不同而表现为镇静、催眠、抗惊厥作用。其催眠作用与异戊巴比妥相同,作用快(15~20 分钟起效),持续时间短(约 3 小时)。主要用于入睡困难的失眠患者;也可用于镇静、抗惊厥(小儿高热惊厥、破伤风惊厥、子痫、癫痫持续状态)及麻醉前给药。

(四)超短效类

如硫喷妥钠,为超短时间作用的巴比妥类药物,脂溶性高。静脉注射后迅速通过血-脑屏障,对中枢神经系统产生抑制作用,起效迅速,持续时间短,主要具有全身麻醉作用。可用于静脉麻醉、诱导麻醉、基础麻醉和抗惊厥。

三、其他镇静催眠药

如水合氯醛、唑吡坦、佐匹克隆等。

(孙凡森)

第五节 抗 抑 郁 药

抗抑郁药是一类具有抗抑郁作用的药物。它不仅能治疗各类抑郁症,而且对焦虑、强迫、慢性疼痛、疑病及恐怖等都有一定疗效。抗抑郁药根据化学结构及作用机制的不同分为以下几类。①三环类抗抑郁药:阿米替林、丙咪嗪、氯米帕明、多塞平等。②四环类抗抑郁药:马普替林。③选择性5-HT再摄取抑制药:氟西汀、帕罗西汀、舍曲林、氟伏沙明、西酞普兰。④5-HT及去甲肾上腺素再摄取抑制药:文拉法辛。⑤去甲肾上腺素能及特异性5-HT能抗抑郁药:米氮平。⑥单胺氧化酶抑制药:吗氯贝胺。⑦5-HT受体阻滞剂/再摄取抑制药:曲唑酮。⑧选择性去甲肾上腺素再摄取抑制药:瑞波西汀。⑨其他:噻萘普汀、贯叶连翘提取物等。

传统的三环类抗抑郁药疗效明确,因其作用位点多,故易产生多种不良反应。如自主神经系统、中枢神经系统、心血管系统等不良反应。现较广泛使用的四环类抗抑郁药有马普替林,其疗效与三环类药物相当,但不良反应较轻。近年来,新型抗抑郁药在临床得到广泛应用,主要因为这些药物较传统的抗抑郁药更为安全和有效。

一、阿米替林

(一)别名

氨三环庚素,盐酸阿米替林,Amitid,Amitril。

(二)作用与用途

三环类抗抑郁药,选择性抑制神经中枢突触部位对去甲肾上腺素(NA)和5-羟色胺(5-HT)的再摄取,使突触间NA和5-HT的含量增加,并增强突触后膜5-HT$_2$受体的敏感性。口服吸收完全,8~12小时达血药浓度峰值。吸收后分布于全身,可透过胎盘屏障。血浆蛋白结合率为96%。药物经肝脏代谢,主要活性代谢产物为去甲替林。本药主要经肾脏缓慢排泄,也可从乳汁排泄。血中半衰期为32~40小时。临床用于治疗各型抑郁症或抑郁状态,对抑郁性神经症亦有效。也用于治疗小儿遗尿症。

(三)注意事项

(1)不良反应:常见口干、嗜睡、便秘、视物模糊、排尿困难、心悸及心动过速。偶见心律失常、眩晕、运动失调、癫痫发作、直立性低血压、肝损害和迟发性运动障碍等。用量较大时对敏感者可引起谵妄。

(2)禁忌证:本品不得与单胺氧化酶抑制药合用。患者有转向躁狂倾向时应立即停药。对本药及其他三环类药物过敏者,严重心脏病、高血压患者,青光眼患者,排尿困难、前列腺肥大、尿潴留者,甲状腺功能亢进者,重症肌无力患者,急性心肌梗死恢复期患者,癫痫患者,肝功能不全者,6岁以下儿童禁用。支气管哮喘患者,心血管疾病(除严重心脏病、高血压)患者,严重肾功能不全者,孕妇慎用。哺乳期妇女用药期间应停止哺乳。

(3)本药可导致光敏感性增加,应避免长时间暴露于阳光或日光灯下。

(4)维持治疗时,可每晚顿服,但老人、儿童与心脏病患者仍宜分次服用。

（四）用法与用量

1.成人

（1）口服：初始剂量为每次 25 mg，一天 2～3 次；可酌情增至一天 150～250 mg，分 3 次服用；最大剂量不超过一天 300 mg，维持剂量为一天 50～150 mg。

（2）肌内注射：严重抑郁症、抑郁状态，每次 20～30 mg，一天 2 次，可酌情增量；患者能配合治疗后改为口服给药。

2.老年人

口服：一天 50 mg，分次服或晚间顿服，可酌情减量。

3.儿童

口服：①6 岁以上小儿遗尿症，每次 25 mg，睡前顿服。②青少年抑郁症，一天 50 mg，分次服或晚间顿服。

（五）制剂与规格

片剂：10 mg；25 mg。缓释片：50 mg。注射液：2 mL：20 mg。

二、多塞平

（一）别名

多虑平，凯塞，凯舒，普爱宁。

（二）作用与用途

本品为三环类抗抑郁药，作用机制同阿米替林。除抗抑郁外，本药有一定的抗焦虑作用，但抗胆碱作用较弱。口服易吸收，2～4 小时血药浓度达峰值。局部外用后，也可在血中检测到药物。多塞平在体内分布较广，可透过血-脑屏障和胎盘屏障。在肝脏代谢，生成活性代谢物去甲基多塞平。药物可泌入乳汁。血中半衰期为 8～25 小时。临床用于治疗焦虑性抑郁症或抑郁性神经症。也可用于镇静、催眠。本药乳膏剂用于治疗慢性单纯性苔藓、湿疹、特应性皮炎、过敏性接触性皮炎等引起的瘙痒。

（三）注意事项

（1）不良反应：轻微的有唇干、口干、口腔异味、恶心、呕吐、食欲缺乏、消化不良、便秘、腹泻、头痛、头晕、嗜睡、疲劳、失眠、烦躁、多汗、虚弱、体重增加或减少、视物模糊等。可随机体对药物的适应自行消失。局部症状有烧灼感和/或刺痛感、瘙痒加重、湿疹加重及皮肤干燥、发紧、张力增高、感觉异常、水肿、激惹、脱屑和龟裂。严重的不良反应有兴奋、焦虑、发热、胸痛、意识障碍、排尿困难、乳房肿胀、耳鸣、痉挛、惊厥、脱发、手足麻木、心悸、癫痫、咽痛、紫癜、震颤、眼睛或皮肤黄染等。

（2）禁忌证：对本药及其他三环类药物过敏者、严重心脏病患者、心肌梗死恢复期患者、甲状腺功能亢进患者、谵妄者、尿潴留者、癫痫患者、青光眼患者、肝功能不全者禁用。心血管疾病患者、前列腺肥大、排尿困难者，眼压高者，肾功能不全者，儿童，老人，孕妇，哺乳期妇女慎用。

（3）停用单胺氧化酶抑制药 2 周后，才能使用本药。

（4）本药乳膏只用于局部未破损皮肤，不能用于眼部及黏膜。用药部位不可使用密闭敷料。连续使用本药乳膏不得超过 1 周，以防药物蓄积。

（四）用法与用量

（1）口服抗抑郁，初始剂量为每次 25 mg，一天 2～3 次；逐渐增至一天 100～250 mg；最大剂量不超过一天 300 mg。

（2）肌内注射重度抑郁症,每次 25～50 mg,一天 2 次。

（3）局部外用于患处涂一薄层,一天 3 次,每次涂布面积不超过总体表面积的 5％,2 次使用应间隔4 小时。

（五）制剂与规格

片剂:25 mg;50 mg;100 mg。注射液:1 mL∶25 mg。乳膏:10.0 g∶0.5 g。

三、氯米帕明

（一）别名

安拿芬尼,海地芬,氯丙咪嗪,Anafranil。

（二）作用与用途

本药为三环类抗抑郁药,通过抑制突触前膜对去甲肾上腺素（NA）与 5-羟色胺（5-HT）的再摄取而产生抗抑郁作用,其抑制 5-HT 再摄取的作用强于其他三环类抗抑郁药。本药具中度抗胆碱作用,同时还有抗焦虑及镇静作用。口服吸收迅速而完全,生物利用度为 30％～40％,进食对吸收无影响。药物可广泛分布于全身,也可分布于脑脊液中,能透过胎盘屏障。血浆蛋白结合率高达 96％～97％。在肝脏有首过代谢,活性代谢产物为去甲氯米帕明。血中半衰期为 21～31 小时。临床用于内因性抑郁症、心因性抑郁症、抑郁性神经症及各种抑郁状态;伴有抑郁症状的精神分裂症。用于强迫症、恐惧症。也用于多种疼痛。

（三）注意事项

（1）不良反应:常见过度嗜睡。其他主要不良反应有精神紊乱、口干、出汗、眩晕、震颤、视物模糊、排尿困难、直立性低血压、性功能障碍（见于男性）、恶心及呕吐等。偶见皮肤过敏、粒细胞减少。罕见肝损伤、发热、癫痫发作。大剂量时可产生焦虑、心律不齐、传导阻滞、失眠等。

（2）禁忌证:严重心脏病、心肌梗死急性发作期、癫痫、青光眼、尿潴留及对三环类药物过敏者、6 岁以下儿童禁用。肝肾功能不全、前列腺肥大、心血管病患者,以及老年人、孕妇及哺乳期妇女慎用。

（3）不得与单胺氧化酶抑制药合用。

（4）只有在治疗抑郁症、强迫症或恐惧症的起始阶段,口服给药不可行或不合适时,方可采用肌内注射或静脉滴注给药。

（四）用法与用量

1.口服

（1）治疗抑郁症:①成人:起始剂量为每次 25 mg,一天 2～3 次;或服缓释片,一天75 mg,每晚顿服;可在 1～2 周内缓慢增加至最适剂量;门诊患者最大剂量为一天 250 mg,住院患者为300 mg。②老年人:口服起始剂量为一天 20～30 mg,剂量可酌情缓慢增加,以不超过一天75 mg为宜。③儿童:6 岁以上者,起始剂量为一天 10 mg;10 天后,6～7 岁儿童可增至一天20 mg,8～14 岁儿童可增至一天20～25 mg,14 岁以上儿童可增至一天 50 mg。最大剂量为一天 200 mg。

（2）治疗强迫症:起始剂量为一次 25 mg,一天 1 次;前 2 周逐渐增加至一天 100 mg,数周后可再增加,最大剂量为一天 250 mg。儿童患者口服用量同抑郁症。

（3）治疗恐惧症:成人,一天 75～150 mg,分 2～3 次服。

(4)治疗慢性疼痛:成人,一天 10～150 mg,宜同时服用镇痛药。

2.静脉滴注

成人,严重抑郁症者,开始一天 25～50 mg 溶于 250～500 mL 葡萄糖氯化钠注射液中,一天 1 次,在1.5～3.0 小时输完;可缓慢增加至一天 50～150 mg,最大剂量一天不超过 200 mg。

(五)制剂与规格

片剂:10 mg;25 mg。缓释片:75 mg。注射液:2 mL:25 mg。

四、马普替林

(一)别名

甲胺丙内乙蒽,路滴美,路地米尔,马普智林,麦普替林。

(二)作用与用途

马普替林为四环类抗抑郁药,与三环类抗抑郁药具有相似的药理作用。本药可选择性地抑制中枢神经元突触前膜对去甲肾上腺素的再摄取,但不能阻断对 5-羟色胺的再摄取。其抗抑郁效果与阿米替林相似,且起效较快,不良反应较少。此外,本药还有抗胆碱作用。口服后吸收完全,血药浓度达峰时间为12 小时。起效时间通常为 2～3 周,少数可在 7 天内起效。口服片剂的生物利用度为 100%。马普替林在肝脏代谢,代谢产物有去甲基马普替林和马普替林-N-氧化物,均有药理活性。母体药物血中半衰期为27～58 小时,老年人为 66.1 小时。活性代谢物血中半衰期为 60～90 小时。临床主要用于治疗各型抑郁症。

(三)注意事项

1.不良反应

与三环类药物相似,但轻微而短暂。

2.禁忌证

对本药过敏者,急性心肌梗死患者,束支传导阻滞者,癫痫患者或有惊厥史者,闭角型青光眼患者,尿潴留者,乙醇、安眠药、止痛药或抗精神病药物急性中毒者,6 岁以下儿童,哺乳期妇女禁用。心血管疾病者、前列腺肥大者、排尿困难者、有眼内压升高病史者、甲状腺功能亢进者或同服甲状腺激素者、肝肾功能不全者、老年人、孕妇慎用。

(四)用法与用量

口服。

1.成人

开始每次 25 mg,一天 2～3 次,根据病情需要隔天增加 25～50 mg;有效治疗量一般为一天 75～150 mg;维持剂量一天 50～150 mg,分 1～2 次口服。

2.老年

起始剂量为每次 10 mg,一天 3 次;或一次 25 mg,一天 1 次;或一次 12.5 mg,一天 1 次。然后逐渐增至一天 50～75 mg 维持。老年人维持治疗时不宜在晚间睡前单次服药,仍以分次服药为宜。

(五)制剂与规格

片剂:10 mg;25 mg;50 mg;75 mg。注射液:5 mL:25 mg。滴剂:50 mL:1 mg。

五、氟西汀

(一)别名

百优解,氟苯氮苯胺,氟苯氧丙胺,氟胺苯胺丙醚,氯苯氟丙胺。

(二)作用与用途

本药为选择性 5-羟色胺(5-HT)再摄取抑制药(SSRIs),可特异性地抑制 5-HT 的再摄取,增加突触间隙 5-HT 的浓度,从而起到抗抑郁的作用。本药对 5-HT 再摄取的抑制作用强于对去甲肾上腺素或多巴胺再摄取的抑制作用。其抗副交感神经的作用和抗组胺的作用较弱。口服吸收良好,用药后 1~2 周即可起效。治疗抑郁症时,4 周可达最大效应;而治疗强迫症时,需 5 周或更长时间才能达到最大效应。本药有首过效应,生物利用度为 100%。在体内分布广泛,可透过血-脑屏障。血浆蛋白结合率高达 95%。本药主要在肝脏经细胞色素 P4502D6 酶代谢,主要代谢产物为有活性的去甲氟西汀,其他还有少量葡萄糖醛酸结合物。药物主要经肾随尿排出,少量随粪便排出,另有部分随乳汁分泌。氟西汀和去甲氟西汀的血中半衰期分别为 1~3 天、4~16 天,两者均不能通过透析清除。临床用于治疗各种抑郁性精神障碍,包括轻型或重型抑郁症、双相情感障碍的抑郁症、心因性抑郁症及抑郁性神经症。国外已批准用于治疗强迫症,还用于治疗贪食症、经前紧张症。

(三)注意事项

(1)不良反应:常见厌食、焦虑、腹泻、倦怠、头痛、失眠及恶心等。可见昏睡、多汗、皮疹等。少见咳嗽、胸痛、味觉变化、呕吐、胃痉挛、食欲缺乏或体重下降、便秘、视力改变、多梦、注意力集中困难、头晕、口干、心率加快、乏力、震颤、尿频、痛经、性功能减退及皮肤潮红。罕见皮肤变态反应、低血糖症、低钠血症、躁狂发作或癫痫发作。

(2)禁忌证:对本药过敏者禁用。肝肾功能不全者、儿童、孕妇慎用。不推荐哺乳期妇女使用。

(3)本药及其活性代谢产物的血中半衰期较长,停药时无须逐渐减量停药,但应考虑药物的蓄积作用。停药后其作用可持续 5 周,因此在停药期间应继续观察服药期间的所有反应。

(四)用法与用量

口服。

1.一般用法

(1)成人,起始剂量为一天 20 mg,早餐后服用为宜;如数周后疗效不明显,可每周增加 20 mg;通常有效治疗剂量为每次 20~40 mg,一天 1 次;最大剂量不应超过一天 60 mg。

(2)老年人,起始剂量为一天10 mg,应延长服药间隔时间,缓慢增加剂量。

2.难治性抑郁症

可用至每次 60 mg,一天 1 次;维持量为每次 20 mg,一天 1 次;或每次20 mg,每2~3 天 1 次。

3.强迫症、贪食症

用量略高于抑郁症的治疗剂量,可能需要用至每次 40~60 mg,一天 1 次。

(五)制剂与规格

片剂:10 mg;20 mg。分散片:20 mg。胶囊:20 mg。

六、帕罗西汀

(一)别名

氟苯哌苯醚,帕罗克赛,赛乐特。

(二)作用与用途

本药为抗抑郁药,能选择性抑制5-羟色胺(5-HT)的再摄取,提高神经突触间隙内5-HT的浓度,从而产生抗抑郁作用。对去甲肾上腺素与多巴胺的再摄取抑制作用很微弱。本药不与肾上腺素 α_1、α_2 或 β 受体发生作用,也不与多巴胺 D_2 或组胺 H_1 受体结合,不抑制单胺氧化酶。口服吸收良好,有首过效应。口服本药30 mg,10天内可达稳态血药浓度,达峰时间为5.2小时,血药浓度峰值为61.7 ng/mL。生物利用度为50%～100%。吸收不受食物或抗酸药的影响。本药可广泛分布于各种组织和器官,仅1%出现在体循环中。血浆蛋白结合率高达95%。药物经肝脏CYP450同工酶代谢,代谢产物无活性。本药大部分经肾随尿排出,其中2%为原形;约36%由粪便排出;也可经乳汁排泄。健康人的血中半衰期为24小时,个体间存在显著差异。临床主要用于治疗抑郁症及其伴发的焦虑症状和睡眠障碍,也可用于惊恐障碍、社交恐惧症及强迫症。

(三)注意事项

(1)不良反应:常见乏力、便秘、腹泻、头晕、头痛、口干、视物模糊、多汗、失眠、性功能减退、震颤、尿频或尿潴留、呕吐、恶心、嗜睡、激动及胃肠胀气等。较少见焦虑、食欲改变、心悸、感觉障碍、味觉改变、体重变化、肌痛、肌无力、直立性低血压、血管神经性水肿、肝功能异常、心动过速、低钠血症、皮疹。罕见的不良反应有锥体外系反应,如静坐不能、肌张力低下、肌张力不协调、构音不连贯等。

(2)禁忌:对本药过敏者禁用。癫痫患者、癫痫或躁狂病史者、严重心脏疾病患者、闭角型青光眼患者、肝功能不全者、肾功能不全者、孕妇、哺乳期妇女慎用。

(3)帕罗西汀:在服用1～3周后才能充分显效。用药时间应足够长以巩固疗效,抑郁症痊愈后维持治疗时间至少数月,强迫症和惊恐障碍的维持治疗时间更长。

(4)用药期间不宜驾驶车辆、操作机械或高空作业。

(四)用法与用量

口服。建议每天早餐时顿服,勿咀嚼药片。

1.抑郁症、社交恐惧症/社交焦虑症

一天20 mg;2～3周后根据患者反应,每周可将一天剂量增加10 mg,最大剂量可达一天50 mg。

2.强迫症

初始剂量为一天20 mg,每周可将一天剂量增加10 mg;常规剂量为一天40 mg,最大剂量可达一天60 mg。

3.惊恐障碍

初始剂量为一天10 mg,每周可将一天剂量增加10 mg;常规剂量为一天40 mg,最大剂量可达一天50 mg。

(五)制剂与规格

片剂:20 mg。

七、舍曲林

(一)别名

珊特拉林,左洛复。

(二)作用与用途

本药是选择性 5-羟色胺(5-HT)再摄取抑制药,对 5-HT 再摄取的抑制强化了 5-HT 受体神经传递。本药与毒蕈碱受体、5-羟色胺能受体、多巴胺受体、肾上腺素受体、组胺受体、γ-氨基丁酸受体及苯二氮䓬类受体无亲和作用。口服易吸收,6～8 小时血药浓度达峰值。在体内分布广泛,血浆蛋白结合率约为 98%。药物通过肝脏代谢,形成活性较弱的代谢产物 N-去甲基舍曲林。舍曲林和去甲基舍曲林在体内代谢完全,最终代谢产物随粪便和尿液等量排泄,只有少量原形药随尿排出。舍曲林在血中的平均半衰期为 22～36 小时,N-去甲基舍曲林的血中半衰期为 62～104 小时。临床主要用于治疗抑郁症,或预防其发作,也用于治疗强迫症。

(三)注意事项

(1)不良反应:有胃肠道不适,如恶心、厌食、腹泻等。亦可出现头痛、不安无力、嗜睡、失眠、头晕或震颤等。少见不良反应有过敏性皮疹及性功能减退。大剂量时可能诱发癫痫。突然停药可有撤药综合征,如失眠、焦虑、恶心、出汗、震颤、眩晕或感觉异常等。

(2)禁忌证:对本药过敏者、严重肝功能不全者禁用。有癫痫病史者、闭角型青光眼患者、严重心脏病患者、轻至中度肝功能不全者、肾功能不全者、儿童、孕妇、哺乳期妇女慎用。

(3)出现癫痫发作应停药。

(4)用药期间不宜驾驶车辆、操作机械或高空作业。

(四)用法与用量

口服。

1.抑郁症

每次 50 mg,一天 1 次,治疗剂量范围为一天 50～100 mg。

2.强迫症

开始剂量为每次 50 mg,一天一次;逐渐增加至一天 100～200 mg,分次口服。

(五)制剂与规格

片剂:50 mg;100 mg。密封,30 ℃以下保存。

八、氟伏沙明

(一)别名

氟甲沙明,氟戊肟胺,兰释。

(二)作用与用途

本药具有抗抑郁作用,可抑制脑神经元对 5-羟色胺的再摄取,但不影响对去甲肾上腺素的再摄取和单胺氧化酶的活性,对心血管系统影响小,很少引起直立性低血压。口服吸收迅速而完全。单次服用 100 mg,2～8 小时达血药浓度峰值。用药后 10 天内达稳态血药浓度。进食对药物吸收的影响不明显。血清总蛋白结合率为 77%。药物在肝脏代谢,肾脏排泄占总排泄量的94%,少量经乳汁分泌。母药的血中半衰期为 15.6 小时。临床用于治疗各类抑郁症和强迫症。

(三)注意事项

(1)不良反应:本药耐受良好,常见的不良反应有困倦、恶心、呕吐、口干、过敏等,连续使用2~3周后可逐渐消失。也可见心动过缓、可逆性血清肝酶浓度升高。偶见惊厥。

(2)禁忌证:对本药过敏者、哺乳期妇女禁用。癫痫患者、患躁狂症或处于轻度躁狂状态的患者、孕妇慎用。不推荐儿童使用,但8岁以上儿童可酌情使用。

(3)服用本药期间禁止驾驶车辆或操作机械。

(4)本药治疗抑郁症伴焦虑状态、烦躁、失眠时,如疗效不佳,可与苯二氮䓬类药合用,但禁止与单胺氧化酶抑制药(MAOI)合用。停用本药2周后才可使用MAOI。

(四)用法与用量

口服。

1.抑郁症

推荐起始剂量为一天50~100 mg,晚间顿服,再逐渐增加;常规剂量为一天100 mg,可酌情调整,剂量超过一天150 mg时可分次服。

2.抑郁症复发

推荐剂量为一天50~100 mg。

3.强迫症

推荐的起始剂量为一天50 mg,睡前服,连服3~4天,再逐渐增加;常规剂量为一天100~300 mg;最大剂量为一天300 mg。儿童强迫症:8岁以上儿童的起始剂量为一天50 mg,睡前服;最大剂量为一天200 mg。

(五)制剂与规格

片剂:50 mg;100 mg。干燥,避光处保存。

九、西酞普兰

(一)别名

氰酞氟苯胺,喜普妙。

(二)作用与用途

本药是一种二环氢化酞类衍生物,为选择性5-羟色胺(5-HT)再摄取抑制药。通过抑制5-HT再摄取,提高突触间隙5-HT浓度,增强5-HT的传递功能而产生抗抑郁作用。口服吸收好,2~4小时达血药峰浓度,食物不影响其吸收。一天1次给药,约1周内血清浓度达稳态。绝对生物利用度约80%。药物在肝脏代谢,主要代谢产物有3种,均有活性,但它们的选择性、活性都比母体化合物差,在血清中的浓度也较低。血中半衰期较长,正常成人半衰期约35小时。血液透析不能清除本药。临床用于各种类型的抑郁症。

(三)注意事项

(1)不良反应:本药的不良反应通常短暂而轻微,在治疗开始的第1~2周比较明显,随着抑郁状态的改善,不良反应逐渐消失。常见恶心、呕吐、口干、腹泻、多汗、流涎减少、震颤、头痛、头晕、嗜睡或睡眠时间缩短。可引起激素分泌紊乱、躁狂、心动过速及直立性低血压、性功能障碍。有引起癫痫发作的个案报道。

(2)禁忌证:对本药过敏者禁用。对其他SSRI过敏者、心血管疾病患者、有自杀倾向者、肝功能不全者、严重肾功能不全者、有躁狂病史者、有癫痫病史者、孕妇、哺乳期妇女慎用。

(3)使用本药不应同时服用含乙醇的制品。

(4)服用本药期间,患者从事需精神高度集中的工作(包括驾驶汽车)时应谨慎。

(5)本药通常需经过2~3周的治疗方可判定疗效。为防止复发,治疗至少持续6个月。为避免出现戒断症状,需经过1周的逐步减量后方可停药。

(四)用法与用量

口服。初始剂量为每次20 mg,一天1次;必要时可增至最大剂量每次60 mg,一天1次;增量需间隔2~3周。肝功能不全者、65岁以上的患者初始剂量为每次10 mg,一天1次;推荐剂量为一天20 mg,最大剂量为一天40 mg。

(五)制剂与规格

片剂:20 mg。

十、文拉法辛

(一)别名

博乐欣,凡拉克辛,万拉法新,怡诺思。

(二)作用与用途

文拉法辛及其活性代谢物是神经系统5-羟色胺和去甲肾上腺素(NA)再摄取抑制药,通过抑制5-HT和NA的再摄取而发挥抗抑郁作用。本药及其活性代谢物对多巴胺的再摄取有轻微的抑制作用,对单胺氧化酶无抑制作用。口服经胃肠道吸收迅速而良好,有首过效应。在肝脏中代谢的主要活性产物为。O-去甲基文拉法辛(ODV),其抗抑郁作用与母体药相似。多次给药,文拉法辛和ODV在3天内达到稳态血浆浓度。文拉法辛和ODV的血浆蛋白结合率分别为27%和30%;血中半衰期分别为5小时、11小时。本药及其代谢产物主要经肾脏排泄。临床用于治疗各种抑郁症及抑郁伴发的焦虑,国外还用于治疗广泛性焦虑症。

(三)注意事项

(1)不良反应:有胃肠道不适、头痛、无力、嗜睡、失眠、头晕或震颤等;少见过敏性皮疹及性功能减退;可引起血压升高,且与剂量呈正相关;大剂量时可诱发癫痫;突然停药可见撤药综合征。

(2)禁忌证:对本品过敏者禁用。闭角型青光眼、癫痫、严重心脏疾病、高血压、甲状腺疾病、血液病患者,以及有自杀倾向者、肝功能不全者、肾功能不全者、老年患者、孕妇及儿童慎用。

(3)本药缓释胶囊应于每天相同的时间在进餐时服,一天1次,以水送服。不得将其弄碎、嚼碎或溶解在水中服用。

(4)用药期间驾车或操纵机器应谨慎。

(四)用法与用量

口服。起始剂量为一天37.5 mg,分2~3次进餐时服;剂量可酌情增加,通常最大剂量为一天225 mg,分3次服;增加的剂量达一天75 mg时,至少应间隔4天。对严重抑郁症患者,剂量可增至一天375 mg;轻至中度肾功能不全者,日剂量应降低25%。中度肝硬化患者,日剂量应降低50%。

(五)制剂与规格

片剂:25 mg;37.5 mg;50 mg;75 mg;100 mg。胶囊:25 mg;50 mg。缓释胶囊:75 mg;150 mg。

十一、曲唑酮

(一)别名

苯哌丙吡唑酮,美抒玉。

(二)作用与用途

本药为三唑吡啶类抗抑郁药。本药可选择性地抑制5-羟色胺(5-HT)的再吸收,并可微弱地阻止去甲肾上腺素再吸收。本药无抗胆碱不良反应,对心血管系统的毒性小,但能引起血压下降,此作用与剂量相关。本药还具有中枢镇静作用和轻微的肌肉松弛作用,但无抗痉挛和中枢兴奋作用。此外,本药能阻断5-HT$_2$受体,改善睡眠,并能显著缩短抑郁症患者入睡的潜伏期,延长整体睡眠时间,提高睡眠效率。口服吸收良好。由肝脏的微粒体酶广泛代谢,其代谢产物仍有明显的活性。本药及其代谢产物均易透过血-脑屏障,极少量可透过胎盘屏障。本品血中半衰期平均为4.1小时,但个体差异较大,故某些患者可能会出现药物蓄积。临床主要用于治疗各种抑郁症,也可用于治疗伴有抑郁症状的焦虑症。

(三)注意事项

(1)不良反应:常见嗜睡、疲乏、头昏、头痛、失眠、紧张、震颤、视物模糊、口干、便秘、过度镇静及激动等。少见直立性低血压、心动过速、恶心、呕吐。偶见高血压、腹痛、共济失调、白细胞和中性粒细胞计数降低。极少见肌肉骨骼疼痛、多梦、静坐不能、变态反应、贫血、胃胀气、排尿异常、性功能障碍和月经异常等。

(2)禁忌证:对本药过敏者、严重肝功能不全者、严重心脏病或心律失常者、意识障碍者禁用。癫痫患者、轻至中度肝功能不全者、肾功能不全者、孕妇、哺乳期妇女慎用。

(3)本药与降压药合用,需要减少降压药的剂量。

(4)服用本药应从低剂量开始,逐渐增加剂量并观察治疗反应。如出现嗜睡,须减量或将每天的大部分药调至睡前服。通常在治疗第1周内症状有所减轻,在2周内出现较好的抗抑郁效果,25%的患者达到较好的疗效需要2～4周。

(5)本药宜在餐后立即服用。禁食或空腹服药可能会加重头晕。

(四)用法与用量

口服。

1.成人

初始剂量为一天50～100 mg,分次服;3～4天内,门诊患者剂量以一天200 mg为宜,分次服;住院患者较严重者剂量可增加,最高剂量不超过一天400 mg,分次服。长期用药,维持量为最低有效剂量。一旦产生足够的疗效,可酌情逐渐减量。建议持续治疗数月以上。

2.老年人

初始剂量为每次25 mg,一天2次;经3～5天逐渐增至每次50 mg,一天3次;剂量很少超过一天200 mg的。

(五)制剂与规格

片剂:50 mg;100 mg。

十二、米氮平

(一)别名

米塔扎平,瑞美隆。

(二)作用与用途

为四环类抗抑郁药。该药是 α_2-肾上腺素和 5-HT 受体阻滞剂,可阻断突触前的 α_2-受体,强化去甲肾上腺素和 5-HT 的释放,对组胺 H_1 受体、外周 α_1-受体及胆碱能受体也有一定的阻滞作用。口服吸收快而完全,生物利用度约为 50%。约 2 小时达血药浓度峰值,血清蛋白结合率约为 85%。本药主要在肝脏代谢,主要经肾脏排泄。女性患者的血中半衰期(平均 37 小时)显著长于男性患者(平均 26 小时)。中度和重度肾功能不全时,本药的清除率分别下降 30% 和 50%。临床用于治疗抑郁症。

(三)注意事项

(1)不良反应:主要为嗜睡、食欲增加、体重增加、头晕、便秘及口干,少见意识错乱、焦虑、情绪不稳、兴奋、皮疹、水肿、呼吸困难、低血压、肌痛、感觉迟钝、疲乏、眩晕、噩梦、恶心、呕吐、腹泻、尿频。尚可诱发双相情感障碍者的躁狂发作、惊厥发作、震颤、肌痉挛、水肿、急性骨髓抑制及血清氨基转移酶升高。

(2)禁忌证:对本品过敏者禁用。肝功能不全者,肾功能不全者,传导阻滞、心绞痛及心肌梗死等心脏病患者,癫痫患者,粒细胞缺乏者,高胆固醇血症者,孕妇和哺乳期妇女不宜使用。

(3)应避免本药与地西泮及其他中枢抑制药联用,用药期间禁止饮酒。

(四)用法与用量

口服。成人每天 15 mg,逐渐加至有效剂量每天 15~45 mg,睡前服 1 次或早晚各 1 次。

(五)制剂与规格

片剂:15 mg、30 mg。避光干燥处(2~30 ℃)。

十三、噻奈普汀

(一)别名

达体郎,Tatinol。

(二)作用与用途

为三环类抗抑郁药,作用于 5-羟色胺系统,对心境紊乱有较好的作用。对躯体不适症状具有较显著作用,特别是对与焦虑和心境紊乱有关的胃肠道不适症状效果较明显。对酒精依赖患者在戒断过程中出现的性格和行为异常有缓解作用。本药对睡眠和注意力、心血管系统没有影响,也无抗胆碱作用和药物成瘾性。口服吸收迅速且完全。口服 12.5 mg 后,0.79~1.80。小时可达血药浓度峰值。体内分布迅速,血浆蛋白结合率高达 94%。在肝脏代谢,主要以代谢产物形式从尿中排出。血中半衰期为 2.5 小时。长期用药的老年人及肾功能不全患者,半衰期延长 1 小时;对肝功能不全者未见不良影响。临床用于治疗各种抑郁症,如神经源性的反应性抑郁症、躯体(特别是胃肠道)不适的焦虑抑郁症及酒精依赖患者在戒断过程中出现的焦虑抑郁状态等。

(三)注意事项

(1)不良反应:少见,通常有轻度上腹不适、腹痛、口干、厌食、恶心、呕吐、便秘、腹胀;心动过速、期前收缩、心前区疼痛；失眠、嗜睡、噩梦、无力、眩晕、头痛、晕厥、震颤、发热、面部潮红；呼吸困难、喉部堵塞感、咽部发痒；肌痛、腰痛。

（2）禁忌证：对本药过敏者、15 岁以下儿童禁用。不宜与单胺氧化酶抑制药（MAOI）类药物合用。心血管疾病患者、胃肠道疾病患者、严重肾功能不全者、老年患者、有三环类抗抑郁药过敏史者、孕妇慎用。用药期间不宜哺乳。

（3）手术前 24 小时或 48 小时需停服本药。不要突然停药，需 7～14 天逐渐减量。正服用单胺氧化酶抑制药，需停药 2 周，才可服用本药；本来服用噻奈普汀改为 MAOI 类药物治疗的患者，只需停服噻奈普汀 24 小时。用药后不宜驾驶或操纵机器。

（四）用法与用量

口服。推荐剂量为一次 12.5 mg，一天 3 次，于早、中、晚餐前服用。肾功能不全者、老年人应减少剂量，最大剂量不超过一天 25 mg。

（五）制剂与规格

片剂：12.5 mg。低于 30 ℃保存。

（孙凡森）

第六节　抗　焦　虑　药

抗焦虑药是一大类主要用于减轻焦虑、紧张、恐惧、稳定情绪兼有镇静催眠作用的药物。这一类药发展很快，20 世纪以前仅有溴剂、水合氯醛。20 世纪初出现了巴比妥类，是 20 世纪 50 年代以前主要的镇静催眠、抗焦虑药。

1955 年，科学家成功研制了新药氯氮䓬。1960 年，第 1 种苯二氮䓬类（BDZ）抗焦虑药问世，在抗焦虑药发展史上具有划时代意义，迅速取代巴比妥类，成为当代抗焦虑首选药。1963 年后出现了地西泮系列产品，因其优良的药理学性能，被广泛用于包括精神科、神经科在内的临床各学科。

BDZ 的主要药理作用：①抗焦虑；②镇静催眠；③抗惊厥；④骨骼肌松弛。各种 BDZ 的药理作用基本相似，只有强弱之分，无本质差异。例如，地西泮的抗焦虑和肌松作用较强，氯硝西泮抗惊厥和镇静作用强，临床有不同用途。

BDZ 促进 γ-氨基丁酸（GABA）中介的神经传导，因而其作用类似间接 γ-氨基丁酸受体激动剂。脑中有两种 BDZ 受体，BDZ（ω-1）和 BDZ（ω-1）。地西泮是它们的激动剂，具有抗焦虑、抗痉挛作用，杏仁核 BDZ 受体密度很高，提示可能是抗焦虑药重要作用部位。

目前 BDZ 仍是抗焦虑的首选药。一类新的非 BDZ 抗焦虑药（如丁螺环酮、坦度螺酮）于近年问世，其优点是镇静作用较轻，无滥用风险，但起效较慢。

一、劳拉西泮

（一）别名

氯羟安定，氯羟二氮䓬，氯羟去甲安定，罗拉。

(二)作用与用途

本药为中效的苯二氮䓬类中枢神经抑制药,可引起中枢神经系统不同部位的抑制,随着用量的增加,可引起自轻度的镇静到催眠,甚至昏迷。本药口服吸收良好、迅速;肌内注射吸收迅速、完全。血药浓度达峰时间口服为1～6小时,肌内注射为1～1.5小时。本药在血浆中及脑中有效浓度可维持数小时,作用较地西泮持久。血药浓度达稳态时间为2～3天。本药易通过胎盘屏障,但胎儿的血药浓度并不更高。本药的血浆蛋白结合率约为85％。经肝脏代谢,代谢产物无药理活性。血中半衰期为10～18小时。重复给药蓄积少。临床主要用于抗焦虑,包括伴有精神抑郁的焦虑,但不推荐用于原发性抑郁症;可用于镇静催眠、抗惊厥及癫痫持续状态、紧张性头痛;可用作麻醉前及内镜检查前的辅助用药;注射剂可用于癌症化疗时止吐。

(三)注意事项

(1)不良反应:可出现疲劳、共济失调、肌力减弱、恶心、胃不适、头痛、头晕、乏力、定向障碍、抑郁、食欲改变、睡眠障碍、激动、眼功能障碍及便秘等。偶见不安、精神紊乱、视物模糊等。有发生血管升压素分泌增多、性欲丧失(男性)的报道。长期用药可有巴比妥-乙醇样依赖性;骤然停药偶可产生惊厥。大剂量用药可出现无尿、皮疹、粒细胞减少。静脉注射可引起静脉炎、静脉血栓形成。

(2)禁忌证:对苯二氮䓬类药物过敏者、重症肌无力患者、青光眼患者禁用。中枢神经系统处于抑制状态的急性酒精中毒者,有药物滥用或成瘾史者,癫痫患者,运动过多症患者,低蛋白血症患者,严重精神抑郁者,严重慢性阻塞性肺疾病患者,伴呼吸困难的重症肌无力患者,肝功能不全者、肾功能不全者,哺乳期妇女慎用。18岁以下患者应避免肌内注射或静脉注射本药。除用于抗癫痫外,妊娠期间应避免使用本药。

(3)服药期间应避免驾车及操纵机器。

(4)停药应逐渐减量,骤然停药会出现戒断综合征。

(四)用法与用量

1.口服

抗焦虑:每次1～2 mg,一天2～3次。镇静催眠:每次2～4 mg,睡前服。

2.肌内注射

抗焦虑、镇静催眠:按体重0.05 mg/kg,最大剂量为4 mg。癫痫持续状态:1～4 mg。

3.静脉注射

注射速度应<2 mg/min。①癌症化疗止吐:2～4 mg,在化疗前30分钟注射;必要时重复注射,可与奋乃静合用。②癫痫持续状态:每次0.05 mg/kg,最大剂量为4 mg;如果癫痫持续发作或复发,10～15分钟之后可按相同剂量重复注射;如再经10～15分钟后仍无效,须采用其他措施;12小时内用量通常不超过8 mg。

(五)制剂与规格

片剂:0.5 mg;1 mg;2 mg。注射液:1 mL∶2 mg;1 mL∶4 mg;2 mL∶2 mg;2 mL∶4 mg。

二、溴西泮

(一)别名

溴西泮,宁神定,溴安定,溴吡啶安定,溴吡三氮䓬,溴氮平,溴梦拉。

（二）作用与用途

本药是一种苯二氮䓬类抗焦虑药,作用类似地西泮,但疗效较强。作用机制参见地西泮。口服吸收较快,1～4 小时达血药浓度峰值。生物利用度为 84%。药物在肝脏广泛代谢。给药量的70%经肾脏由尿排泄,2%～6%经粪便排泄。母体的血中半衰期为 8～20 小时。重复用药蓄积少。临床主要用于抗焦虑,也可用于镇静、催眠。

（三）注意事项

（1）不良反应:大剂量用药时有嗜睡、乏力等。长期用药可致依赖。中毒症状及解救参见地西泮。

（2）禁忌证:对本药过敏者、闭角型青光眼患者、重症肌无力患者、哺乳期妇女禁用。中枢神经系统受抑制的急性酒精中毒者、昏迷或休克者、有药物滥用或成瘾史者、多动症患者、低蛋白血症患者、严重抑郁患者、严重慢性阻塞性肺气肿患者、肝功能不全者、肾功能不全者慎用。妊娠早期使用可增加致畸胎的危险;孕妇长期使用可产生依赖,使新生儿出现戒断症状;妊娠末数周用于催眠,可使新生儿中枢神经系统受抑制;分娩前或分娩时使用,可导致新生儿肌张力减弱。

（3）对本药耐受较差、清除较慢的患者应采用较低的起始剂量。

（4）本药应避免长期大量应用,停药前应缓慢减量。用药期间应避免驾驶、操作机械和高空作业等。

（四）用法与用量

口服。成人每次 1.5～3 mg,一天 2～3 次;可根据疗效和病情调整剂量,重症患者可用至一天18 mg,分次服。年老体弱者由一天 3 mg 开始,按需调整剂量。

（五）制剂与规格

片剂:1.5 mg;3 mg;6 mg。

三、丁螺环酮

（一）别名

丁螺旋酮,盐酸布螺酮,盐酸丁螺环酮。

（二）作用与用途

本药为氮杂螺环癸烷二酮化合物,是一种新型抗焦虑药。在脑中侧缝际区与 5-羟色胺(5-HT)受体高度结合,具有 5-HT$_{1A}$受体激动作用,抗焦虑作用可能与此有关。本药不具有抗惊厥及肌肉松弛作用,无明显地镇静作用与依赖性。本药与苯二氮䓬受体无亲和性,也不对 γ-氨基丁酸(GABA)受体产生影响。经胃肠道吸收迅速、完全,40～90 分钟后血药浓度达峰值,有首过效应。本药的蛋白结合率高达 95%,但不会置换与蛋白结合的其他药物。经肝脏代谢,代谢产物有一定生物活性。肝、肾功能不全时可影响本药的代谢及清除率。血中半衰期为 2～3 小时。临床用于治疗广泛性焦虑症及其他焦虑障碍。

（三）注意事项

（1）不良反应:常见头晕、头痛、恶心、不安、烦躁,可见多汗、便秘、食欲缺乏,少见视物模糊、注意涣散、萎靡、口干、肌痛、肌痉挛、肌强直、耳鸣、胃部不适、疲乏、梦魇、多梦、失眠、激动、神经过敏、腹泻、兴奋,偶见心电图异常、血清 ALT 轻度升高,罕见胸痛、精神紊乱、抑郁、心动过速、肌无力、肌肉麻木。

（2）禁忌证:对本药过敏者、癫痫患者、重症肌无力患者、急性闭角型青光眼患者、严重肝肾功能不全者、孕妇、哺乳期妇女、儿童禁用。心功能不全者,轻至中度肝肾功能不全者,肺功能不全者慎用。

（3）本药显效时间为 2 周（少数患者可能更长）,故达到最大剂量后应继续治疗 2～3 周。

（4）用药期间不宜驾驶车辆和操作机器。

（四）用法与用量

口服。成人每次 5～10 mg,一天 3 次;根据病情和耐受情况调整剂量,可每隔 2～3 天增加 5～15 mg;常用剂量为一天 20～40 mg,最大剂量为一天 60 mg。

（五）制剂与规格

片剂:5 mg;10 mg。

四、坦度螺酮

（一）别名

枸橼酸坦度螺酮。

（二）作用与用途

本药为嘧啶哌嗪的氮杂螺酮衍生物,属 5-HT$_{1A}$ 受体的部分激动剂,对 5-HT$_{1A}$ 受体有高度亲和力,可激动海马锥体细胞突触后 5-HT$_{1A}$ 受体和中缝核突触前 5-HT$_{1A}$ 受体,从而产生抗焦虑效应。和苯二氮䓬类药（BDZ）相比,本药作用的靶点相对集中,抗焦虑作用的选择性更高,因而免除了 BDZ 的肌松、镇静、催眠作用和对认知、运动功能的损害。此外,本药亦可较强地抑制多巴胺能神经的兴奋作用。长期使用时,可使 5-HT$_{1A}$ 受体下调,这可能与其抗抑郁作用有关。口服吸收良好,达峰时间为 0.8 小时。在肝脏代谢为 1-嘧啶-哌嗪,后者的血药浓度为本药的 2～8 倍。经肾排泄率为 70%,仅有 0.1% 以原形排出,约 20% 随粪便排出,血中半衰期为 1.2 小时,1-嘧啶-哌嗪的血中半衰期为 3～5 小时。临床用于多种神经症所致的焦虑状态,如广泛性焦虑障碍。亦用于原发性高血压、消化性溃疡等疾病伴发的焦虑状态。

（三）注意事项

（1）不良反应:少而轻。较常见心动过速、头痛、头晕、嗜睡、乏力、口干、食欲缺乏、出汗。

（2）禁忌证:对本药及 1-嘧啶-哌嗪过敏和有过敏史者禁用。对其他氮杂螺酮衍生物（如丁螺环酮、伊沙匹隆、吉哌隆）有过敏史者,器质性脑功能障碍患者,中度或重度呼吸功能衰竭患者,心功能不全患者,肝、肾功能不全患者慎用。

（3）本药一般不作为抗焦虑的首选药,如需使用不得随意长期应用。

（4）对病程较长（3 年以上）,病情严重或对 BDZ 无效的难治性焦虑患者,本药可能也难以产生疗效。

（5）用药期间不得从事有危险性的机械性作业。

（四）用法与用量

口服。成人一次 10～20 mg,一天 3 次;可根据病情适当增减剂量,一天最大剂量 60 mg。老年人用药时应从小剂量开始。

（五）制剂与规格

片剂:10 mg。

（孙凡森）

第七节　抗癫痫药

　　癫痫是一种由各种原因引起的脑灰质的偶然、突发、过度、快速和局限性放电而导致的神经系统临床综合征，尽管近年来手术方法对难治性癫痫的治疗取得了很大进展，但80％的癫痫患者仍然可通过抗癫痫药物获得满意疗效。随着人们对抗癫痫药物的体内代谢和药理学参数的深入研究，临床医师能更加有效地使用抗癫痫药物，使抗癫痫治疗的效益和风险比达到最佳水平。

　　根据化学结构可将抗癫痫药物分为以下几类。①乙内酰脲类：苯妥英、美芬妥英等。②侧链脂肪酸类：丙戊酸钠、丙戊酰胺等。③亚氏胺类：卡马西平。④巴比妥类：巴比妥钠、异戊巴比妥、甲苯比妥、扑米酮。⑤琥珀酰亚胺类：乙琥胺、甲琥胺、苯琥胺等。⑥磺胺类：乙酰唑胺、舒噻美等。⑦双酮类：三甲双酮、双甲双酮等。⑧抗癫痫新药：氨乙烯酸、氟氯双胺、加巴喷丁、拉莫三嗪、非尔氨酯、托吡酯。⑨激素类：ACTH，泼尼松。⑩苯二氮䓬类：地西泮、氯硝西泮等。

一、苯妥英钠

　　苯妥英钠别名大仑丁，二苯乙内酰尿，Dilantin，Diphenylhydantoin。

(一)药理作用与应用

　　该药能稳定细胞膜，调节神经元的兴奋性，抑制癫痫灶内发作性电活动的传播和扩散，阻断癫痫灶对周围神经元的募集作用。对于全身性强直阵挛发作、局限性发作疗效好，对精神运动性发作次之，对小发作无效。是临床上应用最广泛的抗癫痫药物之一。口服主要经小肠吸收，成人单剂口服后t_{max}为3～8小时，长期用药后$t_{1/2}$为10～34小时，平均20小时。有效血浓度为10～20 μg/mL，开始治疗后达到稳态所需时间为7～11天。

(二)不良反应

1.神经精神方面

　　神经症状有眩晕、构音障碍、共济失调、眼球震颤、视力模糊和周围神经病变。精神症状包括智力减退、人格改变、反应迟钝和神经心理异常。

2.皮肤、结缔组织和骨骼

　　可有麻疹样皮疹、多形性红斑、剥脱性皮炎和多毛。齿龈增生常见于儿童和青少年。小儿长期服用可引起钙磷代谢紊乱、骨软化症和佝偻病。

3.造血系统

　　巨红细胞贫血、再生障碍性贫血、白细胞计数减少等。

4.代谢和内分泌

　　该药可作用于肝药酶，加速皮质激素分解，也可抑制胰岛素分泌、减低血中T_3的浓度。

5.消化系统

　　可有轻度厌食、恶心、呕吐和上腹疼痛，饭后服用可减轻症状。

6.致畸作用

　　癫痫母亲的胎儿发生颅面和肢体远端畸形的危险性增加，但是否与服用苯妥英钠有关目前尚无定论。

(三)注意事项

应定期检查血常规和齿龈的情况,长期服用时应补充维生素 D 和叶酸。妊娠哺乳期妇女和肝、肾功能障碍者慎用。

(四)禁忌证

对乙内酰脲衍生物过敏者禁用。

(五)药物相互作用

(1)与卡马西平合用,可使两者的浓度交互下降。

(2)与苯巴比妥合用,可降低苯妥英钠的浓度,减低疗效。

(3)与扑米酮合用,有协同作用,可增强扑米酮的疗效。

(4)与丙戊酸钠合用,可使苯妥英钠的血浓度降低。

(5)与乙琥胺和三甲双酮合用,可抑制苯妥英钠的代谢,使其血浓度增高,增加毒性作用。

(6)与三环类抗抑郁药合用,可使两者的作用均增强。

(7)与地高辛合用,可增加地高辛的房室传导阻滞作用,引起心动过缓。地高辛能抑制苯妥英钠的代谢,增加其血浓度。

(8)不宜与氯霉素、西咪替丁、磺胺甲噁唑合用。

(9)与地西泮、异烟肼、利福平合用时,应监测血浓度,并适当调整剂量。

(10)与孕激素类避孕药合用时可降低避孕药的有效性。

(六)用法与用量

成人,50～100 mg,每天 2～3 次,一般 200～500 mg/d,推荐每天 1 次给药,最好晚间服用,超大剂量时可每天 2 次。儿童每天 5～10 mg/kg,分 2 次给药。静脉用药时,缓慢注射(<50 mg/min),成人15～18 mg/kg,儿童 5 mg/kg,注射时须心电图监测。

(七)制剂

(1)片剂:100 mg。

(2)注射剂:5 mL∶0.25 g。

(3)粉针剂:0.1 g,0.25 g。

二、乙苯妥英

乙苯妥英别名皮加隆,乙妥英,Peganone。

(一)药理作用与应用

本药类似苯妥英钠,但作用及不良反应均比苯妥英钠小。临床常与其他抗癫痫药合用,对全身性发作和复杂部分性发作有较好疗效。

(二)不良反应

本药不良反应比苯妥英钠少,有头痛、嗜睡、恶心、呕吐,共济失调、多毛和齿龈增生少见。

(三)用法与用量

口服,成人,开始剂量 0.5～1 g/d,每 1～3 天增加 0.25 g,最大可达 3 g/d,分 4 次服用。儿童,1 岁以下 0.3～0.5 g/d,2～5 岁 0.5～0.8 g/d,6～12 岁 0.8～1.2 g/d。

(四)制剂

片剂:250 mg,500 mg。

三、甲妥英

甲妥英别名美芬妥英,Methenytoin,Methoin。

(一)药理作用与应用

与苯妥英钠相似,但有镇静作用。主要用于对苯妥英钠效果不佳的患者,对小发作无效。

(二)不良反应

毒性较苯妥英钠强,有嗜睡、粒细胞计数减少、再生障碍性贫血、皮疹、中毒性肝炎反应。

(三)用法与用量

成人,50~200 mg,每天1~3次。儿童,25~100 mg,每天3次。

(四)制剂

片剂50 mg,100 mg。

四、丙戊酸钠

丙戊酸钠别名二丙二乙酸钠,抗癫灵,戊曲酯,Convulex,Depakene,Depakine,Epilim,Leptilan。

(一)药理作用与应用

本药可能通过增加脑内抑制性神经递质GABA的含量,降低神经元的兴奋性,或直接稳定神经元细胞膜而发挥抗癫痫作用。口服吸收完全,t_{max}为1~4小时,$t_{1/2}$为14小时,达到稳态所需时间4天,有效血浓度为67~82 $\mu g/mL$。本品是一种广谱抗癫痫药,对各型小发作、肌阵挛发作、局限性发作、大发作和混合型癫痫均有效,对复杂部分性发作、单纯部分性发作和继发性全身发作的效果不如其他一线抗癫痫药。此外本药还可用于治疗小舞蹈病、偏头痛、心律失常和顽固性呃逆。

(二)不良反应

1.消化系统症状

消化系统症状有恶心、呕吐、厌食、消化不良、腹泻、便秘等。治疗过程中还可发生血氨升高,少数患者可发生脑病。在小儿及抗癫痫药合用的情况下容易发生肝肾功能不全,表现为头痛、呕吐、黄疸、水肿和发热。一般情况下肝毒性的发生率很低,约为1/50 000。严重肝毒性致死者罕见。

2.神经系统

神经系统常见震颤,也可有嗜睡、共济失调和易激惹症状。认知功能和行为障碍罕见。

3.血液系统

由血小板计数减少和血小板功能障碍导致的出血时间延长、皮肤紫斑和血肿。

4.致畸作用

妊娠初期服药可致胎儿神经管发育缺陷和脊柱裂等。

5.其他

偶见心肌劳损、心律不齐、脱发、内分泌异常、低血糖、急性胰腺炎。

(三)注意事项

服用6个月以内应定期查肝功和血常规。有先天代谢异常者慎用。

(四)禁忌证

肝病患者禁用。

(五)药物相互作用

(1)丙戊酸钠为肝药酶抑制剂,合用时能使苯巴比妥、扑米酮、乙琥胺的血浓度增高,而苯巴比妥、扑米酮、苯妥英钠、乙琥胺、卡马西平又可诱导肝药酶,加速丙戊酸钠的代谢,降低其血浓度。

(2)与阿司匹林合用可使游离丙戊酸钠血浓度显著增高,半衰期延长,导致丙戊酸钠蓄积中毒。

(六)用法与用量

1.抗癫痫

成人维持量为 600～1 800 mg/d,儿童体重 20 kg 以上时,每天不超过 30 mg/kg,体重<20 kg 时可用至每天 40 mg/kg,每天剂量一般分 2 次口服。

2.治疗偏头痛

1200 mg/d,分 2 次口服,维持 2 周可显效。

3.治疗小舞蹈病

口服,每天 15～20 mg/kg,维持 3～20 周。

4.治疗顽固性呃逆

口服,初始剂量为每天 15 mg/kg,以后每 2 周每天剂量增加 250 mg。

(七)制剂

(1)丙戊酸钠片剂:100 mg,200 mg,250 mg。

(2)糖浆剂:5 mL∶250 mg;5 mL∶500 mg。

(3)丙戊酸胶囊:200 mg,250 mg。

(4)丙戊酸氢钠(肠溶片):250 mg,500 mg。

(5)丙戊酸/丙戊酸钠(控释片):500 mg。

五、丙戊酸镁

(一)药理作用与应用

新型广谱抗癫痫药,药理作用同丙戊酸钠。适用于各种类型的癫痫发作。

(二)不良反应

嗜睡、头昏、恶心、呕吐、厌食胃肠道不适,多为暂时性。

(三)注意事项

孕妇、肝病患者和血小板计数减少者慎用。用药期间应定期检查血常规。

(四)药物相互作用

本药与苯妥英钠和卡马西平合用可增加肝脏毒性,应避免合用。

(五)用法与用量

口服,成人,200～400 mg,每天 3 次,最大可用至 600 mg,每天 3 次。儿童每天 20～30 mg/kg,分 3 次服用。

(六)制剂

片剂:100 mg,200 mg。

六、丙戊酰胺

丙戊酰胺别名丙缬草酰胺,癫健安,二丙基乙酰胺。

(一)药理作用与应用

其抗惊厥作用是丙戊酸钠的 2 倍,是一种作用强见效快的抗癫痫药。临床用于各型癫痫。

(二)不良反应

头痛、头晕、恶心、呕吐、厌食和皮疹,多可自行消失。

(三)用法与用量

口服,成人,0.2～0.4 g,每天 3 次。儿童每天 10～30 mg/kg,分 3 次口服。

(四)制剂

片剂:100 mg,200 mg。

七、唑尼沙胺

唑尼沙胺别名 Exogran。

(一)药理作用与应用

具有磺酰胺结构,对碳酸酐酶有抑制作用,对癫痫灶放电有明显的抑制作用。本品口服易吸收,t_{max} 为 5～6 小时,$t_{1/2}$ 为 60 小时。临床主要用于全面性发作、部分性发作和癫痫持续状态。

(二)不良反应

主要为困倦、焦躁、抑郁、幻觉、头痛、头晕、食欲缺乏、呕吐、腹痛、白细胞计数减少、贫血和血小板计数减少。

(三)注意事项

不可骤然停药,肝肾功能不全者、机械操作者、孕妇和哺乳期妇女慎用。定期检查肝肾功能和血常规。

(四)用法与用量

成人初量 100～200 mg,分 1～3 次口服,逐渐加量至 200～400 mg,分 1～3 次口服。每天最大剂量 600 mg。儿童 2～4 mg/kg,分 1～3 次口服,逐渐加量至 8 mg/kg,分 1～3 次口服,每天最大剂量12 mg/kg。

(五)制剂

片剂:100 mg。

八、三甲双酮

三甲双酮别名 Troxidione。

(一)药理作用与应用

在体内代谢成二甲双酮起抗癫痫作用,机制不明。口服吸收好,t_{max} 为 30 分钟以内,二甲双酮 $t_{1/2}$ 为10 天或更长。主要用于其他药物治疗无效的失神发作,也用于肌阵挛和失张力发作。

(二)不良反应

有骨髓抑制、嗜睡、行为异常、皮疹、胃肠道反应、肾病综合征、肌无力综合征和脱发。有严重的致畸性。

(三)禁忌证

孕妇禁用。

(四)用法与用量

口服,成人维持量为 750～1 250 mg/d,儿童每天 20～50 mg/kg。

(五)制剂

(1)片剂:150 mg。

(2)胶囊剂:300 mg。

(孙凡森)

第八节 抗 胆 碱 药

一、M 受体阻滞剂

常用的药物有阿托品、东莨菪碱、山莨菪碱、后阿托品、丙胺太林和哌仑西品等,以阿托品为例进行介绍。

(一)药物作用

能选择性阻断 M 受体,对抗乙酰胆碱或拟胆碱药的 M 样作用。

(二)临床用途

1.解除平滑肌痉挛

对过度兴奋的胃肠平滑肌松弛作用明显,用于缓解胃肠绞痛及膀胱刺激症状。

2.抑制腺体分泌

对汗腺、唾液腺作用最明显,用于全麻前给药、严重盗汗和流涎症。

3.眼科用药

散瞳、升眼压、导致远视(调节麻痹)。临床可用于虹膜睫状体炎、虹膜晶状体粘连(与缩瞳药交替使用)和小儿验光。

4.兴奋心脏

较大剂量时使心率加快和房室传导加快,常用于治疗窦性心动过缓和房室传导阻滞。

5.扩血管

大剂量时能解除小血管痉挛,用于治疗感染中毒性休克。

6.对抗 M 样作用

用于解救有机磷中毒。有机磷中毒的患者对阿托品的敏感性远比正常人低,其用量不受药典规定的极量限制,使用总量随中毒程度不同可相差很大。要及早、足量、反复注射阿托品,直至达到"阿托品化"。"阿托品化"的主要指征是瞳孔扩大不再缩小、口干及皮肤干燥、颜面潮红、肺部湿啰音消失,轻度躁动不安及心率加快等。对以上指征需全面观察,综合分析,灵活判断。

(三)不良反应

1.外周反应

常见口干,皮肤干燥,潮红,视近物模糊,瞳孔扩大,心率加快,体温升高等外周症状。

2.中毒反应

阿托品过量中毒除外周症状加重外,还可出现中枢兴奋症状,如烦躁、谵妄、幻觉甚至惊厥等。严重中毒时由兴奋转入抑制而出现昏迷、呼吸麻痹。

(四)禁忌证

青光眼、前列腺肥大、高热患者禁用。

二、胆碱酯酶复活药

以氯解磷定(BAM-CI)氯解磷定又名氯磷定、氯化派姆为例进行介绍。

(一)药物作用

1.使胆碱酯酶复活

与磷酰化胆碱酯酶中的有机磷结合,使胆碱酯酶与有机磷解离,恢复胆碱酯酶的活性。

2.与游离的有机磷结合

防止中毒进一步加深。

(二)临床用途

用于解救有机磷中毒。对有机磷的解毒作用有一定选择性。对内吸磷、对硫磷中毒疗效较好;对敌敌畏、敌百虫中毒效果较差;对乐果中毒则无效。对轻度有机磷中毒,可单独应用氯解磷定或阿托品以控制症状;中度、重度中毒时则必须合并应用阿托品。

三、用药监护

(一)用药监测

(1)阿托品治疗量时应观察心率变化,心率每分钟高于100次,体温高于38 ℃及眼内压高的患者不宜用阿托品。

(2)用药期间注意监测阿托品化指征的出现。

(3)大剂量应用阿托品时应严密观察外周和中枢中毒症状的出现。如出现呼吸加快、瞳孔扩大,中枢兴奋症状及猩红热样皮疹时,多为阿托品中毒,应及时报告医师,及时处理。外周症状可用拟胆碱药毛果芸香碱或新斯的明对抗治疗。有机磷中毒使用阿托品过量时不能用新斯的明。中枢兴奋症状可用镇静药苯巴比妥或地西泮对抗治疗。

(4)应用解磷定期间应观察患者的体液平衡情况,如有脱水,需补充体液。

(二)用药护理

(1)应用阿托品常见外周轻症在停药后可逐渐消失,不需特殊处理。但在用药前应向患者或家属说明药物可能引起的不良反应,并介绍一些简便的防治措施,如口干可少量多次饮水,解除口腔黏膜干燥感。

(2)阿托品滴眼时应压迫内眦,防止药液经鼻腔黏膜吸收产生不良反应。

(3)应用阿托品等抗胆碱药前应劝患者排尿排便,用药后多饮水及多食含纤维食物,减少尿潴留及便秘的发生。

(4)有机磷农药中毒时应及早使用胆碱受体阻滞剂,防止胆碱酯酶老化。

(5)胆碱酯酶复活药(氯解磷定)在体内迅速被分解,维持时间短(仅1.5~2小时),应根据病情需要反复给药,彻底解毒。

(6)阿托品中毒除按一般中毒处理外,必须及时用4‰鞣酸溶液清除体内过量药物,并用毛果芸香碱 0.25～0.5 mL 皮下注射,每 10～15 分钟 1 次,至中毒症状消失。

(7)一旦怀疑有机磷酸酯类中毒,应立即除去被污染的衣物,用清水或肥皂水彻底清洗皮肤,减少农药经皮肤黏膜吸收;若为口服中毒,应马上用 2‰NaHCO₃ 或 1‰ 盐水反复洗胃,再用硫酸镁导泻。敌百虫口服中毒不能用碱性溶液洗胃,对硫磷中毒忌用高锰酸钾洗胃。

(8)有机磷酯酯类中毒抢救时,一定要保持患者呼吸道的通畅,防止肺水肿、脑水肿、呼吸衰竭,积极预防感染。

(孙凡森)

第九节 拟 胆 碱 药

拟胆碱药可激动胆碱受体,产生与乙酰胆碱类似的作用。按药物作用机制分为直接拟胆碱药和间接拟胆碱药两大类,直接激动胆碱受体,称胆碱受体激动剂;抑制胆碱酯酶活性,间接升高受体部位乙酰胆碱的浓度,提高内源性乙酰胆碱的生物效应,称胆碱酯酶抑制药(或称抗胆碱酯酶药)。若按药物对胆碱受体作用的选择性,分为 M、N 胆碱受体激动剂,M 胆碱受体激动剂和 N 胆碱受体激动剂。

一、M 胆碱受体激动剂

M 胆碱受体激动剂可分为两类,即胆碱酯类和天然的拟胆碱生物碱。胆碱酯类主要包括乙酰胆碱、卡巴胆碱、醋甲胆碱和贝胆碱。天然的拟胆碱生物碱有毛果芸香碱、槟榔碱和毒草碱。

(一)乙酰胆碱(ACh)

乙酰胆碱为胆碱能神经递质,性质不稳定,极易被体内乙酰胆碱酯酶(AChE)水解破坏,其能特异性作用于各类胆碱受体,选择性差,故无临床实用价值;但其为内源性神经递质,分布较广,具有非常重要的生理功能,因而必须熟悉该递质的作用。其作用如下所述。

1.M 样作用

激动 M 胆碱受体,表现出兴奋胆碱能神经全部节后纤维所产生的作用,如心脏抑制、腺体分泌增加、血管扩张、瞳孔缩小。

(1)扩张血管,降低血压。

(2)抑制心脏,减慢心肌收缩力和心率。

(3)兴奋内脏平滑肌使其收缩。兴奋胃肠道、泌尿道平滑肌并可促进胃、肠分泌,导致恶心、嗳气、呕吐、腹痛及排便、排尿等症状。

(4)腺体分泌增加,如出汗、流涎。

(5)使瞳孔括约肌和睫状肌收缩,致瞳孔缩小,调节痉挛。

2.N 样作用

(1)激动 N_N 受体(N_1 受体)相当于兴奋神经节,使节后神经兴奋。表现为交感神经和副交感神经同时兴奋所产生的作用,同时兴奋肾上腺素髓质分泌肾上腺素。总体表现为胃肠道、膀胱等处的平滑肌收缩加强,腺体分泌增加,心肌收缩力加强和小血管收缩,血压上升。

(2)激动 N_M 受体(N_2 受体):本品激动运动终板的 N_M 受体,使骨骼肌收缩。

（二）毛果芸香碱

毛果芸香碱属 M 胆碱受体激动剂，是从毛果芸香属植物中提出的生物碱。本品选择性地激动 M 胆碱受体，产生 M 样作用。对眼和腺体的作用强，而对心血管的作用小。其作用和临床应用如下所述。

1.眼

滴眼后可引起缩瞳、降低眼内压和调节痉挛等作用（图 2-3）。

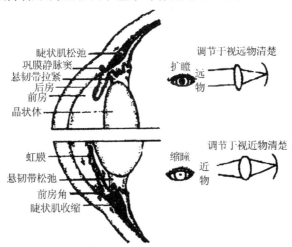

图 2-3　M 胆碱受体激动剂和阻滞剂对眼的作用

箭头表示房水流通及睫状肌收缩或松弛方向。上：胆碱受体阻
滞剂对眼的作用；下：胆碱受体激动剂对眼的作用

（1）缩瞳：激动虹膜瞳孔括约肌的 M 胆碱受体，使虹膜瞳孔括约肌收缩，瞳孔缩小。局部用药后作用可持续数小时至 1 天。

（2）降低眼内压：通过缩瞳作用可使虹膜向中心拉动，虹膜根部变薄，从而使处于虹膜周围的前房角间隙扩大，房水易于经滤帘进入巩膜静脉窦，使眼内压下降。

（3）调节痉挛：毛果芸香碱激动动眼神经支配的 M 受体。使睫状肌向瞳孔中心方向收缩，导致牵拉晶状体悬韧带松弛，晶状体由于本身弹性变凸，屈光度增加，此时远距离物体不能清晰地成像于视网膜上，故视远物模糊，视近物清楚。这一作用称为调节痉挛。

2.腺体

毛果芸香碱激动腺体的 M 受体，皮下注射 10～15 mg 可使汗腺、唾液腺分泌明显增加。

3.临床应用

全身用于抗胆碱药如阿托品中毒的抢救，局部用于治疗青光眼。

（1）治疗青光眼：青光眼有闭角型及开角型两种，毛果芸香碱均适用。低浓度的毛果芸香碱（2%以下）可滴眼用于治疗闭角型青光眼（充血性青光眼）；本品对开角型青光眼（单纯性青光眼）的早期也有一定疗效，但机制未明，常用 1%～2%溶液滴眼。

（2）治疗巩膜炎：与散瞳药阿托品交替使用，使瞳孔扩张收缩交替出现，从而防止虹膜睫状体发炎时虹膜与晶状体粘连。

4.不良反应

本品滴眼药液浓度过高（2%以上）或过量吸收后出现 M 胆碱受体过度兴奋症状，可用阿托品拮抗。

5.用药注意及禁忌证

(1)滴眼时应压迫内眦,避免药液流入鼻腔后吸收中毒。

(2)禁用于急性虹膜炎。

(三)卡巴胆碱

卡巴胆碱对 M、N 胆碱受体的作用与乙酰胆碱相似,但其不易被胆碱酯酶水解,作用时间较长。本品对膀胱和肠道作用明显,故可用于术后腹胀气和尿潴留,仅用于皮下注射,禁止静脉注射给药。该药不良反应较多,且阿托品对它的解毒效果差,故目前主要用于局部滴眼治疗青光眼。

二、抗胆碱酯酶药

胆碱酯酶是一种水解乙酰胆碱的特殊酶,主要存在于胆碱能神经元、神经肌肉接头及其他某些组织中,此酶对于生理浓度的乙酰胆碱作用最强,特异性也较高。抗胆碱酯酶药与胆碱酯酶的亲和力比乙酰胆碱大得多,分为易逆性抗胆碱酯酶药和难逆性抗胆碱酯酶药。

(一)易逆性抗胆碱酯酶药

1.新斯的明

(1)抑制胆碱酯酶,产生 M 和 N 样作用:新斯的明可与乙酰胆碱竞争与胆碱酯酶的结合,抑制胆碱酯酶的活性,使胆碱能神经末梢释放的乙酰胆碱破坏减少,突触间隙中的乙酰胆碱积聚,表现出 M 样和 N 样作用。

(2)直接激动 N_M 受体(N_2 受体):新斯的明除了抑制胆碱酯酶的作用外,还能直接与骨骼肌运动终板上 N_M 受体结合,促进运动神经末梢释放乙酰胆碱,加强骨骼肌收缩作用。故对骨骼肌作用最强,对胃肠道和膀胱等平滑肌作用较强,对心血管、腺体、眼和支气管平滑肌作用较弱。

(3)治疗重症肌无力:本病为神经肌肉接头传递障碍所致慢性疾病,这是一种自身免疫性疾病,主要症状是骨骼肌呈进行性收缩无力,临床表现为受累骨骼肌极易疲劳。新斯的明为治疗重症肌无力常规使用药物,用来控制疾病症状。

(4)治疗术后腹气胀及尿潴留:新斯的明能加快肠蠕动及增加膀胱张力,从而促进排气排尿。

(5)用于阵发性室上性心动过速:新斯的明 M 样作用使心率减慢。

(6)用于非去极化型肌肉松弛药的解毒:如用于筒箭毒碱中毒的解救。

(7)不良反应较少,过量可产生恶心、呕吐、腹痛、出汗,心动过缓、肌肉震颤和无力。

(8)治疗重症肌无力时,可口眼给药,也可皮下或肌内注射给药。静脉注射给药时有一定危险性,特别要防止剂量过大引起兴奋过度而转入抑制,致使肌无力症状加重。

(9)使用前应先测心率,如心动过缓先用阿托品使心率增至 80 次/分后再用本品。

(10)解救筒箭毒碱中毒时应先给患者吸氧,并备好阿托品。

(11)禁用于支气管哮喘、机械性肠梗阻、泌尿道梗阻及心绞痛等患者。

2.毒扁豆碱

毒扁豆碱是从西非毒扁豆的种子中提取的一种生物碱,现已人工合成。

(1)毒扁豆碱作用与新斯的明相似,但无直接兴奋作用:眼内局部应用时,其作用类似于毛果芸香碱,但奏效快、作用强而持久,表现为瞳孔缩小,眼内压下降,可维持 1~2 天。吸收后外周作用与新斯的明相似,表现为 M、N 胆碱受体激动作用;进入中枢后亦可抑制中枢 AChE 活性而产生作用,表现为小剂量兴奋、大剂量抑制。

(2)局部用于治疗青光眼,常用 0.05% 溶液滴眼。

(3)本品滴眼后可致睫状肌收缩而引起调节痉挛,出现头痛。大剂量中毒时可致呼吸麻痹。

(4)与毛果芸香碱相比,毒扁豆碱刺激性较强,长期给药时,患者不易耐受。临床应用时,可先用本品滴眼数次,后改用毛果芸香碱维持疗效。滴眼时应压迫内眦,以免药液流入鼻腔后吸收中毒。

3.吡斯的明

吡斯的明作用与新斯的明类似,口服吸收较差,故临床应用时剂量较大,起效缓慢,作用时间较长。主要用于治疗重症肌无力,疗程通常少于 8 周,亦可用于治疗麻痹性肠梗阻和术后尿潴留。不良反应与新斯的明相似,但 M 胆碱受体效应较弱。

4.加兰他敏

加兰他敏是一种从石蒜科植物中提取的生物碱,其作用类似新斯的明,用于治疗重症肌无力和脊髓灰质炎后遗症,也可用于治疗竞争性神经肌肉阻滞剂过量中毒。

5.安贝氯铵

安贝氯铵作用类似新斯的明,但较持久,主要用于重症肌无力的治疗,尤其适用于不能耐受新斯的明或吡斯的明的患者。

(二)难逆性抗胆碱酯酶药

1.有机磷酸酯类

有机磷酸酯类能与胆碱酯酶牢固结合,且结合后不易水解,因此酶的活性难以恢复,致使体内乙酰胆碱持久积聚而引起中毒。有机磷酸酯类对人畜均有毒性,主要用作农作物及环境杀虫,常见的有敌百虫、马拉硫磷、乐果、敌敌畏等。有些剧毒物质,如沙林、塔崩及梭曼还被用作化学战争的神经毒气,在应用时,如管理不妥或防护不严均可造成人畜中毒。因此必须掌握他的中毒表现及防治解救方法。

2.烟碱

烟碱是 N 胆碱受体激动剂的代表。由烟草中提取,可兴奋自主神经节和神经肌肉接头的 N 胆碱受体。其对神经节的 N 受体作用呈双相性,小剂量激动 N 受体,大剂量却阻断 N 受体。烟碱对神经肌肉接头 N 受体作用与其对神经节 N 受体作用类似,由于烟碱作用广泛、复杂,无临床实用价值。

(孙凡森)

第十节　拟肾上腺素药

拟肾上腺素药是一类能直接或间接激动肾上腺素受体,产生与交感神经兴奋相似效应的药物。按其对不同受体的选择性,可分为 α、β 受体激动剂,α 受体激动剂,β 受体激动剂三大类。本章重点介绍的药物就包括 α、β 受体激动剂肾上腺素,α 受体激动剂去甲肾上腺素及 β 受体激动剂异丙肾上腺素。

一、α、β受体激动剂

(一)肾上腺素

肾上腺素(Adrenaline,AD,副肾素)是肾上腺髓质分泌的主要激素,药用制剂从家畜肾上腺提取或人工合成。本类药物化学性质不稳定,遇光易失效;在中性尤其碱性溶液中,易氧化变色而失活。

1.体内过程

口服后可被碱性肠液破坏,故口服无效。皮下注射可使局部血管收缩,吸收较慢,作用持续约1小时;肌内注射吸收较皮下注射快,作用持续20分钟;静脉注射立即生效。

2.药理作用

肾上腺素通过激动α和β受体,产生α和β样效应。

(1)兴奋心脏:通过激动心脏的β_1受体使心肌收缩力增强、心率加快、传导加速、心排血量增加。还能扩张冠脉血管,改善心肌的血液供应。但在加强心肌收缩力的同时,增加心肌耗氧量,如剂量过大或静脉注射速度过快,可引起心脏异位起搏点兴奋,导致心律失常,甚至室颤。

(2)舒缩血管:对血管的作用因血管平滑肌上分布的受体类型和密度不同,药理作用不同。激动α受体可使皮肤、黏膜及内脏血管收缩;激动β_2受体使骨骼肌血管及冠脉血管扩张。

(3)影响血压:治疗量(0.5~1 mg)的肾上腺素激动β_1受体,使心脏兴奋,心排血量增加,收缩压升高,由于β_2受体对低浓度肾上腺素较敏感,骨骼肌血管的扩张作用抵消或超过了皮肤黏膜血管的收缩作用,故舒张压不变或略有下降,脉压增大。较大剂量的肾上腺素,除强烈兴奋心脏外,还因对仅受体的激动作用加强,使血管收缩作用超过了血管扩张作用,导致收缩压、舒张压均升高,如应用α受体阻滞剂(如酚妥拉明等)抵消了肾上腺素激动α受体而收缩血管的作用,则肾上腺素激动β_2受体而扩张血管的作用会得以充分表现,这时用原剂量的肾上腺素可引起单纯的血压下降,此现象称为肾上腺素升压效应的翻转。故α受体阻滞剂引起的低血压不能用肾上腺素治疗,以免血压更加降低。

(4)扩张支气管:激动支气管平滑肌上的β_2受体,使支气管平滑肌松弛;还可抑制肥大细胞释放过敏递质(如组胺、白三烯等);肾上腺素还可兴奋α_1受体,使支气管黏膜血管收缩,毛细血管通透性降低,有利于减轻或消除黏膜水肿。以上作用均有利于缓解支气管哮喘。

(5)促进代谢:激动β_2受体,可促进糖原和脂肪分解,使血糖和血中游离脂肪酸均升高。

3.临床应用

(1)心搏骤停:用于溺水、传染病、房室传导阻滞、药物中毒、麻醉及手术意外等引起的心搏骤停。在配合心脏按压、人工呼吸、纠正酸中毒等其他措施的同时,可用0.5~1 mg的肾上腺素心内注射,以恢复窦性心律。对电击所致的心搏骤停,可用肾上腺素配合心脏除颤器或利多卡因抢救。

(2)过敏性休克:AD是治疗过敏性休克的首选药物,其兴奋心脏、收缩血管、舒张支气管、抑制组胺释放等作用,可迅速缓解过敏性休克所致的心跳微弱、血压下降、喉头水肿和支气管黏膜水肿及支气管平滑肌痉挛引起的呼吸困难等症状。

(3)急性支气管哮喘:AD可舒张支气管平滑肌,消除支气管黏膜充血水肿,抑制过敏物质释放,从而控制支气管哮喘的急性发作。起效快,但持续时间短。

(4)局部应用。①与局部麻醉药配伍:在局麻药中加入适量AD(1:250 000),可使局部血管收缩,延缓局麻药的吸收,减少吸收中毒并延长局麻作用时间。但在肢体远端部位,如手指、足趾、耳部、阴茎等处手术时,局麻药中不加 AD,以免引起局部组织坏死。②局部止血:对鼻黏膜或牙龈出血,可用浸有 0.1% 的肾上腺素纱布或棉球填塞出血部位,通过收缩局部血管起止血作用。

4.不良反应

常见的不良反应为心悸、头痛、烦躁和血压升高等,血压剧升有发生脑出血的危险;亦可引起心律失常,甚至室颤。应严格掌握剂量。

高血压、糖尿病、甲状腺功能亢进及器质性心脏病患者禁用。老年人应慎用。

(二)多巴胺

多巴胺为合成去甲肾上腺素的前体物质,药用为人工合成品。

1.体内过程

口服易被破坏而失效,一般用静脉滴注给药。不易透过血-脑屏障,几乎无中枢作用。在体内被 COMT 及 MAO 代谢失活。

2.药理作用

多巴胺可直接激动 α、β 和多巴胺受体,对 α、$β_1$ 受体作用明显,对 $β_2$ 受体作用弱。

(1)兴奋心脏:小剂量多巴胺主要激动 $β_1$ 受体,使心肌收缩力增强,心排血量增加。一般剂量对心率影响不明显;大剂量可加快心率,多巴胺兴奋心脏的作用较肾上腺素弱,较少发生心悸及心律失常。

(2)舒缩血管:小剂量可兴奋多巴胺受体,扩张脑、肾、肠系膜血管;大剂量可激动 α 受体,使皮肤、黏膜血管收缩。

(3)影响血压:小剂量时由于兴奋心脏及舒缩血管的综合作用,使收缩压升高,舒张压无明显变化。大剂量时,较显著地兴奋心脏和收缩血管,外周阻力增加,收缩压和舒张压均升高。

(4)改善肾功能:小剂量多巴胺可激动肾血管的多巴胺受体,使肾血管扩张,肾血流量增加,肾小球滤过率增多;并能直接抑制肾小管对钠的重吸收,使尿量增多。但在大剂量使用时,多巴胺作用于肾血管的 α 受体,使肾血管收缩,肾血流量减少。

3.临床应用

(1)休克:对于心功能不全、尿量减少的休克疗效较好,也可用于感染性休克、出血性休克及心源性休克。但应注意补足血容量和纠正酸中毒。

(2)急性肾衰竭:与利尿药(如呋塞米)合用,可用于急性肾衰竭的治疗。

4.不良反应

治疗量不良反应较轻,偶见恶心、呕吐、头痛等反应。用量过大或静脉滴注速度过快可致心律失常、血压升高,肾血管收缩引起肾功能下降等,减慢滴速或停药可缓解上述反应。避免药液漏出血管外,以免引起局部组织缺血坏死。

(三)麻黄碱

麻黄碱(麻黄素)是从中药麻黄中提取的生物碱,现已人工合成。

1.体内过程

口服、注射均易吸收。易透过血-脑屏障,在体内仅有少量被 MAO 代谢,一次用药作用可维持3~6 小时。大部分以原形经肾排泄,酸性尿液可促进其排泄。

2.药理作用

对 α、β 受体均有直接兴奋作用,并能促进肾上腺素能神经末梢释放去甲肾上腺素。与肾上腺素比较,麻黄碱具有以下特点:①兴奋心脏、收缩血管、升高血压、扩张支气管的作用起效慢、效应弱、维持时间持久。②中枢兴奋作用显著。③连续用药可产生快速耐受性。

3.临床应用

(1)某些低血压状态:用于防治硬膜外和蛛网膜下腔麻醉所引起的低血压。

(2)支气管哮喘:扩张支气管作用较肾上腺素弱,起效慢,但作用持久,仅用于轻症哮喘的治疗和预防哮喘发作。

(3)鼻黏膜充血所致鼻塞:药物滴鼻可消除黏膜充血和肿胀。但小儿禁用。

4.不良反应

中枢兴奋所致的不安、失眠等反应最为常见,晚间服用宜加镇静催眠药。连续滴鼻过久,可产生反跳性鼻黏膜充血。前列腺肥大患者服用本药可增加排尿困难。

高血压、冠心病及甲状腺功能亢进患者禁用。

二、α受体激动剂

(一)去甲肾上腺素

去甲肾上腺素是去甲肾上腺素能神经末梢释放的主要神经递质,药用为人工合成品。

1.体内过程

口服易被破坏,皮下或肌内注射因强烈收缩血管,可发生局部缺血性坏死,故只能静脉给药。主要由 COMT 和 MAO 代谢而失活,维持时间短。

2.药理作用

主要激动 α 受体,对 β_1 受体激动作用较弱,对 β_2 受体几乎无作用。

(1)收缩血管:通过激动血管平滑肌上的 α 受体,产生强大的收缩血管作用,以皮肤、黏膜血管收缩作用最明显,其次为肾、脑、肝、肠系膜及骨骼肌血管,而对冠脉血管呈扩张作用,原因是心脏兴奋,心肌的代谢产物腺苷增多所致。

(2)兴奋心脏:去甲肾上腺素可激动心脏的 β_1 受体,但作用强度较肾上腺素弱,可使心肌收缩力增强、心排血量增加、传导速度加快、心肌耗氧量增加。但在整体条件下,由于血压升高,反射性地兴奋迷走神经而减慢心率的作用,超过它直接加快心率的作用,故可使心率减慢。

(3)升高血压:因兴奋心脏而增加心排血量,并收缩血管而加大外周血管阻力,故可使收缩压及舒张压都升高。

3.临床应用

(1)休克:去甲肾上腺素在休克治疗中已不占重要地位,仅用于神经性休克、过敏性休克、心源性休克早期和应用扩血管药无效时的感染性休克,宜小剂量、短时间静脉滴注,以保证心、脑、肾等重要脏器的血液供应,长时间或大剂量用药可造成微循环障碍。现主张与 α 受体阻滞剂酚妥拉明合用,以对抗过强的血管收缩作用,保留其 β 效应,改善微循环。

(2)上消化道出血:将本药 1～3 mg 适当稀释后口服,可使食管和胃黏膜血管收缩,产生局部止血作用。

4.不良反应

(1)局部组织缺血坏死:静脉滴注浓度过高、时间过长或药液漏出血管外时,因血管强烈收缩而致局部组织缺血坏死。故静脉滴注时应防止药液外漏,并注意观察局部反应,一旦药液外漏或发现滴注部位皮肤苍白,应立即更换滴注部位,并对原滴注部位进行热敷,用普鲁卡因或 α_1 受体阻滞剂酚妥拉明局部浸润注射,以对抗去甲肾上腺素的缩血管作用,防止组织坏死。

(2)急性肾衰竭:静脉滴注时间过长或剂量过大使肾血管强烈收缩,肾血流量减少,出现尿少、尿闭甚至急性肾衰竭。用药期间要观察患者尿量的变化,尿量至少要保持在每小时 25 mL以上。

(3)停药反应:长时间静脉滴注去甲肾上腺素,如果骤然停药,可出现血压突然下降,故应逐渐降低滴速后停药。

高血压、冠心病、动脉硬化、甲状腺功能亢进、少尿或无尿患者禁用。

(二)间羟胺

间羟胺(阿拉明)主要作用于 α 受体,对 β 受体作用弱,并有促进肾上腺素能神经末梢释放递质的间接作用。与去甲肾上腺素相比,间羟胺收缩血管、升高血压的作用弱而持久。对肾血管作用较弱,较少发生尿少、尿闭等不良反应。对心率影响不明显,很少引起心律失常。此药既能静脉滴注又可肌内注射,应用方便。常作为去甲肾上腺素的代用品,用于各种休克和低血压的治疗。不良反应与去甲肾上腺素相似。

(三)去氧肾上腺素

去氧肾上腺素(新福林,苯肾上腺素)是人工合成品,可以激动 α_1 受体,具有升高血压、减慢心率、散大瞳孔的作用,用于防治低血压,治疗阵发性室上性心动过速。与阿托品相比,去氧肾上腺素扩瞳作用弱,起效快而维持时间短,主要在眼底检查时作为快速扩瞳药。

三、β受体激动剂

(一)异丙肾上腺素

异丙肾上腺素(喘息定,治喘灵)为人工合成品。

1.体内过程

口服易破坏,常用其气雾剂吸入给药,也可舌下给药或静脉滴注。吸收后被 COMT 破坏,代谢速度较慢,故作用时间较肾上腺素略长。

2.药理作用

异丙肾上腺素对 β_1 和 β_2 受体无明显的选择性激动作用,对 α 受体几乎无作用。

(1)兴奋心脏:激动心脏 β_1 受体,使心肌收缩力增强、心率加快、传导加速、心排血量增多,心肌耗氧量明显增加,比肾上腺素作用强。大剂量也可引起心律失常,但比肾上腺素少见,因异丙肾上腺素对窦房结的兴奋作用强,因此较少发生室颤。

(2)血管和血压:激动 β_2 受体,使骨骼肌血管扩张,肾、肠系膜及冠状血管有不同程度扩张,血管总外周阻力降低,舒张压下降。由于心脏兴奋使心排血量增加,故收缩压升高,脉压增大。

(3)扩张支气管:激动支气管平滑肌 β_2 受体,松弛支气管平滑肌,作用较肾上腺素强。也可抑制过敏物质的释放,但对支气管黏膜血管无收缩作用,故消除支气管黏膜水肿作用不如肾上腺素。

(4)影响代谢:促进糖原和脂肪分解,使血糖及游离脂肪酸升高,并能增加组织的耗氧量。

3.临床应用

(1)支气管哮喘:适于支气管哮喘急性发作,常用气雾剂吸入或舌下给药,能迅速控制急性发作。作用快而强,但易引起心悸,久用可产生耐受性。

(2)心搏骤停:对溺水、麻醉意外及药物中毒等引起的心搏骤停,可用本药 0.5～1 mg 心室内注射,使心跳恢复。

(3)房室传导阻滞:本品具有强大的加速房室传导作用,可舌下含服或静脉滴注治疗房室传导阻滞。

(4)休克:异丙肾上腺素能兴奋心脏,增加心排血量及扩张血管,改善微循环,在补足血容量的基础上用于治疗感染性休克及心源性休克。

4.不良反应

(1)一般不良反应:常见心悸、头痛、头晕、低血糖等。

(2)心律失常:支气管哮喘已明显缺氧者,用量过大,易使心肌耗氧量增加,导致心律失常。对哮喘患者自用气雾剂或舌下含化时,应嘱咐患者勿超过规定的用药次数及吸入量。

冠心病、心肌炎、甲状腺功能亢进、心绞痛患者禁用。

(二)多巴酚丁胺

多巴酚丁胺(杜丁胺)为多巴胺的衍生物。口服无效,一般静脉滴注给药。能选择性地激动 β_1 受体,使心肌收缩力加强、心排血量增加,适用于心肌梗死并发心功能不全的患者。控制滴速时,一般比较安全。当滴速过快或浓度过高时,可引起心率加快或房室传导加快,少数出现心悸,偶可见心律失常。

(张　蕊)

第十一节　抗肾上腺素药

抗肾上腺素药能阻断肾上腺素受体从而拮抗去甲肾上腺素能神经递质或肾上腺素受体激动剂的作用。这类药物按对 α、β 肾上腺素受体选择性的不同,分为 α 受体阻滞剂、β 受体阻滞剂及 α、β 受体阻滞剂三大类。

一、α 肾上腺素受体阻滞剂

α 受体阻滞剂能选择性地与 α 肾上腺素受体结合,阻断神经递质或肾上腺素受体激动剂与 α 受体结合,从而产生抗肾上腺素作用。它们能将肾上腺素的升压作用翻转为降压作用,这个现象称为"肾上腺素作用的翻转"。这是因为 α 受体阻滞剂选择性地阻断了与血管收缩有关的 α 受体,与血管舒张有关的 β 受体未被阻断,所以肾上腺素的血管收缩作用被取消,而血管舒张作用得以充分地表现出来。对主要作用于血管 α 受体的去甲肾上腺素,它们只取消或减弱其升压效应而无"翻转作用"。对主要作用于 β 受体的异丙肾上腺素的降压作用则无影响(图 2-4)。

根据这类药物对 α_1、α_2 受体的选择性不同,可将其分为三类:①非选择性 α 受体阻滞剂,如酚妥拉明、酚苄明。②α_1 受体阻滞剂,如哌唑嗪。③α_2 受体阻滞剂,如育亨宾(常作为科研的工具药)。

(一)非选择性 α 受体阻滞剂

以酚妥拉明为例介绍具体内容。

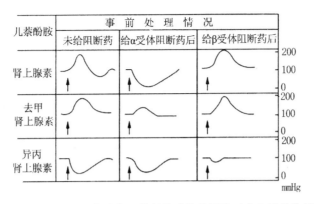

图 2-4 给肾上腺素受体阻滞剂前后儿茶酚胺对犬血压的作用

1.药理作用

酚妥拉明为竞争性 α 受体阻滞剂,对 α_1、α_2 受体具有相似的亲和力。该药与 α 受体结合力较弱,易于解离,作用温和,作用维持时间短。

(1)血管:静脉注射能使血管舒张,使肺动脉压和外周血管阻力降低,血压下降。其机制主要是对血管平滑肌 α_1 受体的阻断作用和直接舒张血管作用。

(2)心脏:具有心脏兴奋作用,使心肌收缩力增强,心率加快,心排血量增加。这是由于血管舒张、血压下降可反射性兴奋交感神经;加上该药可阻断神经末梢突触前膜 α_2 受体,反馈性地促进去甲肾上腺素释放,激动心脏 β_1 受体的结果。偶可致心律失常。

(3)其他有拟胆碱和拟组胺样作用,使胃肠平滑肌兴奋、胃酸分泌增加,出现恶心、呕吐、腹痛等症状。

2.临床应用

(1)外周血管痉挛性疾病,如雷诺综合征、血栓闭塞性脉管炎等。

(2)静脉滴注去甲肾上腺素发生外漏时所造成的血管痉挛,也用于肾上腺素等拟交感胺药物过量所致的高血压。

(3)用于肾上腺嗜铬细胞瘤的鉴别诊断、骤发高血压危象的治疗及手术前的控制性降压。曾有致死的报道,故应特别慎重。

(4)抗休克:由于具有增加心排血量,扩张血管,降低外周阻力,解除微循环障碍等作用,适用于感染性、心源性和神经源性休克。但给药前必须补足血容量。目前主张将酚妥拉明与去甲肾上腺素合用以对抗去甲.肾上腺素的强大的收缩血管作用,保留其加强心肌收缩力的作用。

(5)急性心肌梗死及充血性心力衰竭。在心力衰竭时,因心排血量不足,交感张力增加,外周阻力增高,肺充血和肺动脉压力升高,易产生肺水肿。酚妥拉明既可扩张小动脉、降低外周阻力,使心脏后负荷明显降低;又可扩张小静脉,使回心血量减少,减轻心脏的前负荷;总的效果是心排血量增加,心力衰竭得以减轻。

3.不良反应

常见的有胃肠平滑肌兴奋所致的腹痛、腹泻、呕吐和诱发溃疡病。静脉给药可引起严重的心律失常和心绞痛。胃炎,胃、十二指肠溃疡病,冠心病患者慎用。

酚苄明,口服仅有 $20\%\sim30\%$ 吸收。因刺激性强,不做肌内或皮下注射,仅做静脉注射。本药的脂溶性高,大剂量用药可积蓄于脂肪组织中,缓慢释放,故作用持久。主要经肝代谢,经肾及胆汁排泄。一次用药,作用可维持3~4天。酚苄明可与仅受体形成牢固的共价键,属于非竞争性α受体阻滞剂。药理作用与临床应用和酚妥拉明相似。其扩张血管降压作用与血管的功能状态有关。当交感神经张力高、血容量低或直立体位时,其扩张血管及降压作用明显。临床用于治疗外周血管痉挛性疾病,也可适用于休克及嗜铬细胞瘤所致高血压的治疗。不良反应有直立性低血压、反射性心动过速、心律失常及鼻塞。口服可致恶心、呕吐、嗜睡及疲乏等。

(二)α_1 受体阻滞剂

α_1 受体阻滞剂对动脉和静脉的 α_1 受体有较高的选择性阻断作用,对去甲肾上腺素能神经末梢突触前膜 α_2 受体亲和力极弱,因此在拮抗去甲肾腺素和肾上腺素的升压作用同时,并不促进神经末梢释放去甲肾上腺素。

临床常用哌唑嗪、特拉唑嗪及多沙唑嗪等,主要用于良性前列腺增生及高血压病的治疗。

(三)α_2 受体阻滞剂

α_2 受体在介导交感神经系统反应中起重要作用,包括中枢与外周。育亨宾为选择性 α_2 受体阻滞剂,易进入中枢神经系统,阻断 α_2 受体,可促进去甲肾上腺素的释放,增加交感神经张力,导致血压升高,心率加快。育亨宾主要用作实验研究中的工具药。

二、β肾上腺素受体阻滞剂

β肾上腺素受体阻滞剂能选择性和β受体结合,竞争性阻断去甲肾上腺素能神经递质或肾上腺素受体激动剂与β受体结合,从而拮抗其拟肾上腺素作用。β肾上腺素受体阻滞剂可根据其选择性分为非选择性的 β_1、β_2 受体阻滞剂和选择性的 β_1 受体阻滞剂两类。本类药物中有些除具有β受体阻滞作用外,还具有一定的内在拟交感活性,因此上述两类药物又可分为有内在拟交感活性及无内在拟交感活性两类。

β肾上腺素受体阻滞剂种类较多,但基本药理作用相似。

(一)药理作用

1.β受体阻滞作用

(1)心血管系统:由于阻断心脏 β_1 受体,使心率减慢,心肌收缩力减弱,心排血量减少,心肌耗氧量下降,血压略降。由于其对血管 β_2 受体也有阻断作用,加上心脏功能受到抑制,反射地兴奋交感神经引起血管收缩和外周阻力增加,肝、肾和骨骼肌等血管血流量减少,冠脉血流量也减少。

(2)支气管平滑肌:因阻断支气管平滑肌上的 β_2 受体,使支气管平滑肌收缩而增加呼吸道阻力。但这种作用较弱,对正常人影响较少,但在支气管哮喘或慢性阻塞性肺疾病的患者,则可诱发或加重哮喘的急性发作。选择性 β_1 受体阻滞剂此作用较弱。

(3)代谢:可抑制糖原分解及脂肪代谢,对正常人的血糖水平无影响,但可抑制 AD 引起的高血糖反应,延缓用胰岛素后血糖水平的恢复。甲状腺功能亢进时,β受体阻滞剂可抑制甲状腺素(T_4)转变为三碘甲腺原氨酸(T_3),有效控制甲状腺功能亢进症状。

(4)肾素:β受体阻滞剂通过阻断肾小球球旁细胞的 β_1 受体而抑制肾素的释放,这可能也是其降血压机制之一。

2.内在拟交感活性

药物对受体的阻断作用和激动作用并非截然分开,有些β肾上腺素受体阻滞剂与β受体结合后除能阻断受体外,对β受体还有部分激动作用,也称内在拟交感活性(ISA)。由于这种作用较弱,一般被其β受体阻滞作用所掩盖。ISA较强的药物在临床应用时,其抑制心肌收缩力,减慢心率和收缩支气管作用一般较不具ISA的药物为弱。

3.膜稳定作用

试验证明,有些β受体阻滞剂具有局部麻醉作用和奎尼丁样作用,即降低细胞膜对钠离子的通透性,产生膜稳定作用,由于所需浓度高于β受体阻滞剂有效血药浓度的50~100倍,此外,无膜稳定作用的β受体阻滞剂对心律失常仍然有效。因此认为这一作用在常用量时与其治疗作用的关系不大。

4.其他

普萘洛尔有抗血小板聚集作用。另外,β受体阻滞剂尚有降低眼内压作用,这可能是由于减少房水的形成所致。

(二)临床应用

1.心律失常

对多种原因引起的快速型心律失常有效,如窦性心动过速,全身麻醉药或拟肾上腺素药引起的心律失常等。

2.心绞痛和心肌梗死

对心绞痛有良好的疗效。对心肌梗死,长期应用(两年以上)可降低复发和猝死率。

3.高血压

本类药是治疗高血压的基础药物,能使高血压患者的血压下降,有效控制原发性高血压。与血管扩张药和利尿药合用降压效果更好。

4.其他

用于焦虑状态,辅助治疗甲状腺功能亢进及甲状腺危象,对控制激动不安,心动过速和心律失常等症状有效,并能降低基础代谢率。普萘洛尔亦试用于偏头痛、肌震颤、肝硬化的上消化道出血等的治疗。噻吗洛尔可减少房水形成,降低眼内压,常局部用药治疗原发性开角型青光眼。

(三)不良反应

主要不良反应有恶心、呕吐、轻度腹泻等消化道症状,停药后迅速消失。偶见过敏性皮疹和血小板减少。严重的不良反应常与用药不当有关,主要有下述几种。

1.诱发或加剧支气管哮喘

由于对支气管平滑肌的 β_2 受体的阻断作用,非选择性β受体阻滞剂可使呼吸道阻力增加,诱发或加剧哮喘,选择性 β_1 受体阻滞剂一般不引起上述的不良反应,但这类药物的选择性往往是相对的,故对哮喘的患者仍应慎重。

2.心血管反应

由于对心脏 β_1 受体的阻断作用,使心脏功能抑制,心功能不全、窦性心动过缓和房室传导阻滞的患者对本类药物敏感性提高,会加重病情,甚至引起重度心功能不全、肺水肿、房室传导完全阻滞或停搏等严重后果。

3.反跳现象

长期应用β受体阻滞剂突然停药,常引起原来的病情加重,一般认为这是由于长期用药后β受体上调对内源性儿茶酚胺的敏感性增高所致,因此长期用药者应逐渐减量才可。

4.其他

偶见眼、皮肤黏膜综合征,个别患者有幻觉、失眠和抑郁症状。

(四)禁忌证

禁用于严重左心室功能不全、窦性心动过缓、重度房室传导阻滞和支气管哮喘的患者。

(五)常用药物

1.普萘洛尔

普萘洛尔是等量的左旋和右旋异构体的消旋品,左旋体的β受体阻滞作用是右旋体的50～100倍。

(1)体内过程:口服吸收率大于90%,首关消除率60%～70%。口服后血浆达峰时间为1～3小时,半衰期为2～5小时。本药体内分布广泛,易于通过血-脑屏障和胎盘屏障,也可分泌于乳汁中。主要经肝脏代谢,其主要代谢产物4-羟普萘洛尔尚有一定β受体阻滞作用。代谢产物90%以上经肾排泄。不同个体口服相同剂量的普萘洛尔,血浆高峰浓度相差可达25倍,这是由于肝消除能力不同所致。因此临床用药需从小剂量开始,逐渐增加至适宜剂量。

(2)药理作用及临床应用:普萘洛尔具有较强的β受体阻滞作用,对β₁和β₂受体的选择性很低,无内在拟交感活性。用药后心率减慢,心肌收缩力和心排血量减少,冠脉血流量下降,心肌耗氧量明显减少,对高血压患者可使其血压下降。可用于治疗心律失常、心绞痛、高血压、甲状腺功能亢进等。

2.纳多洛尔

纳多洛尔对β₁和β₂受体的亲和力大致相同,阻断作用持续时间长,半衰期达10～12小时,缺乏膜稳定性和内在拟交感活性。其β受体阻滞作用与普萘洛尔相似,强度约为后者的6倍。且可增加肾血流量,所以在肾功能不全且需用β受体阻滞剂者可首选此药。纳多洛尔口服吸收少,生物利用度低,在体内代谢不完全,主要以原形从肾脏排泄。

三、α、β肾上腺素受体阻滞剂

本类药物对α受体和β受体均有阻断作用,但对β受体的阻断作用强于对α受体的阻断作用。临床主要用于高血压的治疗,以拉贝洛尔为代表,目前开发出的新药还有布新洛尔、阿罗洛尔和氨磺洛尔等。

以拉贝洛尔为例介绍如下内容。

(一)体内过程

拉贝洛尔脂溶性较高,口服吸收好,部分被首关消除。拉贝洛尔的半衰期为4～6小时,血浆蛋白结合率为50%。主要在肝脏代谢,仅有4%以原形经肾脏排出。

(二)药理作用及临床应用

拉贝洛尔是相对较新的α、β受体阻滞剂的代表。对β受体的阻断作用约为普萘洛尔的2/5,对α受体的阻断作用为酚妥拉明的1/10～1/6,对β受体的阻断作用强于对α受体阻滞作用的5～10倍。有较弱的内在拟交感活性和膜稳定作用。

与普萘洛尔相比较,在等效剂量下,拉贝洛尔降压作用出现较快,而心率减慢作用较轻。由于对β₂受体的内在拟交感活性及药物的直接作用,拉贝洛尔可使血管舒张,可增加肾血流量,而普萘洛尔则使肾血流量减少。

本品多用于中度和重度高血压及心绞痛的治疗,静脉注射可用于高血压危象。

(三)不良反应

常见不良反应有眩晕、乏力、恶心等。少数患者可出现直立性低血压。哮喘及心功能不全者禁用。

　　肾上腺素受体阻滞剂按对 α、β 肾上腺素受体选择性的不同,分为 α 受体阻滞剂、β 受体阻滞剂及 α、β 受体阻滞剂三大类。α 受体阻滞剂,临床用于外周血管痉挛性疾病、抗休克、诊治嗜铬细胞瘤、对抗去甲肾上腺素外漏引起的血管收缩等的治疗。β 受体阻滞剂品种繁多,已成为治疗快速型心律失常、高血压、心绞痛、顽固性心功能不全等疾病的重要药物。α、β 受体阻滞剂作为一种强效降压药,临床上主要用于治疗中度至重度的各型高血压和心绞痛。

（张　蕊）

第三章

循环系统常用药

第一节　钙通道阻滞剂

钙通道阻滞剂是一类选择性作用于慢通道、抑制 Ca^{2+} 跨膜内流,进而影响 Ca^{2+} 在细胞内作用而使整个细胞功能发生改变的药物。该类药物自 20 世纪 60 年代问世以来,其作用机制、药理及临床应用取得了重大进展,现钙通道阻滞剂已广泛用于高血压、冠心病、心绞痛、心律失常及肥厚性心肌病等心血管疾病的治疗。此外,人们在临床实践中还发现钙通道阻滞剂对多种器官均可产生效应,提示钙通道阻滞剂具有潜在广泛的治疗作用。尽管近年来某些临床资料提出了一些不利于钙通道阻滞剂的观点和证据,从而引发了对钙通道阻滞剂临床应用的争议和再评价,但此类药物仍是心血管疾病治疗中最为常用的药物之一。

一、分类

钙通道阻滞剂物繁多,由于具有共同的钙拮抗作用而被归列在一起,但其化学结构、与慢通道结合程度、相对选择性及对组织器官的药理效应等方面均有所不同甚或差异极大,因而目前尚缺乏令人满意的分类方法。现较常用的分类法如下。

(一)按化学结构分类

1.苯烷胺类

如维拉帕米、盖洛帕米、泰尔帕米等。

2.二氢吡啶类

如硝苯地平、尼群地平、尼卡地平、非洛地平、伊拉地平、达罗地平、尼鲁地平、尼莫地平、尼索地平、马尼地平、贝尼地平、拉西地平、巴尼地平等。

3.苯噻氮唑类

如地尔硫䓬、苄磷地尔。

4.其他

如氟桂利嗪、桂利嗪、哌克昔林、苄普地尔、普尼拉明、特罗地林、芬地林、匹莫齐特、五氟利多、氟斯匹灵。

（二）按有无电生理作用分类

分为有电生理作用与无电生理作用两大类。前者具有负性变时、负性变力及负性变传导作用，可减轻心肌收缩力和降低耗氧量，主要药物有维拉帕米、盖洛帕米、硫氮䓬酮、苄普地尔等，常用于快速性心律失常及伴有心率增快的高血压或冠心病患者；后者无或有轻微电生理作用，对心脏传导系统和心肌收缩力无明显影响，其中某些药物可因扩血管作用而反射性地引起心率增快，主要药物有硝苯地平及其二氢吡啶类药物、氟桂利嗪、哌克昔林等，可用于高血压及血管痉挛性疾病的治疗。此种分类法虽然过于笼统和简单，但对于临床选择用药尚有一定指导意义。

（三）按作用部位及用途分类

（1）主要作用于心肌细胞：如维拉帕米。

（2）主要作用于窦房结和房室结：如维拉帕米、硫氮䓬酮。

（3）主要作用于血管平滑肌：①作用于冠状动脉，如硝苯地平、硫氮䓬酮；②作用于脑血管，如尼卡地平、尼莫地平；③作用于周围血管，如利多氟嗪、氟桂利嗪。

（四）按生化及电生理特点分类

1982 年 Fleckenstein 提议分为两类，以后又增补为 3 类。

1.A 类

药效及特异性高，对电压依赖性通道选择性强，可抑制 90% Ca^{2+} 内流而不影响 Na^+ 及 Mg^{2+} 内流，包括维拉帕米、甲氧帕米、硫氮䓬酮、硝苯地平及其他二氢吡啶类衍生物。

2.B 类

选择性稍差，可抑制 50%～70% 的 Ca^{2+} 内流，同时可抑制 Na^+、Mg^{2+} 内流，包括普尼拉明、哌克昔林、噻帕米、芬地林、氟桂利嗪、桂利嗪、特罗地林、双苯丁胺。

3.C 类

有轻度钙拮抗作用的某些局麻、除颤及抗心律失常药物，如氯丙嗪及某些 β 受体阻滞剂。

（五）世界卫生组织（world health organization，WHO）分类法

1985 年，WHO 专家委员会按钙通道阻滞剂的结合部位及选择性、精确的细胞与药理学作用机制分为两组 6 个亚类，包括以下几种。

（1）对慢通道有选择性作用者 I 类为维拉帕米及其衍生物，II 类为硝苯地平及其他二氢吡啶衍生物，III 类为硫氮䓬酮类。

（2）对慢通道呈非选择性作用者 IV 类如氟桂利嗪、桂利嗪等二苯哌嗪类，V 类如普尼拉明等，VI 类如哌克昔林、苄普地尔等。

（六）其他分类法

1992 年，Spedding 和 Paoleti 又提出如下分类法，将钙通道阻滞剂分为五大类。

1.I 类

选择性作用于 L 型通道上明确位点的药物，又细分为以下几种。①1,4-二氢吡啶类结合点（受体）：硝苯地平、尼群地平、尼卡地平等；②苯噻氮唑类结合位点：硫氮䓬酮等；③苯烷胺类结合位点：维拉帕米、盖洛帕米、泰尔帕米等。

2.II 类

作用于 L 型通道上未知位点的化合物：如 SR33557、HOE166、McN6186 等。

3.III 类

选择性作用于其他亚型电压依赖性通道（Voltage dependent Ca^{2+} channel，VDC）的药物（迄

今未发现对此类通道具有高选择性的药物)。①T 型通道:氟桂利嗪、粉防己碱等;②N 型通道:
ω-conotoxin;③P 型通道:漏斗网型蜘蛛毒素。

4.Ⅳ类

非选择性通道调节药物如芬地林、普尼拉明、苄普地尔等。

5.Ⅴ类

作用于其他类型钙离子通道的药物如下。

(1)肌浆网 Ca^{2+} 释放通道:兰诺丁。

(2)受体控制性钙离子通道(receptor operated Ca^{2+} channel,ROC),可被相应受体阻滞剂阻断:①兴奋性氨基酸通道;②α 受体耦联通道;③血管紧张素耦联通道;④核苷酸/核苷酸耦联通道。

二、作用机制与药理效应

(一)作用机制

钙通道阻滞剂作用的精确部位及机制尚不十分清楚,但它们的化学结构各不相同、立体构型也不一样,提示钙通道阻滞剂之间不可能以任何相同机制或简单的构效关系作用于单一受体部位。钙通道阻滞剂可能对 Ca^{2+} 转运与结合的所有环节与调控机制均有抑制和影响。目前已知细胞内外 Ca^{2+} 的平衡与调节(离子转运)有以下几种方式:①经慢通道发生慢内向离子流(SIC)。慢通道对 Ca^{2+} 的通透性除受 Ca^{2+} 浓度的控制外,还受神经介质的调控,因而慢通道又分为 VDC 和 ROC。VDC 有两个闸门,外闸门受电位控制,内闸门则受环磷酸腺苷(cAMP)的调节。当细胞膜去极到一定水平(如在心肌为 $-40\sim+10$ mV)时此通道即被激活开放,产生 SIC 形成动作电位坪台,激活后由于内向 Ca^{2+} 电流的增加与膜电位降低,随即开始较激活速率更慢的失活过程,即该通道存在"开""关"和"静息"3 种状态。VDC 至少存在 4 个亚型:L、T、N、P,它们的电生理与药理学特征有所不同,其中 L 亚型最受重视,因为该通道是主要对 Ca^{2+} 兴奋或阻滞剂敏感的钙离子通道亚型,其活化阈值高(-10 mV),灭活慢,与心血管系统、平滑肌、内分泌细胞及某些神经元的兴奋——收缩耦联有关,L 亚型通道又有 α、α、β、γ、δ5 个亚单位组成,$α_1$ 亚单位具有钙离子通道及受体结合功能,$α_2$ 及 β 亚单位具通道阻滞作用;ROC 存在于多种细胞尤其是血管平滑肌的胞质膜上,能对去甲肾上腺素、组胺、5-羟色胺等发生反应,产生 Ca^{2+} 内流及细胞内贮存 Ca^{2+} 的释放,ROC 激活后对后者作用更大;②Ca^{2+} 渗入:当胞外 Ca^{2+} 浓度低时,可使胞质膜通透性改变,发生"渗漏",增加 Ca^{2+} 流入,此可能与某些血清 Ca^{2+} 不足所并发的高血压有关;③Na^+/Ca^{2+} 交换:具双向性,取决于细胞内外两种离子浓度梯度,当胞内 Na^+ 浓度高而胞外 Ca^{2+} 浓度高时两者可发生交换,此机制与心肌糖苷的正性肌力作用有关;④胞质膜上 Ca^{2+}-ATPase,可利用 ATP 分解的能量将 Ca^{2+} 逆离子梯度由胞内泵出胞外;⑤肌浆网系膜上的 Ca^{2+},Mg^{2+}-ATP ase 将 Ca^{2+} 泵入肌浆网,而跨膜 Ca^{2+} 内流可触发肌浆网(SR)按离子浓度释放 Ca^{2+}(SR 内 $Ca^{2+}10^{-4}$M,胞质内为 10^{-7}M),这一过程与心肌纤维的兴奋-收缩耦联有关;⑥线粒体可吸收胞质内 Ca^{2+},而通过 Na^+、Ca^{2+} 交换释放 Ca^{2+}。以上为 Ca^{2+} 的平衡与调控机制,其中①②③④为 Ca^{2+} 细胞内外的跨膜转运,⑤⑥为细胞内转运过程;不同类型的组织,这些机制有不同的重要性。心肌和内脏平滑肌肌浆内 Ca^{2+} 的浓度正是基于上述转运系统的精确调控,才得以发挥正常的心脏血管效应。钙通道阻滞剂也正是通过对 Ca^{2+} 运转的影响,使细胞内 Ca^{2+} 减少,可兴奋细胞电位发生改变或钙与心肌内收缩蛋白、血管平滑肌内钙调蛋白等钙敏蛋白的结合受

抑或 Ca^{2+}-蛋白复合物的调节作用减弱,从而发挥一系列的药理学效应。

尽管理论上推测钙通道阻滞剂的作用部位绝非一处,但绝大部分钙通道阻滞剂是通过阻滞慢钙离子通道和慢钙-钠通道而减少 Ca^{2+} 进入胞内的,事实上,只有对钙离子通道有阻滞作用的药物也才真正具有治疗价值。现已有足够的证据表明,钙通道阻滞剂实际上具有药理学与治疗学的抑制部位仅是 VDC 中的 L 通道。不同钙通道阻滞剂对通道蛋白的结合位点可能不同,有学者认为硝苯地平等二氢吡啶类衍生物作用于通道外侧的膜孔蛋白,维拉帕米类药物作用于通道内侧的膜孔蛋白而与外侧膜孔蛋白受体的亲和力极低,硫氮䓬酮则主要负责通道的变构部位,从而改变钙离子通道的构象等。当然这一学说有待于更进一步证实。

各种不同组织及相同组织的不同部位(如心肌、冠状动脉、脑血管及外周血管)Ca^{2+} 转运途径不同、钙离子通道被活化的途径不一(VDC 或 ROC)、活化机制迥异(有的以 Ca^{2+} 内流为主、有的以胞内贮存 Ca^{2+} 释放为主)、膜稳定性不同(钙离子通道存在"静息""开放"和"灭活"3 种状态),以及与药物的亲和力、离散度的差异,构成了钙通道阻滞剂对不同组织敏感性及临床适应证不同的基础,也是钙通道阻滞剂理效应不一的重要原因。

(二)药理作用

钙不仅为人体生理功能所必需,而且也参与或介导许多病理过程。细胞内 Ca^{2+} 过多(亦称钙"超载"),在高血压起病、心律失常形成、动脉粥样硬化发病,以及血管与心肌的脂氧化损伤等病理过程中起着重要作用。钙通道阻滞剂虽然作用不尽相同、作用机制未完全明了,但多种钙通道阻滞剂在不同程度上具有下述作用:①抑制心肌 Ca^{2+} 跨膜 SIC,使胞质内游离 Ca^{2+} 浓度下降、心肌收缩力减弱呈负性肌力作用,降低心肌耗能及耗氧。应当指出,不同的钙通道阻滞剂在整体动物试验中表现出来的负性肌力作用差异甚大,如硝苯地平由于舒张血管作用较强、甚至出现反射性增强心肌收缩力。②抑制窦房结自律性及减慢房室传导,呈现负性变时及负性变传导作用。③防止心肌细胞内 Ca^{2+}"超负荷"、保护心肌免遭脂氧化损伤,对缺血心肌有保护作用。④扩张冠状动脉、脑血管及肾动脉,促进冠状动脉侧支循环形成,改善心、脑、肾等重要脏器供血。⑤扩张肺及周围血管、降低总外周阻力,使血压、肺动脉压降低及心脏前、后负荷减轻;总体来讲,钙通道阻滞剂舒张动脉血管作用强于舒张静脉血管。⑥在某种程度上可减轻血管及心脏的重塑作用,使管壁顺应性增加、靶器官结构改变及功能损害减小。⑦抑制支气管、肠道及泌尿生殖道平滑肌、缓解平滑肌痉挛。⑧抑制血小板聚集,改进低氧血症时血流变异常,改善红细胞开变性。⑨对血脂代谢无不良影响,某些钙通道阻滞剂可升高高密度脂蛋白胆固醇(HDL-ch)或降低低密度脂蛋白胆固醇醇(LDL-Ch)。⑩增加组织对胰岛素的敏感性。⑪可抑制血管平滑肌细胞增殖及向内膜下迁移,此与抑制动脉粥样硬化有关,二氢吡啶类药物有抑制和延缓粥样硬化进程的作用。⑫抑制兴奋-分泌耦联,影响鑫种腺体的分泌。⑬抑制内皮素分泌、减少前嘌呤物丧失、维持维持细胞 Ca^{2+}、$Na+$、$K+$ 平衡 ,减轻血管切应力损伤。⑭逆转心室肥厚及有轻度利钠、利尿作用。⑮硝苯地平、硫氮䓬酮、氨氯地平和维拉帕米对高血压患者的肾功能有短期良好作用。硫氮䓬酮对 1 型和 2 型糖尿病、肾病患者有减少尿蛋白分泌的作用。

需要指出的是,钙通道阻滞剂的上述作用除因药物不同而表现各异外,其在体内的净效应还取决于各种作用的相对强度、用药途径、剂量、体内反射机制等影响因素。

三、临床应用

近年来,随着临床与基础研究的不断深入,钙通道阻滞剂的应用范围越来越广,已由最初单纯治疗心血管疾病发展到应用于多个系统的多种疾病。

(一)高血压病

目前,钙通道阻滞剂已广泛用于高血压病的治疗,尤其是二氢吡啶类药物,由于其显效快、效果明显,血压下降平稳,长期使用有效,且对血脂、血糖、尿酸、肌酐及电解质等无不良影响,已被列为高血压治疗的一线药物。与其他降压药相比,钙通道阻滞剂更适合于年龄大、基础血压高、低肾素型及外周血管阻力高者,一般单用钙通道阻滞剂50%~70%患者即可获得满意效果。钙通道阻滞剂与β受体阻滞剂、血管紧张素转化酶抑制剂(angiotensin-converting enzyme inhibitors,ACEI)及利尿剂配伍应用时其降压效果更好,可根据病情酌情予以选用。对高血压合并冠心病、心绞痛、心律失常、脑血管疾病及外周血管病者,选用相应的钙通道阻滞剂不仅能降低血压,而且对其合并症治疗也十分有效,但钙通道阻滞剂远期应用能否降低心血管并发症的发生与死亡,国际上尚未取得一致意见,仍有待于前瞻性大规模长效钙通道阻滞剂抗高血压临床试验加以验证。国内近期已结束的一项临床多中心研究观察了尼群地平对老年单纯收缩期高血压的影响,初步表明钙通道阻滞剂对高血压病脑血管并发症有降低发生率作用,但对心血管并发症的发生似乎影响不明显。

近来,有人认为在预防高血压患者主要心血管事件中,钙通道阻滞剂的作用不及β受体阻滞剂或小剂量噻嗪类利尿剂。美国一权威性荟萃资料分析了9个临床试验共27 743例患者,结果发现在降低血压方面,钙通道阻滞剂与β受体阻滞剂、ACEI及噻嗪类利尿剂没有明显差异;但服用钙通道阻滞剂组的患者中,急性心肌梗死和心力衰竭发生的危险性分别增加了26%,主要心血管事件危险增加了11%。因此,Furberger等认为,β受体阻滞剂、ACEI及小剂量噻嗪类利尿剂仍然是治疗高血压的首选药物,只有在这些药物治疗失败或患者不能耐受时,才考虑换用钙通道阻滞剂。然而,2000年公布的NORDIL试验便很快否定此说。NORDIL试验证实,硫氮䓬酮在治疗高血压时与利尿剂、β受体阻滞剂比较,不仅同样具有显著减少心血管事件发生和死亡的效果,而且比利尿剂、β受体阻滞剂减少了20%的脑卒中发生率。硫氮䓬酮的良好疗效,可能与其逆转左心室肥厚、交感神经激活作用小及抑制心律失常等发生有关。针对伴有至少一项心血管高危因素的高血压患者进行治疗的INSIGHT试验更进一步证实,拜新同(一种长效的硝苯地平制剂)组和利尿剂(氢氯噻嗪和米吡嗪联用)组的终点事件(包括心肌梗死、脑卒中、心血管病死亡和心力衰竭等)发生率没有差别,总的事件的发生率均为12%,且拜新同单药治疗即可有效控制血压,长期用药无增加癌症和严重出血的危险性,从而确立了钙通道阻滞剂用药的安全性。上述资料充分说明,钙通道阻滞剂仍是可供选用的一线抗高血压药物,特别是其价格低廉、疗效可靠,更适合于国内治疗高血压病的应用。

目前,对钙通道阻滞剂降压应用的新趋势是:①第3代二氢吡啶类药物如氨氯地平、非洛地平等,降压有效而作用时间长;②非二氢吡啶类药物如维拉帕米,尤其是其缓释型制剂,虽然对心脏的选择性强,但能降低血浆去甲肾上腺素,因此,对应激状态及扩张周围血管,降压有独特作用;③短效的硝苯地平在降压治疗中对无明显并发症的老年人疗效较好,由于其交感激活作用,对大多数中青年患者不适用,已有两项前瞻性的临床试验对短效硝苯地平及利尿剂与ACEI的降压效果进行比较,发现三类药物的降压作用相同,但前者防止心血管事件的发生明显较后两者减少。此外,人们在临床实践中还发现,若二氢吡啶类药物降压无效时通常加服利尿剂不能增强其疗效;相反,高Na^+饮食可加强其疗效,可能与钙通道阻滞剂有内源性钠利尿作用有关,当摄取Na^+增加、体内Na^+增高时也可调节钙通道阻滞剂受体的结合率。

降压谷峰值比率(T∶P)是1988年由美国食品和药品监督管理局提出的一项评价降压药优劣的指标,近年来已被作为降压药筛选与审批新药的标准。T∶P亦即降压药最小与最大疗效之比率,提出此概念的目的在于强调稳态给药结束后血压应控制满意且降压作用须平稳维持24小时之久,以避免血压的过大波动。美国食品和药品监督管理局认为,理想的降压药谷值效应至少应为峰值效应的50%,即T∶P≥50%。据报道缓释硝苯地平10～30 mg,每天1次,T∶P为50%;氨氯地平5～10 mg,每天一次,T∶P为66%;拉西地平的T∶P亦≥60%,提示钙通道阻滞剂是一类较为理想的降压药物。

(二)快速型心律失常

目前,用于治疗心律失常的钙通道阻滞剂均为有电生理效应的药物,如维拉帕米、盖洛帕米、硫氮䓬酮及哌克昔林等。其中,维拉帕米可抑制慢反应细胞的V_{max},延缓房室结慢径路的传导,从而终止房室结双径路的折返激动,已成为目前治疗房室结内折返性心动过速的首选药物。对于房性心动过速、心房扑动和心房颤动患者,钙通道阻滞剂可通过抑制房室传导而减慢其心室率,一部分患者可转复为窦性心律。此外,钙通道阻滞剂尚可减轻延迟后除极的细胞内Ca^{2+}超负荷,阻断早期后除极的除极电流,抑制触发活动性心律失常,对部分室性心律失常有效。近年来屡有报道,维拉帕米或硫氮䓬酮对缺血性再灌注心律失常有预防作用,对左心室肥厚所合并的恶性室性心律失常也有潜在的治疗价值,可防止患者猝死。

(三)缺血性心绞痛及动脉粥样硬化

大多数钙通道阻滞剂具有扩张冠状动脉、解除冠状动脉痉挛、增加冠脉血流作用,并能降低心脏前、后负荷及减弱心肌收缩力,从而减少心肌耗氧量、恢复氧供需平衡,因此可用于各种类型的心绞痛治疗,尤其对变异性心绞痛效果较好。目前,多数学者更趋向于选择维拉帕米、硫氮䓬酮及长效二氢吡啶类制剂,短效的硝苯地平已较少应用,因有报道部分患者用硝苯地平后心绞痛症状加重,这可能与用药后血压下降太大、冠状动脉血流灌注减少或反射性心率加快、不利于氧供求平衡有关,也可能为冠状动脉侧支循环再分布产生"窃血现象"所致。近年来某些试验及临床研究提示,钙通道阻滞剂有"心血管保护作用",可抑制氧自由基所致的脂质过氧化作用,减轻缺血与再灌注损伤。已有资料证实,钙通道阻滞剂用于经皮冠脉腔内血管成形术(PTCA)及溶栓后的缺血再灌注治疗取得较好效果。

自1981年国外学者Henry和Bentley首次报道硝苯地平对试验性动脉粥样硬化的抑制作用以来,10余年间钙通道阻滞剂的抗动脉粥样硬化作用日益受到关注。动脉粥样硬化是一缓慢的发病过程,其病理改变主要为动脉管壁的Ca^{2+}沉积(钙化)及由Ca^{2+}作为信息物质所介导的内皮细胞损害、脂质沉积、动脉中层平滑肌细胞增殖及迁移、血小板聚集甚或血栓形成为其特征。钙通道阻滞剂通过减少Ca^{2+}沉积及细胞内Ca^{2+}超负荷,可有效地保护血管内皮细胞、维持胞膜的完整性与通透性,抑制血栓烷素A_2(TXA_2)及内皮素(ET)形成、刺激前列环素(PGI_2)的释放,以此延缓或削弱动脉粥样硬化的发病。维拉帕米、硫氮䓬酮及大多数二氢吡啶类钙通道阻滞剂的抗动脉粥样硬化作用均曾有过报道。国际硝苯地平抗动脉粥样硬化研究(INTACT)发现,与安慰剂组比较,治疗3年时冠状动脉粥样硬化新生病灶的危险性降低28%,继续治疗3年则新生病灶的危险性进一步减少78%,证实硝苯地平可有效抑制冠状动脉粥样硬化的进程。

(四)心肌肥厚

钙通道阻滞剂应用于高血压性心脏病或肥厚性心肌病,不但能增加心肌活动的顺应性、改善心脏舒张功能,而且可减轻甚或逆转心肌肥厚,目前已证实对心肌纤维增殖有抑制作用的药物中,钙通道阻滞剂较大多数药物作用强而仅次于 ACEI 类。对于肥厚性梗阻型心肌病,钙通道阻滞剂治疗时并不增加其收缩期流出道的压力阶差。

(五)脑血管及中枢神经系统疾病

正常情况下大脑具有稳定的较高的氧代谢,维持人体中枢功能必须有充足的脑血流,否则,脑灌注不足经一定时间可迅速产生乳酸,酸中毒又使脑血流调节功能丧失,进而引起脑细胞代谢衰竭甚至导致坏死。已知休息时神经元细胞内 Ca^{2+} 较胞外低 10^4 倍,胞内 Ca^{2+} 浓度常在脑缺血损伤时增加,而胞内 Ca^{2+} 超负荷则又加剧脑细胞损伤死亡,从而形成恶性循环。近年来大量研究证实钙通道阻滞剂可抑制这一过程,并通过脑血管扩张作用改善脑血流供应,因而用于脑缺血、蛛网膜下腔出血、脑复苏及偏头痛取得一定效果,几组大型临床试验已就尼莫地平对缺血性脑卒中的作用得出肯定结论;最近,ASCZEPIOS 试验及 FIST 试验正分别对伊拉地平和氟桂利嗪的作用进行观察,希望不久即可得出结论。

(六)肺与肺动脉疾病

许多呼吸道疾病、肺循环障碍及急性微血管性肺损伤的病理生理均与 Ca^{2+} 有关,如过敏性哮喘时 IgE 介导的肥大细胞释放化学物质及炎症介质(兴奋-分泌耦联)、气管平滑肌痉挛与收缩(兴奋-收缩耦联)、某些血管活性介质的合成及神经冲动的传导等均受细胞内外 Ca^{2+} 的调节,Ca^{2+} 还影响某些趋化作用物质(如白细胞介素)的合成与释放,因而,钙通道阻滞剂对呼吸系统疾病的治疗及预防价值受到广泛重视。试验研究及临床观察发现钙通道阻滞剂可抑制化学递质及气管平滑肌组胺的释放、TXA_2 和 PGF_2 等所诱发的气道平滑肌痉挛,并能抑制冷空气及运动诱导的支气管痉挛,从而减轻支气管哮喘发作。但总的说来,钙通道阻滞剂对呼吸道平滑肌的舒张效应较小,现今仍不能作为一线药物应用。不过,其新一代制剂尤其是气雾剂可能有更大作用。

目前,钙通道阻滞剂对原发性或继发性肺动脉高压的作用虽然报道不多,对病程及预后的影响尚缺乏长期对照研究,但钙通道阻滞剂尤其是硝苯地平对慢性阻塞性肺病的肺动脉高压可降低肺血管阻力,在选择性病例确可改善症状及血流动力学效应,其次研究较多的药物为硫氮䓬酮,但药物的选用剂量及投药方式各家报道不一,尚有待于进一步探讨。

(七)其他

钙通道阻滞剂对肾脏的保护作用、在胃肠道及泌尿生殖系统疾病中的应用等也受到广泛重视并取得重大进展,但仍需不断完善资料及进行长期的对照观察。

四、钙通道阻滞剂在某些心脏疾病应用中的争议与评价

(一)心肌梗死

钙通道阻滞剂能否用于急性心肌梗死,目前意见不一。部分学者认为,钙通道阻滞剂用于心肌梗死早期可限制或缩小梗死面积。1990 年的丹麦维拉帕米二次心肌梗死试验(DAVIT Ⅱ)表明维拉帕米可减少再梗死;DAVIT Ⅰ 及 DAVIT Ⅱ 的汇集资料证实了维拉帕米治疗组患者心血管事件、死亡率及再梗死率均降低,其疗效类似于多数 β 受体阻滞剂。对于心电图显示的无Q波性心肌梗死,早期(24～72 小时)应用硫氮䓬酮可显著减少再次心肌梗死及梗死后难治性心绞痛的发生率,目前已引起临床广泛注意。新近有人观察了维拉帕米与非洛地平对心肌梗死后心率变异性的影响,提示维拉帕米能增加副交感神经活性、恢复交感与副交感神经的平衡,对心肌梗死早期心率变异性有较好影响,而非洛地平则无此作用,这可能是维拉帕米改善心肌梗死患者预

后的重要原因之一。但也有相反报道认为,钙通道阻滞剂非但不能减少心肌梗死患者死亡与再梗死危险,反而能增加其死亡率,1995 年 3 月,Psaty 等在美国第 35 届心血管病流行病学与预防年会上提出,使用硝苯地平者与用利尿剂、β 受体阻滞剂比较,心肌梗死危险增加 60%;Furberger 等也收集了 16 个硝苯地平用于冠心病治疗的随机二级预防试验资料,于同年 9 月再次报道中等到大剂量的短效钙通道阻滞剂硝苯地平能增加冠心病死亡率,有学者并由此推及其他钙通道阻滞剂(特别是二氢吡啶类)也有类似的不良反应,曾一度引起学者们的关注。尽管 Braun 等曾于次年在世界著名的《美国学院心脏病杂志》撰文不支持所谓钙通道阻滞剂在治疗各类慢性冠心病时将会增加其死亡危险比率或对心肌梗死存活有不利影响的观点,Norman 也认为将大剂量短效硝苯地平(每天用量≥80 mg)的假定危险等同于已被证实对高血压和心绞痛有效而安全的合理剂量的长效钙通道阻滞剂,这种盲目扩大及不合理应用是错误的,但对于心肌梗死患者应用钙通道阻滞剂,医药界目前已引起重视并持审慎态度。多数学者认为,心肌梗死早期除非有适应证,否则不应常规使用钙通道阻滞剂,如需选用时,当充分估计所选药物的负性肌力,以及对心率、血压及传导系统的影响。

(二)心功能不全

维拉帕米、硫氮䓬酮等有负性肌力的药物一般应避免应用于收缩功能障碍的充血性心力衰竭患者,此早已成为人们的共识。已有研究证实维拉帕米可使充血性心力衰竭恶化,MDPIT 试验也表明硫氮䓬酮可增加心肌梗死后伴有左心室功能不全患者的病死率。然而,二氢吡啶类钙通道阻滞剂能否应用于充血性心力衰竭仍存有较大争议。起先人们认为,钙通道阻滞剂可使血管扩张、降低心脏前、后负荷以利于心脏做功,且可改善心肌缺血、防止心肌病变时的心肌细胞内 Ca^{2+} 积聚及局部微血管痉挛而出现的心肌局灶性坏死,因而钙通道阻滞剂可能有助于充血性心力衰竭的治疗,钙通道阻滞剂曾被推荐为治疗轻、中度充血性心力衰竭的首选药物,寄希望于充血性心力衰竭早期应用能阻止原发病的进一步发展恶化,在晚期则可降低心脏后负荷、改善心脏作功能力使充血性心力衰竭缓解,有学者观察到氨氯地平、非洛地平等可改善充血性心力衰竭患者的血流动力学效应;不过,随后的进一步观察却发现硝苯地平及某些二氢吡啶类药物使心功能恶化,究其原因时许多学者把钙通道阻滞剂对充血性心力衰竭的不利影响归咎于其负性肌力作用及反射性兴奋交感神经和激活肾素——血管紧张素系统的作用。目前尚无大规模的临床试验评价硝苯地平对充血性心力衰竭的远期影响。初步研究表明,新一代的血管选择性钙通道阻滞剂可缓解症状、提高运动耐量,其神经内分泌激活不明显。前瞻性随机氨氯地平存活评价(Prospec-tive Randomized Amlodipine Survival Evaluation,PRAISE)及 PRAISE2 分别对氨氯地平在严重充血性心力衰竭中的作用及氨氯地平用于治疗心力衰竭患者的高血压或心绞痛的安全性进行了评价,试验结果提示人们:①尽管氨氯地平未加重患者的心力衰竭及增加心肌梗死、致命性心律失常或因严重心血管事件的住院率,但该药亦未能进一步改善心力衰竭患者预后,因而,在充分使用心力衰竭现代药物治疗的基础上,不宜将氨氯地平作为针对心力衰竭的常规治疗药物。②心力衰竭患者常合并控制不满意的高血压或心绞痛,此时,应首选 ACEI、利尿剂、β 受体阻滞剂等进行治疗。如果这些药物仍不能控制心力衰竭患者的高血压或心绞痛,或患者不能耐受这些药物时,使用长效钙通道阻滞剂氨氯地平是安全的,它与传统的短效钙通道阻滞剂不同,该药并不恶化心力衰竭患者的心功能或预后。

近些年来,随着对心脏功能研究的不断深入,对心功能不全的认识也有了较大提高,心脏舒张功能障碍及无症状心功能不全逐渐受到重视。肥厚性心肌病或高血压、冠心病的早期,心脏收缩功能可能正常,而心脏舒张功能已有损害,此时洋地黄等正性肌力药物的应用受到限制,越来越多的研究表明,维拉帕米、硫氮䓬酮及氨氯地平等可改善患者的舒张功能,显示了钙通道阻滞剂在改善心脏舒张功能方面的良好应用前景。

五、药物介绍

(一)维拉帕米及其同系物

本品为人工合成的罂粟碱衍化物,为最早被研究应用的钙通道阻滞剂,1962 年由 Hass 首先合成并用于临床。

1.化学结构(图 3-1)

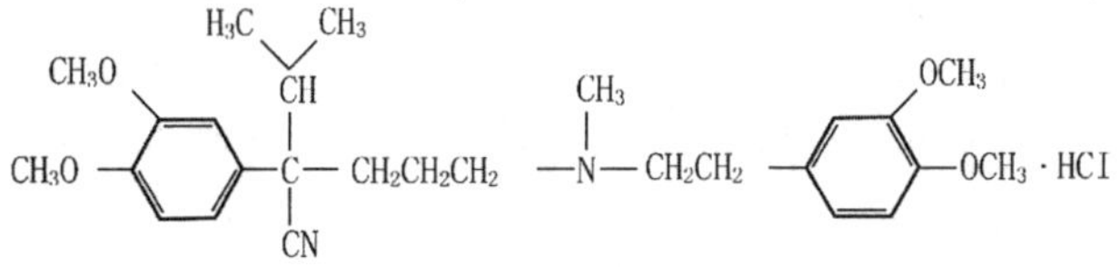

$$H_3C\ \ CH_3$$
$$CH_3O$$
$$\quad\quad\quad CH \quad\quad\quad\quad CH_3 \quad\quad\quad OCH_3$$
$$CH_3O \quad C\!-\!CH_2CH_2CH_2\!-\!N\!-\!CH_2CH_2\!-\!\quad OCH_3\cdot HCl$$
$$CN$$

图 3-1　维拉帕米化学结构

2.理化性质

本品为白色或类白色结晶性粉末,无臭、味苦,熔点为 141～145 ℃,溶于水、乙醇或丙酮,易溶于甲醇、氯仿,不溶于乙醚。5% 水溶液 pH 为 4.5～6.5。

3.药动学

静脉给予维拉帕米后 1～2 分钟即可测出血流动力学效应(血压降低)和电生理效应(P-R 间期延长),但前者效应时间短暂,5 分钟时低血压效应即达高峰,10～20 分钟作用消失;后者作用时间较长,其负性传导作用 10～20 分钟为顶峰,6 小时时仍可测出,提示房室结组织对该药有明显的亲和力。维拉帕米血浆浓度＞75 ng/mL 时,阵发性室上性心动过速即可转复为窦性心律,一次静脉给药 0.1～0.15 mg/kg 即可达此浓度,继后按每分钟 0.005 mg/kg 静脉点滴,能较长时间地维持血浆治疗浓度。

口服维拉帕米几乎从胃肠道完全吸收,但由于通过肝脏时的首过效应,其生物利用度已降至 10%～35%,因此,欲得到与静脉注射给药相等的药理效果,口服剂量与静脉注射剂量应有明显差别,即口服剂量要比静脉注射大 8～10 倍才能达到相应的血液浓度。血清中 90% 的维拉帕米与蛋白结合,半衰期为 3～7 小时。口服或静脉注射药物 70% 以代谢产物的形式由肾脏排泄,15% 经胃肠道排出,只有 3%～4% 以原形在尿中出现。维拉帕米经肝脏通过 N-脱甲基作用和 N-脱羟基作用产生多种代谢产物,其主要代谢物去甲基维拉帕米的血流动力学效应和冠状动脉扩张作用强度较弱,活性仅为母体成分的 20%。此外,服用相同剂量的维拉帕米时,患者之间血浆中的浓度可有差异,但血浆浓度＞100 ng/mL 时,血浆浓度与疗效之间的相关性已甚小。

4.治疗学

(1)室上性快速型心律失常:维拉帕米阻抑心肌细胞膜钙慢通道,使钙内流受阻,可抑制窦房结和房室结慢反应细胞动作电位 4 位相自动除极化速率,降低其自律性并抑制动作电位 0 相除极速度和振幅,减慢冲动传导、延长房室传导时间,尤其使房室结有效不应期显著延长,使单向阻滞变为双向阻滞,从而消除折返,临床上用于阵发性室上性心动过速,能有效地使其转复为窦性心律(有效率达 80%～90%),尤其是对房室结折返性心动过速更为有效,是紧急治疗阵发性室上性心动过速患者的首选药物。对心房扑动或心房纤颤患者,可减慢其心室率,个别患者可转复为窦性心律(心房纤颤转复率仅 2%～3%)。

用法及用量:一般于阵发性室上性心动过速发作时,首次静脉给予维拉帕米 3～5 mg(小儿)和 5～10 mg(成人),稀释于 10～20 mL 葡萄糖注射液中缓慢静脉推注,如无效时 20～30 分钟后可重复注射,总量不宜超过 20 mg。频繁发作阵发性室上性心动过速的患者,继后以每天 320～480 mg 口服,可有效地预防复发;心房纤颤或心房扑动患者,于初始注射 5～10 mg 后通常能减慢心室率至 80～110 次/分,此后可继续静脉滴注或口服维持此心率。

Fleckenstein 曾观察过 18 例心房扑动患者静脉注射维拉帕米 10 mg 的治疗效果,发现用药后 15 例心室率减慢(其中 4 例转为窦性心律),有效率为 83.3%,心房扑动转复率为 22.2%(4/18)。注意静脉注射给药期间应严密监测血压与心电图。对预激综合征合并的快速心律失常应根据电生理检查结果决定是否选用,本药对预激综合征并发阵发性室上性心动过速而 QRS 波群不增宽者(心房激动经房室结正向传入心室),则疗效较好,可中止发作,否则应避免使用;对心房纤颤或心房扑动合并预激综合征时,由于本药可使更多的心房激动经旁路传入心室,以致心室率增快甚或诱发心室纤颤,故应忌用。本药对房性期前收缩有一定效果,对室性心律失常则效果较差。

(2)缺血性心脏病:维拉帕米通过 Ca^{2+} 拮抗作用松弛血管平滑肌,能有效地降低血管阻力、减轻心脏射血负荷及预防冠状动脉痉挛;另外,该药的负性变时及负性变力作用有利于减低心肌氧耗及增加舒张期冠状动脉血流灌注,对缺血性心脏病治疗有效,临床可用于劳力性心绞痛、变异型心绞痛及不稳定型心绞痛。劳力性心绞痛患者,平均每天剂量 240～480 mg,可有效地缓解劳力性心绞痛,其用量每天 320～480 mg 的疗效类似或优于 β 受体阻滞剂,对变异型心绞痛(平均口服剂量每天 450 mg)及不稳定型心绞痛(口服剂量每天 320～480 mg)也收到良好效果,其心绞痛发作次数和硝酸甘油用量减少,暂时性 ST 段偏移得以改善。一般应用方法:维拉帕米开始口服 40～80 mg,每 8 小时一次,以后递增至每天 240～360 mg 或更大耐受剂量。

(3)肥厚性心肌病:临床研究证实,维拉帕米不仅降低心脏后负荷、左心室与流出道间压力阶差及直接抑制心肌收缩力,而且能减轻甚或逆转心肌肥厚。近期一项研究观察了 7 例肥厚型心肌病患者每天口服维拉帕米 360 mg,连服 1 年、1 年半及 2 年时的治疗效果,发现患者不但临床症状(心前区疼痛、劳力性呼吸困难、晕厥)减轻,左心室顺应性改善,而且经电镜检查显示治疗后心肌细胞结构较前清晰、肌束走向紊乱变轻、肌原纤维排列仅轻度异常。还有研究报道维拉帕米在减轻左心室肥厚的同时可减少 74% 室性心律失常,并降低其严重性。

(4)轻、中度高血压:尤其适合于老年高血压患者的治疗。一般治疗剂量为每天 80～320 mg。治疗初期可口服维拉帕米 40 mg,一天 3 次,若 1 周后无效渐增至 80 mg,一天 4 次,一般于用药 4 周后血压趋于稳定在正常水平,其总有效率可达 92.5%,心率由治疗前平均 86 次 降至 72 次/分。血压稳定 4 周后可逐渐减至最小有效剂量维持治疗。

(5)应激状态或窦性心动过速:心率增加是处于应激状态的重要指标之一,心率增快常与高血压、TC 及 TG 升高、体重指数升高、胰岛素抵抗、血糖升高及 HDL- ch 降低等密切相关,故心率增快是心血管病和死亡的一个独立危险因素。人心率的快慢与寿命的长短呈反比,故控制心率、去除应激状态十分必要。目前认为使用维拉帕米控制心率较使用 β 受体阻滞剂可能更好,因维拉帕米不会引起继发性血儿茶酚胺或去甲肾上腺素水平升高。用药方法:口服维拉帕米,使心率控制在 50～60 次/分。

(6)特发性室性心动过速:特发性室性心动过速主要指无器质性心脏病基础的分支性室性心动过速,室速发作时常表现为左束支阻滞合并电轴左偏或右偏。该类室速有时对其他抗心律失常药物反应不佳,而对维拉帕米的治疗反应良好,故有人又称为"维拉帕米敏感性室速"。

5.药物相互作用

(1)与地高辛合用:维拉帕米可使地高辛的肾脏和非肾脏清除减少,它虽不影响肾小球滤过率,但可使地高辛的肾小管分泌明显下降,两药合用时,地高辛总清除率平均减低35%,血药浓度增加40%。有人指出,地高辛血药浓度增加发生在两药合用的7~14天之后。血清地高辛浓度的增加易导致洋地黄中毒,故有人主张两药应避免联合用药。若必须合用时应彼此减少各自的用量,或地高辛减少35%。

(2)与普萘洛尔合用:维拉帕米和普萘洛尔均有 Ca^{2+} 拮抗作用,前者可阻碍 Ca^{2+} 通过细胞膜,后者能抑制 Ca^{2+} 在肌浆网内摄取和释放,故两药合用时可产生相加的负性肌力、负性频率及负性传导作用,易诱发低血压、呼吸困难、心动过缓、心力衰竭甚或心脏停搏。一般应于维拉帕米停药2周后方可应用普萘洛尔。

(3)与硝酸酯类合用:维拉帕米与硝酸甘油合用,后者增加心率的不良反应可为前者所抵消,而治疗作用相加,故两者合用对治疗难治性心绞痛效果较好,但合并用药可引起血压轻度下降,应用时宜注意。

(4)与某些抗心律失常药合用:维拉帕米和奎尼丁合用时可发生直立性低血压,两者合用治疗肥厚型心肌病时更是如此,这种不良反应可能是奎尼丁、α肾上腺素的阻滞效应和维拉帕米周围血管扩张的联合作用结果;同理丙吡胺与维拉帕米合用时也应小心;维拉帕米与胺碘酮合用,由于两者均可抑制窦房结自律性、房室传导和心肌收缩力,故可诱发心率减慢、房室传导阻滞、低血压和心力衰竭。

(5)与其他药物合用:维拉帕米增加血清卡马西平浓度,对血清卡马西平浓度稳态患者应避免长期使用;长期口服锂剂治疗者应用维拉帕米后血清锂浓度常可降低;维拉帕米还可增加异烷的心肌抑制作用及神经肌肉阻滞剂的作用,亦增加茶碱的血浓度;肝酶诱导剂(如利福平、巴比妥类、苯妥英钠、扑米酮和卡马西平)可使维拉帕米血浓度降低;磺吡酮明显增加维拉帕米的清除率,口服维拉帕米的生物利用度可从27%降低至10%;抗癌药物COPD(环磷酰胺、长春新碱、丙卡巴肼和泼尼松)或VAC(长春地辛、多柔比星和顺铂)化疗方案与维拉帕米合用时,维拉帕米的浓度-时间曲线下面积(AUC)降低35%。

6.不良反应与防治

不良反应发生率为9%~10%,严重反应需停药者仅占1%。口服维拉帕米耐受良好,不良反应轻微,较常见的主要为胃部不适、便秘、眩晕、面部潮红、头痛、神经过敏和瘙痒,其中便秘和无症状的一度房室传导阻滞常超过半数,两种不良反应无须改变其用药,便秘可用缓泻剂(如麻仁丸)加以控制,其余不良反应大多较轻,可稍减量或加用其他药物。个别患者可伴发踝部水肿,通常并非充血性心力衰竭的表现,可用缓和的利尿剂治疗。

静脉注射维拉帕米时,血压常有一过性轻度下降,偶可发生严重的低血压和房室传导障碍。有窦房结功能不良、传导系统疾病或已给予β受体阻滞剂的患者,静脉注射给药可引起严重的窦性心动过缓、心脏传导阻滞甚或心脏停搏。此外,充血性心力衰竭患者,维拉帕米可引起血流动力学恶化。上述情况一旦发生,应立即进行抢救。在大多数情况下,静脉注射阿托品(1 mg)可改善房室传导,葡萄糖酸钙1~2 g静脉注射(以等量25%葡萄糖注射液稀释至10~20 mL,以小于每分钟 2 mL 速度注射)然后以 5 mmol/h 静脉滴注维持,有助于改善心力衰竭。血压低者可静脉滴注多巴胺,发生严重心动过缓时可肌内注射或静脉滴注异丙肾上腺素。药物治疗无效时应采用胸外心脏按压及心脏起搏暂时维持,直到维拉帕米短时间的作用消失为止。

充血性心力衰竭、病窦综合征、二至三度房室传导阻滞、洋地黄中毒和低血压患者应忌用。曾有维拉帕米引起肝脏毒性的报道,因此肝功能不良者应慎用。

7.制剂

片剂:40 mg。

注射剂(粉):5 mg。

(二)硝苯地平及其他二氢吡啶衍生物

1.化学结构(图 3-2)

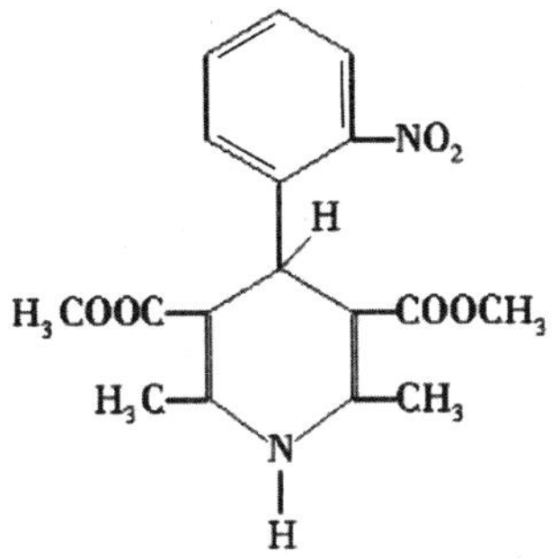

图 3-2　硝苯地平化学结构

2.理化性质

本品为黄色针状结晶或结晶粉末,无臭、无味,熔点 171.5～173.5 ℃。不溶于水,微溶于甲醇、乙醇、乙醚,易溶于丙酮、氯仿、醋酸乙酯。遇光不稳定。

3.药动学

口服或舌下含服硝苯地平后几乎完全被吸收(>90%),仅 20%～30%经门静脉为肝脏所摄取代谢,生物可用度达 65%以上。口服给药 15 分钟起效,1～1.5 小时血药浓度达高峰,作用时间可持续 4～8 小时;舌下给药 2～3 分钟起效,15～20 分钟达高峰。硝苯地平大部分与蛋白结合,转变为无活性的极性形式,其中绝大部分经氧化而成为一种“游离酸”,小部分被转变为内环酯。代谢产物几乎 80%经肾排泄(其中 90%在 24 小时内排出);也有一部分经肠肝循环而被吸收,经胃肠道排泄的代谢产物占 15%;只有微量的原形硝苯地平在尿中出现。生物半衰期 4～5 时,需多次给药始能达到有效血浓度。长期服用期间该药或其代谢产物无蓄积作用,对其他药物血浆浓度也不构成明显影响,故可与硝酸盐、β 受体阻滞剂、地高辛、呋塞米、抗凝剂、抗高血压药及降血糖药合用。

拜新同控释片具有推拉渗透泵系统,可使药物恒定释放 16～18 小时,口服吸收好,一次给药后 6 小时达血药峰值并可使血药浓度平稳地维持 24 小时,生物利用度达 75%～85%。由于药物缓慢释放,血药浓度恒定而无普通制剂给药后的波峰效应,因而更适于临床应用。

4.治疗学

(1)药理作用:与维拉帕米不同,硝苯地平对心肌电生理特别是对传导系统没有明显的抑制作用,所以缺乏抗心律失常作用。它在整体条件下也不抑制心脏,其直接负性肌力作用可为交感神经系统反射性兴奋所完全抵消甚或表现为正性肌力作用。硝苯地平的突出效应在于松弛血管平滑肌、减低周围血管阻力,使动脉压下降,减轻左心室工作负荷及心室壁张力,从而降低心肌氧耗;同时使冠状动脉扩张、增加冠状动脉血流、改善对心肌的供氧。此外,硝苯地平尚有促进冠状动脉侧支循环及抗血小板聚集作用。

(2)临床应用如下。

轻、中度高血压及急症高血压:降压作用强大、迅速而完全,一般在给药后 30~60 分钟见效,维持时间达 3 小时。一般高血压患者,每天 20~60 mg,分 3~4 次口服,控释片 30~60 mg,每天 1 次;高血压危象或高血压伴有急性左心衰竭者,可立即舌下含服 10~20 mg,待血压下降并平稳后改为口服维持。

各种类型的心绞痛:硝苯地平广泛应用于变异型心绞痛,疗效高,能显著减少心绞痛的发作次数和硝酸甘油用量,长期口服治疗可控制 50% 心绞痛患者的发作,90% 的患者症状得以减轻;对慢性稳定型心绞痛效果亦佳,可使 70% 患者心绞痛改善,运动耐量增加 30%;不稳定型心绞痛(冠状动脉阻塞兼痉挛)患者,当住院用 β 受体阻滞剂或静脉滴注硝酸甘油无效时,选用硝苯地平通常可收到良好效果。此外,伴有窦房结功能不良、房室传导障碍的心绞痛患者,这些不适于维拉帕米治疗者仍可选用硝苯地平。剂量与用法:舌下、口服及静脉给药均可。舌下含服每次 10 mg,10 分钟即可起效;口服每次 10~20 mg,每天 3 次;静脉注射每次 1 mg。控释片每天 1 次给药 30~90 mg。

肺动脉高压:适于伴左至右分流的先心病肺动脉高压及原发性肺动脉高压,患者舌下含服硝苯地平 1 小时后,肺动脉压、肺总阻力指数及肺血管阻力指数明显下降,心排血量、心排血指数及氧输送量明显增加,血流动力学指标有所改善。推荐用药剂量:体重<30 kg 者 1 次 10 mg,30~60 kg 者 1 次 20 mg,>60 kg 者 1 次 30 mg,碾碎舌下含化或口服,若耐受良好可长期服用,每天 120~240 mg,分次口服。

雷诺病:硝苯地平口服,每次 10~20 mg,每天 3 次,有效率可达 60%~88%。

5.不良反应与防治

不良反应主要由其扩张周围动脉所致。长期用药的患者 5% 出现头痛,其他不良反应尚有头晕、面色潮红、低血压、肢端麻木、恶心、呕吐、乏力、精神不振、牙龈肿胀及踝部水肿,因反应轻微,一般无须停药。硝苯地平所致的钠潴留,加服利尿剂大多可以防止。长期用药只有 4.7% 的患者因不良反应严重而停药。少数患者服用硝苯地平 30 分钟后心绞痛或心肌缺血加重,可能是由于严重的冠状动脉固定性狭窄再加上血压下降或心率加快,使冠状动脉灌注不足致心肌氧供求失衡,也可能是冠状动脉"窃血"所致。偶有硝苯地平可引起红斑性肢痛和粒细胞缺乏症的报道。硝苯地平唯一的绝对禁忌证是低血压。

6.药物相互作用

(1)与 β 受体阻滞剂合用:两药合用时,由于 β 受体阻滞剂减弱了硝苯地平的反射性心动过速作用,常有良好效果且不良反应减少,适用于高血压或缺血性心脏病的治疗。

(2)与硝酸酯类合用:两药均可引起头痛、面红、心率加快及血压下降,当合用治疗心绞痛时虽正性作用相加,但同时不良反应加重,故一般不提倡两药合用。

(3)与阿司匹林合用:与阿司匹林并用能明显增强阿司匹林的抗血小板聚集和抗血栓形成作用,并减少其用量和不良反应。两者并用的体内效果优于体外,此可能与硝苯地平促使 PGI_2 生成、抑制 Ca^{2+} 内流及扩张血管作用有关,但亦应注意,两者合用易诱发出血倾向。

（4）与其他药物：可使血清奎尼丁浓度明显降低，从而减弱奎尼丁的抗心律失常作用，但停用硝苯地平后，血清奎尼丁浓度会反跳性增加；动物试验中，硝苯地平与氟烷对离体大鼠心肌有相加的负性变力作用；西咪替丁可降低肝血流量，是肝细胞微粒体药物代谢氧化酶的强力抑制剂，与硝苯地平联用时可降低硝苯地平的清除率，合用时硝苯地平剂量应减少40％。

7.制剂

片剂：10 mg。

控释片：20 mg；30 mg。

胶囊剂：5 mg。

（刘汉南）

第二节　β受体阻滞剂

肾上腺素β受体阻滞剂的出现是近代药理学的一项重大进展，是药理学发展的典范。自第一代β受体阻滞剂——普萘洛尔问世以来，新的β受体阻滞剂不断涌现，加速了受体学说的深入发展，目前β受体阻滞剂治疗指征已扩大到多种脏器系统疾病，近年来又有重要进展。

β受体阻滞剂属抗肾上腺素药，能选择性地与肾上腺素受体中的β受体相结合，从而妨碍去甲肾上腺素能神经递质或外源性拟肾上腺素药与β受体结合，产生抗肾上腺素作用。根据β受体的药理特征可将其分为选择性和非选择性两类，部分β受体阻滞剂具有内源性拟交感活性。

一、β受体阻滞剂的药理作用及应用

（一）药理作用

1.受体选择性

受体选择性也称心脏选择性作用。β受体分布于全身脏器血管系统，中枢β受体兴奋时，心率加快，肾交感神经冲动增加，尿钠减少；突触前膜β受体兴奋时，可使血压升高。突触后膜β受体包括心脏β受体和血管β受体。肠道、心房和心室以β_1受体为主，左心室的β_2受体占全部受体的1/4；心脏β受体兴奋时，使心率加快，心肌收缩力增强；肠道β_1受体兴奋时，肠道松弛。血管床、支气管、子宫和胰岛等部位的β受体，以β_2受体为主，当β_2受体兴奋时，支气管和血管床扩张，子宫松弛，胰岛素分泌增加。β受体经典地被分为心肌内的β_1受体和支气管及血管平滑肌上的β_2受体，目前对某些β受体尚难分类。近年来研究表明，β_2受体与腺苷酸环化酶的耦联效率高于β_1受体，但由于β_1在数目上比β_2高4倍，且最重要的心脏神经递质-去甲肾上腺素与β_1的亲和力是β_2受体的30～50倍，因此调节正常心肌收缩力的主要受体是β_1受体。位于细胞膜上的β受体是腺苷酸环化酶系统的一部分。它们与鸟苷酸调节蛋白（G），共同组成腺苷酸环化酶系统（RGC复合体：受体-G蛋白-腺苷酸环化酶）。动物离体心房和离体气管试验表明普拉洛尔、阿替洛尔、美托洛尔等对心房肌的效应比对气管平滑肌的效应强10～100倍，故它们为选择性β_1受体阻滞剂。非选择性β受体阻滞剂如普萘洛尔对不同部位的β_1、β_2受体的作用无选择性，故称为非选择性β受体阻滞剂。它还可以增强胰岛素的降血糖和延缓血糖的恢复，并可致外周血管痉挛。这些不良反应都与β_2受体阻断有关；而β_1受体选择性阻断却不同，例如，阿替洛尔没有增强胰岛素降血糖和延缓血糖恢复的作用,普拉洛尔的肢端动脉痉挛反应较普萘洛尔为少。

2.内源性拟交感活性

内源性拟交感活性指其部分激动肾上腺素能受体的能力。在交感神经张力很低的情况下,某些β受体阻滞剂,如氧烯洛尔、吲哚洛尔、醋丁洛尔等具有部分内源性交感激动活性。其激动过程缓慢而弱,远低于纯激动剂,如吲哚洛尔的部分激动作用足以抗衡静息时阻断交感神经冲动所引起的心脏抑制作用,而在运动时交感神经活动增加,β阻断作用表现得较强,于是内源性拟交感活性就显示不出来。

3.膜稳定作用

一些β受体阻滞剂具有局部麻醉作用,如普萘洛尔、醋丁洛尔等,在电生理研究中表现为奎尼丁样稳定心肌细胞电位作用,即膜稳定效应。表现为抑制细胞膜上钠离子运转,降低 0 相上升速度,而对静息电位和动作电位时间无影响。膜稳定作用与β受体阻滞剂作用及治疗作用无关,其主要临床意义仅在于局部滴眼用以治疗青光眼时,局部麻醉作用成为不良反应。因此不具膜稳定作用β受体阻断较强的噻吗洛尔就成为适宜的治疗青光眼的滴眼剂。

β受体阻滞剂的分类方法很多,国内多采用杨藻宸的受体亚型的选择性和内源性拟交感活性为纲的分类方法。近年许多学者根据药物对受体的阻断部位而分为 3 代β受体阻滞剂,如β受体无选择性为第一代,β_1 受体选择阻滞剂为第二代,β_1 受体＋α_1 或 α_2 受体阻滞剂为第三代。这种分类方法已被广大临床医师所接受。

(二)临床应用

各种β受体阻滞剂的药效学和药代动力学彼此不同,作用机制大致相似。目前对β受体阻滞剂的研究旨在寻找不良反应少,特别是对脂质代谢无不良影响的高效品种,寻找对心脏有选择性、兼有α受体阻断活性和直接扩张血管作用的β受体阻滞剂,以及半衰期短的超短效品种。β受体阻滞剂可用于治疗下列疾病。

1.心律失常

β受体阻滞剂抗心律失常机制,主要是通过阻断儿茶酚胺对心脏β受体介导的肾上腺素能作用,从而延长房室结不应期;其次是阻断细胞钙离子内流,此与β受体阻断效应无关。β受体阻滞剂既有轻度镇静作用,又可阻断儿茶酚胺的心脏效应。具有膜稳定作用的β受体阻滞剂,比具有内源性拟交感活性者更有优越性,因为后者对β受体的内在轻度兴奋作用不利于室性心律失常的控制。现已证明,β受体阻滞剂对于因运动而增加的或由运动引起的室性期前收缩,具有显著的抑制作用。长程普萘洛尔或美托洛尔治疗,可预防急性心肌梗死后 3 个月内室性期前收缩次数及其复杂心律失常的发生率,并可抑制短阵室性心动过速复发,使梗死后 1 年内死亡率降低 25%。而β受体阻滞剂对溶栓再灌注早期心律失常未见明显效果,但不排除降低再通后室颤发生的可能性。β受体阻滞剂还可用于治疗窦性心动过速、快速性室上性心动过速(包括心房纤颤、心房扑动)。

2.心绞痛

β受体阻滞剂在治疗心绞痛时欲达到临床满意的效果,用量必须足以产生明显的β受体阻断效应。一般而论,β受体阻滞剂抗心绞痛作用是通过减慢心率、降低血压及抑制心肌收缩力、从而降低心肌需氧量而实现的。所有β受体阻滞剂治疗心绞痛的疗效可能是同等的,因此对没有其他疾病的患者选用何种药物亦不重要。理论上,β受体阻滞剂对变异型心绞痛不利,这是因

为它使 α 受体的生物活性不受拮抗,导致血管收缩。心外膜大的冠脉内 α 受体数量多于 β 受体,用药后由于 β 受体抑制,而 α 受体相对活跃,使得冠状动脉痉挛。

3.心肌梗死

目前临床越来越趋向将 β 受体阻滞剂用于急性心肌梗死的早期;特别是采用静脉给药的方法,β 受体阻滞剂可能降低心室颤动的危险性,也可能使梗死面积不同程度地缩小,长程治疗可明显减少猝死,降低死亡率。β 受体阻滞剂通过降低心率、心肌收缩力和血压而减少心肌耗氧量,还通过降低缺血心脏儿茶酚胺水平,促使冠脉血流发生有利的再分布。据文献报道,早期(胸痛开始 4～12 小时)静脉注射,继以改口服,可降低磷酸激酶峰值。普萘洛尔、普拉洛尔和美托洛尔可改善心肌细胞的缺血损伤、减轻 ST 段抬高,阿替洛尔可保护 R 波,普萘洛尔和噻吗洛尔可减少 Q 波的发生,缩小梗死面积。

4.高血压

β 受体阻滞剂被广泛用作降压药,单独应用时降压效果同利尿剂,但降压的确切机制至今仍然不是十分明确,可能是早期抑制肾素释放及其活性,以减少心排血量。对于高肾素型高血压,特别是 β 受体功能较强的年轻高肾素型患者,疗效较好。有血管扩张作用的 β 受体阻滞剂可降低全身血管阻力,如具有内源性拟交感活性效应的 β 受体阻滞剂。无血管扩张作用的常规 β 受体阻滞剂后期使血管阻力下降,其作用部位可能是抑制突触前膜的 β 受体。对心动过缓、肢体血管病变,或老年人更为适宜。另一方面在高血压合并心绞痛时,减慢心率者似乎更为可取。此外,长期使用 β 受体阻滞剂治疗高血压病可降低高血压患者的心血管病事件的发生率。

研究显示高血压病患者外周血淋巴细胞 β 受体密度较正常人明显增加,但受体亲和力不变(外周淋巴细胞 β 受体密度与心肌细胞 β 受体密度呈显著正相关,两者均受内源性儿茶酚胺的动态调节。)

研究观察到 Ⅰ、Ⅱ 期高血压病患者 β 受体密度明显上调(30.8％与 56.7％),对沙丁胺醇的敏感性显著增加(较对照组分别下降 20.7％与 37.9％),其中并发左心室肥厚者上述二项指标均明显高于无左心室肥厚者。提示心肌 β 受体密度及功能的变化可能与高血压及其并发左心室肥厚有关。在高血压适应性初期阶段,循环内分泌系统(交感-儿茶酚胺系统与肾素-血管紧张素系统)的活化启动了一系列临床型病理生理过程。Lands 报道,原发性高血压患者心血管系统代偿阶段心肌 β 受体密度的上调与血浆肾上腺素及去甲肾上腺素浓度增加有关。心肌肥厚的试验显示 ACEI 的 mRNA 转录,加速 AngⅡ 合成,通过三磷酸肌醇(IP)和二酯酰甘油(DAG)激活蛋白激酶 C,促使转录因子蛋白磷酸化并与 DNA 相互作用。导致心肌蛋白与受体合成增加;心肌受体数目增加,循环内分泌中靶激素的心血管细胞生物活化作用随之增强,通过增加细胞内 cAMP 与蛋白激酶 A 含量,激活转录因子蛋白而参与心肌肥厚的病理过程。

Ⅲ 期原发性高血压患者 β 受体密度明显下调,敏感性显著降低。Stiles 等发现,随着循环内分泌的持续激活,心肌 β 受体可能对靶激素或对 cAMP 及蛋白激酶 A 发生同源或异源脱敏,导致其数目减少,敏感性降低。Katz 提出,超负荷状态下心肌蛋白基因表达异常,也可引起心肌细胞寿命缩短,质量降低。Lejemtel 等则认为,心肌细胞生化异常与能量耗竭是导致心肌受体数目减少、功能减退的主要原因。

这些研究结果为临床上使用 β 受体阻滞剂治疗高血压病提供了理论依据。β 受体阻滞剂降压机制如下。

(1)心排血量降低:服用非内源性拟交感的 β 受体阻滞剂后,心排血量降低 15％,周围血管自行调节使末梢血管阻力减低,血压下降。使用内源性拟交感作用的β受体阻滞剂后,心排血量仅轻度降低,但长期服药治疗可使末梢血管阻力明显降低,血压下降。

(2)肾素分泌受抑制:β受体阻滞剂可使肾素释放减少 60%,血管紧张素Ⅱ及醛固酮分泌减少,去甲肾上腺素分泌受抑制。其中醛固酮的分泌受抑制可能是主要降压机制。

(3)中枢性降压作用:脂溶性β受体阻滞剂容易通过血-脑屏障,刺激中枢α肾上腺素能受体,局部释放去甲肾上腺素,使交感神经张力降低,血压下降。

(4)拮抗突触前膜β受体:突触前膜β₂受体被阻滞后,去甲肾上腺素释放受抑制;但选择性β₁受体阻滞剂无此作用。

(5)其他:普萘洛尔的降压效果能被吲哚美辛所抑制,故其降压作用可能与前列腺素分泌有关。

5.心肌病

(1)肥厚型心肌病:β受体阻滞剂可减轻肥厚心肌的收缩,改善左心室功能,减轻流出道梗阻程度,减慢心率,从而增加心搏出量,改善呼吸困难、心悸、心绞痛症状。目前普萘洛尔仍为标准治疗药物,大剂量普萘洛尔(平均每天 462 mg)被认为可减少室性心律失常。较低剂量的β受体阻滞剂(平均每天 280 mg 的普萘洛尔或相当剂量的其他β受体阻滞剂),对心律失常无效。对可能发生猝死的患者,可能需用其他抗心律失常药物。

(2)扩张型心肌病:近年来研究表明,长期服用β受体阻滞剂对某些扩张型心肌病患者有效,能够逆转心力衰竭及提高远期生存率。Swedberg 讨论了扩张型心肌病β受体阻滞剂应用的经验,认为传统的洋地黄和利尿剂治疗基础上加用β受体阻滞剂可以改善扩张型心肌病患者的临床症状,提高心肌功能和改善预后。详细机制不明,这可能与其心肌保护作用有关。而 Yamada 认为,心肌纤维化的程度和类型可能是判断β受体阻滞剂治疗扩张型心肌病是否有效的重要预测指标。

6.慢性心力衰竭

20 世纪以来,心力衰竭的治疗决策经历了 4 个不同的阶段,尤其 20 世纪 80 年代以来β受体阻滞剂用于治疗心力衰竭,提高了心力衰竭患者远期生存率,降低了病死率。研究证明,心力衰竭不仅是血流动力学的紊乱,而且是神经元介质系统的紊乱,心脏和血管的多种激素系统被激活,如交感神经系统、肾素-血管紧张素-醛固酮系统、心钠素及血管升压素,故用正性肌力药物有时会有害无利,加重心肌缺氧缺血而使心力衰竭恶化。

在心力衰竭病理状态下,β₁受体减少,这时β₂受体密度不变或变化不明显,此时,β₂受体可能发挥重要的代偿作用。使用 RT-PCR 技术研究证明,心力衰竭时,左心室β₂受体 mRNA 水平无变化,β₁受体 mRNA 水平下降,且下降程度和心力衰竭的严重程度呈正相关。研究还证明,β₁受体 RNA 水平的下降和受体蛋白的下降密切相关,说明β受体改变主要是其 mRNA 水平变化引起的β受体的改变,通过 G 蛋白(GS)下降——腺苷酸环化酶活性下降的道路,使水解蛋白激酶不激活或少激活,从而减弱正性肌力作用。

激动剂与受体结合引起信号传导与产生生物效应的同时,往往会发生对激动剂敏感性下降。这种负反馈机制在精确调节受体及自我保护中具有重要意义。β受体对激动剂的反应敏感性降低,心肌收缩力减弱,这种改变叫β受体减敏。β受体对儿茶酚胺的减敏,可维持应激情况下心肌细胞活力,减轻高浓度去甲肾上腺素引起钙超载后对心肌的损伤。但心力储备能力因此下降,使心力衰竭进一步恶化。

导致 β 受体敏感性下调的原因有两种:①受体数量下调;②受体功能受损。

受体数量下降发生较慢,常发生在激动剂刺激数小时到数天,一般 24 小时后才能达到高峰。引起 β 受体数量下降的主要原因有:①受体生成减少减慢,是因基因转录成 mRNA 减少,且受体 mRNA 的半衰期也缩短,导致合成减少。②受体降解增多增快。至于为什么只有 β_1 受体 mRNA 水平下降,而 β_2 受体改变不明显,这主要是由于在对内源性激动剂的亲和力方面,β_1 受体对肾上腺素的亲和力远远小于对去甲肾上腺素的亲和力,而 β_2 受体则相反。心力衰竭时 β,交感神经兴奋,β_1 受体受到交感神经末梢释放的去甲肾上腺素的强烈刺激,使 β_1 受体数目显著减少,而 β_2 受体仅受到血液循环中肾上腺素的轻微刺激,数目减少不明显,故仅表现为轻微功能受损。β 受体功能受损主要因为与 G 蛋白分离,使受体快速减敏,通过这种机制可使受体功能下降 70%。另一种途径是通过蛋白激酶 A 使受体磷酸化,从而直接引起受体脱联与减敏。在受体快速减敏中上述二种酶的活性作用各占 60% 和 40%。

β_1 受体数量下降和功能抑制,导致 β 受体反应性下降,尽管这种下降会保护心肌避免过度刺激,但同时会使心脏对活动的耐受性降低,使心力衰竭进一步恶化。

据此提出心力衰竭用 β 受体阻滞剂治疗的理论:①上调心肌细胞膜的 β 受体数目,增加对儿茶酚胺的敏感性。Heilbram 报道 14 例原发性心肌病并重度心力衰竭患者,使用美托洛尔治疗 6 个月后 β 受体上调到 105%,对 β 受体激动剂的反应性明显提高,使心肌收缩力加强。②降低肾素、血管紧张素 Ⅱ 和儿茶酚胺的水平。③增加心肌修复中的能量,防止心肌细胞内 Ca^{2+} 超负荷。④改善心肌舒张期弛张、充盈和顺应性。⑤抗缺血和抗心律失常作用。还可能有通过部分交感神经作用调节免疫功能。近年来许多学者认为,β 受体阻滞剂,特别是具有额外心脏作用的第三代 β 受体阻滞剂,例如卡维地洛、拉贝洛尔等,可能使心力衰竭的患者血流动力学和左心室功能改善。卡维地洛治疗心力衰竭的机制除了与 β 受体阻滞剂应有关以外,还与其 α 阻滞剂效应及抗氧化作用和保护心肌作用有关。目前至少已有 20 个较大系列临床试验证明,β 受体阻滞剂治疗慢性充血性心力衰竭,可降低病死率,延长患者寿命,改善患者生活质量,减少住院率。临床上经常使用的 β 受体阻滞剂有康克,倍他乐克和卡维地洛等。β 受体阻滞剂适用于缺血性和非缺血性心力衰竭患者,但 NYHA Ⅳ 级严重心力衰竭患者暂不适用于本品,应待心功能达 Ⅱ、Ⅲ 级后再加用本品。使用时,应自小剂量开始(如康可 1.25 mg/d,倍他乐克 6.25 毫克/次),逐渐增加剂量(每 1~2 周增加一次剂量),发挥最好疗效时需 3 个月,故短期内无效者不宜轻易停药。若用药过程中病情恶化则可减量或暂停 β 受体阻滞剂,待心功能好转后,再恢复用药。现主张,慢性心力衰竭患者应坚持长期甚至终身服用 β 受体阻滞剂,洋地黄、利尿剂、ACEI 及 β 受体阻滞剂是目前治疗慢性充血性心力衰竭的常规四联疗法。

β 受体阻滞剂治疗心力衰竭的作用机制为:①减慢心室率;②减少心肌耗氧和左心室做功;③使循环中儿茶酚胺浓度不致过度升高,并能对抗其毒性作用;④有一定抗心律失常作用;⑤膜稳定作用;⑥上调心肌 β 肾上腺素能受体,使受体密度及反应性增加。

β 受体阻滞剂治疗收缩性和舒张性心力衰竭均有一定疗效,适用于下列疾病:①瓣膜性心脏病,特别是合并心室率明显增快者;②冠心病或急、慢性心肌梗死合并轻中度心功能不全者;③原发性心肌病,包括扩张型、肥厚型和限制型;④高血压性心脏病;⑤甲状腺功能亢进性心脏病等。

合并下列疾病者不宜使用:①支气管哮喘;②明显的心动过缓;③慢性阻塞性肺病;④周围血管疾病;⑤心功能 Ⅳ 级症状极严重者。

1999 年 8 月在巴塞罗那召开的第 21 届欧洲心脏病学会会议及 1999 年 6 月在瑞典哥登伯

格举行的欧洲心脏病学会心力衰竭组第三届国际会议上均充分肯定了 β 受体阻滞剂治疗充血性心力衰竭的疗效。会议主要围绕以下几个问题进行了讨论。

(1)β 受体阻滞剂治疗心力衰竭的疗效。与对照组相比,β 受体阻滞剂治疗组:①全因死亡率降低 34%;②猝死率下降 44%;③全因住院率下降 20%;④因心力衰竭恶化住院下降 36%。

(2)β 受体阻滞剂治疗心力衰竭的适应证:①各种原因(包括缺血性和非缺血性)引起的充血性心力衰竭;②无年龄限制(各种年龄组,最高年龄达 80 岁);③无性别差异;④不论是否合并糖尿病或高脂血症;⑤各种级别的心功能(NYHA 分级),但严重的 Ⅳ 级心功能患者除外。

(3)作用机制:①对抗交感神经及儿茶酚胺类物质的不良反应;②减慢心率作用;③减轻心肌缺血;④抗心律失常作用,尤其是减少猝死的发生率;⑤心肌保护作用;⑥降低肾素分泌;⑦改善外周阻力。

(4)用药方法:在具体用药过程中应注意以下几点。①首先使用洋地黄、利尿剂和/或 ACEI 作为基础治疗,待患者症状及体征改善后,再使用 β 受体阻滞剂。②β 受体阻滞剂应从小剂量开始用药,例如康可 1.25 mg/d,倍他乐克 6.25 毫克/次,阿替洛尔 6.25 毫克/次,逐渐增加剂量。经过 15 周加大至最大剂量,如康可 10 mg/d,倍他乐克 25~50 毫克/次。③β 受体阻滞剂治疗心力衰竭发挥疗效较慢,常需 3~6 个月,故短时期内无效或病情轻微加重时,不宜贸然停药。④部分心力衰竭患者用药过程中,病情明显加重,此时应减量 β 受体阻滞剂或停药,待心力衰竭症状改善后再使用 β 受体阻滞剂。⑤β 受体阻滞剂需长期甚至终身服用。⑥β 受体阻滞剂与 ACEI 均可降低心力衰竭患者的死亡率,但 β 受体阻滞剂优于 ACEI;若两药合并则优于单用任一药物,故两药合用疗效更好。

值得注意的是一种无内源性拟交感活性的非选择性 β 受体阻滞剂——卡维地洛,近年来在心力衰竭的治疗中倍受重视。目前至少已有四组临床试验,都在使用洋地黄、ACEI 和利尿剂的基础上加用卡维地洛,剂量从 3.125~6.25 mg,每天 2 次开始,逐渐加量至 25~50 mg,每天 2 次,6~12 个月,结果卡维地洛组死亡危险性较对照组降低 65%,住院危险性降低 27%,显示了良好的临床效果。卡维地洛治疗充血性心力衰竭的主要机制有:①β 受体阻断作用,②α 受体阻断作用,③抗氧化作用。卡维地洛主要适用于慢性充血性心力衰竭 NYHA Ⅱ~Ⅲ 级患者;忌用于严重或需住院治疗的心力衰竭患者,高度房室传导阻滞、严重心动过缓者,休克患者,哮喘患者,慢性阻塞性肺病患者,肝功能减退患者。目前认为,使用卡维地洛治疗充血性心力衰竭应在使用洋地黄、利尿剂和 ACEI 基础上进行,剂量大小应以患者能耐受为准。卡维地洛不宜与硝苯地平合用,以防引起血压突然下降;卡维地洛还能掩盖低血糖症状,故糖尿病患者使用卡维地洛应监测血糖。

7.其他心脏病

(1)二尖瓣狭窄并心动过速:β 受体阻滞剂在休息及活动时都使心率减慢,从而使舒张期充盈时间延长,改善工作耐量。但合并心房纤颤的患者,有时需加用地高辛来控制心室率。

(2)二尖瓣脱垂综合征:β 受体阻滞剂已成为治疗此病伴随的室性心律失常的特效药。

(3)夹层动脉瘤:夹层动脉瘤高度紧急状态时,静脉注射 β 受体阻滞剂,可降低高儿茶酚胺状态、降低血压、减慢心率,阻止夹层扩展,减少临床死亡率。

(4)法洛四联症:应用普萘洛尔,每天 2 次,每次 2 mg/kg,往往可有效地控制发绀的发作,可能是抑制了右心室的收缩力。

(5)Q-T 间期延长综合征:神经节间失调是 Q-T 间期延长的重要原因,而普萘洛尔预防性治疗可使病死率由 71% 降至 6%,通常应从小剂量开始,无效时逐渐加量,直至有效或不能耐受。

8.非心脏作用

(1)甲状腺毒症:β受体阻滞剂与抗甲状腺药物或放射性碘合用或单独应用,可作为手术前的重要用药。β受体阻滞剂已成为手术前治疗甲状腺毒症的常用药物。因它能控制心动过速、心悸、震颤和神经紧张,减轻甲状腺内的多血管性,故有利于手术治疗。

(2)偏头痛:偏头痛的机制目前尚不清楚,原发性血小板、5-HT异常学说在偏头痛理论中占据重要位置,广谱的β受体阻滞剂普萘洛尔作为偏头痛防治的一代药已使用多年。而血小板膜表面是$β_2$受体,故近年又有学者提出用$β_2$受体阻滞剂和美托洛尔$β_1$受体阻滞剂治疗偏头痛同样收到良好的临床效果。

(3)门静脉高压及食道静脉曲张出血:是肝硬化患者的重要死亡原因之一,死亡率高达28%～80%。既往曾应用普萘洛尔治疗以降低门脉压力,减少食道静脉曲张再次破裂出血的危险性,但有一定的不良反应,例如可使血氨增高,诱发或加重肝性脑病。近年临床使用纳多洛尔治疗效果较普萘洛尔好,不良反应少。

9.抗精神病作用

β受体阻滞剂能与去甲肾上腺素或拟交感药物竞争β受体,可抑制交感神经兴奋引起的脂肪和糖原分解,从而能促进胰岛素降血糖的作用。普萘洛尔脂溶性高,故易通过血-脑屏障,因而在中枢能发挥β受体阻断作用,它不仅作用于突触后膜,亦可作用于突触前膜的β受体,故可减少中枢神经系统去甲肾上腺素的释放。

(1)配合胰岛素治疗精神病:可减少精神患者的心动过速、多汗、焦虑、躁动不安、震颤、癫痫样发作等症状。

(2)躁狂性精神病的冲动行为:普萘洛尔可使行为障碍明显减轻,因而可试用于难治性精神分裂症的患者,与氯丙嗪有协同作用。

(3)慢性焦虑症:患者不但伴有自主神经功能紊乱的精神症状,而且往往伴有明显的躯体症状,两者可相互促进构成恶性循环。普萘洛尔对缓解躯体症状如肌紧张、心律失常、震颤及精神症状如易怒、伤感、恐惧等均有一定效果。

(4)震颤综合征:普萘洛尔对各种震颤均有治疗效果,包括药源性震颤(尤其是锂盐和异丙肾上腺素所致的震颤)、静止性震颤、老年性及家族性震颤,脑外伤及酒精中毒戒断后震颤。

(5)可卡因吸收过量:可卡因是表面麻醉剂,吸收过量主要表现为心血管及精神方面的症状,普萘洛尔可起到挽救患者生命的作用。

10.蛛网膜下腔出血

在蛛网膜下腔出血早期,经普萘洛尔治疗长期随访显示有益的疗效,近几年钙通道阻滞剂有取代β受体阻滞剂的趋势。

11.青光眼

青光眼表现为眼内压增高,视神经萎缩,视神经乳头变化及视野丧失。对原发性开角型青光眼及高眼压症,静脉注射β受体阻滞剂或滴眼可降低眼内压,但滴眼作用更明显。目前临床常用药物有噻吗洛尔、倍他洛尔、左布洛尔等。

二、β受体阻滞剂的不良反应

(一)心功能不全

心功能不全初期,交感神经兴奋以维持心排血量,但与此同时,也开始了神经内分泌激素等对心肌的损害过程；因此当心功能不全时，须首先用正性肌力的药物或利尿剂、扩血管药初步纠正心功能不全后尽早使用β受体阻滞剂；如心功能不全严重，则慎用β受体阻滞剂；当心功能为NYHAⅡ～Ⅲ级时，可自小剂量开始使用β受体阻滞剂，以后逐渐加量，达到最大耐受量或靶剂量后，继续维持治疗。严重心脏反应常在治疗开始时发生，这可能由于维持心脏正常功能的β受体机制突然被阻断的缘故，即使开始用小剂量β受体阻滞剂，有时也会发生。但近年来新的阻滞剂，例如具有β受体和α受体双重阻断作用的第三代β受体阻滞剂，如卡维地洛，更适用于心功能不全的患者，其特点：①选择性β受体阻断；②通过阻断α₁肾上腺素能作用，扩张血管平滑肌；③抗氧化和保护心肌作用。

(二)哮喘

无选择性β受体阻滞剂禁用于哮喘患者，即使应用β₁选择性药和具有内源性拟交感活性的吲哚洛尔也应慎用。正在发作和近期发作的哮喘患者禁用任何β受体阻滞剂。

(三)停药反应

长期应用β受体阻滞剂，突然停药，可使心绞痛加剧，甚至诱发心肌梗死。其发病机制可能有各种因素：①心绞痛患者长期应用β受体阻滞剂特别是无选择性的药物，突然停药所致运动耐受量减低，由于心血管交感神经阻断作用的终止，引起心肌需氧量的急剧增加所致。②长期应用β受体阻滞剂可增加β受体数量，突然停药，β效应升高。因此，心脏缺血患者，长期应用β受体阻滞剂停药必须逐渐减量。减药过程以2周为宜。

(四)外周血管痉挛

主要表现为四肢冰冷，脉细弱或不能触及，雷诺氏现象等，可能是由于心排血量减少和外周血管收缩所致。应用选择性作用于β₁受体和具有内源性拟交感活性或第三代β受体阻滞剂可能会好一些。

(五)低血糖

人的肌糖原分解主要经β₂受体调节，而肝糖原分解除β受体外，尚有α受体参与，β受体阻滞剂可使非糖尿病和糖尿病患者的糖耐量减低，使餐后血糖水平增高20～30 mg/L，诱发高渗性高血糖昏迷。停用β受体阻滞剂后，其对血糖的影响可持续达6个月之久。β受体阻滞剂影响糖代谢的主要机制是直接抑制胰岛β细胞分泌胰岛素，其可能的原因是β受体阻滞剂影响微循环血流，从而干扰了β细胞的去微粒过程；也可能是由于β受体阻滞剂改变了机体细胞膜的稳定性，使其对胰岛素的敏感性减低。β受体阻滞剂还可以使低血糖持续的时间延长，甚至加重低血糖；这是由于β受体阻滞剂可掩盖患者震颤和心动过速症状。在使用β受体阻滞剂过程中若发生低血糖，由于α刺激效应缺乏β刺激效应的拮抗，患者可发生严重高血压危象。健康人用普萘洛尔对血糖无影响，只有运动所致血糖升高可被普萘洛尔抑制。对于胰岛素所致低血糖及饥饿或疾病等原因引起的肝糖原降低时，普萘洛尔可延缓血糖恢复正常。选择性β₁受体和具有内源性拟交感活性的阻滞剂，影响血糖作用可能较轻。

(六)血脂水平的影响

β受体阻滞剂影响脂代谢的机制，多数学者认为是肾上腺素能机制起的作用。脂蛋白代谢时有几种主要酶参加，其中脂蛋白酯酶(LPL)和卵磷脂-胆固醇酰基转移酶剂(LCAT)被抑制，使脂蛋白代谢产生不利的影响，LPL能促进血浆蛋白的甘油三酯(TG)分解，LCAT能够使卵磷脂β位的脂酰基转移到胆固醇的分子并分别生成溶血卵磷脂和胆固醇。激活人体内α受体时将抑制LPL和LCAT的活性。使用β受体阻滞剂尤其使用部分激动活性的β受体阻滞剂较大剂量时,将使β受体明显抑制,而α受体的活性相对增强,继而抑制了LPL和LCAT的活性,产生对脂代谢的不利影响。Day早在1982年对β受体阻滞剂影响脂代谢的解释是组织中LPL被抑制也许就是α受体相对兴奋的结果,因而延长了TG的清除时间,使血浆TG水平升高,同时降低肝脏产生高密度脂蛋白(HDL)。使用β受体阻滞剂还降低胰岛素的分泌使糖代谢紊乱,间接使脂代谢发生变化。而兼有α、β阻断作用的拉贝洛尔对脂代谢无影响,这进一步提示肾上腺素能机制。

(七)中枢神经系统反应

脂溶性高的β受体阻滞剂如普萘洛尔、丙烯洛尔等可引起神经系统反应,是因为它们较易透过血-脑屏障。长期应用大剂量普萘洛尔可致严重的抑郁症、多梦、幻觉、失眠等。

(八)消化道反应

用β受体阻滞剂可致腹泻、恶心、胃痛、便秘、腹胀等不良反应。

(九)骨骼肌反应

普萘洛尔具有神经肌肉阻滞作用,发生长时间的箭毒样反应,可能与阻断骨骼肌β_2受体有关。此外吲哚洛尔、普萘洛尔和普拉洛尔都可致肌痛性痉挛,其机制不明。

(十)眼、皮肤综合征

此征主要表现为干眼症、结膜炎、角膜溃疡伴有皮肤病变如牛皮癣样皮疹,少数尚有硬化性腹膜炎。

(十一)心动过缓和房室传导阻滞

β受体阻滞剂降低窦房结和房室结细胞的自律性,引起窦性心动过缓和心脏传导阻滞。所以心脏传导阻滞如二度以上传导阻滞、病窦或双结病变患者应禁忌使用。

(十二)β受体阻滞剂停药综合征

β受体阻滞剂停药综合征是指服用β受体阻滞剂的患者,突然停服药物后出现的一组临床症状和体征。

1.产生机制

可能与下列因素有关:①使用β受体阻滞剂后,体内β受体数目增加,即向上调节;一旦停用β受体阻滞剂后,则数目增多的β受体对儿茶酚胺的总反应增加、敏感性增高。②突然停用β受体阻滞剂后,心肌耗氧量增加、血小板的黏着性和聚积性增加、血液循环中的儿茶酚胺和甲状腺素水平升高、氧离解曲线移位、血红蛋白向组织内释放氧减少、肾素-血管紧张素-醛固酮系统活性增强。

2.临床表现

患者可表现为焦虑、不安、神经质、失眠、头痛、心悸、心动过速、乏力、震颤、出汗、厌食、恶心、呕吐、腹痛,有的患者还可出现严重的高血压、脑疝、脑血管意外、甲状腺功能亢进、快速性心律失常、急性冠状动脉供血不足、原有的冠心病恶化,如心绞痛由稳定型转变为不稳定型,甚至发生急性心肌梗死及猝死等。本征可发生在停药后1~2天或延迟到数周。

3.防治方法

(1)避免突然中断使用的β受体阻滞剂。需要停药者,应在2周内逐渐减量,最后完全停药。

(2)在减量及停药期间应限制患者活动,避免各种精神刺激。

(3)一旦发生停药综合征,要立即给予原先使用过的β受体阻滞剂,剂量可比停药前的剂量要小一些,并根据临床表现给予相应处理。

(十三)中毒

服用过量的 β 受体阻滞剂可引起心动过缓、血压下降、室性心律失常、眩晕、思睡及意识丧失等。中毒症状一般是在服药后半小时开始出现,12 小时最为严重,可持续 72 小时。

(十四)其他

少数患者出现乏力、血 CPK 升高、SGOT 升高、白细胞总数下降、感觉异常、皮疹、BUN 增高等。妊娠期使用 β 受体阻滞剂,可使胎儿生长迟缓、呼吸窘迫、心动过缓、和低血糖。

三、β 受体阻滞剂与其他药物的相互作用

(一)洋地黄

洋地黄为正性肌力药物,β 受体阻滞剂为负性肌力药物,两药合用对心肌收缩力有拮抗作用。

地高辛与艾司洛尔合用可使地高辛血清浓度增加 9.6%,因此合并用药时应慎重,以防洋地黄中毒。

阿替洛尔与地高辛合用治疗慢性心房纤颤,可以控制快速的心室率,使患者静息及运动心室率平均减少 24%,心功能改善,不良反应轻微。

(二)酸酯类

1.异山梨酯

β 受体阻滞剂与异山梨酯合用适用于治疗心绞痛。普萘洛尔较大剂量时可减少心绞痛的发作及异山梨酯用量,并能增加运动耐受量,能对抗异山梨酯引起的反射性心动过速,而异山梨酯能对抗普萘洛尔引起的心室容积增加及心室收缩时间延长。两药作用时间相似,合用可提高抗心绞痛的疗效。但两药合用剂量不宜过大,否则会使压力感受器的反应、心率、心排血量调节发生障碍,导致血压过度下降,冠脉血流反而减少,从而加剧心绞痛。

2.硝酸甘油

使用 β 受体阻滞剂的心绞痛患者仍发作心绞痛时,可舌下含化或静脉点滴硝酸甘油,一般可取得满意疗效。两药合用应注意发生直立性低血压(初次试用时宜取坐位)。近来有人报道艾司洛尔与硝酸甘油合用治疗心绞痛疗效好,不良反应少。

硝酸甘油不宜与具有内源性拟交感活性的 β 受体阻滞剂合用,以防出现心率明显加速的不良反应。

(三)钙通道阻滞剂

1.硝苯地平

许多临床研究证实普萘洛尔与硝苯地平是治疗心绞痛的有效药物,β 受体阻滞剂与硝苯地平合用为心绞痛患者的有效联合。普萘洛尔可抵消硝苯地平反射性增快心率的作用,硝苯地平可抵消普萘洛尔增加的外周阻力,两药合用特别对劳力型心绞痛;尤其为单用疗效较差时,合用疗效更佳。

2.维拉帕米

有报道 β 受体阻滞剂与维拉帕米合用,可引起低血压、心动过缓、房室传导阻滞,甚至导致不可逆性房室传导阻滞和猝死,故两药禁忌合用。但有的学者仍认为合用对高血压病、心绞痛有效,且具有安全性,但只限于服用普萘洛尔未引起严重左心功能不全、临界低血压、缓慢心律失常或传导阻滞者。

3.硫氮草酮

β受体阻滞剂与硫氮草酮均具有负性肌力和负性传导作用,两药合用可诱发心力衰竭、窦性心动过缓、窦性静止、房室传导阻滞、低血压等。对已有心功能不全、双结病变者不宜合用这两种药物,以防引起严重后果。

(四)抗心律失常药物

1.美西律

普萘洛尔与美西律合用治疗心律失常有明显的协同作用。美西律治疗无效的室性期前收缩、室性心动过速、两药合用有协同效果。有学者报道,单用美西律治疗室性期前收缩,其有效率为14%,合用普萘洛尔有效率为30%。

2.利多卡因

β受体阻滞剂可减低心排血量及肝血流,β受体阻滞剂对肝微粒体药物代谢酶有抑制作用,特别是拉贝洛尔、氧烯洛尔、噻吗洛尔、美托洛尔等的抑制作用更为明显;而阿替洛尔、索他洛尔的抑制作用较小。故β受体阻滞剂与利多卡因合用后,利多卡因经肝脏代谢减弱,半衰期延长,血药浓度升高,甚至出现毒性反应。两者合用时,应减少利多卡因的剂量。此外,利多卡因又能使β受体阻滞剂减弱心肌收缩力的作用进一步加重,两药合用时,应注意心功能变化。

3.奎尼丁

普萘洛尔与奎尼丁合用常用于心房纤颤的复律治疗。普萘洛尔对心肌细胞的电生理作用与奎尼丁有相似之处,故两药合用可减少奎尼丁的用量,并增加其安全性。普萘洛尔可加快心肌复极、缩短动作电位时程及Q-T间期,故可抵消奎尼丁所致的Q-T间期延长。普萘洛尔可抑制房室结、减慢房室传导,并延长房室结的不应期,因而可避免单用奎尼丁在复律前由心房纤颤变为心房扑动时出现的心室率加快现象。两药合用治疗预激综合征伴室上性心动过速有明显疗效;治疗室性心动过速亦有协同作用。但两药均有负性肌力作用,心功能不全者禁用。

4.普鲁卡因胺

临床上普鲁卡因胺与普萘洛尔合用较少。使用奎尼丁转复心房纤颤时,如出现奎尼丁引起的金鸡纳反应(耳鸣、恶心、呕吐、头晕等),可使用普鲁卡因胺代替奎尼丁。有关普鲁卡因胺与普萘洛尔相互作用可参阅奎尼丁与普萘洛尔的相互作用。

5.丙吡胺

普萘洛尔和丙吡胺合用,对心肌的抑制作用增强,可使心率明显减慢,有发生心搏骤停和死亡的危险。有学者报道,使用普萘洛尔10 mg和丙吡胺80 mg静脉注射治疗心动过速,1例恶化,1例死亡。故两药合用应慎重。

6.胺碘酮

普萘洛尔与胺碘酮合用可引起心动过缓、传导阻滞,甚至心脏停搏。Derida报道1例心房扑动用胺碘酮+洋地黄后心室率仍快,服用一次剂量普萘洛尔后,引起心脏骤停。另一例急性心肌梗死静脉注射胺碘酮后口服普萘洛尔,两次发生严重心动过缓迅即转为室颤。

7.氟卡尼

索他洛尔为新型β受体阻滞剂。单用氟卡尼疗效不佳的复杂性室早,用索他洛尔后室性期前收缩减少85%。普萘洛尔与氟卡尼合用,两药血浆浓度均有增加(<30%),半衰期无改变,患者P-R间期延长,心率无明显改变,血压有所下降。

8.普罗帕酮

普罗帕酮属Ⅰ类抗心律失常药物,能抑制动作电位0相上升速度,延长动作电位时程,延长P-R、QRS和Q-T间期,与美托洛尔合用可防止Ⅰ类药物提高儿茶酚胺的水平和由此而产生不利影响,因此,美托洛尔能增强普罗帕酮抗心律失常作用。

9.妥卡尼

普萘洛尔与妥卡尼合用,治疗室速的疗效满意。Esterbrooks报道两药合用治疗6例室速,5例急性期得到控制,其中4例远期疗效满意。

(五)利尿剂

普萘洛尔与氢氯噻嗪合用治疗高血压病有良好疗效。两药作用方式不同,普萘洛尔为弱碱性药物,氢氯噻嗪为弱酸性药物。两药的药动学及药效学互不相干,从不同的组织部位产生协同降压作用。苄氟噻嗪与普萘洛尔合用治疗高血压病,可互相克服各自限制降压的代偿机制。利尿剂可拮抗普萘洛尔引起的体液潴留,普萘洛尔又可减弱利尿剂引起的血浆肾素水平升高及低血钾症;两药合用后甚至不必补钾。

噻嗪类利尿剂有使血脂和血糖升高的不良反应,与普萘洛尔合用后可使血脂升高更为明显,两药合用可促进动脉硬化,近年新型β受体阻滞剂问世克服了这方面的不良反应,如波吲洛尔、美托洛尔、醋丁洛尔和西利洛尔等药对血脂、血糖均无影响,甚至西利洛尔还有降低低密度脂蛋白和轻度升高高密度脂蛋白的作用。

(六)调节血压药物

1.甲基多巴

有报道普萘洛尔与甲基多巴合用治疗高血压病,可取得满意疗效。但有人观察服用甲基多巴的高血压患者静脉注射普萘洛尔后血压升高,并出现脑血管意外。动物试验证明,普萘洛尔能增强甲基多巴的代谢产物α-甲基去甲肾上腺素的升压作用;故两药合用应慎重。必须合用时,应适当调整剂量。

2.α-肾上腺素阻滞剂

妥拉苏林、酚苄明可分别与普萘洛尔合用治疗嗜铬细胞瘤,以防血压急剧上升。普萘洛尔能减弱妥拉苏林解除外周动脉痉挛的作用,这可能是由于普萘洛尔阻滞了可使外周血管舒张的β_2受体所致。

哌唑嗪是一种高度选择性突触后膜α-肾上腺素能受体阻滞剂,具有良好的降压作用。由于它降低血胆固醇和甘油三酯浓度,使高密度1脂蛋白/低密度脂蛋白比例上升,故目前认为是治疗高血压的理想药物。哌唑嗪与普萘洛尔合用降压效果增强,前者可改变后者对血胆固醇和甘油三酯水平的不良影响。但普萘洛尔可加重哌唑嗪的首剂效应,即引起急性直立性低血压和心动过速等。相互作用的发生机制可能是普萘洛尔抑制哌唑嗪的代谢所致,故两药合用时应调整哌唑嗪的首次量。

3.利血平

利血平可使儿茶酚胺耗竭,导致普萘洛尔的β阻断作用增加,于是可发生广泛的交感神经阻滞,故两药合用时应密切注意患者的反应。

4.可乐定

普萘洛尔主要阻断心脏和肾脏的β受体,降低心脏泵血速率和肾素水平,因而发挥降压作用。可乐定主要通过兴奋中枢α受体、阻断交感胺的释放而降压。两药合用具有协同降压作用。

但一旦停用可乐定可出现血压反跳现象,有时血压可超过治疗前水平。血压反跳的主要原因是普萘洛尔阻断了外周β扩血管作用,使α缩血管作用占优势。基于上述理由,目前临床上不主张两药合用。

5.肼屈嗪

普萘洛尔对抗肼屈嗪增快心率的不良反应。由于肼屈嗪减少肝血流量,故可减少普萘洛尔的经肝代谢,增加其生物利用度。两药合用时,可先用普萘洛尔,再加用肼屈嗪,以提高抗高血压的疗效。

6.肾上腺素

普萘洛尔能增强肾上腺素的升压作用,引起反射性迟脉和房室传导阻滞。这是由于普萘洛尔阻断β受体的扩血管作用后,再注射肾上腺素可兴奋α受体,引起血压上升、血流量减少、血管阻力增加,因而出现反射性心动过缓,有致命的危险。已使用普萘洛尔的非选择性β受体阻滞剂的患者,再使用肾上腺素时,必须注意血压的变化。

7.二氮嗪

二氮嗪是治疗高血压危象的有效和安全药物,但本品可引起心率加快,导致心肌缺血,使血浆肾素活性增高。加用普萘洛尔可使心率减慢、血浆肾素活性下降,减少心肌耗氧量及减轻心肌缺血。两药合用不会引起严重低血压,并能有效地控制心率,对伴有心绞痛或心肌梗死的患者尤为有利。

8.氯丙嗪

普萘洛尔与氯丙嗪合用可同时阻断α和β受体,故降压作用增强。两药合用后对彼此的药物代谢均有抑制作用,故两药合用时,剂量都要相应减少。有报道普萘洛尔可逆转氯丙嗪所致的心电图异常。

9.卡托普利

卡托普利治疗高血压的机制是通过抑制血管紧张素Ⅰ转变为血管紧张素Ⅱ,从而使外周血管的α受体兴奋性减低而实现的。普萘洛尔为非选择性β受体阻滞剂,在阻滞心脏β₁受体而使心肌收缩力减低的同时,又阻断外周血管的β₂受体,这样就会使α受体兴奋占相对优势。因此,卡托普利与普萘洛尔合用治疗高血压疗效不佳。已使用卡托普利治疗高血压病过程中,若加用普萘洛尔后,有时可使降低的血压反而升高。而与选择性β受体阻滞剂合用,则可使降压效果增强。这是由于选择性β受体阻滞剂对外周血管的β₂受体阻断作用很轻微。

10.异丙肾上腺素

异丙肾上腺素为β受体激动剂,β受体阻滞剂可抑制异丙肾上腺素的作用,故两药不宜同时使用。对需要使用β受体阻滞剂的支气管哮喘患者,可选用选择性β₁受体阻滞剂。

(七)内分泌有关的药物

1.胰高血糖素

β受体阻滞剂有抑制胰高血糖素分泌和对抗胰高血糖素升高血糖的作用,故两药合用对低血糖者恢复正常血糖不利。

胰高血糖素具有促进心肌收缩力和提高心率的作用,能对抗普萘洛尔的抑制心肌作用,故对普萘洛尔引起的心力衰竭具有良好治疗效果。

2.口服降糖药

普萘洛尔能增加低血糖的发生率和严重程度;并且由于β受体阻滞剂的作用,使低血糖的有关症状如心悸、焦虑等表现不明显,从而使低血糖恢复时间延长、血压增高、心率减慢。故有人建议正在使用磺脲类降糖药的患者,不应再使用非选择性β受体阻滞剂;必须使用β受体阻滞剂时,可考虑使用选择性β受体阻滞剂。

3.胰岛素

糖尿病患者使用胰岛素过量可发生低血糖反应,严重者可危及生命。低血糖时,反射性肾上腺素释放增多,从而使血糖升高、血压增高及心率增快。非选择性β受体阻滞剂可抑制肾上腺素的升高血糖作用,阻断 β_2 受体作用及减弱 β_1 受体对心脏的兴奋,因而可掩盖低血糖症状和延缓低血糖的恢复。长期服用普萘洛尔,特别是与噻嗪类利尿剂合用时,可致糖耐量减低,加重糖尿病的病情,使胰岛素的治疗效果不佳。β受体阻滞剂可抑制胰岛素分泌,不仅使血糖升高,还可加重糖尿病患者的外周循环障碍,偶可引起肢体坏疽。对于必须使用β受体阻滞剂的糖尿病患者,可选用 β_1 受体阻滞剂,因其对胰腺分泌和外周血管的不良影响减小。

4.抗甲状腺药物

普萘洛尔与甲巯咪唑等抗甲状腺药物合用治疗原发性甲亢和甲状腺毒症时疗效增强,不仅可使心悸多汗、神经过敏等症状改善、震颤和心动过速得到控制,而且血清 T_3 和 T_4 水平下降较快而明显。甲状腺毒症患者进行甲状腺部分切除时,普萘洛尔可与卢戈液合用以做术前准备。

(八)中枢性药物

1.二氮䓬类

类普萘洛尔减少肝血流量,抑制肝微粒体药物氧化酶的活性,从而降低安定等二氮䓬类的代谢清除率,延长其半衰期,普萘洛尔对劳拉西泮和阿普唑仑的药动学过程影响较小,只是减慢其胃肠道的吸收率。普萘洛尔与地西泮合用治疗焦虑症的疗效优于单用地西泮。

2.三环类抗抑郁剂及氯丙嗪

普萘洛尔与三环类抗抑郁剂合用,抗焦虑作用增强。普萘洛尔与氯丙嗪合用,互相促进血药浓度升高,引起低血压。

3.左旋多巴

普萘洛尔可对抗多巴胺β肾上腺素能作用,从而产生左旋多巴样作用。对伴有震颤的帕金森氏综合征,普萘洛尔可提高左旋多巴的疗效。普萘洛尔还可使左旋多巴诱导的生长激素分泌增多,长期合用者应定期监测血浆生长激素水平。

4.吗啡

吗啡与艾司洛尔合用,特别当心肌梗死时并发心律失常时联合用药,吗啡可增强艾司洛尔的稳态血浆浓度。所以艾司洛尔的静脉输注速度应当减慢。因艾司洛尔的半衰期极短,安全性可以得到保证。

普萘洛尔能增强吗啡对中枢神经系统的抑制作用,甚至引起死亡。

5.奋乃静

普萘洛尔与奋乃静合用,普萘洛尔的代谢受到损失。

6.苯妥英钠

普萘洛尔与苯妥英钠合用,心脏抑制作用增强。如需合用,特别是静脉注射苯妥英钠时,应特别慎重。

7.巴比妥类

巴比妥类可使β受体阻滞剂代谢加快。已服用普萘洛尔的患者,开始或停用巴比妥类药物时,应注意其对β受体阻滞剂经肝代谢的影响,而相应调整β受体阻滞剂的用量。巴比妥类对于以原形经肾脏排泄的β受体阻滞剂如索他洛尔等的影响不大,故可以合用。

8.麻醉剂

β受体阻滞剂与箭毒碱合用,神经肌肉阻断作用增强;特别是应用较大剂量的普萘洛尔时,应注意临床反应。

长期应用β受体阻滞剂患者,使用丁卡因、丁哌卡因做脊椎麻醉时,不应在麻醉前停用β受体阻滞剂,否则可引起心动过速、心律不齐和心绞痛。

已使用普萘洛尔等β受体阻滞剂患者,使用麻醉剂时,最好不要使用含有肾上腺的局麻药物。

β受体阻滞剂不宜用于治疗那些由抑制心肌的麻醉剂(如氯仿和乙醚)所致的心律失常。非心肌抑制麻醉剂产生的心律失常可用普萘洛尔治疗,但要注意可能发生低血压。

(九)非甾体抗炎药

1.阿司匹林

有报道普萘洛尔20毫克/次,阿司匹林0.5~1.0克/次,均每天3次口服治疗偏头痛,有效率达100%。两药合用治疗偏头痛有协同作用。方法安全有效,服用时间越长,效果越好,连服6个月疗效更显著。心率低于60次/分者应停药。

2.吲哚美辛

β受体阻滞剂的抗高血压作用与前列腺素有关,吲哚美辛是前列腺素抑制剂。所以,两药合用时,在开始使用或停用吲哚美辛时,应注意β受体阻滞剂降压作用的改变,并相应调整β受体阻滞剂的用量。

3.其他抗炎药

普萘洛尔能使氨基比林、水杨酸类、保泰松、肾上腺皮质激素等的抗炎作用减弱或消失。

(十)胃肠道药物

1.H_2受体拮抗剂

西咪替丁可使肝微粒体酶系对普萘洛尔等β受体阻滞剂的代谢减慢,减弱肝脏对普萘洛尔的首过效应。故两药合用时普萘洛尔的半衰期延长,血药浓度升高2~3倍。西咪替丁还能增加β受体阻滞剂降低心率的作用,结果产生严重的心动过缓、低血压等。因此,使用普萘洛尔、拉贝洛尔等β受体阻滞剂者,使用及停用西咪替丁时,应注意患者的反应。

雷尼替丁与普萘洛尔合用,雷尼替丁对普萘洛尔的代谢和药物影响很小。故普萘洛尔必须与H_2受体拮抗剂合用时,为减少药物相互作用,可选用雷尼替丁。

2.氢氧化铝凝胶

氢氧化铝凝胶与β受体阻滞剂合用,可使β受体阻滞剂吸收减少,从而影响β受体阻滞剂的疗效,故两药不宜同时服用。

(十一)其他药物

1.氨茶碱

β受体阻滞剂可抑制肝微粒体药物代谢酶系,故氨茶碱与普萘洛尔或美托洛尔合用时,氨茶碱的清除率下降。但氨茶碱的药理作用为抑制磷酸二酯酶、影响环磷酸腺苷的灭活、兴奋β肾上腺素能受体,故可对抗普萘洛尔的作用。同时,普萘洛尔可因阻滞β受体而引起支气管平滑肌痉挛,加剧哮喘,两药合用发生药理拮抗。若氨茶碱类药必须与β受体阻滞剂合用,可选用$β_1$受体阻滞剂。

2.抗组织胺药

普萘洛尔与抗组织胺药有拮抗作用。氯苯那敏对抗普萘洛尔有阻断作用,这是因为氯苯那敏可阻断肾上腺素神经摄取递质。但氯苯那敏可加强普萘洛尔的奎尼丁样作用,两药合用对心肌的抑制作用增强。

3.呋喃唑酮

呋喃唑酮与普萘洛尔不宜同时服用,应在停服呋喃唑酮二周后再服用普萘洛尔。

4.麦角生物碱

麦角生物碱具有动脉收缩的作用,临床上经常用于治疗偏头痛,而β受体阻滞剂亦用于预防和治疗偏头痛,不良反应是抑制血管扩张,引起肢体寒冷。两药合用时可致协同效应,故这类药物合用应谨慎。

5.降脂酰胺

降脂酰胺与普萘洛尔合用后,普萘洛尔的β阻断作用减弱;而停用普萘洛尔时,又易发生普萘洛尔停药综合征,表现为心绞痛加重,患者可发生心肌梗死。

6.利福平

利福平可促进美托洛尔的经肝代谢,已使用美托洛尔的患者,再使用或停用利福平时,应注意其对美托洛尔的影响,并适当调整美托洛尔的剂量。

7.乙醇

乙醇对普萘洛尔的血浆浓度无显著影响。两药合用对心率的抑制作用并不比单用普萘洛尔时更强,对血压也无明显影响,有报道β受体阻滞剂可用于治疗醉酒所引起的谵妄和震颤。

四、剂量与用法

(一)剂量

使用任何一种β受体阻滞剂均应从小剂量开始,然后逐渐增加剂量,直到取得满意疗效或出现较明显的不良反应。每一种β受体阻滞剂的常规剂量至今仍无统一的规定,而且每例患者的个体反应不同,也不可能规定统一的用药剂量。例如,国内报道普萘洛尔的用药剂量范围为30~240 mg/d,国外有报道高达400~800 mg/d。我们使用阿替洛尔治疗心绞痛的剂量达37.5~75 mg/d时,有的患者即可出现心动过缓;而治疗肥厚型心肌病时,用药剂量达300 mg/d时,患者未出现不适表现。无论使用多大剂量,都要密切观察治疗反应。逐渐加量和逐渐减量停药是使用β受体阻滞剂的一个重要原则。

(二)疗程

疗程应视治疗目的而定,如治疗心肌梗死的疗程为数月至数年,而治疗肥厚型心肌病和原发性 Q-T 间期综合征则可能需终身服药。

(刘汉南)

第三节 血管紧张素转化酶抑制剂

血管紧张素转化酶抑制剂（angiotensin-converting enzyme inhibitors，ACEI）为20世纪70年代后期发现并广泛用于治疗高血压，特别是治疗肾血管性高血压十分有效的药物。十几年来，随着对肾素-血管紧张素系统的深入研究，ACEI的应用指征已逐步扩大。20世纪80年代初期开始用于治疗心力衰竭，中期证明可减慢动脉硬化的发展，后期证明ACEI对肾血流动力学有特殊影响，有的ACEI可延缓慢性肾衰竭的发展。ACEI可逆转高血压病等所致的左心室肥大，并能减轻、延缓心肌梗死后的左心室重塑，从而减少病死率，提高生存质量。

近年来，由于分子生物学的发展，血管紧张素Ⅱ受体亚型已被复制，非肽类受体阻滞剂也已被发现并用于临床，使ACEI的作用机制又得到了进一步明确。目前世界上已批准上市的ACEI有16种以上，正在研究的超过80种，而且新的与潜在的用途不断开发。

一、肾素-血管紧张素系统（RAS）

（一）概述

传统的观点认为RAS是指肾素-血管紧张素-醛固酮系统，与人体内血管舒缩及水电解质平衡调节密切相关。肾素是一种蛋白水解酶，对底物要求极为严格，只作用于血管紧张素原，生成Ang I。血浆中的肾素主要来自肾脏靠近入球小动脉壁上的颗粒细胞（球旁细胞）合成的前肾素原。前肾素原经降解（去氨基酸）和修饰（糖化）而形成肾素原，再经尚未查明的蛋白酶水解（去氨基酸）而成为活性的肾素。肾素原和肾素同储存于球旁细胞或进入循环，血浆中肾素原的浓度是肾素浓度的十几倍。促进肾素从球旁细胞分泌的主要因素有：①β_1交感活性增加；②低动脉压；③低钠饮食或利尿治疗时远曲小管中钠的重吸收减少。其他参与调节因素尚有Ang Ⅱ的负反馈调节机制，血管升压素的抑制作用，抗利尿激素的抑制作用，前列腺素的刺激作用，吲哚美辛抑制失血和钠耗竭的促分泌，多巴胺、组织胺及低血钾的促分泌释放。肾素分泌的细胞内机制尚不完全清楚，肾素生成细胞内的cAMP浓度升高使肾素释放增加，细胞内Ca^{2+}浓度升高抑制肾素分泌，钙通道阻滞剂维拉帕米可拮抗抑制肾素分泌作用。

1.血管紧张素原

血管紧张素原为肾素的底物，属α_2球蛋白，在肾素的作用下，转变为Ang I。主要由肝脏合成后释放入血，平日在肝脏的贮存量很少，但在某些刺激下迅速合成和释放。Ang Ⅱ可刺激其合成，肾素则抑制之。此外，雌激素、糖皮质激素、甲状腺素均可加强其合成与释放。

2.血管紧张素转化酶（AngiotensiN-converting enzyme，ACE）

ACE为肽基二肽水解酶，其基本功能是将Ang I转化为Ang Ⅱ和降解缓激肽（BK）。ACE可分为组织ACE和血浆ACE。组织ACE大量存在于血管内皮细胞的膜表面，也存在于血管平滑肌的中层膜内和突触体内。ACE又称激肽酶Ⅱ，是有2个含锌基团的蛋白酶，然而只有一个锌原子在高亲和力部位，此部位与Ang I或所有ACEI发生作用。ACE不仅催化Ang I转化为Ang Ⅱ，还催化激肽降解酶、降解缓激肽、吗啡肽、心钠肽、脑钠肽，促黄体生成释放激素LHRH、神经素等，这些物质都直接或间接的参与了血压的调节。

3.血管紧张素

迄今已鉴别出数种 Ang,如 Ang Ⅰ、Ang Ⅱ、Ang Ⅲ、Ang Ⅴ、Ang(1～7)。Ang Ⅰ 是 Ang Ⅱ 的前体,无特异受体,也无生物活性。Ang Ⅲ 作用于 Ang Ⅱ 受体,其生物效应与 Ang Ⅱ 相似。Ang (1～7)可由 Ang Ⅰ 或 Ang Ⅱ 生成。Ang Ⅱ 是 RAS 的主要活性肽,作用于 Ang Ⅱ 受体,产生目前已知的全部 RAS 的生物学效应。

4.血管紧张素受体

目前研究最多的是 Ang Ⅱ 受体(AT)。AT 可分为 AT_1、AT_2、AT_3、AT_4 等,其亚型有 AT_{1A}、AT_{1B}、AT_{1C} 等。

(二)局部组织的 RAS

ACEI 的急性降压作用肯定与循环中的 Ang Ⅱ 水平降低有关。但 ACEI 不仅能治疗高肾素型高血压患者,而且治疗低肾素型高血压患者亦有效,提示 ACEI 有其他降压机制存在。近年来研究发现,除循环 RAS 外,尚存在局部组织 RAS。局部组织生成的 Ang Ⅱ 反映了肾素——血管紧张素的自分泌和旁分泌作用。血管、肺、心肌、脑、肾脏及睾丸中均发现有局部组织 ACE 活性。

1.肾脏

肾内局部 RAS 对肾脏血流动力学起调节作用。位于近曲小管的 ACE 将 Ang Ⅰ 转化为 Ang Ⅱ,通过增加 Na^+、H^+ 交换及其他可能机制促进 Na^+ 在近曲小管吸收。它还参与许多其他重要生理和病理过程,如肾小管-肾小球反馈、肾-肾反射、高蛋白饮食对肾血流动力学的影响,以及肾小球硬化等。

2.心脏

心肌细胞可产生 Ang Ⅱ,右心房含量最多,其次为左心房、右心室、左心室。ACE 遍及全心脏,其中在心房、传导系统、血管和心瓣膜分布最多。Ang Ⅱ 能使心肌细胞肥大。

3.血管

肾素在主动脉、大小动脉及微动脉各层均有分布。在许多血管床中,局部生成的 Ang Ⅱ 是 Ang Ⅱ 的主要来源。Ang Ⅱ 还存在于静脉中。

4.脑

脑内存在肾素、血管紧张素原、ACE、Ang Ⅱ 及其受体,脑内生成的 Ang Ⅱ 参与血压的调节。

(三)RAS 与心血管疾病

Ang Ⅱ 是 RAS 的主要活性肽,其作用于 AT1、AT2 等受体,产生下列作用:①直接使小动脉平滑肌收缩,外周阻力增加;②使交感神经冲动发放增加;③刺激肾上腺皮质球状带,使醛固酮分泌增加,从而使肾小管远端集合管钠再吸收加强,导致体内水钠潴留。

RAS 在病理状态下发生下列作用。

1.高血压

肾动脉狭窄后,血浆肾素活性(PRA)及 Ang 水平升高,从而引起肾血管性高血压。肾实质性高血压病因较为复杂,其中肾素依赖型高血压与 RAS 关系更为密切。原发性高血压可分为高肾素型、正常肾素型及低肾素型三类,但 ACEI 治疗均有效,提示局部组织 RAS 可能参与其发病机制。

2.充血性心力衰竭

心力衰竭时,交感神经张力增高,RAS 被激活,心脏前负荷增加,外周阻力增加,形成恶性循环,使心力衰竭加重。

3.心血管重构

心脏与血管系统在受到急慢性损伤(如心肌缺血、心肌梗死、高血压、心力衰竭)时,发生形态学改变,称为心血管重构或重塑。

(1)心脏重构:①心肌细胞肥大与增生,如高血压、心肌缺血时;②左心室扩大但室壁不增厚,如主动脉反流时;③心肌细胞间质合成增加,如心肌缺血/梗死时;④冠状血管与内皮细胞增生。

(2)血管重构:①血管增生,长出新的血管,原有的血管减少;②平滑肌细胞的数量与大小增加;③血管壁的细胞外间质组成改变。血管重构的功能性变化使血管收缩性增强。

(四)RAS的研究新进展

细胞生物学和分子生物学研究发现,在心脏和血管组织中存在RAS的成分。包括肾素、血管紧张素原、血管紧张素酶、血管紧张素转化酶(ACE)等,因此,在组织局部可以合成AngⅡ,产生病理生理效应。用RT-PCR的方法可以在心脏和血管组织中检测到有少量肾素mRNA的表达;心肌单核巨噬细胞中存在肾素样活性,也有肾素的mRNA的表达。在心力衰竭时,心肌中的肾素含量远高于循环中的水平,但与心肌肾素含量及局部肾素的mRNA表达水平不成比例;进一步研究发现,此为心肌和冠状动脉细胞膜结合和摄取循环中的肾素能力增加所致。心肌、主动脉、肠系膜动脉中含有血管紧张素原的mRNA血管平滑肌和血管内皮细胞可以合成AngⅠ和AngⅡ,心肌梗死区周围组织中的血管紧张素原mRNA表达也增强。

心脏和血管壁中含有丰富的ACE,主要来自自身的合成,可检测到其mRNA的表达。组织中ACE含量占总量的90%~99%,只有1%~10%的ACE存在于循环中。组织ACE主要存在于内皮细胞的腔表,催化基团暴露在细胞表面。组织中的血管紧张素酶使局部生成的AngⅡ降解,不释放到血液中,因此不增加循环中的AngⅡ;同时也说明组织RAS的产物只在局部产生作用。组织局部的RAS及其产物,受循环RAS的影响较小。

试验证明,组织RAS在心血管疾病的发生和发展中起到了非常重要的作用,这些作用主要是通过AngⅡ本身和激肽释放酶系统的作用而完成的。AngⅡ有强烈的缩血管作用,提高血管对儿茶酚胺的反应性,促进血管平滑肌细胞的增生、增殖、肥大和迁移,使血管壁增厚,这种作用可被AT1受体阻滞剂抑制,但不受循环压力及循环RAS的影响。AngⅡ是细胞凋亡的抑制剂,其含量增加时使细胞凋亡减少,从而使血管中细胞数量增加,促进血管重塑。

组织RAS另外的作用途径是经过激肽-激肽释放酶系统产生局部效应。激肽是一种扩血管物质,主要通过β_2受体产生效应。缓激肽在组织中由激肽酶Ⅱ降解,而ACE有激肽酶Ⅱ的活性;因此,如果ACE受抑制,则缓激肽降解减少,缓激肽浓度在局部升高,使血管扩张,产生一定的降压作用。缓激肽还可增加血管内皮细胞中cGMP含量,促进内皮依赖性舒张因子(EDRF)的释放,促进一氧化氮(NO)与前列环素(PGI$_2$)释放;进而使血管舒张,而β_2受体阻滞剂可阻断这种效应。缓激肽还作用于环氧化酶,使PGI$_2$生成增加,PGI$_2$可显著抑制心脏或纤维细胞的前a(Ⅰ)和前a(Ⅲ)型胶原mRNA的表达,从而抑制了胶原的合成,β_2受体阻滞剂HE140可阻断这方面的作用。

二、ACEI

ACE为含Zn^{2+}的蛋白,有两个"必须结合部位",一个或几个"附加结合点"ACEI与ACE有一定的结合点,结合的基团可以是巯基(SH^-)、羧基(COO^-)或次磷酸基(POO^-),其共同基本作用是与 ACE 的活性部位 Zn^{2+} 结合,使之失去活性。一般而言,含羧基与次磷酸基的 ACEI 比含 SH 的与 ACE 结合更牢固,故作用强而持久。

目前国外已批准上市的 16 种 ACEI 制剂,可分为三类:一是其结合基团含硫或巯基,如卡托普利;二是其结合基团含羧基,如依那普利;三是其结合基团含次磷酸基,如福辛普利。ACEI 的活性形态是与酶的 Zn^{2+} 结合的基团必须为巯基(SH)或羧基(COOH)者。但许多 ACEI 为前药,此一基团为酯类:$COOC_2H_5$,必须在体内转化为 COOH,如依那普利转化为依那普利酸;含 SR 基因必须在体内转化为 SH,如左芬普利转化为左芬普利酸;而福辛普利必须转化为福辛普利酸等,才能发挥其药理作用。

(一)作用机制

ACEI 的作用机制包括:①减少 AngⅡ 的生成作用。②通过 BK 的作用,激活与 G-蛋白耦联的激肽 B2 受体,进而激活磷酸酯酶 C,产生 IP3,释放细胞内 Ca^{2+},激活 NO 合成酶,产生 NO,同时诱生 PGI_2。NO 与 PGI_2 都有舒张血管、降低心肌耗氧量、抗血小板聚集、防止血栓形成和心血管细胞肥大增生的作用。③抑制交感神经递质的释放。④抗氧化与自由基清除作用。⑤抑制缓激肽降解。⑥调节血脂,抑制血小板凝集。

(二)药理作用

血管紧张素转化酶(ACE)的基本功能是将 AngⅠ 转化为 AngⅡ 和降解缓激肽。ACE 还催化降解吗啡肽、心钠肽、脑钠肽、促黄体生成释放激素 LHRH、神经素等,它们都直接或间接地参与血压的调节。ACEI 是抑制 ACE 的活性,从而减少了 AngⅡ 的生成,使循环和局部组织中 AngⅡ 的浓度下降,并使缓激肽等生物活性物质的浓度升高,从而发挥着重要的生理功能和生物学效应。ACEI 对心脏和血管的保护作用主要通过对组织中 ACE 的抑制并作用于激肽-激肽释放酶系统实现的。抑制局部 AngⅡ 的生成,心脏和血管中 AT1 受体表达下降,局部醛固酮生成减少;减少局部缓激肽降解,局部浓度增加;使心脏氧供给平衡,抗动脉粥样硬化,改善心肌缺血,逆转左心室肥厚且改善心功能。

1.治疗高血压

ACEI 的降压作用涉及多种机制:①抑制循环内及组织内 RAS;②减少末梢神经释放去甲肾上腺素;③减少内皮细胞形成内皮素;④增加缓激肽、EDRF、PGI_2;⑤减少醛固酮分泌,增加肾血流,减少钠潴留;⑥对中枢的作用,可能与激肽、P 物质、鸦片样多肽、升压素、心钠素等作用有关。上述作用机制均使血管扩张外周阻力减低,使血压下降。

2.减轻左心室肥厚

左心室肥厚(LVH)是发生心脏事件的重要危险性因素,它增加心源性猝死、心肌缺血、心力衰竭与室性心律失常的发生率。ACEI 减轻左心室肥厚的机制与其抑制 AngⅡ 生成、阻止缓激肽降解、刺激前列腺素合成及抑制儿茶酚胺释放有关。这些作用的结果,使动脉血管的顺应性增加,并提高了大动脉的缓冲作用,减轻高血压切应力对血管的损害,并使冠状动脉扩张。ACEI 抑制新胶原形成和改善心肌纤维化,逆转心肌细胞肥大,从而使心肌肥厚消退,并防止心室扩大。

3.延缓和减轻血管重构

AngⅡ 通过下列机制引起血管重构:①使血管平滑肌细胞肥大、增生,血管平滑肌从中层向内膜下迁移,并转化为成纤维细胞,产生大量的纤维组织,使血管硬化;胶原含量增加,收缩成分减少,并使血管腔狭窄。②炎性细胞浸润,使血管壁更加硬化。③内皮功能减弱,血管对舒血管物质的反应性降低。④内皮功能减弱,使血小板易在破损的内皮上黏附、聚集,加上脂质浸润、附壁血栓形成,动脉粥样硬化,斑块纤维化、钙化,最终导致动脉壁上动脉粥样硬化形成和血管重构的形成。此外,AngⅡ尚有增加纤溶酶原激活物抑制物含量,抑制纤溶作用,使血管壁上血栓易于形成。ACEI减少AngⅡ的生成,因此能减轻、阻止或逆转上述过程,故能延缓和减轻血管重构过程。

4.治疗心力衰竭

ACEI与利尿剂、洋地黄、β受体阻滞剂合用,是治疗高血压心力衰竭的首选治疗方案。心肌梗死后患者常规使用ACEI,可减少心力衰竭的发生,尤其是在左心室肥厚的基础上,并有左心室舒张功能障碍者。在已接受地高辛和利尿剂的心力衰竭患者,加用ACEI后,心脏指数(CI)增加,而肺楔压、全身血管阻力及平均动脉压下降,降低心室收缩及舒张末期内径,增加冠状窦氧含量,降低心肌氧耗。这些作用可能与其减轻心脏前后负荷、增加左心室做功和射血分数有关。同时,与神经体液改变,如增加血浆肾素,降低AngⅡ、醛固酮、去甲肾上腺素、肾上腺素及升压素等亦有关。

5.治疗左心室重构

ACEI对心肌梗死的急性期、亚急性期和慢性期均有良好作用。左心室重构是指左心室梗死区的扩张、心室壁变薄、心腔扩大、非梗死区心肌肥厚,这一过程最终可导致心脏泵功能障碍,并使心脏性猝死的发生率增加。ACEI能抑制肾素,AngⅡ活性,改善室壁膨胀程度,减轻重构过程中的心肌肥厚,改善血流动力学,可使死亡的危险性减少21%,使充血性心力衰竭的危险性降低37%。

6.抗动脉粥样硬化

ACEI可降低血压,减少血管平滑肌细胞增生、肥厚、迁移,增加细胞凋亡,保护内弹性板,减少炎性细胞浸润,改善血管舒张,稳定脂质斑块,改善内皮功能,稳定纤溶系统。

ACEI促进内皮细胞保持完整的功能与缓激肽有关。高血压、动脉粥样硬化等情况下,血管内皮细胞内氧自由基生成增加,使NO生成减少,血管的内皮依赖性舒张功能受损。ACEI抑制血管局部的RAS系统,从而改善了内皮细胞功能;局部AngⅡ合成减少使细胞内氧自由基生成减少,同时由于缓激肽降解减少,共同促进了内皮细胞NO的合成,促进血管舒张。

7.稳定纤溶系统

AngⅡ作用于血管内皮细胞的AT4受体,促进细胞分泌纤溶酶原激活物抑制物Ⅰ(PAI-I)增加,而由于ACE使缓激肽降解,从而使纤溶系统中另一类重要物质——内皮细胞产生的纤溶酶原激活物[包括尿激酶和组织型纤溶酶原激活物(tPA)]减少,因此纤溶系统平衡失调。对急性心肌梗死患者使用小剂量雷米普利治疗的结果表明,ACEI使患者的PAI/tPA比值正常,PAI-I抗原较治疗前降低44%,PAI-I的活性降低22%,而血浆tPA水平无明显变化,表明ACEI作用于组织RAS时,一方面抑制AngⅡ的生成,另一方面,通过增加缓激肽使纤溶系统保持平衡。

8.抗心肌缺血

ACEI通过降低血管中的AngⅡ,进而降低动脉张力,改善其顺应性,心室张力下降,前后负荷减少,从而使心肌的氧供需平衡。AngⅡ引起的冠状动脉收缩是一种急性效应,而治疗的改善效应较慢,这与改善血管内皮细胞功能,改善血小板黏附、聚集,改善冠状动脉重塑及抗动脉粥样硬化有关。ACEI的抗心肌缺血作用部分是继发于内皮细胞产生的NO的效应。

9.改善胰岛素抵抗

一般认为,如果血胰岛素水平增高,而血糖未见相应减低,提示有胰岛素抵抗存在。胰岛素抵抗是机体组织细胞对胰岛素促进血糖摄取作用的敏感性下降,使血糖水平升高,从而进一步刺激胰岛素释放。胰岛素抵抗称为代谢性心血管综合征(胰岛素抵抗综合征、X综合征),即肥胖、2型糖尿病、高血压、动脉粥样硬化、血脂紊乱并存。胰岛素抵抗能引起 LDL 和 TG 水平升高,HDL 降低,并通过其他途径参与冠心病发病。ACEI 能降低胰岛素抵抗,增加胰岛素的敏感性,对防治冠心病有重要作用。

10.保护肾脏

ACEI 能改善或阻止 1、2 型糖尿病患者的肾功能恶化,减轻蛋白尿,阻止肾小球滤过率下降。对轻中度肾功能减退的高血压伴糖尿病患者,ACEI 的肾脏保护作用胜过利尿剂、β受体阻滞剂、钙通道阻滞剂等。对高血压合并肾功能不全也有保护作用。ACEI 保护肾脏和延缓肾脏病变的机制可能是:①降低血压,使肾脏的损害减轻;②降低肾小球毛细血管跨膜压,改善高滤过、高灌注病理状态;③改善肾小球毛细血管选择滤过屏障功能,减少蛋白尿,减轻系膜细胞的吞噬;④减少细胞因子和其他炎症趋化因子产生,减少细胞外基质增生;减少氨的形成,从而减少了补体在肾小管间质聚集。

此外,ACEI 对各种肾损害如肾实质性损害、流行性出血热肾损害、狼疮性肾炎也有较好疗效。

(三)临床应用

1.治疗高血

ACEI 治疗高血压的作用机制和药理作用详见前述,其适应证为:①原发性高血压;②肾实质性高血压;③肾上腺疾病(如醛固酮综合征、嗜铬细胞瘤、肾上腺皮质功能亢进症)引起的高血压;④老年人高血压;⑤心绞痛合并高血压;⑥血脂异常合并高血压;⑦糖尿病合并高血压及X综合征;⑧慢性阻塞性肺病合并高血压;⑨痛风合并高血压;⑩高血压合并左心室肥厚;⑪高血压合并心肌梗死;⑫高血压合并心力衰竭;⑬高血压合并肾损害。

ACEI 降压作用的特点是作用强、不良反应少,最大优点是对糖代谢及脂代谢有良好影响,对动脉粥样硬化有防治作用,对血管、心肌及肾脏有保护作用。原发性高血压患者中,60%~70%对 ACEI 有降压反应,如同时加用利尿剂,则有 80%~85%的患者可获得降压效果。使用 ACEI 降压时需限盐。ACEI 与β受体阻滞剂合用,不及与利尿剂合用。ACEI 与钙通道阻滞剂合用,为合理配伍,因两者对中枢不良反应少,对血脂代谢不良反应少,并且对肾功能有益。ACEI 还适用于重度或顽固性高血压,为糖尿病或痛风合并高血压的首选药物。ACEI 并用利尿剂也是治疗高血压心力衰竭的首选药物。ACEI 是间歇性跛行的最佳治疗之一。ACEI 对减低左心室肥厚最有效,且适用于高、低肾素水平的高血压患者。

ACEI 的禁忌证主要有:①高钾血症;②严重肾衰竭;③单肾单侧或双肾双侧肾动脉狭窄;④主动脉狭窄;⑤严重梗阻型心肌病;⑥妊娠妇女(因 ACEI 有致畸作用);⑦对 ACEI 过敏或因不良反应而不能耐受者。

2.治疗充血性心力衰竭

ACEI 治疗心力衰竭是近代药理学的一大重要进展。ACEI 能延长患者寿命,改善预后。它能改善心力衰竭患者血流动力学和器官灌流,与利尿剂合用是治疗心力衰竭的最好选择。高血压合并心力衰竭时首选 ACEI 治疗。

ACEI 治疗充血性心力衰竭的一般性作用机制如下。

(1)ACEI 的多种效应:阻止循环中及局部组织中 Ang I 转化为 Ang II,直接或间接通过代偿反应的减退而降低循环中儿茶酚胺含量,降低血浆中增压素含量。此外 ACEI 还抑制具有扩血管作用的缓激肽的降解,提高其血中浓度。缓激肽可激活具有扩血管作用的 PGI$_2$ 和 NO 的合成。

(2)对血流动力学的影响:ACEI 能明显降低全身血管阻力、平均动脉压、肺动脉压、肺楔压及右心房压力,略降心率,增加心排血量。同时改善心脏舒张功能,增加脑血流量,降低后负荷、室壁压力及心肌耗氧量,降低肾血管阻力,增加肾血流量。

(3)对其他调节系统的作用:ACEI 可恢复下调的 β 受体至正常量,同时增加 Gs 蛋白量而增加腺苷酸环化酶的活性,使已升高的血浆心钠素浓度恢复正常,增强压力感受器的敏感性而促使心率减慢,同时还能提高副交感神经张力。

(4)阻止心肌及血管壁肥厚的作用:长期使用 ACEI,能有效地阻止心室肥厚与心肌纤维化,逆转已出现的纤维组织和肌层内冠脉壁的增厚,提高血管顺应性。应用 ACEI 后缓激肽含量增加,也有助于阻止心肌肥厚;缓激肽能促进 NO 和 PGI$_2$ 生成,它们有抗有丝分裂(抗生长)作用,故对减轻左心室肥厚也发挥着有益作用。

近年来,几个大规模多中心随机对照双盲临床试验证实,ACEI 治疗充血性心力衰竭优于其他血管扩张药,它能缓解或消除症状,改善血流动力学变化与左心室功能,提高运动耐力,改进生活质量,逆转心室肥厚等,并且明显降低病死率。

ACEI 几乎适用于任何原因所致的心力衰竭,包括舒张性及收缩性心力衰竭、有或无症状性心力衰竭、心肌或瓣膜性疾病引起的心力衰竭及梗死后心力衰竭。但下列情况应视为禁忌证:原已有低血压、双侧肾动脉狭窄合并高血压性心力衰竭、主动脉狭窄合并充血性心力衰竭及严重心绞痛合并充血性心力衰竭。此外应注意 ACEI 治疗心力衰竭时可对肾功能有不利影响。ACEI 治疗充血性心力衰竭的有效率高达 85%。左心房压很高、血清肌酐升高、经襻利尿剂治疗引起低钠血症的患者,ACEI 治疗可无效,无效者中黑人占有相当比例。使用一种 ACEI 治疗无效时,改用另一种 ACEI 也不会有效;此时改用传统血管扩张剂可能会收到效果。

ACEI 与其他药物联合应用治疗充血性心力衰竭是临床上经常遇到的问题。Kromer 等报道早期心力衰竭患者在应用利尿剂的基础上给予较短期的 ACEI 治疗要比地高辛疗效好,地高辛对这类患者并不产生效果;推测这些早期心力衰竭患者的主要问题是舒张功能障碍。ACEI 可与地高辛合用,不仅提高运动耐力,而且提高左心室射血分数。ACEI 与利尿剂、地高辛合用治疗中、重度心力衰竭的疗效比单一药物疗效更好,从中撤除地高辛会引起心功能恶化。目前认为采用 ACEI、利尿剂、地高辛三联治疗充血性心力衰竭是合理的治疗。现有资料表明,治疗心力衰竭患者时,在上述常规三联治疗的基础上加用 β 受体阻滞剂,可给大部分患者带来益处。

3.治疗冠心病

ACEI 治疗心绞痛的作用未被证实,其抗心律失常作用仍需验证。ACEI 用于心肌梗死后治疗可明显降低病死率,这与阻滞梗死后左心室重构、保护心功能、预防充血性心力衰竭和减少再梗死有关。此外,ACEI 的抗动脉硬化和对整个心血管系统的保护作用,都对冠心病的治疗有利。但心肌梗死后何时使用 ACEI 及使用多长时间尚无定论,目前一般主张心肌梗死发病后 24~36 小时使用 ACEI。急性心肌梗死急性期后,如果患者是大面积袭击梗死,合并心功能不全或出现室壁瘤征象,则应长期服用 ACEI。ACEI 对缺血心肌的保护作用可能与下列机制有关。

(1)ACEI 可减轻 Ang Ⅱ 的缩血管和正性肌力作用,故减低心肌耗氧量;充血性心力衰竭患者使用 ACEI 后,可降低冠状血管阻力和改善心肌的乳酸代谢。

（2）ACEI 具有间接抗肾上腺素能作用,减低血浆去甲肾上腺素水平和血管收缩。临床观察表明,培哚普利可缓解心绞痛,降低心绞痛后左心室充盈压;依那普利可改善起搏诱发的心绞痛。

（3）观察表明,卡托普利能防止心肌梗死后心力衰竭和再梗死;减轻 ST 段压低程度和收缩末期容积,降低心肌耗氧量。

（4）ACEI 可减轻心绞痛患者对硝酸盐的耐药性,提高硝酸盐的治疗效果。

4.对糖尿病肾病及其他肾病的疗效

ACEI 能改善或阻止 1、2 型糖尿病患者的肾功能恶化,减轻蛋白尿,阻止肾小球滤过率下降。对有轻中度肾功能减退的高血压伴糖尿病患者,ACEI 的肾脏保护作用胜过利尿剂、β 受体阻滞剂,钙通道阻滞剂等,对高血压合并肾功能不全者有保护作用,可减轻蛋白尿。其疗效机制可能与舒张出球小动脉的作用有关。但重度肾功能减退或肾衰竭,以及伴有肾血管病变(如肾血管阻塞、肾血管硬化)者忌用 ACEI,因 ACEI 舒张出球小动脉可降低肾小球毛细血管压,从而降低肾小球滤过率,加重或诱发肾衰竭。但亦有报道肾衰竭患者口服卡托普利 12.5～25 mg,一天3 次,3～12 个月后患者血压、尿蛋白定性、血肌酐均有不同程度改善,总有效率达 90%。据报道卡托普利、贝那普利对肾脏功能有确切的保护作用。此外,卡托普利对流行性出血热肾损伤、狼疮性肾炎均有较好疗效。

5.防止心脏与血管病理性重构

ACEI 可防治心肌梗死与高血压引起的心室扩大与肥大和血管增生肥厚等心血管重构变化,并且此作用与其他的降压作用无必然联系。ACEI 的这一作用是由缓激肽激活 B2 受体所介导。ACEI 的抗心肌肥大与血管增生作用具有重要临床意义。

6.其他作用

（1）ACEI 具有抗动脉粥样硬化、抗心肌缺血、保护心肌作用,已如前述。此外 ACEI 还可以提高心力衰竭患者对洋地黄的敏感性,改善胰岛素抵抗患者对胰岛素的敏感性。

（2）由于大脑内可生成血管紧张素原,脑组织中也有 AngⅡ受体(AT),且其激活与某些高血压有关,故 ACEI 有可能与这些受体相互作用,并与自主神经和中枢神经系统相互影响。ACEI 通过以下四种机制影响中枢神经功能:①间接影响去甲肾上腺素的释放量;②作用于压力感受器;③调节脑血流;④调节高级神经中枢的情绪活动。但 ACEI 对脑组织的作用及其效应仍有待于进行深入研究。

（3）甲状腺功能亢进症患者服用卡托普利 2～9 周后,可使临床症状基本消失,T_3、T_4、γT_3大多恢复正常水平,临床治愈率达 80%。其作用机制可能是卡托普利抑制某种酶,使 T_3、T_4降低。

（4）肝硬化腹水患者的肾素-血管紧张素-醛固酮系统比较活跃,ACEI 使 AngⅡ活性降低,扩张血管,在全身动脉压下降的同时,肝血流量,肝静脉楔压及肾血管阻力下降,有利于腹水的消退和保护肾功能,卡托普利与呋塞米合用,疗效更好。

（5）毛细支气管炎的患者在止咳、祛痰、抗生素、吸氧、有心力衰竭时在使用洋地黄的基础上,加服卡托普利 0.5～1 mg/kg,一天 3 次,有助于缓解症状,可使喘憋消失,肺部哮鸣音消失,总有效率为 78.8%。

（6）慢性活动性肝炎患者在综合治疗的基础上,每天口服卡托普利 75 mg,疗程 3 个月,血清胆红素及转氨酶恢复正常分别为 93.2% 及 93.1%,而对照组分别 50% 和 57.1%。

（7）原发性醛固酮增多症:患者服用卡托普利 25 mg,2 小时后测定血浆肾素活性、AngⅡ及血醛固酮浓度,有助于鉴别是腺瘤还是增生所致的醛固酮增多症。由增生引起者,服药后 2 小时三项指标显著降低;而腺癌引起者,三项指标无明确变化。此外,卡托普利与安体舒服合用,可使绝大多数增生患者的血压得到控制。

(8)类风湿关节炎:患者服用卡托普利 25 mg,一天 3 次,2～4 周后关节肿胀、疼痛减轻或消失,晨僵基本缓解,体温正常或接近正常,血沉恢复正常,总有效率为 91.4%,于治疗 12～16 周后抗核抗体转阴,类风湿因子转阴。

(9)肾移植术后红细胞增高症,患者服用卡托普利 25 mg,一天 3 次,服药 2 周～2 月,治愈率达 100%,停药后 3 个月无复发。其机制可能是卡托普利抑制肾素-血管紧张素活性,改善肾缺血缺氧状况,从而减少了红细胞生成素的分泌。

(四)不良反应及注意事项

1.咳嗽

咳嗽是 ACEI 最常见的不良反应,发生机制不清楚,可能与 RAS 被抑制有关,也可能与其他机制有关,如 ACEI 对肺组织中炎性介质缓激肽裂解的抑制,以及前列腺素、P 物质等局部炎性介质增加等。咳嗽一般出现在用药后 1 个月,可延迟到停药后 1 个月内才消失。吸烟者及女性多见。咳嗽于夜间加重,有患者咳嗽音质发生改变,如声音嘶哑,有的有咽喉不适。患者常表现为持续性干咳,有时难以忍受而不得不停药。更换另一种 ACEI 有可能消除药源性咳嗽。

新近报道 ACEI 可引起喘息和呼吸困难,常伴发鼻炎、血管神经性水肿和皮肤改变。吸入色甘酸钠可能是治疗 ACEI 引起咳嗽的一种有效治疗方法。

2.皮疹

在用 ACEI 治疗高血压时,皮疹的发生率大致为 1%～5%。皮疹多呈瘙痒型斑丘疹,好发于上肢及躯干上部。常于治疗 1 个月内出现。可持续数小时或数天,一般不影响 ACEI 的继续使用。在 ACEI 中卡托普利的皮疹发生率最高,曾认为与其所含巯基有关,近来研究认为主要与使用剂量较大有关。其发生机制可能是由于 ACEI 对激肽酶 Ⅱ 的抑制作用,致皮肤内激肽活性增高及产生组胺介导的炎性反应。虽然有时皮疹在 ACEI 之间有交叉反应,但试行更换药物可减少皮疹的发生。

3.低血压

所有 ACEI 均可引起低血压,治疗前患者血浆肾素和 AngⅡ 的浓度越高,越易发生低血压。低钠、利尿、呕吐、腹泻、年老体弱、肾素依赖型肾血管性高血压及充血性心力衰竭者更易发生低血压。先前已有肾功能损害和急性动脉狭窄者,首剂低血压的危险性较大。为防止发生低血压,应在治疗一开始时便注意体液监测,纠正脱水、调整或停用利尿药,或先给予短效 ACEI 如卡托普利;已发生严重低血压者应给予对症处理。

4.高钾血症

ACEI 都有减少醛固酮分泌的作用,但其潴钾作用不重,很少引起严重高钾血症。当摄入钾增加或排出减少时容易发生,此种危险多见于先前已存在肾功能不全者。低醛固酮血症也是应用 ACEI 发生高钾血症的一个危险因素。使用保钾利尿剂或补钾有使血钾升高的危险。为避免 ACEI 引起高钾血症,在使用 ACEI 前应充分评价肾功能,避免诱发因素,并及时定期监测血钾水平。

5.急性肾功能损害

ACEI 所致肾功能损害与下列因素有关:持续的低血压致肾灌注量下降及肾小球滤过率减低、Na^+ 和/或体液量丢失、合用利尿剂及非甾体抗炎药等,老年人、即往已有肾功能减退、糖尿病或低血压者,发生急性肾功能减退的危险性更大。ACEI引起的肾脏损害多是无症状性的,撤药后多可恢复。一旦发现急性肾功能损害,应停用利尿剂,并予补钠,仍无效时,应减少或停用ACEI。

6.味觉改变

表现为味觉丧失,金属味觉,甜味觉或味觉失真,发生率为1.6%(卡托普利),大剂量时发生率可达7.3%。味觉障碍通常是可逆的,具有自限性,一般2~3个月,有时会影响患者食欲,生活质量,以致使体重下降。

7.血液系统改变

可发生Hb及血细胞比容下降,白细胞及粒细胞减少症。合并肾病、胶原性血管炎、自身免疫性疾病或使用免疫抑制剂,可使白细胞计数减少的发生率大大增加。

8.肝脏毒性

较为罕见,但较严重。肝损害常有胆汁淤积,一般停药后可恢复。

9.血管神经性水肿

发生率为0.1%~0.2%,以服药第一周内多见,且与剂量无关。目前认为可能与免疫、激肽、遗传或环境等因素有关。血管神经性水肿仅表现轻微症状者,停药数天后便消失,偶可发生喉痉挛、水肿、呼吸衰竭等严重不良反应。

(五)药物相互作用

1.利尿剂

其与噻嗪类利尿剂合用,降压疗效增强,并减少噻嗪类利尿剂所致的低血钾。噻嗪类利尿剂可减少血容量,增加Na^+排泄,但可继发性引起RAS活性增强及AngⅡ生成增加,故其降压疗效受限,与卡托普利等ACEI合用不仅降压作用好,而且ACEI还可减轻甚至防止噻嗪类利尿剂造成的糖、脂肪、尿酸等代谢紊乱。文献报道两者合用有效率达70%~90%。两药合用较单用ACEI剂量加倍的疗效要好。两药合用时,ACEI的剂量应减少。此外,两药合用治疗充血性心力衰竭时其疗效可与地高辛和利尿剂合用相媲美。卡托普利等ACEI优于地高辛之处是不易发生缺钾和室性期前收缩,故较安全。ACEI可使血钾升高,可部分抵消噻嗪类利尿剂引起的低血钾作用,两者合用后不必常规补钾。ACEI不宜与螺内酯、氨苯蝶啶等保钾利尿剂合用,以防引起高钾血症。卡托普利与呋塞米合用,呋塞米的疗效明显受抑制;但雷米普利及依那普利无类似作用。卡托普利与依他尼酸合用可引起血肌酐升高、肾功能变化,甚至肾衰竭;低钠血症可加剧这一过程。

2.β受体阻滞剂

两药合用治疗高血压是否合理仍在探讨之中。有学者发现,普萘洛尔用于已使用卡托普利的高血压患者,可使原已降低的血压反而升高;而与阿替洛尔合用,则降压效应增强;表明采用非选择性β受体阻滞剂时,松弛血管平滑肌的β受体受到阻断,而使α受体兴奋占优势,故外周阻力增加,血压升高。卡托普利与柳胺苄心定合用治疗高血压有协同作用,因后者兼有α和β受体阻断作用。

3.钙通道阻滞剂

卡托普利与维拉帕米合用,降压疗效增强,两药合用尤其适用于重症高血压,是由两药通过不同机制扩张血管,以发挥降压作用。两药合用治疗高血压急症时,维拉帕米可先静脉注射,待血压下降后再改为口服,或只使用一种药物维持治疗。

硝苯地平与ACEI合用降压效果增强。ACEI可减轻硝苯地平引起的心率增快及踝部水肿。对重症高血压,两药合用效果明显;这两种药物降压机制不同,但都是通过调节外周阻力而降低血压,它们的降压最长时间(以卡托普利为例)和血压回升坡度相似,两药合用尚有轻微利尿、利钠作用。两药合用治疗充血性心力衰竭也能取得较好疗效(但有人认为钙通道阻滞剂不适用于治疗心力衰竭),尼群地平或尼卡地平等二氢吡啶类钙通道阻滞剂与ACEI合用治疗高血压均有协同作用,且不会引起反射性心率加快。

对慢性肾功能不全的高血压患者,西拉普利与尼群地平合用降压疗效显著。对糖尿病肾病伴微量蛋白尿者,维拉帕米与西拉普利或赖诺普利合用,减轻蛋白尿的作用明显优于单用任一药物,且此作用与血压的变化无关。ACEI与钙通道阻滞剂均具有减轻动脉粥样硬化及改善动脉壁顺应性的作用,故两药联合,长期治疗是可行的。

4.强心剂

(1)地高辛:早期文献认为,卡托普利与地高辛合用可使地高辛血浓度升高25%,认为是由于卡托普利影响肾小球滤过,并降低肾小管分泌。从而使地高辛清除率和肌酐清除率均降低。但后来的研究未证实这种药代作用。新近对志愿人群的研究表明。雷米普利和赖诺普利对血浆地高辛浓度均无影响。培哚普利也不改变心力衰竭患者的地高辛药代动力学。目前认为,卡托普利对重症心力衰竭患者更易引起肾功能损害,从而导致继发性血浆地高辛浓度上升,而对正常人群及轻度心力衰竭患者影响不大。因此,考虑到ACEI与地高辛之间可能出现的相互作用,应对患者进行肾功能监测。

(2)多巴胺:ACEI与多巴胺合用治疗充血性心力衰竭疗效增强,ACEI阻滞交感神经活性,减慢心率,使心肌耗氧量减少,可部分地抵消多巴胺引起的心动过速、心肌耗氧量增加及外周血管阻力的持续增高效应,并可减少多巴胺的用量。

(3)米力农:米力农的作用与抑制磷酸二酯酶有关,除具有强心作用外还能扩张动脉、减轻心脏后负荷;ACEI可刺激前列腺素释放,减轻心脏前负荷,故两药合用治疗心力衰竭疗效增强,且可减少不良反应。

(4)间羟异丁肾上腺素:间羟异丁肾上腺素具有增强心肌收缩力作用,ACEI有减低心脏负荷作用,故两药合用治疗心力衰竭可取得协同治疗效果。

5.与非甾体抗炎药合用

(1)阿司匹林:ACEI的降压机制之一是使缓激肽水解减少,前列腺素增加,故舒张血管作用加强;阿司匹林抑制前列腺素合成,故两药合用后降压疗效减低。

(2)吲哚美辛:吲哚美辛抑制前列腺素合成,故与ACEI合用后使ACEI降压作用减弱3%~34%。

6.降压药物

(1)哌唑嗪:长期使用哌唑嗪可见肾素活性增加,Ang Ⅱ及醛固酮水平升高,引起水钠潴留,使降压疗效减低;ACEI无水钠潴留作用,且可减少醛固酮分泌;故两药合用可产生良好血流动力学效应。两者都扩张小动脉及小静脉,降低心脏前后负荷,均可用于治疗高血压和充血性心力衰竭。

(2)吲达帕胺:吲达帕胺为一新的强效和长效降压药,具有利尿和钙拮抗作用,但在降低血压的同时增加心率并减低左心室周径和心肌纤维缩短速率。卡托普利可使左心室收缩半径明显缩小,同时减轻吲达帕胺的心率反应,故两药合用对中、重度高血压疗效增强,不良反应减少。

7.抗酸剂

卡托普利与抗酸剂合用时,抗酸剂可降低卡托普利的疗效;其机制可能是胃中 pH 的暂时升高,增加了卡托普利的离子化,影响了卡托普利对膜的穿透,或者是抗酸剂与卡托普利形成了不溶性的铝盐,减少了卡托普利的吸收。故两药应避免合用。

8.别嘌呤醇

卡托普利与别嘌呤醇合用可引起阿斯佩格综合征。Jhonl 等报道 2 例长期服用卡托普利的患者,当合用别嘌呤醇 3～5 周后出现阿斯佩格综合征。这是由于卡托普利促进了别嘌呤醇的利用所致。故两药合用时应慎重。

三、血管紧张素Ⅱ受体阻滞剂

血管紧张素Ⅱ能强有效地收缩血管、增加心肌收缩力、刺激醛固酮和升压素分泌,以及促进心脏和血管重构。同时,AngⅡ与高血压、充血性心力衰竭、冠脉缺血及肾功能不全的病理生理有关。体外试验已鉴定出多种 AngⅡ受体(AT),主要有 AT_I 和 AT_{II} 两个亚型。AT_I 存在于血管、肾脏、心脏、肾上腺和脑组织中,AT_{II} 主要表达于胚胎组织中。

早年研究的 AT 阻滞剂为肽类物质,如肌丙抗压素,虽有效对抗 AngⅡ作用,但必须静脉用药,半衰期很短,且有部分激动剂活性,故应用受限。近年来研制的非肽类 AT 阻滞剂,可以口服,对受体有高度选择性,作用时间长,无激动剂活性。目前将 AT 阻滞剂分为 AT_1 阻滞剂、AT_2 阻滞剂及 AT_1/AT_2 阻滞剂三类。迄今已合成数十种高特异性 AT 阻滞剂。

AT_I 阻滞剂可分为以下三类:①联苯四唑类,代表药物有氯沙坦、伊贝沙坦等,化学结构为甲基联苯四唑与杂环。②非联苯四唑类,如 SK&F108566 及 R117289 等。③非杂环类,维沙坦。

AT_{II} 阻滞剂:代表药物有高度选择性地阻滞 AT_{II},但由于对 AT2 功能了解甚少,故本类药物目前尚无临床应用价值。

A_TI/AT_{II} 阻滞剂:对 AT_I 和 AT_{II} 均有亲和力和阻断效应。其代表药物有 BIBS39、L-193007和 L-159913。

AT_I 和/或 AT_I/AT_{II} 阻滞剂可用于治疗高血压、充血性心力衰竭、缺血性心脏病、脑卒中、肾衰竭、心脏肥大、动脉粥样硬化及血管成型术后再狭窄等心血管疾病的预防治疗。据推测 AT 阻滞剂可避免 ACEI 的许多不良反应,但长期应用是否像真正期望的那样好及其不良反应能否被耐受,有待于今后进行大量临床观察与研究。现重点介绍在我国已上市的 AT_I 阻滞剂氯沙坦、维沙坦和伊贝沙坦。

(一)氯沙坦

氯沙坦为 AT_I 阻滞剂,能全面对抗目前已知的 AngⅡ的作用。本品具有以下作用特点:具有高亲和力、高选择性、高特异性、无激动剂活性、无 ACEI 作用。可用于治疗各种原因及各种类型的高血压病、充血性心力衰竭,对肾脏有保护作用,具有对抗心脏与血管重构的作用,并能阻滞 AngⅡ诱发的肾上腺素释放,抑制因刺激肾脏神经引起的肾血管收缩和刺激交感神经引起的缩血管作用。

1.治疗学

(1)药理作用:本品为非肽类 AT_I 阻滞剂,口服后迅速被吸收,经过细胞色素 P450、2C q 和 3A4 等酶进行代谢。约口服剂量的 14％转变为有活性的代谢产物 EXP3174。该产物降压作用比氯沙坦强 10～40 倍,半衰期较长,(6～9 小时),呈非竞争性阻滞作用。大多数降压作用是由于 EXP3174 的阻滞作用所致。通过与 AT_1 受体跨膜区内的氨基酸的相互作用,并占据其螺旋状空间而阻止 AngⅡ 与 AT_1 受体的结合,其对 AT_1 受体具有高度选择性,较 AT_2 受体高30 000 倍,从而在受体水平阻断了 AngⅡ 的心血管效应。目前已知心脏和血管中部分 AngⅡ 是通过非 ACE 依赖性旁路,即糜蛋白酶等产生的,故 ACEI 对 AngⅡ 的抑制作用不完全,但 ACEI 可加强功能内源性 BK 的作用,故 ACEI 与 AT_1 阻滞剂的作用机制不完全相同。

(2)临床应用。

治疗高血压:AT_1 阻滞剂几乎适用于任何原因引起的高血压,本品降压作用平稳而持久,无首剂现象和明显蓄积现象,但应慎用或禁用于血容量不足、肝功能损害、单双侧肾动脉狭窄的患者。抗高血压治疗时,应注意以下问题:①对大多数患者,通常起始和维持量均为 50 mg,1 天1 次,治疗 3～6 周可达最大抗高血压效应;但部分患者需增加剂量至 100 mg/d;②对血容量不足的患者,可考虑开始剂量为 25 mg/d;③对老年人或肾损害的患者包括血透患者,不必调整剂量;④对肝功能损害的患者,应使用较低剂量;⑤妊娠或哺乳期妇女不宜使用本品治疗;⑥本品与利尿剂、β 受体阻滞剂或钙通道阻滞剂联合应用时,降压作用出现相加现象;⑦胺碘酮、硫氮䓬酮、酮康唑、硫磺苯唑等能降低本品的降压效应。

治疗充血性心力衰竭:临床初步研究表明,AT_1 受体阻滞剂对充血性心力衰竭患者可产生有益的血流动力学效应。在新近完成的一项大规模多中心临床试验中,722 例老年心力衰竭患者随机服用氯沙坦或卡托普利,48 周的随诊结果表明,氯沙坦使死亡率减少 46%,明显优于卡托普利。

左心室肥厚:左心室肥厚是心血管疾病的独立危险因素。AngⅡ 通过直接作用于心肌和增强交感神经活性而促进左心室肥厚。AT_1 阻滞剂既能降低压力负荷又能阻滞 AngⅡ 刺激生长的作用,故能减轻左心室肥厚。目前正在进行一项 8 300 例高血压患者的临床试验,旨在评价 AT_1 阻滞剂对左心室肥厚的影响。

肾脏疾病:已知 ACEI 可减轻蛋白尿、延缓肾脏疾病的进程,故使用特异性 AT_1 受体阻滞剂治疗肾脏疾病应获得同样的效果。目前已有临床研究证明氯沙坦能明显减少伴有糖尿病或肾功能正常的高血压患者的蛋白尿,并有促进尿酸、尿钠排泄的肾脏保护作用。

(3)剂量与用法:1 次口服 50～100 mg,一天 1 次,血容量不足者 25 毫克/次,老年人及肾功损害者不必调整剂量,肝功能损害者应减少剂量。

2.不良反应

(1)孕妇及哺乳期妇女忌用。

(2)不良反应有头晕、过敏、皮疹、腹泻、偏头痛等。

3.药物相互作用

尚未发现具有临床意义的药物相互作用,本品与氢氯噻嗪、地高辛、华法林、西咪替丁、苯巴比妥、酮康唑合用未见不良相互作用。

4.制剂

片剂:50 mg。

(二)维沙坦

1.治疗学

(1)药理作用:本品为非前体药,几乎无肝脏首过效应,在体内无活性代谢产物,药物相互作用小,故特别适用于轻中度肝功能不全的心血管患者,T_{max}2～4 小时。与芦沙坦相比较,代文的

AT1 受体亲和力是前者的 5 倍,故具有高度选择性和更完全的 AT1 受体阻断作用。

(2)临床应用:本品用于治疗高血压病、糖尿病患者的心、肾及血管并发症、充血性心力衰竭等。

(3)剂量与用法:每天 80~160 mg,可以与其他抗高血压药合用,肾功能不全或无胆道梗阻及胆汁淤积性肝硬化的患者无须调整剂量。可与食物同服或空腹服用。突然停药不会出现血压反跳及临床不良反应。

2.不良反应与防治

(1)对本品过敏者及孕妇禁用。

(2)慎用于低钠、低血压、低血容量患者。

(3)慎用于肾动脉狭窄、严重肾功能不全(肌酐清除率<10 mL/min)。胆汁淤积性肝硬化或胆道梗阻患者及哺乳期妇女。

(4)慎用于已使用保钾利尿剂或钾制剂的患者。

(5)服用本品期间应谨慎驾驶和操纵机器。

(6)不良反应少,可出现头痛、头晕、疲劳等,咳嗽发生率明显低于 ACEI。

3.药物相互作用

未发现与下列药物间存在有意义的相互作用:西咪替丁、华法林、呋塞米、地高辛、阿替洛尔、吲哚美辛、氢氯噻嗪、氨氯地平、格列本脲。

4.制剂

胶囊:80 mg,160 mg。

(刘汉南)

第四节　调血脂及抗动脉粥样硬化药

一、概述

动脉粥样硬化的发生和发展是一个复杂的动态过程,其始动步骤可能与动脉内皮功能障碍有关,涉及因素有血脂异常、高血压、吸烟及糖尿病等。其中,血脂异常最为重要。流行病学调查研究表明,不同国家或地区人群中的 TC 水平与冠心病的发病率和死亡率呈正相关。如芬兰 TC 水平最高,则冠心病发病率也最高;而日本 TC 水平最低,则冠心病发病率也最低。大系列临床研究和长时间随访观察表明,高胆固醇血症在动脉粥样硬化发生和发展过程中,所起的危害性作用,明显大于高血压和糖尿病,如果高胆固醇血症合并高血压和/或糖尿病,则其危害性增加数倍。动脉内皮功能障碍导致其分泌一氧化氮、选择性通透、抗白细胞黏附、抑制平滑肌细胞增殖,以及抗凝与纤溶等功能受损,致使血浆中脂质与单核细胞积聚于内皮下间隙,低密度脂蛋白胆固醇氧化为 OX-LDL,单核细胞变为巨细胞,经清道夫受体成为泡沫细胞,形成脂质核心,而血管平滑肌细胞迁移到内膜而增殖形成纤维帽。脂质核心有很强的致血栓作用,纤维帽含致密的细胞外基质,它能使质核与循环血液分隔,从而保持斑块的稳定。

粥样斑块可分为两类:一类为稳定斑块,其特点是纤维帽厚、血管平滑肌细胞含量多,脂质核心小，炎症细胞少，不易破裂；另一类为脂质含量多(占斑块总体积的 40％以上)、纤维薄、胶原与血管平滑肌细胞少，炎症细胞多，故易于破裂。1995 年公布的 Falk 等 4 项研究分析表明，急性冠状动脉综合征(包括心肌梗死、不稳定型心绞痛)的主要原因是粥样斑块破裂或糜烂引起血栓形成，并最终导致冠脉血流阻断所致。在急性冠脉综合征的患者中。其血管犯罪病变狭窄＜50％者占 68％，而狭窄＞70％者仅占 14％，这说明，稳定斑块可以减少心血管病事件。此外，多项临床试验证明，调脂治疗可使一部分冠状动脉粥样斑块进展减慢或回缩。因此，调脂治疗是防治动脉粥样硬化的最重要措施之一。

血脂指血浆或血清中的中性脂肪或类脂。中性脂肪主要是甘油三酯，而类脂主要是磷脂、非酯化胆固醇、胆固醇酯及酯化脂肪酸。

脂质必须与蛋白质结合成脂蛋白才能在血液循环中运转，脂蛋白是由蛋白质、胆固醇、甘油三酯和磷脂组成的复合体。脂蛋白中的球蛋白称为载脂蛋白(Apo)。正常血浆利用超速离心法可分出 4 种主要脂蛋白，即乳糜微粒(CM)、极低密度脂蛋白(VLDL)，低密度脂蛋白(LDL)和高密度脂蛋白(HDL)，载脂蛋白的组成分为 ApoA、B、C、D、E。每一型又可分若干亚型，如 ApoA 可分 AⅠ、AⅡ、AⅥ；ApoB 可分 B48、B100；ApoC 可分 CⅠ、CⅡ、CⅢ；ApoE 可分 EⅠ、EⅢ 等。用区带电泳法可将脂蛋白分为 CM、前 β(pre-β)、β 及 α 脂蛋白 4 种。

脂蛋白代谢需要酶的参与，主要的酶有脂蛋白脂酶(LPL)和卵磷脂胆固醇转酰酶(LCAT)。如果这些酶缺乏，就会产生脂代谢紊乱。血脂过高是由于血浆脂蛋白移除障碍或内源性产生过多，或两者同时存在而引起。

血脂异常一般是指血中总胆固醇(TC)、低密度脂蛋白-胆固醇(LDL-C)、甘油三酯(TG)超过正常范围及(或)高密度脂蛋白-胆固醇(HDL-C)降低，也常称高脂血症，主要是指 TC 和/或 LDL-C 和/或 TG 增高及 HDL-C 降低。

血脂异常是脂蛋白代谢异常的结果。研究表明，高胆固醇血症、低密度脂蛋白血症、ApoB 水平增高和高密度脂蛋白水平降低 TG 升高是冠心病的重要危险因素。血脂水平长期异常，冠心病事件的发生率增加。长期控制血脂于合适的水平，可以预防动脉粥样硬化，而控制血脂水平可以减轻动脉粥样硬化斑块，减少心血管病事件。北欧辛伐他汀生存研究(4S)表明，心肌梗死后和心绞痛患者，接受为期 6 年的辛伐他丁治疗，与安慰组相比较，治疗组主要冠状动脉性事件发作的危险性降低 34％，死亡危险性降低 30％，使需要接受冠脉搭桥手术的患者减少 37％。Hebert 等分析他汀类使 LDL-C 下降 30％，非致死性和致死性冠心病下降 33％，脑卒中下降 29％，心血管疾病死亡率下降 28％，总死亡率下降 22％。最近 Goud 等汇总分析出现 TC 下降 10％，冠心病死亡危险性下降 15％，各种原因死亡危险下降 11％。

近年来，对高甘油三酯(TG)血症在动脉粥样硬化中的意义的认识正在加深，目前认为，单纯高甘油三酯血症也是心血管病的独立危险因素，降低血甘油三酯水平，可降低心血管病临床事件及死亡率。但当高甘油三酯血症伴有高胆固醇血症或低高密度脂蛋白血症时，则冠心病事件和死亡率显著增加。研究发现富含 TG 的脂蛋白(TRL)与富含胆固醇的脂蛋白(CRL)之间通过脂质交换机制取得平衡，每一种脂蛋白都有很大的变异。LDL-C 为致动脉粥样硬化最强的脂蛋白，但其危害性因其颗粒大小而不同。LDL-C 可分为三个亚型，LDL-C3 即为小而密 LDL(SLDL)，对 LDL 受体亲和力低于大而松的 LDL-C1 和 LDL-C2，在血浆中停留时间长，不易从血液中清除，半衰期较其他亚型长，且易进入动脉内膜，易被氧化，被巨噬细胞吞噬形成泡沫细胞，成为动脉粥样硬化的脂肪，有高度的致动脉粥样硬化作用。而通过脂质交换机制，LDL-C 大小及分型比例受 TG 水平的控制。当 TG 增高时,LDL-C 亚型分布有变化,SLDL 增加而 HDL-C 减少,形成高 TG、HDL-C 低及 SLDL 升高三联症。这种三联症有极强的致动脉粥样硬化作用。目前已普遍认为甘油三酯水平升高是独立的心血管疾病危险因素。人们在以往使用他汀类或贝特类调血脂药物治疗血脂异常,以及冠心病一、二级预防中所获得的益处,很可能也是得益于这些药物在降低 TC 的同时,也降低了 TG。

我们已经认识到 HDL-C 是种"好的胆固醇",这是因为 HDL-C 具有逆转运胆固醇的作用,它可以将动脉壁中多余的胆固醇直接或间接地转运给肝脏,经相应受体途径进行分解代谢。因此升高 HDL-C 水平不仅有降低 TC 水平的作用,而且还具有防治动脉粥样硬化的作用。VAHIT 试验表明,吉非贝齐可使 HDL-C 上升,TG 水平下降,使冠心病死亡率及心肌梗死下降 22%。

二、血脂异常的分型

血脂异常可分为原发性和继发性两大类。

继发性血脂异常的基础疾病:主要有甲状腺功能过低、糖尿病、慢性肾病和肾病综合征、阻塞性肝胆疾病、肝糖原贮存疾病、胰腺炎、酒精中毒、特发性高血钙、退行球蛋白血症(多发性骨髓瘤、巨球蛋白血症及红斑狼疮)、神经性厌食症等。另外,还有一些药物如噻嗪类利尿剂、含女性激素的口服避孕药、甲状腺素、促进合成代谢的类固醇激素、黄体内分泌素及某些 β 受体阻滞剂等,也能引起继发性脂质代谢异常。妊娠血脂代谢的变化属生理性。

(一)WHO 分型

将高脂血症分为以下五型,各型的实验室检查,特点及其与临床的联系,见表 3-1。

表 3-1　高脂蛋白血症分型

表型	试管内血清 4 ℃冰箱过夜	区带脂蛋白电泳谱	血脂	备注
Ⅰ	血清透明,顶端有"奶油层"	CM↑	TC↑,TG↑	不发或少发冠心病,易发胰腺炎
Ⅱa	血清透明,顶端无"奶油层"	LDL-C↑	TC↑↑	易发冠心病
Ⅱb	血清透明,顶端无"奶油层"	LDL-C↑,VLDL-C↑	TC↑↑,TG↑	易发冠心病
Ⅲ	血清透明,顶端有"奶油层"	介于 LDL-C 与 VLDL-C 间的 β-VLDL-C↑	TC↑↑,TG↑↑	易发冠心病,需超速离心后才能确诊
Ⅳ	血清透明,顶端无"奶油层"	VLDL-C↑	TC↑,TG↑↑	易发生冠心病
Ⅴ	血清透明,顶端有"奶油层"	CM↑,VLDL-C↑	TC↑,TG↑↑	少发冠心病

(二)血脂异常简易分型

惯用的高脂蛋白血症分型并不是病因学诊断,它常可因膳食、药物或其他环境因素的改变而变化。同时,它所需检测的项目繁多,个别类型的确诊,还需复杂的技术和昂贵的设备。因此,除少数特别难治性顽固性血脂异常患者外,为一般性临床治疗,可不必进行高脂蛋白血症的分型,也无须烦琐地进行其他分类,仅作血脂异常简易分型即可。实际上,血脂异常简易分型已包括了常见的与冠心病发病关系较大的高脂蛋白血症类型。血脂异常简易分型的主要目的在于指导临床医师有针对性地选用各种血脂调节药物。

三、血脂异常的治疗

高脂血症的治疗包括非药物治疗和药物治疗。非药物治疗包括饮食和其他生活方式的调节,如保持合适的体重;减低脂肪,尤其是胆固醇和饱和脂肪酸的摄入量,适当增加蛋白质和碳水化合物的比例,控制总热量;减少饮酒和戒烈性酒,运动锻炼和戒烟;注意抗高血压药物对血脂的影响;此外,血液净化亦用于高脂血症治疗。

高脂血症的药物治疗包括一级预防和二级预防及已有动脉硬化疾病患者的血脂水平控制。

继发性血脂异常的治疗应以治疗基础疾病为主,当这些疾病被治愈或控制后,或停用某些有关药物后,血脂异常未改善或不满意时,应按原发性血脂异常做进一步处理。另外,当血脂异常继发于某种一时难以治愈或控制的疾病,可在治疗基础疾病的同时,进行调脂治疗。

(一)病因治疗

凡是能找到高脂血症病因的患者,均应积极对病因进行治疗。高血压病者、吸烟者由于血管内皮受损,致使 LDL-C 更容易进入血管壁内;而糖尿病患者由于 LDL-C 被糖化,故容易黏附于血管壁上而进入血管壁内;肥胖和缺乏体力活动也是高脂血症的重要促发因素。

(二)一般治疗

非药物治疗是所有血脂异常患者治疗的基础。不论是冠心病的一级预防或二级预防都需要非药物治疗。

1.饮食治疗

饮食治疗是治疗高脂血症的首选措施,目前是降低已升高的血清胆固醇,同时维持营养上的合理要求。饮食治疗的方案是脂肪酸的热量＜总热量的 30%,饱和脂肪酸占总热量的 7%～10%以下,每天胆固醇＜200 mg。应减少食谱中的全脂奶、奶油、动物脂肪、动物内脏、饱和植物油和棕榈油及椰子油,少吃或不吃蛋黄。限制食盐、减少饮酒和戒烈性酒。超重或肥胖病患者的饮食应按"肥胖病"的要求进行。

2.戒烟

吸烟可损伤血管内皮的天然屏障作用,降低血浆 HDL-C 水平,降低其自然抗氧化能力。

3.增加体力活动

体力活动可增加能量物质的消耗,促使血浆 LDL-C 及甘油三酯水平降低,同时升高 HDL-C 水平。每周步行 13 km,大可提高 HDL-C 水平 10%。

4.减轻体重

对于体重超过标准的患者,应减轻体重。减轻体重可降低 LDL-C 水平和提高 HDL-C 水平,降低高血压、糖尿病和冠心病的发病率。

(三)药物治疗

调血脂和抗动脉硬化药物可分为五大类,分别是胆酸螯合剂、贝特类、他汀类、烟酸类及其他。

药物治疗适用于不能进行饮食调节及非药物治疗后疗效不满意的患者。对于冠心病二级预防尤其是急性冠脉综合征的患者,应以他汀类调脂药物治疗,应越早开始治疗越好。原发性血脂异常常常与遗传因素及环境因素有关,治疗应该是长期的,尤其是冠心病二级预防,应根据患者的经济情况选择用药种类、剂量及时间,首要目标要达到靶目标。达到靶目标后,有条件者减量长期服用,无条件者应监测血脂水平,血脂水平异常后重新开始治疗。

二种或三种调血脂药物联合应用,较单一药物疗效更佳,而且由于联合用药时剂量减少而使不良反应减轻。故目前主张,对于较为明显的血脂异常,应尽早联合用药。下列联合用药方式可供参考。①胆酸螯合剂与烟酸类合用:适用于 LDL-C 增高伴或不伴有 TG 增高者。②贝特类与胆酸螯合剂合用:适用于 LDL-C 增高、HDL-C 降低伴或不伴有 TG 增高者。③胆酸螯合剂与他汀类合用:适用于 LDL-C 增高者。④胆酸螯合剂、烟酸类、他汀类联合应用:适用严重家族性高胆固醇血症,可使 LDL-C 水平降低,HDL-C 水平显著升高。⑤诺衡与美调脂合用:有增加发生肌炎的危险,故应慎用。

某些抗高血压药物可使血脂成分发生异常改变,故使用抗高血压药物过程中应注意其对脂代谢的不良影响。

四、调血脂药的临床应用

(一)胆酸螯合剂

该类药物包括考来烯胺、考来替泊和地维烯胺。

1.作用机制

该类药物为胆汁酸结合树脂,通过阻断胆酸肝肠循环,干扰胆汁重吸收,降低胆汁酸重返肝脏,刺激肝细胞内的胆固醇降解合成新的胆汁酸,从而降低肝细胞中胆固醇浓度。而肠道内的胆酸与药物结合后由大便排出,使血中胆酸量减少,促使肝细胞表面 LDL 受体从血液中摄取胆固醇以合成胆酸,因而降低血浆 LDL 水平,平均下降 15%～30%,同时升高 HDL-C 水平(升高 5%)。

2.临床应用

主要用于治疗单独 LDL-C 水平升高者(Ⅱa 型),以 LDL-C 轻、中度升高疗效较好;严重升高者需与其他类调血脂药物合用。该类药物还可与其他类调血脂药物合用治疗混合型高脂血症。

3.不良反应及注意事项

可有异味、恶心、腹胀、食欲缺乏及便秘。多进食纤维素可缓解便秘。罕见的不良反应有腹泻、脂肪泻、严重腹痛及肠梗阻、高氯性酸中毒等。还有升高甘油三酯的作用,严重高甘油三酯血症禁用此类药物,因此时有诱发急性胰腺炎的可能。

4.药物相互作用

(1)可减少地高辛、噻嗪类利尿剂、四环素、甲状腺素、普萘洛尔及华法林的吸收。上述药物应在服用胆酸螯合剂前 1～4 小时或服用胆酸螯合剂后 4 小时服用。

(2)可干扰普罗布考、贝特类调血脂药物的吸收,两类药物同服应有 4 小时间隔。

(3)影响叶酸的吸收,故处于生长期的患者服用该类药物时,每天应补充叶酸 5 mg。孕妇及哺乳期妇女需补充更多一些;应于服药前 1～2 小时服叶酸。

(4)减少脂溶性维生素的吸收,长期服用该类药物者,应适当补充维生素 A、维生素 D、维生素 K 及钙剂。

(二)他汀类调血脂药物

该类药物包括洛伐他汀、辛伐他汀、普伐他汀、氟伐他汀、西伐他汀等。

1.作用机制

通过对胆固醇生物合成早期限速酶 HMG-CoA（β-羟 β-甲基戊二酰辅酶 A）还原酶的抑制作用而起作用,在 HMG-CoA 还原酶的作用下,HMG-CoA 转变为甲基二羟戊酸,此为胆固醇生物合成的重要中间环节,从而减少了内源性胆固醇合成,使血浆总胆固醇下降,刺激 LDL 的肝摄取,降低 LDL-C 及 VLDL 的浓度。一般可降低 LDL 30%～40%,是目前已知最强的降低胆固醇药物;还可轻度升高 HDL-C 2%～10%。此外,某些他汀类药物显示抑制巨噬细胞中胆固醇的积聚。现已明确,他汀类药物有多向性效应。他汀类药物的非调脂作用主要包括改善血管内皮功能和细胞功能（平滑肌细胞的迁移、增生、分化）,抗氧化过程,加强斑块纤维帽,缩小富含脂质的核心,减轻炎症反应、抑制促凝活性、抑制血小板功能;从而防止斑块破裂、出血及血栓形成,终使斑块稳定,减少冠状动脉事件和减少心血管病死亡率。

2.临床应用

用于治疗严重的原发性高胆固醇血症、有冠心病或其他心血管病危险因素的中等度高胆固醇血症者。还可有胃胀气、胃灼热感、便秘、腹泻、眩晕、头痛、视力模糊、肾衰竭。禁用于活动性肝病、妊娠及哺乳期妇女、对本药过敏者。

3.不良反应及注意事项

主要为肝脏损害和横纹肌溶解,后者随拜尔公司宣布在全球范围内暂停销售西立伐他汀,再度引起人们重视。近年来已多有报道指出他汀类药物（β-羟基-β-甲基戊二酰辅酶 A 还原酶,简称 HMG-CoA 还原酶抑制剂）中的洛伐他汀、辛伐他汀、普伐他汀及西立伐他汀单用或与烟酸、贝特类降脂药（如吉非贝齐）大环内酯类抗生素（如红霉素、克拉霉素）、环孢菌素 A、左甲状腺素、米贝地尔等合用时均引起危及生命的横纹肌溶解症。尤其是他汀类药物与贝特类药物联用,可使横纹肌溶解的危险性增加已是公认的事实,故在美国已禁止这两类药物合用。据报道,全球有 600 万人服用过西立伐他汀,其中有 34 人怀疑因剂量过大或与吉非贝齐合用导致横纹肌溶解而死亡。一旦疑及由他汀类药物引起的横纹肌溶解症应立即停药,停药后肌痛等症状多在 3 天至 3 个月后消失,CK 多在短期内恢复正常。肌无力可持续至 1 年后消失。有人给 CoQ_{10} 每天 250 mg 口服,可较快减缓症状。国内有西立伐他汀引起肝功能损害的报道,但未见引起横纹肌溶解症的报道,可能与国内上市晚,使用例数少,剂量小有关。影响细胞存活的潜在试验表明,同等剂量的他汀类药物中,普伐他汀毒性最小,其次为辛伐他汀,而洛伐他汀肌毒性最大。当使用此类药物时,应尽量不与其他药物合用,并嘱患者注意乏力、肌无力、肌痛等症状,并应定期监测血清 CK,一旦有横纹肌溶解症状或血清 CK 明显升高（横纹肌溶解症,血清 CK 可升高至正常值 10 倍以上）,应即停药,预后多较好。

4.药物相互作用

（1）与免疫抑制剂（如环孢霉素）、吉非贝齐、烟酸合用,可引起肌病。

（2）与红霉素合用可致肾损害。

（3）可中度提高香豆素类药物的抗凝效果,故两药合用时应适当减低香豆素类药物的用量。

（三）贝特类调血脂药物

该类药物包括氯贝丁酯、苯扎贝特、益多酯、非诺贝特、吉非贝齐等。

1.作用机制

（1）增强肌肉、脂肪、肝脏的 LPL 活性,加速 VLDL 中 TG 的分解代谢,使 VLDL 形成减少,降低血浆 TG 浓度。

(2)降低脂肪组织释放游离脂肪酸数量,并抑制 HMG-CoA 还原酶,减少细胞内胆固醇合成。

(3)增加肝细胞膜上 LDL 受体数量,加速 LDL 由血液中转移到肝细胞内,从而促进血液中胆固醇的清除。

(4)改善葡萄糖耐量。

(5)诱导 HDL-C 产生,使胆固醇进入 HDL-C。

(6)降低血浆纤维蛋白原含量和血小板黏附性。

临床试验表明,诺衡能明显降低血浆甘油三酯(降低 40%～50%)、总胆固醇及 LDL-C,并可升高 HDL-C(升高 20%)水平,使冠心病发病率减少 34%,死亡率减少 26%,对癌症的发生没有影响。力平脂口服吸收良好,若与胆酸螯合剂合用,对降低总胆固醇及 LDL-C 比他汀类的辛伐他汀强,降低 VLDL 和甘油三酯更突出。

2.临床应用

降低 TG 作用较降低 TC 作用强。临床上主要用于降低 TG,如严重高甘油三酯血症(如Ⅲ、Ⅳ、Ⅴ型高脂血症)及复合性高脂血症患者。此外,本品还能减少血小板聚积,抑制血小板源生长因子,预防和延缓动脉粥样硬化进程。

3.不良反应及注意事项

可有恶心、呕吐、食欲缺乏、一过性肝功能异常、肌炎、阳痿、中性粒细胞减少、皮疹等。可使胆石症的发病率增加。可通过胎盘,故孕妇禁用。有报道指出,氯贝丁酯可使非冠心病的各种疾病的死亡率明显增加,故氯贝丁酯已不适用于临床应用,一些国家已禁用此药。目前主要应用吉非罗齐和力平脂。

4.药物相互作用

有降低凝血作用,与抗凝剂合用时要调整后者的剂量。与他汀类合用可发生横纹肌溶解,甚至死亡,美国禁止两类药合用。

(四)烟酸类调血脂药物

该类药物包括烟酸、烟酸肌醇和阿昔莫司。

1.作用机制

主要作用是增加脂肪细胞磷酸二酯酶活性,使 cAMP 减少,脂酶活性减低,脂肪分解减少,血浆游离脂肪酸浓度下降,肝脏合成及释放 VLDL 随之减少。同时,抑制肝脏酶活性,减少 HDL 异化作用,提高血 HDL 浓度。本品对 VLDL、IDL 及 LDL 过高的患者均有效。此外,烟酸还有较强的外周血管扩张作用。阿昔莫司调脂作用平缓,还有抑制血小板聚集及改善葡萄糖代谢等功能,故适用于糖尿病性血脂异常。常用剂量的烟酸类药物可使 LDL 降低 15%～30%,TG 下降 20%,HDL-C 升高 30%。

2.临床应用

可用于大多数类型的血脂异常,如Ⅱa、Ⅱb、Ⅲ、Ⅳ、Ⅴ型高脂血症,既可降低 LDL-C 及 TG,又能升高 HDL-C。与其他调脂药物合用,效果更明显。

3.不良反应及注意事项

该类药物中以烟酸的不良反应较多见。

(1)皮肤潮红、皮疹、瘙痒及胃肠道反应,如呕吐、腹泻及消化不良。

(2)心悸、肝功能减退、视觉异常。

（3）可能刺激溃疡病发作，溃疡病患者禁用。

（4）可升高血糖及引起糖耐量异常，肝病、糖尿病及痛风患者慎用。

（5）长期治疗可出现色素过度沉着，黑色棘皮症及皮肤干燥。

（6）可能加强降压药引起的血管扩张作用，有可能引起直立性低血压。

（7）肾功能不全者慎用阿昔莫司。

（刘汉南）

第五节　硝酸酯类药

硝酸酯类药物是临床上应用的最古老的心血管药物之一，问世一百多年以来广泛应用于临床。1867 年，英国爱丁堡的一名医师 Lauder Brunton 发现亚硝酸戊酯有扩张小血管的作用，建议用于抗心肌缺血治疗。1879 年 William Murell 首次将硝酸甘油用于缓解心绞痛发作，并首先在 Lancet 上发表了硝酸酯类药物缓解心绞痛的文章，这一年也因此被确立为硝酸酯的首次临床应用年，迄今已有一百三十多年的历史。随着时间的推移，人们对硝酸酯类药物的作用机制不断有了新的认识，如扩张冠状动脉血管的作用、扩张静脉血管的作用和抑制血小板聚集作用。近年来随着内皮源性舒张因子（EDRF）的研究进展，一氧化氮（NO）的形成在硝酸酯类作用机制中的地位日益受到重视，从而使硝酸酯成为与其他抗心绞痛药物有不同作用机制的一类药物。

随着对其作用机制的逐步认识，硝酸酯类药物的临床应用也越来越广泛。最初仅用于心绞痛的防治，后来扩大到心力衰竭和高血压的治疗。现在临床上硝酸酯类药物主要应用于：心肌缺血综合征——心绞痛、冠状动脉痉挛、无痛性心肌缺血、急性心肌梗死等；充血性心力衰竭——急性或慢性；高血压——高血压急症，围术期高血压，老年收缩期高血压等。迄今为止，硝酸酯类药物仍是治疗冠心病中应用最广泛，疗效最可靠的一线药物。

硝酸酯类药物的常用剂型包括口服剂、舌下含化剂、吸入剂、静脉注射剂、经皮贴膜及贴膏等。目前国内外仍不断有新的不同的硝酸酯剂型的研制，硝酸酯在临床的应用仍大有前途。

目前将一氧化氮（NO）和不含酯键的硝普钠称为无机硝酸盐，而将含有酯键的硝酸酯类药物称为有机硝酸盐。

一、硝酸酯的作用机制

（一）血管扩张作用

硝酸酯能扩张心外膜狭窄的冠状动脉和侧支循环血管，使冠脉血流重新分布，增加缺血区域尤其是心内膜下的血流供应。在临床常用剂量范围内，不引起微动脉扩张，可避免"冠脉窃血"现象的发生。同时硝酸酯能降低肺静脉压力和肺毛细血管楔压，增加左心衰竭患者的每搏输出量和心排血量，改善心功能。

不同剂量的硝酸酯类药物作用于血管可产生不同的效应。

1.小剂量

扩张容量血管（静脉），使静脉回流减少，左心室舒张末压（LVEDP）下降。

2.中等剂量

扩张传输动脉(如心外膜下的冠状动脉)。

3.大剂量

扩张阻力小动脉,可降低血压。

(二)血管受体作用

硝酸酯是非内皮依赖性的血管扩张剂,无论内皮细胞功能是否正常,均可发挥明确的血管平滑肌舒张效应。因此,"硝酸酯受体"可能位于平滑肌细胞而不是在内皮细胞。硝酸酯进入血液循环后,通过特异性的代谢酶转化为活性的一氧化氮分子(NO),与血管平滑肌细胞膜上 NO 受体结合后,激活细胞内鸟苷酸环化酶(sGC),使环磷酸鸟苷(cGMP)浓度增加,Ca^{2+} 水平下降,引起血管平滑肌舒张。

(三)降低心肌耗氧量

硝酸酯扩张静脉血管,使血液贮存于外周静脉血管床,从而减少回心血量,降低心脏前负荷和室壁张力;扩张外周阻力小动脉,使动脉血压和心脏后负荷下降,从而降低心肌耗氧量。

(四)抗血小板作用

硝酸酯具有抗血小板聚集、抗栓、抗增殖、改善冠脉内皮功能和主动脉顺应性、降低主动脉收缩压等机制,亦可能在硝酸酯的抗缺血和改善心功能等作用中发挥协同效应。

新近研究表明,以治疗剂量静脉滴注硝酸甘油可在健康志愿者、不稳定型心绞痛及急性心肌梗死中抑制血小板聚集,但临床并未能证实其改善了心肌梗死患者的预后,说明硝酸酯这种抗血栓的作用临床意义十分有限。除静脉滴注给药途径外,硝酸甘油贴片亦可有效抑制血小板聚集,但口服硝酸甘油给药途径未能证实有抑制血小板聚集的作用。

二、硝酸酯类药物的分类与特点

(一)硝酸酯的生物利用度和半衰期

不同的硝酸酯剂型有不同的特点,因区别很大必须区别对待。作为一类药物,硝酸酯可以从黏膜、皮肤和胃肠道吸收。其基本剂型硝酸甘油的药代动力学特点很独特,半衰期仅有几分钟,可迅速从血液中消失,大部分在肝脏外转化为更长效的活性二硝基硝酸酯——二硝基异山梨醇酯。但是后者必须首先在肝脏转化为单硝基硝酸酯,其半衰期变为 4~6 小时并最终经肾脏排泄。因此单硝基硝酸酯制剂没有肝脏首过效应,生物利用度完全,目前被临床广泛应用。

(二)硝酸酯的分类与药代动力学特点

1.硝酸甘油

硝酸甘油经皮肤和口腔黏膜吸收,较少从消化道吸收。有舌下含片、静脉、口腔喷剂和透皮贴片等多种剂型。口服硝酸甘油,药物在肝脏内迅速代谢("首关效应"),生物利用度极低,约为10%,因此口服硝酸甘油无效。舌下含服该药吸收迅速完全,生物利用度可达80%,2~3分钟起效,5分钟达最大效应,作用持续 20~30 分钟,半衰期仅数分钟。硝酸甘油在肝脏迅速代谢为几乎无活性的两个中间产物 1,2-二硝酸甘油和 1,3-二硝酸甘油经肾脏排出,血液透析清除率低。

硝酸甘油含片性质不稳定,有效期约 3 个月,需避光保存于密闭的棕色小玻璃瓶中,每三个月更换一瓶新药。如舌下黏膜明显干燥需用水或盐水湿润,否则含化无效。含服时应尽可能取坐位,以免加重低血压反应。对心绞痛发作频繁者,应在大便或用力劳动前 5~10 分钟预防性含服。

硝酸甘油注射液须用 5% 的葡萄糖注射液或生理盐水稀释混匀后静脉滴注,不得直接静脉注射,且不能与其他药物混合。由于普通的聚氯乙烯输液器可大量吸附硝酸甘油溶液,使药物浓度损失达 40%～50%,因而需适当增大药物剂量以达到其血药浓度,或选用玻璃瓶及其他非吸附型的特殊输液器,静脉给药时须同时尽量避光。静脉滴注硝酸甘油起效迅速,清除代谢快,剂量易于控制和调整,加之直接进入血液循环,避免了肝脏首关清除效应等优点,因此在急性心肌缺血发作,急性心力衰竭和肺水肿等治疗中占据重要地位,但大量或连续使用可导致耐药,因而需小剂量、间断给药。长期使用后需停药时,应逐渐减量,以免发生反跳性心绞痛等。因药物过量而导致低血压时,应抬高双下肢,增加静脉回流,必要时可补充血容量及加用升高血压药物。

硝酸甘油贴膏是将硝酸甘油储在容器或膜片中经皮肤吸收向血中释放,给药 60～90 分钟达最大血药浓度,有效血药浓度可持续 2～24 小时或更长。尽管贴膏中硝酸甘油含量不一样,但 24 小时内释放的硝酸甘油量取决于贴膏覆盖的面积而不是硝酸甘油的含量。无论其含量如何,在 24 小时内所释放的硝酸甘油总量是 0.5 mg/cm^2。

硝酸甘油喷雾剂释放量为每次 0.4 mg,每瓶含 200 次用量。

2.硝酸异山梨酯

硝酸异山梨酯的常用剂型包括口服平片、缓释片、舌下含片及静脉制剂等。口服吸收完全,肝脏的首关清除效应明显,生物利用度为 20%～25%,平片 15～40 分钟起效,作用持续 2～6 小时;缓释片约 60 分钟起效,作用可持续 12 小时。舌下含服生物利用度约 60%,2～5 分钟起效,15 分钟达最大效应,作用持续 1～2 小时。硝酸异山梨酯母药分子的半衰期约 1 小时,活性弱,主要的药理学作用源于肝脏的活性代谢产物 5-单硝酸异山梨酯,半衰期 4～5 小时,而另一个代谢产物 2-单硝酸异山梨酯几乎无临床意义。代谢产物经肾排出,不能经血液透析清除。其静脉注射、舌下含服和口服的半衰期分别为 20 分钟、1 小时和 4 小时。

3.5-单硝基异山梨醇酯

5-单硝酸异山梨酯是晚近研制的新一代硝酸酯药物,临床剂型有口服平片和缓释片,在胃肠道吸收完全,无肝脏首关清除效应,生物利用度近乎 100%。母药无须经肝脏代谢,直接发挥药理学作用,平片 30～60 分钟起效,作用持续 3～6 小时,缓释片 60～90 分钟起效,作用可持续约 12 小时,半衰期为 4～5 小时。在肝脏经脱硝基为无活性产物,主要经肾脏排出,其次为胆汁排泄。肝病患者无药物蓄积现象,肾功能受损对本药清除亦无影响,可由血液透析清除。

由于 5-单硝酸异山梨酯口服无肝脏首关清除效应,静脉滴注的起效、达峰和达稳态的时间亦与同等剂量的口服片相似,因此 5-单硝酸异山梨酯静脉剂型缺乏临床应用前景,欧美国家亦无该剂型用于临床。

三、硝酸酯的应用范围与选用原则

(一)冠状动脉粥样硬化性心脏病

1.急性冠状动脉综合征

硝酸酯在急性 ST 段抬高型、非 ST 段抬高型心肌梗死及不稳定型心绞痛中的使用方法相似。对无禁忌证者应立即舌下含服硝酸甘油 0.3～0.6 mg,每 5 分钟重复 1 次,总量不超过 1.5 mg,同时评估静脉用药的必要性。在最初 24～48 小时内,进行性缺血、高血压和肺水肿可静脉滴注硝酸甘油,非吸附性输液器起始剂量 5～10 μg/min(普通聚氯乙烯输液器 25 μg/min),每 3～5 分钟以 5～10 μg/min 递增剂量,剂量上限一般不超过 200 μg/min。剂量调整主要依据缺血症状和体征的改善及是否达到血压效应。缺血症状或体征一旦减轻,则无须增加剂量,否则逐渐递增剂量至血压效应,既往血压正常者收缩压不应降至 14.7 kPa(110 mmHg),基础为高血压者,平均动脉压的下降幅度不应超过 25%。连续静脉滴注 24 小时,即可产生耐药,临床若需长时间用药,应小剂量间断给药,缺血一旦缓解,即应逐渐减量,并向口服药过渡。在应用硝酸酯抗缺血治疗的同时,应尽可能加用改善预后的 β 受体阻滞剂和/或 ACEI。当出现血压下降等限制上述药物合用的情况时,应首先减停硝酸酯,为 β 受体阻滞剂或 ACEI 的使用提供空间。

在溶栓未成为急性心肌梗死常规治疗前的 10 个随机临床试验结果显示,硝酸酯可使急性心肌梗死病死率降低 35%。而 GISSI-3 和 ISIS-4 两项大规模溶栓临床研究结果显示,在溶栓的基础上,加用硝酸酯没有进一步显著降低急性心肌梗死的病死率。PCI 围术期应用硝酸酯能否降低心肌梗死的病死率尚需更多临床研究证实。但因硝酸酯抗缺血、缓解心绞痛症状、改善心功能等作用明确,因此仍是目前急性心肌梗死抗缺血治疗不可或缺的药物之一。

2.慢性稳定型心绞痛

在慢性稳定型心绞痛的抗缺血治疗中,应首选 β 受体阻滞剂,当其存在禁忌证,或单药疗效欠佳时,可使用硝酸酯及或钙通道阻滞剂。临床实践中,通常采用联合用药进行抗心绞痛治疗。β 受体阻滞剂与硝酸酯联合可相互取长补短。硝酸酯降低血压和心脏后负荷后,可反射性增加交感活性,使心肌收缩力增强、心率增快,削弱其降低心肌耗氧量的作用,而 β 受体阻滞剂可抵消这一不良反应;β 受体阻滞剂通过抑制心肌收缩力、减慢心室率等,可显著降低心肌做功和耗氧量,但心率减慢,伴随舒张期延长,回心血量增加,使左心室舒张末期容积和室壁张力增加,部分抵消了其降低心肌氧耗的作用,硝酸酯扩张静脉血管,使回心血量减少,可克服 β 受体阻滞剂的这一不利因素。因此,两者合用较单独使用其中的任何一种可发挥更大的抗缺血效应。表 3-2列出了用于心绞痛治疗的常用硝酸酯药物及剂量。

表 3-2　常用硝酸酯的抗心绞痛剂量

药物名称	常用剂量(mg)	起效时间(min)	作用持续时间
硝酸甘油			
舌下含服	0.3~0.6 mg	2~3	20~30 分钟
喷剂	0.4 mg	2~3	20~30 分钟
透皮贴片	5~10 mg	30~60	8~12 小时
硝酸异山梨酯			
舌下含服	2.5~15 mg	2~5	1~2 小时
口服平片	5~40 mg,2~3 次/天	15~40	4~6 小时
口服缓释制剂	40~80 mg,1~2 次/天	60~90	10~14 小时
5-单硝酸异山梨酯			
口服平片	10~20 mg,2 次/天	30~60	3~6 小时
口服缓释制剂	60~120 mg,1 次/天	60~90	10~14 小时
	或 50~100 mg,1 次/天	同上	同上

3.无症状性心肌缺血

无症状性心肌缺血亦称隐匿性心肌缺血,是指患者存在明确的缺血客观依据而无相应的临床症状,广泛存在于各类冠心病中。有典型心绞痛症状的心肌缺血仅是临床缺血事件的一小部分,大部分缺血事件均为隐匿性的,尤以老年、糖尿病、女性和合并心力衰竭时多见。大量研究证明,频繁发作的一过性缺血(大部分为隐匿性)是急性冠脉综合征近期和远期不良预后的一个显著独立预测因素,可使死亡、再梗和再次血管重建术的危险增加 3～5 倍。因而,在临床实践中,尤其针对高危患者制定诊断和治疗策略时,只要缺血存在,无论是有症状的,还是隐匿性的,都应使用 β 受体阻滞剂、硝酸酯和/或钙通道阻滞剂等进行长期的抗缺血治疗。

预防和控制缺血发作是各类冠心病治疗的重要目标,硝酸酯是其中的重要组成部分,与改善生活方式,积极控制危险因素,合并使用抗血小板药、他汀、β 受体阻滞剂和 ACEI 或 ARB 等药物,以及在高危患者中实施血管重建手术等综合措施联合应用,可明确改善冠心病患者的生活质量和预后。

(二)心力衰竭

1.慢性心力衰竭

在 β 受体阻滞剂、ACEI 或 ARB 及利尿剂等标准治疗的基础上,对仍有明显充血性症状的慢性收缩性心力衰竭患者可加用硝酸酯,以减轻静息或活动时的呼吸困难症状,改善运动耐量。临床研究证实肼屈嗪与硝酸异山梨酯联合应用(H-ISDN)可降低非洲裔美国慢性收缩性心力衰竭患者的病死率。因而目前指南推荐,左心室射血分数≤40％的中重度非洲裔美国心力衰竭患者,在 β 受体阻滞剂、ACEI 或 ARB 和利尿剂等标准治疗的基础上,如仍然存在明显临床症状,可加用 H-ISDN 改善预后。对于因低血压或肾功能不全无法耐受 ACEI 或 ARB 的有症状性心力衰竭患者,可选用 H-ISDN 作为替代治疗。但对于既往未使用过 ACEI 或 ARB,或对其可良好耐受者,不应以 H-ISDN 取而代之。硝酸酯亦可减轻左心室射血分数正常的舒张性心功能不全患者的呼吸困难等症状。

2.急性心力衰竭

硝酸甘油对不同原因包括心肌梗死引起的急性肺水肿,有显著的疗效,但也含有加重血压下降及引起心动过速或过缓的危险。静脉硝酸甘油主要通过扩张静脉血管,降低心脏前负荷而迅速减轻肺瘀血,是治疗急性心力衰竭最为广泛的血管扩张药物之一,尤其适宜于合并高血压、冠状动脉缺血和重度二尖瓣关闭不全者。静脉应用硝酸甘油可以迅速根据临床和血流动力学反应增加或减少滴入量,常以 10～20 μg/min 作为起始剂量,最高可增至 200 μg/min。硝酸酯与常规方法联合应用治疗急性肺水肿已经成为临床常规疗法。

(三)高血压危象和围手术期高血压

静脉硝酸甘油是指南推荐的为数不多的治疗高血压危象的静脉制剂之一,从 5 μg/min 起始,用药过程中持续严密监测血压,逐渐递增剂量,上限一般为 100 μg/min,尤其适用于冠状动脉缺血伴高血压危象者,但切忌使血压急剧过度下降。静脉硝酸甘油亦常用于围手术期的急性高血压治疗,尤其是实施冠状动脉旁路移植术者。

(四)不良反应与硝酸酯耐药性

1.不良反应及硝酸酯治疗无效

无效的原因很多,或因心绞痛严重性增加;或由于患者对硝酸酯治疗心肌缺血产生耐药性;也可能由于药片失效;或用法不当(有些含化剂不能口服,有些口服剂不能含化);动脉低氧血症,特别是在慢性肺部疾病(由于静脉血混入增加引起);以及不能耐受(通常由于头痛)。也可能因口腔黏膜干燥影响药物吸收。硝酸酯若能在预计心绞痛发作前给予则更有效。当由于心动过速而影响硝酸酯疗效时,加用 β 受体阻滞剂结果更佳。在预防性应用长效作用硝酸酯时,耐受性往往是失效的原因。硝酸酯的常见不良反应见表 3-3。

表 3-3　硝酸酯应用中的不良反应与禁忌证

项目	分类	内容
不良反应		
	严重不良反应	前后负荷减少可引起晕厥和低血压;若饮酒或与其他血管扩张剂合用尤甚,须平卧治疗。心动过速常见,但偶在 AMI 时见到意外的心动过缓。低血压可引起脑缺血。长期大剂量应用可引起罕见正铁血红蛋白症,须用静脉亚甲蓝治疗。大剂量静脉硝酸酯,可引起对肝素的耐药性。
	其他不良反应	头痛、面潮红等,舌下用药可引起口臭,少见的皮疹
	产生耐受性	连续性疗法及大剂量频繁疗法可导致耐受性,低剂量间断疗法可避免,不同类型的硝酸酯之间存在交叉耐受性
	减药综合征	已见于军火工人,减去硝酸酯后可加重症状及猝死,临床也可见到类似证据因此,长期硝酸酯治疗必须逐渐停药。用偏心剂量法时,停药间期心绞痛复发率很低。
禁忌证		
	绝对禁忌证	对硝酸酯过敏;急性下壁合并右心室心肌梗死;收缩压<12.0 kPa(90 mmHg)的严重低血压状态;肥厚性梗阻型心肌病伴左心室流出道重度固定梗阻;重度主动脉瓣和二尖瓣狭窄;心脏压塞或缩窄性心包;已使用磷酸二酯酶抑制剂者;颅内压增高
	相对禁忌证	循环低灌注状态;心室率<50 次/分,或>110 次/分;青光眼;肺心病合并动脉低氧血症;重度贫血

使用长效硝酸酯失效的两个主要原因如下。①出现耐药性:处理办法是逐渐减少给药剂量和次数直到造成没有硝酸甘油的间期。②病情加重:处理办法是在去除诱因如高血压、房颤或贫血的同时联合用药,以及考虑介入或手术治疗。

2.硝酸酯耐药性

硝酸酯的耐药性是指连续使用硝酸酯后血流动力学和抗缺血效应的迅速减弱乃至消失的现象。可分为假性耐药、真性耐药(亦称血管性耐药)及交叉性耐药三类。假性耐药发生于短期(1 天)连续使用后,可能与交感-肾素-血管紧张素-醛固酮系统等神经激素的反向调节和血管容量增加有关。血管性耐药最为普遍,发生于长期(3 天以上)连续使用后引起血管结构和功能的改变。交叉性耐药是指使用一种硝酸酯后,抑制或削弱其他硝酸酯或 NO 供体性血管扩张剂及内源性 NO 等的作用,两者发生机制相似,可能与血管内过氧化物生成过多及生物活化/转化过程异常等有关,如巯基耗竭可导致硝酸酯在血管内的生物转化异常而引发耐药。硝酸酯一旦发生耐药不仅影响临床疗效,而且可能加剧内皮功能损害,对预后产生不利影响,因此长期使用硝酸酯时必须采用非耐药方法给药。

任何剂型的硝酸酯使用不正确均可导致耐药,如连续 24 小时静脉滴注硝酸甘油,或不撤除透皮贴剂,以非耐药方式口服几个剂量的硝酸异山梨酯或 5-单硝酸异山梨酯等。早在 1888 年这一现象即被报道,随着硝酸酯的广泛应用,这一问题日益突出,但确切机制目前仍未明确。已有大量的证据说明,如果持续维持血液中高浓度硝酸酯则必定出现对硝酸酯的耐药性,因此偏心剂量法间歇治疗已成为标准治疗法。

3.硝酸酯耐药性的预防

预防硝酸酯耐药性的常用方法如下。

（1）小剂量、间断使用静脉硝酸甘油及硝酸异山梨酯，每天提供 10～12 小时的无药期。

（2）每天使用 12 小时硝酸甘油透皮贴剂后及时撤除。

（3）偏心方法口服硝酸酯，保证 10～12 小时的无硝酸酯浓度期或低硝酸酯浓度期，给药方法可参考表 3-4。上述方法疗效确切，在临床中使用最为广泛。

表 3-4 避免硝酸酯耐药性的偏心给药方法

药物名称	给药方法
硝酸甘油	
静脉点滴	连续点滴 10～12 小时后停药，空出 10～12 小时的无药期
透皮贴片	贴敷 10～12 小时后撤除，空出 10～12 小时的无药期
硝酸异山梨酯	
静脉点滴	连续点滴 10～12 小时后停药，空出 10～12 小时的无药期
口服平片	一天三次给药，每次给药间隔 5 小时：如 8 AM，1 PM，6 PM
	一天四次给药，每次给药间隔 4 小时：如 8 AM，12 AM，4 M，8 PM
口服缓释制剂	一天二次给药：8 AM，2 PM
5-单硝酸异山梨酯	
口服平片	一天两次给药间隔 7～8 小时：如 8 AM，3 PM
口服缓释制剂	一天一次给药：如 8 AM

* AM：上午，PM：下午。

（4）有研究表明，巯基供体类药物、β 受体阻滞剂、他汀、ACEI 或 ARB 及肼屈嗪等药物可能对预防硝酸酯的耐药性有益，同时这些又多是改善冠心病和心力衰竭预后的重要药物，因此提倡合并使用。在无硝酸酯覆盖的时段可加用 β 受体阻滞剂、钙通道阻滞剂等预防心绞痛和血管效应，心绞痛一旦发作可临时舌下含服硝酸甘油等终止发作。

四、药物间的相互作用

（一）药代动力学相互作用引起低血压

硝酸酯的药物相互作用主要是药代动力学方面的，例如心绞痛三联疗法（硝酸酯、β 阻滞剂和钙通道阻滞剂）的合用疗效可能因其降压作用相加导致低血压而减弱，这种反应的个体差异很大。有时仅用两种抗心绞痛药如地尔硫䓬和硝酸酯就可以引起中度低血压。另外常见的低血压反应是在急性心肌梗死，如发病早期 ACEI 与硝酸酯合用时，在下壁心梗或与 β 阻滞剂或溶栓剂合用时。

（二）与西地那非（伟哥）相互作用

硝酸酯与伟哥合用可引起严重的低血压，以至于伟哥的药物说明书中将其合用列为禁忌证。伟哥的降低血压作用平均可以达到 1.1/0.8 kPa（8.4/5.5 mmHg），当与硝酸酯合用时下降更多。性交的过程本身对心血管系统是增加负荷，若同时应用两药导致低血压时，偶可引起急性心肌梗死的发生。慎用伟哥的患者包括有心梗史、卒中史、低血压、高血压 22.7/14.7 kPa（170/110 mmHg）及心力衰竭或不稳定型心绞痛史者。当硝酸酯与伟哥合用发生低血压反应时，α 受体阻滞剂或甚至肾上腺素的应用都有必要。近期服用伟哥的患者发生急性冠脉综合征包括不稳定型心绞痛时，24 小时内最好不要用硝酸酯以防止低血压不良反应的发生。

(三)大剂量时与肝素相互作用

在不稳定型心绞痛硝酸酯与肝素合用时,肝素的用量有可能会加大,原因是静脉硝酸酯制剂常含有丙二醇,大剂量应用可引起肝素抵抗。如静脉硝酸甘油$>350\ \mu g/min$ 时,会见到上述反应,而低剂量如 $50\sim60\ \mu g/min$ 或用二硝酸异山梨酯时,均未见到肝素抵抗现象。

(四)与 tPA 的相互作用

有报道应用 tPA 溶栓的过程中,如果静脉应用较大剂量硝酸甘油($>100\ \mu g/min$)时,tPA疗效下降,再灌注率减低,临床事件增多,但尚需要更多的临床资料证实。

(张 蕊)

第六节 强心苷类药

一、概述

强心苷主要包括洋地黄类制剂,以及从其他植物提取的强心苷,如毒毛花苷 K、羊角拗苷、羚羊毒苷、黄夹苷、福寿草总苷等,是一类具有选择性作用于心脏的强心苷,在临床上已经使用了二百多年,积累了丰富的经验。虽然仍有许多问题有待进一步研究,但临床实践和研究表明,洋地黄类制剂仍是目前治疗心力衰竭的最常用、最有效的药物之一。尽管新的增强心肌收缩力的药物不断问世,但没有任何一种强心药物能取代洋地黄的位置。洋地黄类强心苷不仅能减轻心力衰竭患者的症状,改善患者的生活质量,而且能降低心力衰竭患者的再住院率,对死亡率的影响是中性的,这是儿茶酚胺类和磷酸二酯酶类强心剂所不能比拟的。

洋地黄类制剂现已有三百余种,但临床上经常使用的只有 $5\sim6$ 种。在临床实践中,如果能掌握好一种口服制剂和一种静脉制剂,就能较好地处理充血性心力衰竭。为此,应掌握好洋地黄的负荷量、维持量、给药方法、适应证、特殊情况下的临床应用、中毒的临床表现及处理方法。

洋地黄类制剂是通过增强心肌收缩力的药理作用而发挥其治疗心力衰竭作用的,因此,它不能治疗那些只有心力衰竭症状和体征,但并非因心肌收缩力减低所致病状的患者,它也不能用于治疗因舒张功能障碍所致心力衰竭的患者,特别是那些心腔大小和射血分数正常的患者;也就是说,使用洋地黄类制剂治疗心力衰竭只适用于那些心腔增大和射血分数降低的心力衰竭患者。使用洋地黄类制剂治疗室上性心动过速、心房扑动和心房纤颤时,必须除外预激综合征和室性心动过速,否则可能招致致命性后果。

本节重点介绍临床上常用、疗效肯定的一些制剂。

二、药理作用

(一)正性肌力作用

洋地黄的正性肌力作用是由其抑制心肌细胞膜上的 Na^+,K^+-ATP 酶,阻抑 Na^+ 和 K^+ 的主动转运,结果使心肌细胞内 K^+ 减少,Na^+ 增加。细胞内 Na^+ 增加能刺激 Na^+,Ca^{2+} 交换增加。结果,进入细胞的 Ca^{2+} 增加,Ca^{2+} 具有促进心肌细胞兴奋-收缩耦联的作用,故心肌收缩力增强。已知心肌耗氧量主要取决心肌收缩力、心率和室壁张力这 3 个因素。虽然洋地黄使心肌收缩力增强可导致心肌耗氧量增加,但同时又使衰竭的心脏排空充分,室腔内残余的血量减少,心脏容积随之缩小,室壁张力下降,这又降低了心肌耗氧量。而且,心肌收缩力增强,心排血量增加,又能反射性地使心率下降和降低外周血管阻力,使心排血量进一步增加,这都有利于进一步降低心肌耗氧量。因此,对心力衰竭来说,使用洋地黄后心肌总的耗氧量不是增加而是减少,心脏工作效率提高。

(二)电生理影响

治疗剂量的洋地黄略降低窦房结的自律性、减慢房室传导、降低心房肌的应激性、缩短心房肌的不应期而延长房室结的不应期。中毒剂量的洋地黄使窦房结的自律性明显降低、下级起搏点的自律性增强、浦肯野纤维的舒张期除极坡度变陡,形成后电位震荡幅度增大,窦房、房室间及心房内传导减慢,心房肌、房室结和心肌不应期延长。中毒剂量的洋地黄所引起的电生理改变,为冲动形成或传导异常所致的心律失常创造了条件。

(三)自主神经系统效应

洋地黄可通过自主神经系统作用于心肌,具有拟迷走和拟交感作用。其拟迷走神经系统作用使窦性心律减慢、房室传导减慢、心房异位起搏点自律性降低,心房不应期缩短。洋地黄的拟交感作用使心肌收缩力增强。大剂量的洋地黄还能兴奋中枢神经系统,并可因交感神经冲动增强而诱发异位性心律失常。

鉴于不同的洋地黄制剂的拟迷走和拟交感神经作用不同,故提出了极性和非极性洋地黄的概念。极性洋地黄的拟迷走作用较强,如毒毛花苷 K、毛花苷 C、地高辛等。非极性强心苷的拟交感作用较强,具有较强的正性肌力作用,但易诱发或加重异位激动形成,如洋地黄、洋地黄毒苷等。

(四)外周血管作用

洋地黄本身具有增加外周阻力的作用。但心力衰竭患者使用洋地黄后心肌收缩力增强,心排血量增加,故反射性地使交感神经活性降低,小动脉和小静脉扩张,外周阻力反较使用洋地黄前下降,因而有助于使心排血量进一步增加。

(五)对肾脏的作用

心力衰竭患者使用洋地黄后尿量增加。洋地黄对肾脏的作用可能是通过:①心排血量增加而使肾血流量增加,肾小球滤过率增加。②肾血流量增加后,肾素-血管紧张素-醛固酮系统活性下降,这既可以使外周阻力进一步下降,又可使尿量增加;尿量增加可能不是洋地黄对肾脏直接作用的结果。

(六)对心率的影响

治疗剂量的洋地黄可使心力衰竭患者的心率下降,其主要机制有洋地黄的拟迷走神经作用使窦房结的自律性降低;在心肌收缩力增加的同时,心排血量增加,通过颈动脉窦、主动脉弓的压力感受器的反射机制,使交感神经紧张性下降;心排血量增加使肾血流量增加,因而肾素-血管紧张素-醛固酮系统的活性降低。

三、临床应用

(一)常用强心苷

临床上经常使用的强心苷有 5 种,分别是洋地黄、洋地黄毒苷、地高辛、毛花苷 C 和毒毛花苷 K。

使用上述任何一种洋地黄制剂,都需熟练掌握其剂量、负荷量、给药方法及维持量的补充方法,及时判断洋地黄的体存量是否不足或过量;这就要求用药医师随时观察心脏病患者用药后的治疗反应,必要时测定血液中洋地黄的浓度,以供用药时参考。

(二)有关强心苷的基本概念

近年来药代动力学研究表明,任何一种药物,只要用药剂量和时间间隔不变,那么经过该药的 5~6 个半衰期以后,该药在体内的血药浓度就会达到一个稳态水平,称为"坪值"水平,即坪值浓度。此后,即使继续用药,体内的总药量也不会再改变。"坪值"是一个随着用药剂量和时间间隔变化的量。例如,每天用药剂量较大或用药间隔较短,坪值就高;反之则低。以地高辛为例,其半衰期为 36 小时,每天服用 0.25 mg,经过 7 天就会达到坪值水平,此时地高辛的血清浓度为 1~1.5 ng/mL,是发挥强心作用的最佳水平。但是,药物的吸收、代谢、排泄受体内多种因素的影响;因此,药物的血浓度或坪值也不是绝对不变的。因此,在定时定量服用地高辛一段时间后,有可能发生地高辛用量不足或过量中毒的情况。这就要求用药过程中密切观察患者的治疗反应,监测地高辛的血药浓度。

以往过分强调在短时间内给患者较大剂量的洋地黄,以达到最大疗效而不出现中毒反应,此时体内蓄积的洋地黄的量称为"化量""饱和量"或"全效量"。近年来研究表明,洋地黄的作用与其血浓度的关系并非"全和无"的关系,而是小剂量(低浓度)小作用,大剂量(较高浓度)大作用,即两者呈线性关系。为此,又提出"负荷量"的概念和"每天维持量"疗法,以达到有效血浓度的给药方法。①体存量:指患者体内洋地黄的蓄积量。②化量、饱和量、全效量:三者含义基本相似,指达到最大或最好疗效时洋地黄的体存量。③有效治疗量、负荷量:两者含义相近,指发挥较好疗效时最小的洋地黄体存量,相当于洋地黄化量的 1/2~2/3。临床上采用负荷量的概念后,大大减少了洋地黄中毒的发生率,而治疗心力衰竭的疗效并未降低。负荷量概念及用药方法尤其适用于慢性充血性心力衰竭的患者。④维持量及维持量疗法:维持量是指每天必须给适当剂量的洋地黄,以补充药物每天在体内代谢及排泄的量,从而保持洋地黄的有效血浓度相对稳定。

洋地黄的维持量疗法是指每天给予维持量的洋地黄剂量,经过该药的 5 个半衰期后,其体内的洋地黄浓度便达到有效治疗水平。然后继续给予维持量,以补充每天的代谢和排泄量。显而易见,每天维持量疗法只适用于半衰期较短(如地高辛)的洋地黄制剂,而不适用于半衰期较长(如洋地黄)的洋地黄制剂;因为若采用地高辛每天维持量疗法,达到有效治疗浓度 7 天,而洋地黄毒苷则需 28 天。每天维持量疗法只适用于那些轻、中度慢性充血性心力衰竭的患者。

(三)给药方法

1.速给法

在 24 小时内达到负荷量,以静脉注射为好,亦可采用口服途径。适用于急危重患者,如急性左心衰竭,阵发性室上速和快速性心房纤颤等。

2.缓给法

在 2~3 天内达到负荷量,以口服为好,适用于轻症和慢性患者。

3.每天维持量疗法

每天服用维持量的洋地黄,经过该药的 5 个半衰期以后,即可达到该药的有效治疗浓度。地高辛的半衰期短,所以每天口服 0.25 mg,5~7 天即可达到负荷量的要求;而洋地黄毒苷的半衰期长,需经一个月才能达到负荷量的要求;故每天维持量疗法只适用于地高辛,而不适用于洋地黄毒苷。慢性或轻度心功能不全患者用这种方法较好。

4.补充维持量

五种洋地黄制剂有一定的维持量。但每一例患者每天补充多少及维持给药多长时间,应根据患者的治疗反应来决定。例如,地高辛的维持量,有的患者只需要 0.125 mg,而个别患者可达0.5 mg。

(四)制剂的选择

1.根据病情轻重缓急选

病情紧急或危重者,易选用起效快,经静脉给药的制剂,如毛花苷 C、毒毛花苷 K;反之,可选用地高辛或洋地黄毒苷口服。

2.根据洋地黄的极性非极性特点选

极性强心苷包括毒毛花苷 K、毛花苷 C 和地高辛,其拟迷走神经作用较强,容易引窦性心动过缓,房室传导阻滞及恶心呕吐等反应,因而适用于阵发性室上性心动过速、快速性心房纤颤或房扑等。非极性强心苷包括洋地黄毒苷、洋地黄,其拟交感作用较强,很少引起恶心、呕吐;发生窦性心动过缓或房室传导阻滞也较少,能更充分地发挥正性肌力作用,使心力衰竭症状得到更好的改善。

(五)适应证和禁忌证

1.适应证

(1)各种原因引起的急、慢性心功能不全。

(2)室上性心动过速。

(3)快速心室率的心房纤颤或心房扑动。

洋地黄是治疗收缩功能障碍所致心功能不全最好的强心药,大系列临床试验研究表明,洋地黄不仅能显著改善心力衰竭的症状和体征,改善患者生活质量,而且能减少住院率,对死亡率的影响为中性的。这是任何其他类别的强心剂所不能比拟的。目前认为,只要患者有心力衰竭的症状和体征,就应长期使用洋地黄治疗。

2.禁忌证

(1)预激综合征合并室上性心动过速、快速性心房纤颤或心房扑动(QRS 波群宽大畸形者)。

(2)室性心动过速。

(3)肥厚性梗阻型心肌病。

(4)房室传导阻滞。

(5)单纯二尖瓣狭窄、窦性心律时发生的肺瘀血症状。

(6)电复律或奎尼丁复律时。

(六)特殊情况下强心苷的临床应用

(1)高输出量心力衰竭患者,洋地黄的疗效较差,纠正原有的基础病变更为重要。高输出量心脏病常见于甲状腺功能亢进、脚气性心脏病、贫血性心脏病、动静脉瘘、慢性肺心病、急性肾小球肾炎、妊娠、类癌综合征和高动力性心血管综合征。

(2)肺心患者由于慢性缺氧及感染,对洋地黄的耐受性很低,疗效较差,且易发生心律失常,故与处理一般心力衰竭有所不同。强心剂的剂量宜小,一般为常规剂量的 1/2~2/3,同时宜选用作用快、排泄快的强心剂,如毒毛花苷 K 或毛花苷 C。低氧血症和感染均可使心律增快,故不宜以心率为衡量强心药疗效的指标。用药期间应注意纠正缺氧,防治低钾血症。应用洋地黄的指征是:①感染已控制,呼吸功能已改善,利尿剂不能取得良好疗效而反复水肿的心力衰竭患者;②以右心衰竭为主要表现而无明显急性感染的诱因者;③出现急性左心衰竭者。

(3)预激综合征合并心房颤动或扑动时,由于大部分激动经旁路下传心室,故可引起极快的心室率。若此时使用洋地黄,则可使旁路不应期进一步缩短,使房室传导进一步减慢,心房激动大部分经旁路传到心室,可引起极快的心室率,使 R-R 间期有可能缩小到 0.2～0.25 秒,此时室上性激动很容易落在心室易损期上,从而引起室颤。故凡有条件的医院在使用洋地黄以前应常规描记心电图,以排除房颤合并预激的可能。

(4)预激综合征合并室上性心动过速、QRS 波群宽大畸形者,不宜使用洋地黄治疗;因为患者有可能转变为预激合并心房颤动,进而引起心室纤颤。

(5)治疗室性期前收缩一般不选用洋地黄治疗,但若室早是由于心力衰竭引起且的确与洋地黄无关时,则使用洋地黄治疗不但无害,反而有利于消除室早。由洋地黄中毒引起的室早应立即停用洋地黄。

(6)急性心肌梗死合并心房纤颤或室上性心动过速者,一般不首选洋地黄治疗,因洋地黄增加心肌耗氧量和心肌应激性,不仅可能引起梗死面积扩大,而且还可能引起室性心律失常或猝死。但急性心肌梗死合并心房纤颤及充血性心力衰竭时,仍可慎用洋地黄制剂。

(7)急性心肌梗死合并充血性心力衰竭时,若无快速性心房纤颤或阵发性室上性心动过速,头 24 小时内不主张使用洋地黄。还有的学者认为急性心肌梗死前 6 小时内为使用洋地黄的绝对禁忌证,12 小时内为相对禁忌证,24 小时后在其他治疗无效的情况下才考虑使用洋地黄。还有的学者认为,心肌梗死 1 周内使用洋地黄也不能发挥有益作用。

急性心肌梗死后早期使用洋地黄治疗其合并的心力衰竭,疗效不佳的主要原因是心室尚未充分重塑,心室腔尚未扩大,此时心力衰竭的主要原因是由心室舒张功能障碍所致,因此,使用洋地黄治疗无效,反而有害。

(8)室性心动过速是使用洋地黄的禁忌证,但若室性心动过速确是由心力衰竭引起的,并且与洋地黄中毒无关,使用多种抗心律失常药物无效者,仍可使用洋地黄治疗。

(9)二尖瓣狭窄患者在窦性心律情况下发生心力衰竭,是由二尖瓣口过小,导致肺瘀血。此时使用洋地黄对二尖瓣口的大小无影响,却使右心室心肌收缩力增强,右心室排血量增多,故肺瘀血更为严重。二尖瓣狭窄合并快速性心房纤颤时使用洋地黄,是为了控制心室率、延长心室充盈期,故心排血量增加。

(10)病窦综合征合并心功能不全的患者是否使用洋地黄治疗仍有争议。近年来的研究表明,洋地黄并不抑制窦房传导,反而促进其传导,缩短窦房结恢复时间,并可防治心力衰竭;特别是对慢快综合征的防治有重大作用。一般来说,病窦综合征患者发作快速性心律失常时,可使用洋地黄,但剂量宜偏小;如果是病窦综合征合并心力衰竭,应慎用洋地黄,对这种患者可选用非强心苷类正性肌力药物,如多巴胺或多巴酚丁胺,必要时应安置人工心脏起搏器。

(11)房室传导阻滞合并充血性心力衰竭是否可使用洋地黄仍有争议。一般认为一度房室传导阻滞的心力衰竭患者可以慎用洋地黄,二度房室传导阻滞的心力衰竭患者最好不用洋地黄,以防发展为三度房室传导阻滞;三度房室传导阻滞的心力衰竭患者不应使用洋地黄。二、三房室传导阻滞的心力衰竭患者,可使用多巴胺或多巴酚丁胺治疗;如必须使用洋地黄治疗应先安置人工心脏起搏器。

(12)室内传导阻滞常指左或右束支阻滞,或双束支阻滞。治疗剂量的洋地黄不抑制室内传导;因此,室内传导阻滞不是使用洋地黄的反指征。洋地黄不增加室内传导阻滞发展为三度房室传导阻滞的发生率。

（13）肥厚性梗阻型心肌病患者一般禁忌使用洋地黄,因为洋地黄增强心肌收缩力,加重梗阻症状。但肥厚型心肌病合并快速性心房纤颤或心力衰竭时,可使用洋地黄,因此时心排血量下降,梗阻症状已不突出,故可使用洋地黄治疗,但剂量应减少。

（14）心内膜弹力纤维增生症合并心力衰竭时,强调长期使用洋地黄维持治疗,一直到症状、X线、心电图恢复正常二年后才逐渐停药。不应突然停药,以防死亡。但患者对洋地黄的耐受性较低,易发生洋地黄中毒,故洋地黄的用量应偏小,并应密切观察治疗反应。

（15）法洛四联症患者应慎重使用洋地黄,因洋地黄可以加重右心室漏斗部的肌肉痉挛,使右心室进入肺动脉的血流进一步减少,加重缺血症状。

（16）心绞痛患者一般不使用洋地黄缓解症状。但夜间心绞痛患者发作前常有血流动力学改变,如肺毛血管嵌压和肺动脉压升高,外周血管阻力增加,心脏指数下降,提示夜间心绞痛可能与夜间心功能不全有关;故夜间心绞痛可试用洋地黄治疗。卧位心绞痛可能与卧位时迷走神经张力增高致冠状动脉痉挛有关;也可能与卧位时回心血量增多致心功能不全有关,故卧位心绞痛仍可试用洋地黄治疗。此外,伴有心脏肥大及左心室功能不全的患者,在发生心肌梗死前使用洋地黄能减少心肌缺血程度和减少心肌梗死面积。

（17）高血压病患者发作急性左心衰竭或伴有充血性心力衰竭时,不应首选洋地黄治疗。对这种患者应首先使用血管扩张剂和利尿剂,迅速降低心脏前后负荷。若患者血压降为正常水平以后仍有心力衰竭症状存在时,才考虑使用洋地黄制剂。

（18）电复律及奎尼丁复律前必须停用地高辛一天以上,停用洋地黄毒苷 3 天以上,以防转复心律过程中发生严重室性心律失常或心室纤颤。

（19）缩窄性心包炎患者使用洋地黄不能缓解症状,但在心包剥离术前使用洋地黄可防止术后发生严重心力衰竭和心源性休克。

（20）无心力衰竭的心脏病患者是否需要使用洋地黄应具体情况具体分析。一般认为心脏病患者处于分娩、输血输液、并发肺炎时,可预防性给予洋地黄。感染性休克患者经补液、纠正酸中毒、合用抗生素和激素后,休克仍未满意纠正时,可给予洋地黄。有的学者认为,心脏增大的幼儿,特别是心胸比例＞65％者,应预防性给予洋地黄。

（21）快速性心房纤颤合并或不合并心力衰竭的患者,使用洋地黄控制心室率时,应将心室率控制在休息时 70～80 次/分,活动后不超过 100 次/分。单独使用洋地黄控制心室率疗效不好时,可用维拉帕米或普萘洛尔。近年来有的学者提出,维拉帕米与洋地黄合用可引起致命性房室传导阻滞,且维拉帕米有诱发洋地黄中毒的危险,故不主张两药合用;而普萘洛尔与洋地黄合用,有诱发或加重心力衰竭的危险,故提出硫氮䓬酮与洋地黄合用疗效较好。使用洋地黄控制快速性心房纤颤患者的心室率时,洋地黄的用量可以稍大一些,如未使用过洋地黄的患者在头 24 小时内可分次静脉注射毛花苷 C 总量达 1.2 mg。此外,个别患者在静脉注射毛花苷 C 0.2～0.4 mg后,心室率反而较用药前增快,此时应做心电图检查,若除外预激综合征后,再静脉注射毛花苷 C 0.2～0.4 mg,可使心率有明显下降。

（22）窦性心律的心力衰竭患者使用洋地黄时,不应单纯以心率的快慢来指导用药,若在使用比较足量的洋地黄以后心率仍减慢不明显时,应注意寻找有无使心率加快的其他诱因,如贫血、感染、缺氧、甲状腺功能亢进、血容量不足、风湿活动、心肌炎、发热等。

心力衰竭患者达到洋地黄化的指标应是综合性的,下列指标可供用药时参考:窦性心律者,心率减少到 70～80 次/分,活动后为 80～90 次/分。心房纤颤者,心率应减少到 70～90 次/分。尿量增多,水肿消退,体重减轻;呼吸困难减轻,发绀减轻;肺水肿减轻,肺部啰音减退;肿大的肝脏缩小;患者的一般状况改善,如精神好转,体力增加,食欲增进等。

(23)妊娠心脏病患者,在妊娠期间应避免过劳、保证休息、限盐、避免并治疗心力衰竭的其他诱因。一般认为,风湿性心脏病心功能Ⅱ～Ⅳ级,过去有心力衰竭史、心脏中度扩大或严重二尖瓣狭窄、心房纤颤或心率经常在 110 次/分以上者,应给予适当剂量的洋地黄。在分娩期,若心率>110 次/分,呼吸>20 次/分,有心力衰竭先兆者,为防止发生心力衰竭,应快速洋地黄化。孕妇已出现心力衰竭时,如心力衰竭严重,应选择作用快速制剂。使用快速制剂使症状改善后,可改用口服制剂。

(24)甲状腺功能亢进引起的心脏病,绝大多数合并快速性心房纤颤,在使用洋地黄类制剂控制心室率的同时,应特别注意甲亢的治疗。这种患者对洋地黄的耐受性大,如果使用了足量的洋地黄以后,心室率控制仍不满意者,加用β受体阻滞剂可收到良好疗效。如果甲亢合并心房纤颤的患者无心力衰竭,单独使用β受体阻滞剂控制心室率就可获得良效。

四、强心苷中毒

洋地黄的治疗量大是洋地黄中毒量的 60％,洋地黄的中毒量大是洋地黄致死量的 60％。心力衰竭患者洋地黄中毒的发生率可达 20％,并且是患者的死亡原因之一。洋地黄中毒的诱发因素很多,但最重要的是心功能状态和心肌损害的严重程度。有学者报道,正常人一次口服地高辛 100 片,经治疗后好转,治疗过程中未出现或仅出现一度房室传导阻滞等心脏表现;换言之,在常规使用洋地黄的过程中,若患者出现洋地黄中毒的心脏表现,常提示其心肌损害严重。下面讨论洋地黄中毒的诱因、临床表现及防治方法。

(一)强心苷中毒的诱发因素

1.洋地黄过量

常见于较长期使用洋地黄而剂量未做适当调整的患者。只要剂量及用药间隔不变,其坪值应稳定在某一水平上。但洋地黄的吸收、代谢及排泄受许多因素的影响,特别是受肝肾功能状态的影响,故长期服用固定剂量的洋地黄者,可发生洋地黄不足或中毒。也有个别患者在短期内使用过多的洋地黄而引起中毒。

2.严重心肌损害

严重心肌炎、心肌病、大面积心肌梗死及顽固性心力衰竭等严重心肌损害的患者,对洋地黄的耐受性降低,其中毒量与治疗量十分接近,有的患者甚至中毒量小于治疗量,故很容易发生洋地黄中毒,并且其中毒表现几乎都是心脏方面的。健康人对洋地黄的耐受性很强,即使一次误服十几倍常用量的洋地黄(如地高辛),也很少发生心脏方面的毒性表现。

3.肝肾功能损害

洋地黄毒苷、毛花苷 C 等主要经肝脏代谢;如地高辛、毒毛花苷 K 等主要经肾脏代谢。故肝肾功能不全的患者仍按常规剂量使用洋地黄时,易发生中毒。肝脏病变时使用地高辛,肾脏病变时使用洋地黄毒苷,可减少中毒的发生率。

4.老年人和瘦弱者

老年人和瘦弱者,身体肌肉总量减少,而肌肉可以结合大量洋地黄,故肌肉瘦弱者易发生洋地黄中毒。肥胖者和瘦弱者,只要他们的肌肉净重相似,则他们的洋地黄治疗量和中毒水平也相似。老年人不仅肌肉瘦弱,而且常有不同程度的肝肾功能减退,故易发生洋地黄中毒。此外,老年人易患病窦综合征,也是容易发生中毒的原因之一。许多学者建议,老年心力衰竭患者服用洋地黄的剂量应减半,如地高辛每天口服 0.125 mg。

5.甲状腺功能减退

甲状腺功能减退的患者,对洋地黄的敏感性增高,故易发生中毒。使用洋地黄治疗甲状腺功能减退合并心力衰竭的患者时,应使用 1/2～2/3 的常规剂量;并且同时加用甲状腺素。甲状腺素应从小剂量开始服用,若剂量过大,反而会诱发或加重心力衰竭。

6.电解质紊乱

低钾、低镁、高钙时易发生洋地黄中毒。故使用洋地黄过程中应避免低钾、低镁和高钙血症。使用排钾性利尿剂时,应注意补钾。只要不是高镁血症,常规静脉补镁还有助纠正心力衰竭。长期使用糖皮质激素的心力衰竭患者,容易发生低钾血症;故这种患者使用洋地黄过程中,一般不易补钙,以防诱发洋地黄中毒,甚至发生心室纤颤。但若患者发生明显的低钙症状,如低钙抽搐,则可以补钙。低钙患者经补钙后还可以提高洋地黄的疗效。补钙途径可经口服、静脉点滴或静脉注射,但应避免同时静脉注射洋地黄和钙剂,如果需要静脉注射这两种药物,则两药间隔应为 3～6 小时,最好在 8 小时以上。

7.缺氧

缺氧可使心肌对洋地黄的敏感性增高,从而诱发洋地黄中毒。肺心病患者洋地黄的治疗量应较一般患者减少 1/2。

8.严重心力衰竭

严重心力衰竭提示心肌损害严重,故易发生洋地黄中毒。心力衰竭的程度越重,使用洋地黄越要小心谨慎。

9.风湿活动

有风湿活动的患者常合并风湿性心肌炎,使心肌损害进一步加重,故易发生洋地黄中毒。风湿性心脏瓣膜病合并风湿活动常不易诊断,下列各项指标提示合并风湿活动:常患感冒、咽炎并伴有心悸、气短;出现不明原因的肺水肿;血沉增快或右心衰竭时血沉正常,心力衰竭好转时血沉反而增快;有关节不适感;常出现心律失常,如期前收缩、阵发性心动过速、心房纤颤等;低热或体温正常但伴有明显的出汗;无任何其他原因的心功能恶化;出现新的杂音或心音改变(需除外感染性心内膜炎);洋地黄的耐受性低,疗效差,容易中毒。

(二)强心苷中毒的表现

1.胃肠道反应

厌食、恶心、呕吐,有的患者表现为腹泻,极少表现为呃逆,上述症状若发生在心力衰竭一度好转后或发生在增加洋地黄剂量后,排除其他药物的影响,应考虑为洋地黄中毒。

2.心律失常

在服用洋地黄过程中,心律突然转变,如由规则转变为不规则、由不规则转变为规则、突然加速或显著减慢,都是诊断洋地黄中毒的重要线索。强心苷中毒可表现为各种心律失常,其中房室传导阻滞的发生率为 42%。但具有代表性的心律失常是房性心动过速伴房室传导阻滞及非阵发性交界性心动过速伴房室分离。房室传导阻滞伴异位心律提示与洋地黄中毒有关。心房纤颤患者若出现成对室早,应视为洋地黄中毒的特征性表现。多源性室早呈二联律及双向性或双重性心动过速也具有诊断意义。

3.心功能再度恶化

经洋地黄治疗后心力衰竭一度好转,但在继续使用洋地黄的过程中,无明显原因的心功能再度恶化,应疑及强心苷中毒。

4.神经系统表现

头痛、失眠、忧郁、眩晕、乏力甚至精神错乱。

5.视觉改变

黄视、绿视及视觉改变。

在服用洋地黄的过程中,心电图可出现鱼钩形的 ST-T 变化,这并不表示为洋地黄中毒的毒性作用,只表示患者已使用过洋地黄。而且,在洋地黄中毒引起心律失常时,心电图上一般不出现这种特征性的 ST-T 改变。

应用洋地黄制剂治疗心力衰竭时,测定其血清浓度,对诊断洋地黄中毒有一定参考价值。一般地高辛治疗浓度在 0.5~2.0 ng/mL。如地高辛浓度 1.5 ng/mL,多表示无中毒。但患者的病情各异,心肌对洋地黄的敏感性和耐受性差异很大。因此,不能单凭测定其血清浓度作出有无中毒的结论,必须结合临床表现进行全面分析。

（三）强心苷中毒的处理

1.停用强心苷

如有低钾、低镁等电解质紊乱,应停用利尿剂。胃肠道反应常于停药后 2~3 天后消失。

2.补钾

洋地黄中毒常伴有低钾,但血清钾正常并不代表细胞内不缺钾,故低钾和血钾正常者都应补钾。心电图上明显 u 波与低钾有关,但低钾并不一定都出现高大 u 波;心电图上 u 波高大者一般提示低钾,故 u 波高大者可以补钾。补钾可采用口服或静脉点滴,静脉补钾的浓度不宜超过 5‰,最好不超过 3‰。补钾量应视病情及治疗反应而定。补钾时切忌静脉注射,以防发生严重心律失常而死亡。但有学者报道 2 例患者因低钾(血清钾分别为 2.0 mmol/L 及 2.2 mmol/L)发生心室纤颤,各种治疗措施(包括反复电除颤)均不能终止室颤发作,最后将 10%氯化钾 1~2 mL加入 5%葡萄糖液 20 mL 中静脉注射而终止了心室纤颤发作。

3.补镁

镁是 ATP 酶的激动剂,缺镁时钾不易进入细胞内,故顽固性低钾经补钾治疗仍无效时,常表明患者缺镁,此时应予补镁。有的学者认为洋地黄中毒时,不论血钾水平如何,也不论心律失常的性质如何,只要不是高镁血症,均可补镁。补镁后洋地黄中毒症状常很快消失。补镁还有助于纠正心力衰竭、增进食欲。肾功能不全、神志不清和呼吸功能抑制者应慎重补镁,以防加重昏迷及诱发呼吸停止。补镁方法为 25%硫酸镁 10 mL 稀释后静脉注射或静脉滴注,但以静脉滴注较安全,每天一次,7~10 天为 1 个疗程。

4.苯妥英钠

为治疗洋地黄中毒引起的各种期前收缩和快速性心律失常最安全最有效的药物,治疗室速更为适用。服用洋地黄患者必须紧急电复律时,也常在复律前给予苯妥英钠,以防引起更为严重的心律失常。给药方法:首次剂量 100~200 mg 溶于注射用水 20 mL 静脉注射。每分钟50 mg。必要时每隔 10 分钟静脉注射 100 mg,但总量不能超过 300 mg。继之口服,每次 50~100 mg,每6 小时一次,维持 2~3 天。

5.利多卡因

适用于室性心律失常。常用方法：首次剂量为 50～100 mg 溶于 10% 葡萄糖液 20 mL 静脉注入；必要时每隔 10～15 分钟重复注射一次，但总量不超过 300 mg。继之以 1～4 mg 静脉滴注。

洋地黄中毒引起的快速性心律失常也可以选用美西律、普萘洛尔、维拉帕米、普鲁卡因胺、奎尼丁、溴苄胺、阿普林定等治疗。有学者报道使用酚妥拉明、胰高血糖素及氯氮䓬等治疗亦有效。

6.治疗缓慢型心律失常

一般停用洋地黄即可，若心律＜50 次/分，可皮下、肌内或静脉注射阿托品 0.5～1.0 mg 或 654-2 10 mg，或口服心宝等。一般不首选异丙肾上腺素，以防引起或增加室性异位搏动。

7.考来烯胺

在肠道内络合洋地黄，打断洋地黄的肝-肠循环，从而减少洋地黄的吸收和血液浓度。用药方法：4～5 克/次，每天 4 次。

8.特异性地高辛抗体

用于治疗严重的地高辛中毒，它可使心肌地高辛迅速转移到抗体上，形成失去活性的地高辛片段复合物。虽然解毒效应迅速而可靠，但可致心力衰竭的恶化。

9.电复律和心脏起搏

洋地黄中毒引起的快速性心律失常一般不采用电复律治疗，因为电复律常引起致命性心室纤颤。只有在各种治疗措施均无效时，电复律才作为最后一种治疗手段。在电复律前应静脉注射利多卡因或苯妥英钠，复律应从低能量(5 瓦秒)开始，无效时逐渐增加除颤能量。洋地黄中毒引起的严重心动过缓(心室率＜40 次/分)，伴有明显的脑缺血症状或发生晕厥等症状，药物治疗无效时，可考虑安置人工心脏起搏器。为预防心室起搏时诱发严重心律失常，易同时使用利多卡因或苯妥英钠。

五、与其他药物的相互作用

(一)抗心律失常药物

1.奎尼丁

地高辛与奎尼丁合用，可使 90% 以上患者的血清地高辛浓度升高，有的甚至升高 2～3 倍，并可由此引起洋地黄中毒的症状及有关心电图表现。奎尼丁引起血清地高辛浓度升高的机制：竞争组织结合部，使地高辛进入血液；减少地高辛经肾脏及肾外的排除；可能增加胃肠道对地高辛的吸收速度。两药合用时，为避免发生地高辛中毒，应将地高辛的剂量减半，或采用替代疗法，即将地高辛改为非糖苷类强心剂，或将奎尼丁改为普鲁卡因胺或丙吡胺等。

2.普鲁卡因胺

两药合用时，血清地高辛浓度无明显改变。普鲁卡因胺可用于治疗洋地黄中毒引起的快速性心律失常。但普鲁卡因胺为负性肌力、负性频率及负性传导药物，与地高辛合用仍应慎重，特别是静脉注射时更应注意。

3.利多卡因

洋地黄与利多卡因合用，无不良相互作用。利多卡因常用于洋地黄中毒引起的快速性室性心律失常。

4.胺碘酮

胺碘酮与洋地黄合用,血清地高辛浓度升高 69%,最高可达 100%。血清地高辛浓度升高值与胺碘酮的剂量及血药浓度呈线性关系,停用胺碘酮两周,血清地高辛浓度才逐渐降低。胺碘酮使血清地高辛浓度升高的机制:减少肾小管对地高辛的分泌;减少地高辛的肾外排泄;将组织中的地高辛置换出来,减少了地高辛的分布容积。两药合用时,地高辛用量应减少 1/3,并密切观察治疗反应 1～2 周。

5.美西律

美西律对地高辛的血清浓度无明显影响,故美西律常用于治疗已使用地高辛患者发生的室性心律失常。

6.普萘洛尔

地高辛与普萘洛尔合用治疗快速性心房纤颤时有协同作用,但两药合用时可发生缓慢心律失常;对心功能不全者可能会加重心力衰竭,两药合用时,普萘洛尔的剂量要小,逐渐增加剂量,并应密切观察治疗反应。

7.苯妥英钠

苯妥英钠是目前治疗地高辛中毒引起的各种快速性心律失常的首选药物。苯妥英钠为肝药酶诱导剂,与洋地黄毒苷合用时可促进洋地黄毒苷的代谢,因地高辛主要经肾脏代谢,故苯妥英钠对其代谢影响较小。

8.丙吡胺

丙吡胺属ⅠA类抗心律失常药物,药理作用与普鲁卡因胺相似,对房室交界区有阿托品样作用,可使不应期缩短。因此,两药合用治疗快速性心房纤颤时,有可能使地高辛失去对心室律的保护作用和使心室律增加的潜在危险,故两药不宜合用,更不适用于老年患者。丙吡胺对地高辛的血清浓度并无明显影响。

9.普罗帕酮

普罗帕酮与地高辛合用,可使地高辛的血清浓度增加 31.6%,这是由于普罗帕酮可减低地高辛的肾清除率。

10.溴苄胺

溴苄胺具有阻滞交感神经、提高心肌兴奋阈值的作用,可用于消除地高辛所致的各种快速性心律失常,如室早二联律、多源性室性期前收缩、室性心动过速、心室纤颤等。但亦有报道两药合用引起新的心律失常。

11.阿义马林

地高辛与阿义马林合用,血清地高辛浓度无明显改变。

12.哌甲酯

地高辛与哌甲酯合用,血清地高辛浓度无明显改变。

13.西苯唑林

西苯唑林的药理作用与奎尼丁相似,但西苯唑林与地高辛合用时,血清地高辛浓度改变不明显,两药合用时不必调整剂量。

(二)抗心肌缺血药物

1.硫氮䓬酮

硫氮䓬酮与地高辛合用后,地高辛血清浓度增高 22%～30%。这是由于硫氮䓬酮可使地高辛的体内总清除率减低,半衰期延长所致。

2.硝苯地平

硝苯地平与地高辛合用,地高辛的肾清除率减少 29%,血清地高辛浓度增加 43%。但有人认为硝苯地平对血清地高辛浓度无明显影响。

3.维拉帕米

动物试验和临床观察表明,维拉帕米与地高辛合用 7～14 天后,地高辛的血清浓度增加 70% 以上,因而可诱发洋地黄中毒。中毒的主要表现是房室传导阻滞和非阵发性结性心动过速。临床上两药合用的主要适应证是单用地高辛仍不能较好控制快速性心房纤颤的心室率时。为防止两药合用时发生洋地黄中毒,应将这两种药物适当减量。由于维拉帕米抑制肾脏对地高辛的清除率,肾功能不全时两药合用后更易致地高辛浓度显著而持久的升高。维拉帕米和洋地黄毒苷合用,也可使洋地黄毒苷的血药浓度升高,但不如与地高辛合用时那样显著,是因洋地黄毒苷主要经肝脏代谢。

4.硝酸甘油

硝酸甘油与地高辛合用后,肾脏对地高辛的清除率增加 50%,血清地高辛浓度下降。故两药合用时应适当增加地高辛的剂量。

5.普尼拉明

普尼拉明属钙通道阻滞剂,具有扩血管作用,与地高辛合用未见不良反应,并且普尼拉明可抵消地高辛对室壁动脉血管的收缩作用。

6.双嘧达莫

双嘧达莫能改善微循环,扩张冠状动脉,有利于改善心功能,增强地高辛治疗心力衰竭的效果。但双嘧达莫有冠脉窃血作用,故两药合用时应注意心电图变化。

7.马导敏

马导敏又称马多明,具有扩张冠状动脉和舒张血管平滑肌的作用,故能减轻心脏前后负荷;与地高辛合用适用于缺血性心肌病合并心力衰竭的治疗。

(三)抗高血压药物

1.利血平

利血平具有对抗交感神经、相对增强迷走神经兴奋性、减慢心律和传导的作用;与地高辛合用时可引起严重心动过缓及传导阻滞,有时还能诱发异位节律。但在单用地高辛控制快速性心房纤颤的心室率不够满意时,加用适量利血平可获得一定疗效。

2.肼屈嗪

肼屈嗪具有扩张小动脉、减轻系统血管阻力和心脏后负荷的作用,与地高辛合用治疗心力衰竭有协同作用。肼屈嗪可增加肾小管对地高辛的总排泄,两药合用后地高辛的总清除率增加 50%。但两药长期合用是否需要增加地高辛的剂量尚无定论。

3.利尿剂

氢氯噻嗪不改变地高辛的药代动力学,但非保钾性利尿药与地高辛合用后,可因利尿剂致低钾血症而增加地高辛的毒性。低钾能降低地高辛的清除率,使其半衰期延长,当血钾低至 2～3 mmol/L时,肾小管几乎停止排泄地高辛。故两药合用时应注意补钾。螺内酯能抑制肾小管分泌地高辛,口服 100 mg 螺内酯,可使血清地高辛浓度平均增高 20%,但个体差异很大。

4.卡托普利

卡托普利与地高辛合用治疗充血性心力衰竭具有协同作用。但两药合用两周后血清地高辛浓度增加 1.5 倍,使地高辛中毒的发生率明显增加。这是由于卡托普利抑制地高辛的经肾排泄,并且能把地高辛从组织中置换到血液中。两药合用时应尽量调整地高辛的剂量。

5.胍乙啶

胍乙啶能增强颈动脉窦压力感受器对地高辛的敏感性,两药合用后易发生房室传导阻滞。

(四)血管活性药物

1.儿茶酚胺类

肾上腺素、去甲肾上腺素、异丙肾上腺素与地高辛合用,易引起心律失常。若使用洋地黄的患者发生病窦综合征或房室传导阻滞时,静脉点滴异丙肾上腺素可收到一定疗效,但应密切观察治疗反应。

2.非糖苷类强心剂•

多巴胺、多巴酚丁胺与地高辛合用治疗充血性心力衰竭,可取得协同强心作用。低剂量的多巴胺≤2 μg/(kg·min)还具有减低外周阻力、增加肾血流量的作用。但两药合用易诱发心律失常。洋地黄与磷酸二酯酶抑制剂(如氨力农、米力农)合用可取得协同强心作用,且氨力农还具有扩张外周血管、减轻心脏负荷作用。胰高血糖素与地高辛合用,不仅可取得治疗心力衰竭的协同作用,并且还可抑制地高辛中毒所致的心律失常。

3.酚妥拉明

酚妥拉明与地高辛合用治疗心力衰竭可取得协同疗效,并且患者心律改变也不明显。但有时可引起快速性心律失常。

4.硝普钠

硝普钠与地高辛合用,可使肾小管排泄地高辛增多,血清地高辛浓度下降。但两药合用是否需补充地高辛的剂量,尚有不同看法。

5.抗胆碱能药物

阿托品、654-2、东莨菪碱、溴丙胺太林、胃疡平等抗胆碱能药物与地高辛同服,由于前者抑制胃肠蠕动,延长地高辛在肠道内的停留时间,致使肠道吸收地高辛增多,血清地高辛浓度增高。抗胆碱能药物与地高辛合用,治疗急性肺水肿可能有协同作用,但应注意不能使患者心率过于加速。该类药物还用于治疗洋地黄中毒诱发的缓慢心律失常。由于该类药物能阻断地高辛的胆碱能反应,故有进一步加强心肌收缩力和增加心排血量的作用。

6.糖皮质激素

糖皮质激素与地高辛合用治疗顽固性心力衰竭所致水肿有一定疗效。这是由于糖皮质激素能反馈性抑制垂体分泌抗利尿激素,从而产生利尿作用;抑制心肌炎性反应,改善心肌对洋地黄的治疗反应。糖皮质激素具有保钠排钾倾向,长期使用可引起低钾血症,增加对洋地黄的敏感性,故两药合用时应注意补钾。

7.氯丙嗪

氯丙嗪能阻断肾上腺素能受体和 M-胆碱能受体,具有利尿和减轻心脏负荷的作用,与洋地黄合用,可加强心力衰竭治疗效果。但氯丙嗪可引起血压下降,老年人尤应注意。氯丙嗪可增加肠道对地高辛的吸收,致使血清地高辛浓度升高,以致诱发洋地黄中毒。有人认为两药不宜合用;必须合用强心苷时,可选用毒毛花苷 K。

(五)钾、镁、钙盐

1.钾盐

钾离子与洋地黄竞争洋地黄受体,减弱强心苷的作用。低钾时,心肌对洋地黄的敏感性增加,易发生洋地黄中毒,长期使用利尿剂和洋地黄的患者,应注意补钾。已发生洋地黄中毒的患者,只要不是高钾血症或伴有严重肾衰竭者,均应补钾。

2.镁盐

长期心力衰竭患者,易发生缺镁。缺镁是低钾血症不易纠正、洋地黄效果不佳和易发生洋地黄中毒的重要原因之一。洋地黄中毒患者,只要不是高镁血症,无昏迷及严重肾功能障碍者,均可补镁治疗。

3.钙盐

洋地黄的正性肌力作用是通过钙而实现的,低钙可致洋地黄疗效不佳,高钙又能诱发洋地黄中毒。使用洋地黄的患者发生低钙抽搐时应予补钙。补钙时应注意:首先测定血钙,明确为低钙血症时再予补钙;补钙以口服最为安全。但口服起效慢,故紧急情况下仍以静脉补钙为好,一般先予静脉注射,继之给予静脉滴注;静脉注射洋地黄和钙剂绝不能同时进行,可于静脉注射洋地黄制剂后4~6小时再注射钙制剂,或在静脉注射钙剂1~2小时后再使用洋地黄。

(六)洋地黄自身

不同的洋地黄类制剂的用药剂量、用药途径及半衰期不同,但治疗心力衰竭的机制无本质区别。临床上选用洋地黄制剂的种类,主要依据病情的轻重缓急和医师本人的经验。心力衰竭患者对一种洋地黄制剂的治疗反应不佳时,换用另一种制剂或加用另一种制剂并不能提高疗效,反而使问题复杂化。下列情况可出现先后使用两种洋地黄制剂的情况。

(1)长期口服一定剂量的地高辛,但心力衰竭在近期内恶化,估计为地高辛用量不足时,慎重静脉注射毛花苷 C 0.2 mg 或毒毛花苷 K 0.125 mg,若心力衰竭症状好转,则证实为地高辛用量不足,可继续口服地高辛并相应增加剂量。但如果能测定血清地高辛浓度,则应先测定之,证实为地高辛浓度未达到治疗浓度时,再注射上述药物,则更为安全可靠。

(2)两周内未使用过洋地黄的急性心力衰竭患者,可先予以静脉注射毛花苷 C 等快效制剂,待心力衰竭控制后,再给予口服地高辛维持治疗效果。

(3)长期使用地高辛控制快速性心房纤颤的心室率,心室率突然加速,估计地高辛剂量不足者,可静脉注射毛花苷 C 0.2~0.4 mg,常可使心室率满意控制。

(七)其他药物

1.甲巯咪唑

顽固性心力衰竭,经常规治疗效果不佳时可加用甲巯咪唑联合治疗。联合用药时,地高辛的剂量维持不变,甲巯咪唑的用法为每次 10 mg 口服,每天 3 次,连用两周。

2.抗凝剂

在使用地高辛治疗心力衰竭的基础上,每天静脉点滴肝素 50~100 mg,对心力衰竭治疗有一定疗效。有人报道,强心苷与口服抗凝剂或肝素合用时,可减弱抗凝剂的作用。故两药合用时应注意监测凝血指标的变化。

3.抗生素

地高辛与青霉素、四环素、红霉素、氯霉素等同服时,由于肠道内菌丛的变化,使地高辛在肠道内破坏减少,吸收增加,生物利用度增高,使血清地高辛浓度升高 1 倍以上。地高辛与新霉素同服,因新霉素损伤肠黏膜,减少肠道对地高辛的吸收,使地高辛的血清浓度下降25%。

4.甲氧氯普胺

地高辛与甲氧氯普胺等促进胃肠道蠕动的药物合用,因肠蠕动加快,地高辛在肠道内停留时间缩短,减少了地高辛在肠道内的吸收率,故血清地高辛浓度下降,其疗效也随之减弱。

5.考来烯胺

洋地黄毒苷参与肠肝循环,考来烯胺在肠道内与洋地黄结合,干扰其肝肠循环,影响洋地黄毒苷的吸收,使其血药浓度下降,疗效减弱。考来烯胺亦可与地高辛发生络合反应,减少其吸收,降低其生物利用度。两药如需口服,应间隔2～3小时。

6.琥珀胆碱

琥珀胆碱能释放儿茶酚胺并引起组织缺氧,与洋地黄制剂合用易发生室性期前收缩。

7.苯巴比妥、保泰松、苯妥英钠

上述三药均为肝药酶诱导剂,与洋地黄制剂合用时血药浓度降低。由于洋地黄毒苷主要经肝脏代谢,地高辛主要经肾脏排泄,故上述三药对洋地黄毒苷的影响远大于对地高辛的影响。

8.抗结核药物

利福平为肝药酶诱导剂,与洋地黄制剂合用后,可加速洋地黄制剂的代谢,使其血药浓度下降,异烟肼和乙胺丁醇也可使洋地黄毒苷的血药浓度下降,但它们对地高辛的影响较小。

9.抗酸剂

氢氧化铝、三硅酸镁、碳酸钙、碳酸铋等抗酸剂与地高辛同服时,均能减少肠道对地高辛的吸收。为避免这种不良的相互影响,两药服用的间隔应在2小时以上。

10.西咪替丁

西咪替丁与地高辛合用,对地高辛的血药浓度无明显影响。西咪替丁与洋地黄毒苷合用因前者延缓洋地黄毒苷的经肝代谢,致使洋地黄毒苷的血药浓度升高。故两药合用应减少洋地黄毒苷的剂量。

（张　蕊）

第七节　抗　休　克　药

一、概述

休克是由各种有害因素的强烈侵袭作用于机体内而导致的急性循环功能不全综合征,临床主要表现为微循环障碍、组织和脏器灌注不足及由此而引起的细胞和器官缺血、缺氧、代谢障碍和功能损害。如不及时、恰当地进行抢救,休克可逐渐发展到不可逆阶段甚至引发死亡。因此,临床必须采取紧急措施进行处理。近年来,随着研究的逐渐深入,对休克复杂的病理生理过程的认识不断提高,尤其是休克病程中众多的体液因子包括神经递质和体内活性物质、炎症介质及细胞因子等在休克发生发展中作用的确立,使休克的治疗水平跃上了一个崭新的台阶。如今,对休克的治疗已不再单纯局限于改善血流动力学的处理,而是以稳定血压为主、全面兼顾的综合治疗措施。

(一)休克的病理生理与发病机制

休克的发生机制较为复杂,不同原因引起的休克其病理生理变化也不尽一致。然而,无论休克的病因如何,在休克初期均可因心排血量减少、循环血量不足或血管扩张而出现血压降低。于是,机体迅速启动交感肾上腺素能神经系统的应激反应,使体内儿茶酚胺分泌急剧增加而引起细小动、静脉和毛细血管前后括约肌痉挛,周围血管阻力增加并促进动静脉短路开放。此外,肾素-血管紧张素-醛固酮系统的兴奋、抗利尿激素分泌增多及局部缩血管物质的产生,均有助于血压和循环血量的维持及血流在体内的重新分配,以保证重要脏器供血(此阶段常被冠之为"微循环痉挛期",也称为"休克代偿期")。若初期情况未能及时纠治,则微循环处于严重低灌注状态,此时,组织中糖的无氧酵解增强,乳酸等酸性代谢产物堆积而引起酸中毒。微动脉和毛细血管前括约肌对酸性代谢产物刺激较为敏感呈舒张效应,而微静脉和毛细血管后括约肌则对酸性环境耐受性强而仍呈持续性收缩状态,因而毛细血管网开放增加,大量体液淤滞在微循环内,使有效循环血量锐减。随着组织细胞缺血、缺氧的加重,微血管周围的肥大细胞释放组胺增加,ATP分解产物腺苷及从细胞内释放出的 K^+ 也增加,机体应激时尚可产生内源性阿片样物质(如内啡肽),这些物质均有血管扩张作用,可使毛细血管通透性增大,加之毛细血管内静水压显著增高,大量体液可渗入组织间隙,由此引起血液流变性能改变;此外,革兰阴性杆菌感染释放内毒素及机体各种代谢产物也加剧细胞和组织损伤、加重器官功能障碍(此阶段常被冠之为"微循环淤滞期",也称为"休克进展期")。若此时休克仍未获治疗则继续发展进入晚期,由于持续组织缺氧和体液渗出,可使血液浓缩和黏滞性增高;酸性代谢产物和体液因素,如各种血小板因子激活、血栓素 A2 释放,均可使血小板和红细胞易于聚集形成微血栓;肠、胰及肝脏的严重缺血可导致休克因子(如 MDF)的释放,进而加剧组织和器官结构及功能的损伤。此外,损伤的血管内皮细胞使内皮下胶原纤维暴露,进而可激活内源性凝血系统而引起弥散性血管内凝血,使休克更趋恶化、进入到不可逆阶段(此期被冠之为"微循环衰竭期",也称为"休克难治期")。

总之,休克是致病因子侵袭与机体内在反应相互作用的结果,机体在抵御这些侵害因素并作出调整、代偿和应激反应的过程中,常常伴发一系列的病理生理变化,同时,在这些病理生理过程中相随产生和释放的许多血管活性物质、炎症介质、休克因子等又反过来作用于机体,进一步加剧循环障碍及组织、器官功能损害,使休克进入恶性循环,这就是休克的发生机制。

(二)休克的治疗原则

1.一般治疗

(1)患者应置于光线充足、温度适宜的房间,尤其冬季病房内必须温暖,或在患者两腋下及足部放置热水袋,但要注意避免烫伤,急性心肌梗死患者应尽可能在冠心病监护病房(CCU)内监测,保持安静并避免搬动。

(2)除气喘或不能平卧者外,应使患者处于平卧位并去掉枕头,以有利于脑部供血。

(3)给氧,可低流量鼻导管给氧,或酌情采用面罩吸氧。

(4)镇痛,尤其是急性心肌梗死或严重创伤等并发剧烈疼痛引起休克时应注意止痛,一般可用吗啡 5~10 mg 或哌替啶 50~100 mg 肌内注射,必要时可给予冬眠疗法。

(5)昏迷、病情持续时间较长或不能进食的重症患者最好尽早插入胃管,给予清淡饮食或混合奶,能由胃管给的药尽量从胃管给,为防止呕吐,可给予甲氧氯普胺、吗丁啉或西沙必利。这样,不仅能使患者自然吸收代谢,有利于水电解质平衡,增加患者营养,减低因大量静脉输液而给心脏带来过度负荷以防心力衰竭,同时对保持肺部清晰、预防肺部感染、防止呼吸衰竭也有一定好处。另外,通过胃管给清淡饮食将胃酸或胃肠道消化液冲淡或稀释,对预防消化道应激性溃疡或消化道糜烂及消化道大出血也不无裨益。

2.特殊治疗

某些重要脏器的功能障碍或衰竭,往往成为休克的始动因素或其发展过程中的关键环节,在休克的治疗中,借助于某些特殊方法或在药物治疗难以奏效时将这些方法应用于休克,可能会起到令人满意的治疗效果。这些特殊治疗如下。

(1)机械辅助通气:机械通气给氧并不适于一般的休克患者,因使用机械通气,尤其是应用呼气末正压(PEEP)及持续气道正压(CPAP)时,由于胸腔压力增加,可明显减少回心血量及肺循环血量,从而可能加剧休克和缺氧。但若二氧化碳潴留及缺氧明显,出现顽固性低氧血症(如ARDS)及由于中毒或药物作用出现呼吸抑制时,则应果断建立人工气道,进行机械通气。应用人工气道时要注意清洁口腔、固定插管、防止管道及气囊压迫造成黏膜损伤,合理选择通气模式及正确调控参数,并做好呼吸道湿化、及时吸除呼吸道分泌物及定时更换或消毒机器管道、插管、气管套管、雾化器等,以防止交叉感染。

(2)机械性辅助循环:对心源性休克或严重休克继发心功能衰竭者,可应用主动脉内气囊反向搏动术(Intra-aortic ballon counterpulsation therapy,IABP)、左心室或双室辅助循环,以帮助患者渡过难关、赢得时间纠治病因。

(3)溶栓及心脏介入性治疗:对急性心肌梗死并心源性休克者尽早行溶栓或经皮冠脉腔内成形术(PTCA)开通闭塞血管、挽救濒死心肌、改善心脏功能,新近应用证明已取得显著效果;单纯二尖瓣狭窄导致急性肺水肿、心源性休克时,可急诊行经皮球囊二尖瓣扩张术(PBMV);若明确心源性休克由心脏压塞引起时,应立即行心包穿刺抽液。

(4)血液净化疗法:休克并发肾衰竭时,除药物治疗外,可采用腹膜透析来纠正肾衰竭。

(5)手术治疗:外科疾病导致的感染性休克,如化脓性胆管炎、肠梗阻、急性胃肠穿孔所致的腹膜炎、深部脓肿等,必须争取尽早手术。出血性休克患者,在经药物治疗难以止血时也应尽快手术;心源性休克由急性心肌梗死、心脏压塞或二尖瓣狭窄引起者,一旦介入性治疗失败或不能介入治疗解决时,宜迅速行冠脉搭桥术(CABG)、心包切开术或二尖瓣闭式分离术。

3.药物治疗

药物治疗是休克处理中最为关键的措施之一,针对不同的休克类型及具体情况选择用药,及时去除病因,维持适宜的血压水平,在提高血压水平的同时维持好末梢循环,注意保持水、电解质及酸碱平衡,保证心、脑、肾等重要脏器的供血并预防弥散性血管内凝血和多器官功能衰竭,这是各型休克药物治疗的共同原则,具体治疗措施有以下几项。

(1)去除病因和预防感染:休克发生后,针对病因及时用药可以阻止休克发展甚或使休克逆转,如失血性休克的止血、止痛,感染性休克的抗感染治疗,过敏性休克的抗过敏等。应该指出,抗生素不仅适用于感染性休克,其他休克患者也应选用适当的抗生素预防感染,尤其是病情较重或病程较长者,在选药中必须注意选择不良反应小、对肾脏无明显影响的抗生素,一般可选用哌拉西林2~4 g静脉滴注,一天2次,也可选用其他抗生素。感染性休克则应根据不同的感染原进行抗感染治疗。

(2)提高组织灌流量、改善微循环。

补充血容量:低血容量性休克存在严重的循环血量减少,其他各型休克也程度不同地存有血容量不足问题,这是因为休克患者不仅向体外丢失液体,毛细血管内淤滞和向组织间隙渗出也使体液在体内大量分流,若不在短期内输液,则循环血量难以维持。因而,各型休克均需补充循环血量,心源性休克在补充液体时虽顾虑有加重心脏负荷的可能,但也不能列为补液的禁忌。有条件者最好监测 CVP 和 PCWP 指导补液。一般说来,CVP<0.4 kPa(4 cmH$_2$O)或 PCWP<1.1 kPa(8 mmHg)时,表明液量不足;CVP 在 0.3~0.9 kPa(3~9 cmH$_2$O)时可大胆补液,PCWP<2.0 kPa(15 mmHg)时补液较为安全;但当 PCWP 达 2.0~2.4 kPa(15~18 mmHg)时补液宜慎重,若 CVP>1.5 kPa(15 cmH$_2$O)、PCWP>2.7 kPa(20 mmHg)时应禁忌补液。无条件监测血流动力学指标时,可根据患者临床表现酌情补液,若患者感口渴或口唇干燥、皮肤无弹性、尿量少、两下肢不肿,说明液体量不足,应给予等渗液;若上述情况好转,且两肺部出现湿性

音和/或两小腿水肿,表明患者体内水过多,宜及时给予利尿剂或高渗液,或暂停补液观察,切忌输入等渗或低渗液体。

合理应用血管活性药物:血管活性药物有稳定血压、提高组织灌注、改善微循环血流及增加重要脏器供血作用,包括缩血管药和扩血管药。在实际应用过程中,应注意以下两点:①血管活性药物的浓度不同,作用迥异,应予密切监测,并适时适度调整。例如,血管收缩药去甲肾上腺素及多巴胺高浓度静脉滴注时常引起血管强烈收缩,而低浓度时则可使心排血量增加、外周血管阻力降低。根据多年的临床经验,去甲肾上腺素应低浓度静脉滴注,以防血管剧烈收缩、加剧微循环障碍和肾脏缺血,诱发或加剧心肾功能不全。②血管收缩药与血管扩张药虽作用相反,但在一定条件下又可能是相辅相成的,两者适度联用已广泛用于休克的治疗。多年的临床实践经验证明,单用血管收缩药或血管扩张药疗效不佳,以及短时难以明确休克类型和微循环状况的患者,先后或同时应用两类药物往往能取得较好效果。

纠正酸中毒、维持水电平衡:酸中毒是微循环障碍恶化的重要原因之一,纠正酸中毒可保护细胞、防止弥散性血管内凝血的发生和发展。碱性药物可增强心肌收缩力、提高血管壁张力及增加机体对血管活性药物的反应。扩容时应一并纠正酸中毒。常用碱性药物为 5%碳酸氢钠,般每次静脉滴注 150~250 mL,或根据二氧化碳结合力和碱剩余(BE)计算用量,先给 1/3~1/2,其余留待机体自身调整,过量则损害细胞供氧、对机体有害无益。此外,尚应注意水电平衡、防止电解质紊乱。

应用细胞保护剂:除糖皮质激素外,细胞保护剂尚包括自由基清除剂、能量合剂、莨菪碱等。其中,莨菪类药物(尤其是山莨菪碱)对感染性休克具有多方面保护作用,可提高细胞对缺氧的耐受性、稳定溶酶体膜、抑制血栓素 A2 生成及血小板、白细胞聚集等,宜早期足量应用。辅酶 A、细胞色素 C、极化液等可为组织和细胞代谢提供能量,对休克有一定疗效。自由基清除剂也已用于休克治疗,其疗效尚待评价。

纠正弥散性血管内凝血:弥散性血管内凝血一旦确立,应及早给予肝素治疗。肝素用量为 0.5~1.0 mg/kg 静脉滴注,每 4~6 小时一次,保持凝血酶原时间延长至对照的 1.5~2.0 倍,弥散性血管内凝血完全控制后可停药。感染性休克患者,早期应用山莨菪碱有助于防治弥散性血管内凝血。此外,预防性治疗弥散性血管内凝血尚可给予双嘧达莫 25 mg,每天 3 次;或阿司匹林肠溶片 300 mg,每天 1 次;或华法林 2.5 mg,每天 2 次;或噻氯匹定 250 mg,每天 1~2 次。如果出现纤溶亢进时,应加用抗纤溶药物治疗。

(3)防治多器官功能衰竭:休克时如出现器官功能衰竭,除了采取一般治疗措施外,尚应针对不同的器官衰竭采取相应措施,如出现心力衰竭时,除停止或减慢补液外,尚应给予强心、利尿和扩血管药物治疗;如发生急性肾功能不全,则可采用利尿甚或透析治疗;如出现呼吸衰竭时,则应

给氧或呼吸兴奋剂,必要时使用呼吸机,以改善肺通气功能;休克合并脑水肿时,则应给予脱水、激素及脑细胞保护剂等措施。

二、抗休克药物分类

抗休克药物是指对休克具有防治作用的许多药物的共称,过去常单纯指血管活性药物。所谓血管活性药物,可概括地分为收缩血管抗休克药(血管收缩剂)和舒张血管抗休克药(血管扩张剂)。目前,休克治疗中除选择性使用上述两类药物外,还常应用强心药物、糖皮质激素、阿片受体阻滞剂等,此外,还有一些药物已试用于临床,初步结果表明效果良好,有的尚处于实验阶段、或疗效不能肯定,距离临床仍有一段距离。

三、舒张血管抗休克药

(一)血管扩张药的抗休克作用

(1)扩张阻力血管和容量血管,使血管总外围阻力及升高的中心静脉压下降,心肌功能改善,每搏输出量及心脏指数增加,血压回升。

(2)可扩张微动脉、解除微循环痉挛,使血液重新流入真毛细血管,增加组织血流供应、减轻细胞缺氧、改善细胞功能,使细胞代谢障碍及酸血症的情况好转。

(3)促进外渗的血浆逆转至血管内,有助于恢复血容量,改善肺水肿,脑水肿及肾脏功能。

(4)使毛细血管内血流灌注量增加,流速增快,血液淤滞解除,血浆外渗减少,且代谢及酸血症状改善。从而使休克时血液浓缩,红细胞凝聚的现象得以纠正,有助于防治弥散性血管内凝血。

(二)血管扩张药的应用指征

(1)冷休克或休克的微血管痉挛期,常有交感神经过度兴奋,体内儿茶酚胺释放过多,毛细血管中的血流减少,组织缺血缺氧。临床表现为皮肤苍白、四肢厥冷、发绀、脉压低、脉细、眼底小动脉痉挛、少尿甚至无尿。

(2)补充血容量后,中心静脉压已达到正常值或升高至 1.47 kPa,无心功能不全的临床表现,且动脉血压仍持续低下,提示有微血管痉挛。

(3)休克并发心力衰竭、肺水肿、脑水肿、急性肾功能不全或发生弥散性血管内凝血者。

(三)血管扩张药的应用注意事项

(1)用药前必须补足血容量,用药后血管扩张,血容量不足可能再现,此时应再补液。

(2)血管扩张后淤积于毛细血管床的酸性代谢物可较大量地进入体循环,导致 pH 明显下降,应予补碱,适当静脉滴注碳酸氢钠注射液。

(3)用药过程中,应密切注意药物的不良反应,并注意纠正电解质紊乱。

(4)用药过程中如出现心力衰竭,可给予毛花苷 C 0.4 mg,以 25%葡萄糖注射液 20 mL 稀释后缓慢静脉注射。

(5)如用药后疗效不明显或病情恶化,应及时换用其他药物治疗。

四、血管收缩药

(一)血管收缩药的应用指征

(1)休克早期,限于条件无法补足血容量,而又需维持一定的血压,以提高心、脑血管灌注压力,增加其血流量。

（2）已用过血管扩张药,并采取了其他治疗措施而休克未见好转。

（3）由于广泛的血管扩张,血管容积和血容量间不相适应,全身有效循环血量急剧降低,血压下降,如神经源性休克和过敏性休克。

（二）血管收缩药在各类休克中选择应用

（1）低血容量休克早期,一般不宜应用血管收缩药。但在一些紧急情况下,由于血压急剧下降,而有明显的心、脑动脉血流量不足或伴有心、脑动脉硬化时,在尚未确立有效的纠正休克的措施之前,可应用小剂量血管收缩药如间羟胺或去甲肾上腺素,以提高冠状动脉和脑动脉灌注压,防止因严重供血不足而危及生命。但此仅为一种临时紧急措施,不能依靠其维持血压,否则弊多利少。

（2）心源性休克时,心肌收缩力减弱,心排血量下降,全身有效循环血量减少。小剂量血管收缩药(间羟胺或去甲肾上腺素)对低阻抗型心源性休克,可避免外周阻力过度下降,且能使心排血量增高。但收缩压升至 11.97 kPa 以上,心排血量将降低。因此,收缩压必须控制在 11.97 kPa。对高阻抗型的心源性休克,可并用酚妥拉明治疗。

（3）对感染性休克使用血管收缩药,应注意以下几点：①应在积极控制感染、补充血容量、纠正酸中毒及维持心、脑、肾、肺等主要器官功能的综合治疗基础上适当选用；②除早期轻度休克或高排低阻型休克可单独应用外,凡中、晚期休克或低排高阻型休克,宜采用血管扩张药或将血管收缩药与血管扩张药并用；③血管收缩药单独应用时宜首选间羟胺,但也可以用去甲肾上腺素,两者的剂量均不宜大,以既能维持一定的血压又不使外周阻力过度上升并能保持一定尿量的最低剂量为宜；④血压升高不宜过度,宜将收缩压维持在 11.97～13.3 kPa(指原无高血压者),脉压维持在 2.66～3.99 kPa；⑤当病情明显改善,血压稳定在满意水平持续 6 小时以上,应逐渐减量(可逐渐减慢滴速或逐渐减低药物浓度),不可骤停。

（4）神经源性休克与过敏性休克时,由于小动脉扩张,外周阻力降低,血压下降。给予血管收缩药可得到很好的疗效。神经源性休克可选用间羟胺或去甲肾上腺素,过敏性休克应首选肾上腺素。由于这两类休克均有相对血容量不足,所以同时补充血容量是十分必要的。

五、阿片受体阻滞剂

随着神经内分泌学的发展及对休克病理生理研究的不断深入,内源性阿片样物质在休克发病中的作用越来越受到重视。内源性阿片样物质包括内啡肽和脑啡肽等,前者广泛存在于脑、交感神经节、肾上腺髓质和消化道,休克时其在脑组织及血液内含量迅速增多,作用于 u、k 受体,可产生心血管抑制作用,表现为心肌收缩力减弱,心率减慢,血管扩张和血压下降,进而使微循环瘀血加剧,因此,内啡肽已被列为一类新的休克因子。1978 年,Holoday 和 Faden 首次报道阿片受体阻滞剂——纳洛酮治疗内毒素性休克取得较好疗效,其后,Gullo 等(1983 年)将纳洛酮应用于经输液、拟交感胺药物及激素治疗无效的过敏性休克患者也获得显著效果,使纳洛酮已成为休克治疗中重要而应用广泛的药物之一。

（一）治疗学

1.药理作用

阻断内源性阿片肽与中枢和外周组织阿片受体的结合,抑制脑垂体释放前阿皮素和外周组织释放阿片肽。

拮抗内源性阿片肽与心脏阿片受体的直接结合,逆转内阿片肽对心脏的抑制作用,加强心肌收缩力、增加心排血量,提高动脉压及组织灌注,改善休克的血流动力学。

明显改善休克时的细胞代谢,预防代谢性酸中毒,对休克伴发的电解质紊乱(如高血钾)有调节作用、纠正细胞缺血缺氧。

通过稳定组织细胞的溶酶体膜、抑制中性粒细胞释放超氧自由基对组织的脂氧化损伤,从细胞水平上发挥抗休克作用。

纠正微循环紊乱、降低血液黏度,改善休克时细胞内低氧和膜电位,促进胞内 cAMP 增多,有利于心肌细胞的能量代谢。

纳洛酮通过上述机制逆转了 β-内啡肽大量释放产生的低血压效应,并防止低血容量和休克所致的肾功能衰退,增加重要器官的血流量,缩短休克病程,迅速改善休克症状并降低死亡率。

2.临床应用

纳洛酮对各种原因所致的休克均有效,尤其适用于感染中毒性休克,对经其他治疗措施无效的心源性、过敏性、低血容量性、创伤性及神经源性休克也有较好疗效。有研究认为早期、大剂量、重复使用,在休克出现 3 小时内使用效果最好。

3.用法及用量

首剂用 0.4～0.8 mg 稀释后静脉注射,继后可以 4 mg 加入 5％葡萄糖液中持续维持静脉滴注,滴速为每小时 0.25～0.3 μg/kg。

(二)不良反应与防治

治疗剂量无明显的毒性作用,超大剂量应用时尚可阻断 δ 受体,对呼吸和循环系统产生轻微影响。偶见恶心、呕吐、血压升高、心动过速甚或肺水肿等。对于需要麻醉性镇痛药控制疼痛、缓解呼吸困难的病例,不宜使用本品,因为止痛效果可为本品对抗。

(三)药物相互作用

(1)儿茶酚胺类药物如肾上腺素、异丙肾上腺素及 ACEI(卡托普利)对纳洛酮有协同效应;布洛芬干扰机体前列腺素合成,可加强纳洛酮的药理作用。

(2)胍乙啶(交感神经节阻滞剂)、普萘洛尔(β 受体阻滞剂)可降低交感神经兴奋性和肾上腺素的作用,拮抗纳洛酮的药理效应;维拉帕米可阻滞细胞膜的钙离子通道而干扰纳洛酮的作用。

(四)制剂

注射剂:0.4 mg(1 mL)。

(张 蕊)

第四章

呼吸系统常用药

第一节 镇 咳 药

咳嗽是呼吸道受到刺激时所产生的一种保护性反射活动,即呼吸道感受器(化学感受器、机械感受器和牵张感受器)受到刺激时,神经冲动沿迷走神经传到咳嗽中枢,咳嗽中枢被兴奋后,其神经冲动又沿迷走神经和运动神经传到效应器(呼吸道平滑肌、呼吸肌和喉头肌),并引发咳嗽。

轻度咳嗽有利于排痰,一般不需用镇咳药。但严重的咳嗽,特别是剧烈无痰的干咳可影响休息与睡眠,甚至使病情加重或引起其他并发症。此时须在对因治疗的同时,加用镇咳药。由于可能引起痰液增稠和潴留,止咳药应避免用于慢性肺部感染,由于可能增加呼吸抑制的风险也应避免用于哮喘。

一般说来,药物抑制咳嗽反射的任一环节均可产生镇咳作用。目前常用的镇咳药按其作用部位可分为两大类。①中枢性镇咳药:此类药直接抑制延脑咳嗽中枢而产生镇咳作用,其中吗啡类生物碱及其衍生物如可待因、福尔可定、羟蒂巴酚等因具有成瘾性而又称为依赖性或成瘾性止咳药,此类药物往往还具有较强的呼吸抑制作用;而右美沙芬、喷托维林、氯哌司汀、普罗吗酯等,则属于非成瘾性或非依赖性中枢镇咳药,且在治疗剂量条件下对呼吸中枢的抑制作用不明显。中枢性镇咳药多用于无痰的干咳。②外周性(末梢性)镇咳药:凡抑制咳嗽反射弧中感受器、传入神经、传出神经及效应器中任何一环节而止咳者,均属此类。如甘草流浸膏、糖浆可保护呼吸道黏膜;祛痰药可减少痰液对呼吸道的刺激而止咳;平喘药可缓解支气管痉挛而止咳;那可丁、苯佐那酯的局麻作用可麻醉呼吸道黏膜上的牵张感受器而发挥止咳作用等。有些药如苯丙哌林兼具中枢性及外周性镇咳作用。

一、可待因

(一)其他名称
甲基吗啡,Methylmorphine,PAVERAL。

(二)性状
常用其磷酸盐,为白色细微的针状结晶性粉末。无臭,有风化性,水溶液显酸性反应。在水中易溶,在乙醇中微溶,在三氯甲烷或乙醚中极微溶解。

(三)药理学

能直接抑制延脑的咳嗽中枢,止咳作用迅速而强大,其作用强度约为吗啡的 1/4。也有镇痛作用,为吗啡的 1/12～1/7,但强于一般解热镇痛药。其镇静、呼吸抑制、便秘、耐受性及成瘾性等作用均较吗啡弱。

口服吸收快而完全,其生物利用度为 40%～70%。一次口服后,约 1 小时血药浓度达高峰,$t_{1/2}$ 为 3～4 小时。易于透过血-脑屏障及胎盘,主要在肝脏与葡萄糖醛酸结合,约 15% 经脱甲基变为吗啡。其代谢产物主要经尿排泄。

(四)适应证

(1)各种原因引起的剧烈干咳和刺激性咳嗽,尤适用于伴有胸痛的剧烈干咳。由于本品能抑制呼吸道腺体分泌和纤毛运动,故对有少量痰液的剧烈咳嗽,应与祛痰药并用。

(2)可用于中等度疼痛的镇痛。

(3)局部麻醉或全身麻醉时的辅助用药,具有镇静作用。

(五)用法和用量

(1)成人。①常用量:口服或皮下注射,一次 15～30 mg,一日 30～90 mg。缓释片剂一次 1 片(45 mg),一日 2 次。②极量:一次 100 mg,一日 250 mg。

(2)儿童:镇痛,口服,每次 0.5～1.0 mg/kg,一日 3 次或一日 3 mg/kg;镇咳,为镇痛剂量的 1/3～1/2。

(六)不良反应

一次口服剂量超过 60 mg 时,一些患者可出现兴奋、烦躁不安、瞳孔缩小、呼吸抑制、低血压、心率过缓。小儿过量可致惊厥,可用纳洛酮对抗。亦可见恶心、呕吐、便秘及眩晕。

(七)禁忌证

多痰患者禁用,以防因抑制咳嗽反射使大量痰液阻塞呼吸道,继发感染而加重病情。

(八)注意

(1)长期应用亦可产生耐受性、成瘾性。

(2)妊娠期应用本品可透过胎盘使胎儿成瘾,引起新生儿戒断症状,如腹泻、呕吐、打哈欠、过度啼哭等。分娩期应用可致新生儿呼吸抑制。

(3)缓释片必须整片吞服,不可嚼碎或掰开。

(九)药物相互作用

(1)本品与抗胆碱药合用时,可加重便秘或尿潴留的不良反应。

(2)与美沙酮或其他吗啡类中枢抑制药合用时,可加重中枢性呼吸抑制作用。

(3)与肌肉松弛药合用时,呼吸抑制更为显著。

(4)本品抑制齐多夫定代谢,避免两者合用。

(5)与甲喹酮合用,可增强本品的镇咳和镇痛作用。

(6)本品可增强解热镇痛药的镇痛作用。

(7)与巴比妥类药物合用,可加重中枢抑制作用。

(8)与西咪替丁合用,可诱发精神错乱、定向力障碍及呼吸急促。

(十)制剂

普通片剂:每片 15 mg;30 mg。缓释片剂:每片 45 mg。注射液:每支 15 mg(1 mL);30 mg

(1 mL)。糖浆剂:0.5%,10 mL,100 mL。

含有可待因的复方制剂。①可愈糖浆:每 10 mL 中含磷酸可待因 20 mg,愈创甘油醚 200 mg。②菲迪克止咳糖浆:每 5 mL 含磷酸可待因 5 mg,盐酸麻黄碱 7 mg,愈创木酚磺酸钾 70 mg,盐酸曲普利定 0.7 mg。③联邦止咳露糖浆:每 5 mL 溶液中含磷酸可待因 5 mg,盐酸麻黄碱 4 mg,氯苯那敏 1 mg,氯化铵 110 mg。④联邦小儿止咳露:每 5 mL 溶液中含磷酸可待因 5 mg,盐酸异丙嗪 5 mg,盐酸麻黄碱 4 mg,愈创木酚磺酸钾 50 mg。

二、福尔可定

(一)其他名称

吗啉吗啡,福可定,吗啉乙基吗啡,Morpholinylethylmorphine,Homocodeine,PHOLCOD,ETHNINE,PHOLDINE,ADAPHOL,PHOLEVAN。

(二)性状

为白色或类白色的结晶性粉末;无臭,味苦;水溶液显碱性反应。在乙醇、丙酮或三氯甲烷中易溶,在水中略溶,在乙醚中微溶,在稀盐酸中溶解。

(三)药理学

本品与磷酸可待因相似,具有中枢性镇咳作用,也有镇静和镇痛作用,但成瘾性较磷酸可待因弱。

(四)适应证

用于剧烈干咳和中等度疼痛。

(五)不良反应

偶见恶心、嗜睡等。可致依赖性。

(六)禁忌证

禁用于痰多者。

(七)用法和用量

口服:常用量,一次 5~10 mg,一日 3~4 次;极量,一日 60 mg。

(八)注意

新生儿和儿童易于耐受此药,不致引起便秘和消化紊乱。

(九)制剂

片剂:每片 5 mg;10 mg;15 mg;30 mg。

(十)贮法

本品有引湿性,遇光易变质。应密封,在干燥处避光保存。

复方福尔可定口服溶液:每 1 mL 含福尔可定 1 mg,盐酸苯丙烯啶 0.12 mg,盐酸伪麻黄碱 3 mg,愈创甘油醚 10 mg,海葱流浸液 0.001 mL,远志流浸液 0.001 mL。

复方福尔可定口服液:每支 10 mL 含福尔可定 10 mg,盐酸伪麻黄碱 30 mg,马来酸氯苯那敏 4 mg。

三、喷托维林

(一)其他名称

维静宁,咳必清,托可拉斯,Carbetapentane,TOCLASE。

（二）性状

常用其枸橼酸盐，为白色或类白色的结晶性或颗粒性粉末；无臭，味苦。在水中易溶，在乙醇中溶解，在三氯甲烷中略溶，在乙醚中几乎不溶。熔点 88～93 ℃。

（三）药理学

本品对咳嗽中枢有选择性抑制作用，尚有轻度的阿托品样作用和局麻作用，大剂量对支气管平滑肌有解痉作用，故它兼有中枢性和末梢性镇咳作用。其镇咳作用的强度约为可待因的 1/3。无成瘾性。一次给药作用可持续 4～6 小时。

（四）适应证

用于上呼吸道感染引起的无痰干咳和百日咳等，对小儿疗效优于成人。

（五）用法和用量

口服，成人，每次 25 mg，一日 3～4 次。

（六）不良反应

偶有轻度头晕、口干、恶心、腹胀、便秘等不良反应，乃其阿托品样作用所致。

（七）注意

(1)青光眼及心功能不全伴有肺淤血的患者慎用。

(2)痰多者宜与祛痰药合用。

（八）制剂

片剂：每片 25 mg。滴丸：每丸 25 mg。冲剂：每袋 10 g。糖浆剂：0.145%；0.2%；0.25%。

喷托维林氯化铵糖浆：每 100 mL 内含喷托维林 0.2 g，氯化铵 3 g(含 25 mg 喷托维林)。口服，一次 10 mL，一日 3 或 4 次。

喷托维林愈创甘油醚片：含枸橼酸喷托维林 25 mg，愈创甘油醚 0.15 g。口服，一次 1 片，一日 3 次。

四、氯哌斯汀

（一）其他名称

氯哌啶，氯苯息定，咳平，咳安宁。

（二）性状

为白色或类白色结晶性粉末，无臭，味苦有麻木感。在水中易溶解。熔点 145～156 ℃。

（三）药理学

为非成瘾性中枢性镇咳药，主要抑制咳嗽中枢，还具有 H1 受体拮抗作用，能轻度缓解支气管平滑肌痉挛及支气管黏膜充血、水肿，这亦有助于其镇咳作用。本品镇咳作用较可待因弱，但无耐受性及成瘾性。服药后 20～30 分钟生效，作用可维持 3～4 小时。

（四）适应证

用于急性上呼吸道炎症、慢性支气管炎、肺结核及肺癌所致的频繁咳嗽。

（五）不良反应

偶有轻度口干、嗜睡等不良反应。

（六）用法和用量

口服：成人，每次 10～30 mg，一日 3 次；儿童，每次 0.5～1.0 mg/kg，一日 3 次。

（七）制剂

片剂：每片 5 mg；10 mg。

（八）贮法

遮光密封保存。

五、苯丙哌林

（一）其他名称

咳快好,咳哌宁,二苯哌丙烷,咳福乐,COFREL,PIREXYL,BLASCORID。

（二）性状

常用其磷酸盐,为白色或类白色粉末;微带特臭,味苦。在水中易溶,在乙醇、三氯甲烷或苯中略溶,在乙醚或丙酮中不溶。熔点 148～153 ℃。

（三）药理学

本品为非麻醉性镇咳剂,具有较强镇咳作用。药理研究结果证明,口服或静脉注射本品 2 mg/kg 可完全抑制多种刺激引起的咳嗽,其作用较可待因强 2～4 倍。本品除抑制咳嗽中枢外,尚可阻断肺-胸膜的牵张感受器产生的肺-迷走神经反射,并具有罂粟碱样平滑肌解痉作用,故其镇咳作用兼具中枢性和末梢性双重机制。

本品口服易吸收,服后 15～20 分钟即生效,镇咳作用可持续 4～7 小时。本品不抑制呼吸,不引起胆道及十二指肠痉挛或收缩,不引起便秘,未发现耐受性及成瘾性。

（四）适应证

用于治疗急性支气管炎及各种原因如感染、吸烟、刺激物、过敏等引起的咳嗽,对刺激性干咳效佳。有报道本品的镇咳疗效优于磷酸可待因。

（五）不良反应

偶见口干、胃部烧灼感、食欲缺乏、乏力、头晕和药疹等不良反应。

（六）用法和用量

成人,口服,一次 20～40 mg,一日 3 次;缓释片一次 1 片,一日 2 次。儿童用量酌减。

（七）禁忌证

对本品过敏者禁用。

（八）注意

(1)服用时需整片吞服,切勿嚼碎,以免引起口腔麻木。

(2)妊娠期妇女应在医师指导下应用。

（九）制剂

片(胶囊)剂：每片(粒)20 mg。泡腾片：每片 20 mg。缓释片剂：每片 40 mg。口服液：10 mg/10 mL;20 mg/10 mL。冲剂：每袋 20 mg。

（十）贮法

密闭、避光保存。

六、二氧丙嗪

（一）其他名称

双氧异丙嗪,克咳敏,Oxymeprazine,PROTHANON。

（二）性状

其盐酸盐为白色至微黄色粉末或结晶性粉末；无臭，味苦。在水中溶解，在乙醇中极微溶解。

（三）药理学

本品具有较强的镇咳作用，并具有抗组胺、解除平滑肌痉挛、抗炎和局部麻醉作用，还可增加免疫功能，尤其是细胞免疫。

（四）适应证

用于慢性支气管炎，镇咳疗效显著。双盲法对照试验指出，本品 10 mg 的镇咳作用约与可待因 15 mg 相当。多于服药后 30～60 分钟显效，作用持续 4～6 小时或更长。尚可用于过敏性哮喘、荨麻疹、皮肤瘙痒症等。未见耐药性与成瘾性。

（五）用法和用量

口服。常用量：每次 5 mg，一日 2 次或 3 次；极量：一次 10 mg，一日 30 mg。

（六）不良反应

常见困倦、乏力等不良反应。

（七）禁忌证

高空作业及驾驶车辆、操纵机器者禁用。

（八）注意

(1) 治疗量与中毒量接近，不得超过极量。

(2) 癫痫、肝功能不全者慎用。

（九）制剂

片剂：每片 5 mg。颗粒剂：每袋 3 g（含 1.5 mg 二氧丙嗪）。复方二氧丙嗪茶碱片：每片含盐酸二氧丙嗪 5 mg，茶碱 55 mg，盐酸克仑特罗 15 μg。

七、右美沙芬

（一）其他名称

美沙芬，右甲吗喃，Dexmetrorphen，ROMILAR，TUSSADE，SEDATUSS，Mothorphan。

（二）性状

本品氢溴酸盐为白色或类白色结晶性粉末，无味或微苦，溶于水、乙醇，不溶于乙醚。熔点 125 ℃ 左右。

（三）药理学

本品为吗啡类左吗喃甲基醚的右旋异构体，通过抑制延髓咳嗽中枢而发挥中枢性镇咳作用。其镇咳强度与可待因相等或略强。无镇痛作用，长期应用未见耐受性和成瘾性。治疗剂量不抑制呼吸。

口服吸收好，15～30 分钟起效，作用可维持 3～6 小时。血浆中原形药物浓度很低。其主要活性代谢产物 3-甲氧吗啡烷在血浆中浓度高，$t_{1/2}$ 为 5 小时。

（四）适应证

用于干咳，适用于感冒、急性或慢性支气管炎、支气管哮喘、咽喉炎、肺结核及其他上呼吸道感染时的咳嗽。

（五）用法和用量

口服，成人，每次 10～30 mg，一日 3 次。一日最大剂量 120 mg。

(六)不良反应

偶有头晕、轻度嗜睡、口干、便秘等不良反应。

(七)禁忌证

妊娠 3 个月内妇女及有精神病史者禁用。

(八)注意

妊娠期妇女及痰多患者慎用。

(九)药物相互作用

(1)与奎尼丁、胺碘酮合用,可增高本品的血药浓度,出现中毒反应。

(2)与氟西汀、帕罗西汀合用,可加重本品的不良反应。

(3)与单胺氧化酶抑制剂并用时,可致高烧、昏迷等症状。

(4)与其他中枢抑制药合用可增强本品的中枢抑制作用。

(5)乙醇可增强本品的中枢抑制作用。

(十)制剂

普通片剂:每片 10 mg;15 mg。分散片:每片 15 mg。缓释片:每片 15 mg;30 mg。胶囊剂:每粒 15 mg。颗粒剂:每袋 7.5 mg;15 mg。糖浆剂:每瓶 15 mg(20 mL);150 mg(100 mL)。注射剂:每支 5 mg。

复方美沙芬片:每片含对乙酰氨基酚 0.5 g、氢溴酸右美沙芬 15 mg、盐酸苯丙醇胺 12.5 mg、氯苯那敏 2 mg。用于流行性感冒、普通感冒及上呼吸道感染,可减轻发热、咳嗽、咽痛、头痛、周身痛、流涕、打喷嚏、眼部瘙痒、流泪、鼻塞等症状。口服,每次 1～2 片,一日 3～4 次。12 岁以下儿童遵医嘱服。主要不良反应为嗜睡,偶有头晕、口干、胃不适及一过性转氨酶(ALT)升高。肝病患者慎用。

复方氢溴酸右美沙芬糖浆:每 10 mL 内含氢溴酸右美沙芬 30 mg,愈创甘油醚 0.2 g。

(十一)贮法

遮光密闭保存。

八、福米诺苯

(一)其他名称

胺酰苯吗啉,OLEPTAN,NOLEPTAN,FINATEN。

(二)性状

白色或类白色粉末,无臭,味苦,具强烈刺激味。在酸中易溶,在乙醇中略溶,在三氯甲烷中微溶,在水中极微溶解。熔点 206～208 ℃(熔融时分解)。

(三)药理学

本品镇咳特点是抑制咳嗽中枢的同时,具有呼吸中枢兴奋作用。其镇咳作用与可待因接近。呼吸道阻塞和呼吸功能不全者使用本品后,可改善换气功能,使动脉氧分压升高,二氧化碳分压降低。

(四)适应证

用于各种原因引起的慢性咳嗽及呼吸困难。用于小儿顽固性百日咳,奏效较二氢可待因快,且无成瘾性。在某些病例本品还能促进支气管的分泌,降低痰液的黏滞性,有利于咳痰。

(五)用法和用量

口服,每次 80～160 mg,一日 2～3 次。静脉注射,40～80 mg,加入 25％葡萄糖溶液中缓慢注入。

(六)注意

大剂量时可致血压降低。

(七)制剂

片剂:每片 80 mg。注射剂:每支 40 mg(1 mL)。

九、苯佐那酯

(一)其他名称

退嗽,退嗽露,TESSALONTE,VENTUSSIN。

(二)性状

为淡黄色黏稠液体,可溶于冷水,但不溶于热水。能溶于大多数有机溶剂内。

(三)药理学

本品化学结构与丁卡因相似,故具有较强的局部麻醉作用。吸收后分布于呼吸道,对肺脏的牵张感受器及感觉神经末梢有明显抑制作用,抑制肺-迷走神经反射,从而阻断咳嗽反射的传入冲动,产生镇咳作用。本品镇咳作用强度略低于可待因,但不抑制呼吸,支气管哮喘患者用药后,反能使呼吸加深加快,每分通气量增加。口服后 10～20 分钟开始产生作用,持续 2～8 小时。

(四)适应证

用于急性支气管炎、支气管哮喘、肺炎、肺癌所引起的刺激性干咳、阵咳等,也可用于支气管镜、喉镜或支气管造影前预防咳嗽。

(五)用法和用量

口服,每次 50～100 mg,一日 3 次。

(六)不良反应

有时可引起嗜睡、恶心、眩晕、胸部紧迫感和麻木感、皮疹等不良反应。

(七)禁忌证

多痰患者禁用。

(八)注意

服用时勿嚼碎,以免引起口腔麻木。

(九)制剂

糖衣丸或胶囊剂:每粒 25 mg;50 mg;100 mg。

十、那可丁

(一)其他名称

Noscapine。

(二)性状

为白色结晶性粉末或有光泽的棱柱状结晶,无臭。常用其盐酸盐。在三氯甲烷中易溶,苯中略溶,乙醇或乙醚中微溶,在水中几乎不溶。熔点 174～177 ℃。

（三）药理学

本品通过抑制肺牵张反射、解除支气管平滑肌痉挛而产生外周性镇咳作用。尚具有呼吸中枢兴奋作用。无成瘾性。

（四）适应证

用于阵发性咳嗽。

（五）用法和用量

口服，每次 15～30 mg，一日 2～3 次，剧咳可用至每次 60 mg。

（六）不良反应

偶有恶心、头痛、嗜睡等反应。

（七）注意

大剂量可引起支气管痉挛。不宜用于多痰患者。

（八）制剂

片剂：每片 10 mg；15 mg。糖浆剂：每瓶 100 mL。

阿斯美胶囊（强力安喘通胶囊）：每粒胶囊含那可丁 7 mg，盐酸甲氧那明 12.5 mg，氨茶碱 25 mg，氯苯那敏 2 mg。口服，成人一次 2 粒，一日 3 次；15 岁以下儿童减半。

十一、左丙氧芬

左旋扑嗽芬，挪尔外，NOVRAD。

为非成瘾性中枢镇咳药，其作用约为可待因的 1/5，无镇痛和抑制呼吸作用。每次服 50～100 mg，一日 3 次。偶有头痛、头晕、恶心等反应。片剂（胶囊）：50 mg。

十二、布他米酯

咳息定，SINECOD。

为中枢性镇咳药，镇咳效力强于可待因，适用于各种原因所致干咳。每次服 10 mg，一日 3 次。偶有恶心、腹泻等反应。片剂：10 mg。

十三、地美索酯

咳散，咳舒，咳吩嗪，咳舒平，COTHERA。

镇咳作用比可待因弱，兼有局麻及微弱的解痉作用，无成瘾性。口服 5～10 分钟即起效，维持 3～7 小时。对急性呼吸道炎症引起的咳嗽效果较好，亦可用于支气管镜检查时的剧咳。

每次服 25～50 mg，一日 3 次。有头晕、唇麻、嗜睡等不良反应；不宜用于多痰患者；肝功能减退者慎用。片剂：25 mg。

十四、替培啶

安嗽灵，必嗽定，双噻哌啶，阿斯维林，压嗽灵，Tipedine，ASVERIN，ANTUPEX。

有较强的镇咳作用，同时也有祛痰作用，能促进支气管分泌及气管纤毛的运动而使痰液变稀并易于咳出。适用于急慢性支气管炎引起的咳嗽。每次服 30 mg（枸橼酸盐），一日 3 次。偶有头晕、胃不适、嗜睡、瘙痒等反应。片剂：15 mg；30 mg。

十五、依普拉酮

双苯丙哌酮,易咳嗪,咳净酮,MUCITUX,RESPLENE。

兼具中枢性和末梢性镇咳作用。其等效镇咳剂量约为可待因的 2 倍。尚具镇静作用、局麻作用、抗组胺和抗胆碱作用。此外,尚有较强的黏痰溶解作用。用于急慢性支气管炎、肺炎、肺结核等症。每次服 40～80 mg,一日 3 次或 4 次。偶有头晕、口干、恶心、胃不适等不良反应。片剂:40 mg。

十六、地布酸钠

咳宁,双丁萘磺钠,KEUTEN,BECANTEX。

除抑制咳嗽中枢外,本品还能抑制咳嗽冲动的传入途径,并有一定的祛痰作用,无成瘾性。适用于上呼吸道感染引起的咳嗽。每次 30～100 mg,一日 3 次,餐后及睡前服,必要时可增至一日 6 次,最大剂量可用至每天 1～2 g。大剂量能引起呕吐、腹泻、食欲缺乏等症状。片剂:30 mg。

十七、氯苯达诺

敌退咳,氯苯胺丙醇,Chlophedianol,TUSSIPLEGYL,DETIGON。

除有中枢性镇咳作用外,还有抗组胺作用和阿托品样作用,能减轻支气管痉挛和黏膜充血性水肿,无成瘾性。适用于呼吸道急性感染引起的干咳或阵咳,常与祛痰药合用。每次服 25～50 mg,一日 3～4 次。小儿酌减。偶有荨麻疹、头晕、恶心等反应。不宜单独用于多痰的患者。片剂:25 mg。

十八、异米尼尔

异丙苯戊腈,咳得平,PEROGAN,DIMYRIL,MUCALAN。

其止咳作用主要通过抑制咳嗽中枢,其局麻作用和松弛支气管平滑肌作用亦与止咳作用有关。无成瘾性。用于各种原因引起的咳嗽。每次服 40 mg,一日 3 次。偶有恶心、食欲缺乏、便秘等胃肠道反应及药疹。片剂:20 mg;40 mg。

十九、羟蒂巴酚

羟甲吗喃醇,羟甲吗啡,Oxymethebanol,METEBANYL。

成瘾性中枢性镇咳药,其镇咳有效量仅为可待因的 1/10,作用迅速而持久,口服作用可持续 6～8 小时,皮下注射作用可持续 4～8 小时。其成瘾性、抑制呼吸等不良反应较可待因弱。对急慢性支气管炎、肺结核、肺癌引起的咳嗽有效,尤适用于干咳。口服,每次 2 mg,一日 3 次。皮下或肌内注射,每次 2 mg,一日 2 次。偶有口干、食欲缺乏、恶心、呕吐、便秘、眩晕、嗜睡、头痛等不良反应。片剂:2 mg。注射剂:2 mg。

二十、普诺地嗪

哌乙唑,LIBEXIN,TIBEXIN,VAROXIL。

为末梢性镇咳药,镇咳作用可能与其局麻作用和解除支气管平滑肌痉挛作用有关。用于上呼吸道感染、慢性支气管炎、支气管肺炎、哮喘及肺气肿所致咳嗽。也可与阿托品并用于气管镜检查。成人每次 100 mg，儿童每次 25～50 mg，一日 3 次。服用时不可嚼碎，以免引起口腔黏膜麻木感。片剂：25 mg；100 mg。

二十一、普罗吗酯

咳必定，咳吗宁，Morphethylbutyne，MEBUTUS。

为非成瘾性中枢性镇咳药，其镇咳作用强度较可待因弱。本品尚能缓解气管平滑肌痉挛，并有一定的镇静作用。用于治疗各种原因引起的咳嗽，对轻、中度咳嗽的疗效较重度者为好。口服，每次 200～250 mg，一日 3 次。偶有口干、恶心、胃部不适。片剂：250 mg。胶囊剂：200 mg。

二十二、奥昔拉定

咳乃定，压咳定，NEOBEX，PECTAMOL，SILOPENTOL，PECTAMON。

非成瘾性中枢性镇咳药，能选择性地抑制咳嗽中枢，而对呼吸中枢无抑制作用。尚有表面麻醉作用和罂粟碱样解痉作用。可用于各种原因引起的咳嗽，其镇咳疗效不如可待因。口服，每次 10～20 mg，一日 4 次。可引起恶心、嗜睡、头晕等不良反应，心功能不全及肺淤血患者慎用。片剂：10 mg；20 mg。

二十三、左羟丙哌嗪

为新型外周性镇咳药，兼有抗过敏和抑制支气管收缩作用，中枢及心血管不良反应较羟丙哌嗪少。用于各种原因所致咳嗽。口服，每次 60 mg，一日 3 次。胶囊：60 mg。

二十四、齐培丙醇

镇咳嗪，双苯哌丙醇，MIRSOL，RESPILENE。

为非麻醉性中枢性镇咳药，其镇咳作用不及可待因，但优于喷托维林。尚有局麻作用和松弛支气管平滑肌作用，并有较弱的抗胆碱、抗组胺作用。本品在体外尚有黏痰溶解作用。用于各种原因引起的咳嗽。口服，每次 75 mg，一日 3 次。片剂：75 mg。

（冯秀真）

第二节　祛　痰　药

痰是呼吸道炎症的产物，可刺激呼吸道黏膜引起咳嗽，并可加重感染。祛痰药可稀释痰液或液化黏痰，使之易于咳出。按其作用方式可将祛痰药分为三类。①恶心性祛痰药和刺激性祛痰药：前者如氯化铵、碘化钾、愈创甘油醚、桔梗流浸膏、远志流浸膏等口服后可刺激胃黏膜，引起轻微的恶心，反射性地促进呼吸道腺体分泌增加，使痰液稀释，易于咳出。后者是一些挥发性物质，如桉叶油、安息香酊等加入沸水中，其蒸气亦可刺激呼吸道黏膜，增加腺体分泌，使痰液变稀，易于咳出。②黏痰溶解剂：如氨溴索、乙酰半胱氨酸、沙雷肽酶等可分解痰液的黏性成分如黏多糖和黏蛋白，使黏痰液化，黏滞性降低而易于咳出。③黏液稀释剂：如羧甲司坦、稀化粘素等主要作用于气管、支气管的黏液产生细胞,促其分泌黏滞性低的分泌物,使呼吸道分泌的流变性恢复正常,痰液由黏变稀,易于咳出。

一、氯化铵

(一)其他名称
氯化铔,卤砂,Ammonium Muriate,SALMAIC。

(二)性状
为无色结晶或白色结晶性粉末,无臭,味咸、凉。有引湿性。在水中易溶,在乙醇中微溶。

(三)药理学
口服后刺激胃黏膜的迷走神经末梢,引起轻度的恶心,反射性地引起气管、支气管腺体分泌增加。部分氯化铵吸收入血后,经呼吸道排出,由于盐类的渗透压作用而带出水分,使痰液稀释,易于咳出。能增加肾小管氯离子浓度,因而增加钠和水的排出,具利尿作用。口服吸收完全,其氯离子吸收入血后可酸化体液和尿液,并可纠正代谢性碱中毒。

(四)适应证
用于急性呼吸道炎症时痰黏稠不易咳出的病例。常与其他止咳祛痰药配成复方制剂应用。纠正代谢性碱中毒(碱血症)。其酸化尿液作用可使一些需在酸性尿液中显效的药物如乌洛托品产生作用;也可增强汞剂的利尿作用,以及四环素和青霉素的抗菌作用;还可促进碱性药物如哌替啶、苯丙胺、普鲁卡因的排泄。

(五)用法和用量
(1)祛痰:口服,成人一次 0.3～0.6 g,一日 3 次。
(2)治疗代谢性碱中毒或酸化尿液:静脉滴注,每天 2～20 g,每小时不超过 5 g。

(六)不良反应
(1)吞服片剂或剂量过大可引起恶心、呕吐、胃痛等胃刺激症状,宜溶于水中、餐后服用。
(2)本品可增加血氨浓度,于肝功能不全者可能诱发肝昏迷。

(七)禁忌证
(1)肝、肾功能不全者禁用。
(2)应用过量或长期服用易到高氯性酸中毒,代谢性酸血症患者禁用。

(八)注意
静脉点滴速度过快,可致惊厥或呼吸停止。溃疡病患者慎用。

(九)药物相互作用
(1)与阿司匹林合用,本品可减慢阿司匹林排泄,增强其疗效。
(2)与氯磺丙脲合用,可增强氯磺丙脲的降血糖作用。
(3)与氟卡尼合用,可减弱氟卡尼的抗心律失常作用。
(4)本品可促进美沙酮的体内清除,降低其疗效。
(5)本品可增加氟卡尼的排泄,降低其疗效。
(6)本品不宜与排钾利尿药、磺胺嘧啶、呋喃妥因等合用。

(十)制剂
片剂:每片 0.3 g。注射液:每支 5 g(500 mL)。

二、溴己新

(一)其他名称
溴己铵,必消痰,必嗽平,溴苄环己铵。

(二)性状
本品为鸭嘴花碱经结构改造得到的半合成品,常用其盐酸盐。为白色或类白色结晶性粉末;无臭,无味。在乙醇或三氯甲烷中微溶,在水中极微溶解。熔点 239～243 ℃。

(三)药理学
本品具有较强的黏痰溶解作用。主要作用于气管、支气管黏膜的黏液产生细胞,抑制痰液中酸性黏多糖蛋白的合成,并可使痰中的黏蛋白纤维断裂,因此使气管、支气管分泌的流变学特性恢复正常,黏痰减少,痰液稀释易于咳出。本品的祛痰作用尚与其促进呼吸道黏膜的纤毛运动及具有恶心性祛痰作用有关。服药后约 1 小时起效,4～5 小时作用达高峰,疗效维持 6～8 小时。

(四)适应证
用于慢性支气管炎、哮喘、支气管扩张、硅肺等有白色黏痰又不易咳出的患者。脓性痰患者需加用抗生素控制感染。

(五)用法和用量
口服:成人一次 8～16 mg。肌内注射:一次 4～8 mg,一日 2 次。静脉滴注:一日 4～8 mg,加入 5％葡萄糖氯化钠溶液 500 mL。气雾吸入:一次 2 mL,一日 2～3 次。

(六)不良反应
偶有恶心、胃部不适,减量或停药后可消失。

严重的不良反应为皮疹、遗尿。

(七)禁忌证
对本药过敏者禁用。

(八)注意
本品宜餐后服用,胃溃疡患者慎用。

(九)药物相互作用
本品能增加阿莫西林、四环素类抗生素在肺内或支气管的分布浓度,合用时能增强抗菌疗效。

(十)制剂
片剂:每片 4 mg;8 mg。注射液:每支 0.2％,2 mg(1 mL);4 mg(2 mL)。气雾剂:0.2％溶液。

复方氯丙那林溴己新片:含盐酸氯丙那林 5 mg、盐酸溴己新 10 mg、盐酸去氯羟嗪 25 mg。

复方氯丙那林溴己新胶囊:含盐酸氯丙那林 5 mg、盐酸溴己新 10 mg、盐酸去氯羟嗪 25 mg。

三、氨溴索

(一)其他名称
溴环己胺醇,沐舒坦,美舒咳,安布索,百沫舒,平坦,瑞艾乐,兰苏。

(二)性状
常用其盐酸盐。白色或类白色结晶性粉末,无臭。溶于甲醇,在水或乙醇中微溶。

(三)药理学

本品为溴己新在体内的活性代谢产物。能促进肺表面活性物质的分泌及气道液体分泌,使痰中的黏多糖蛋白纤维断裂,促进黏痰溶解,显著降低痰黏度,增强支气管黏膜纤毛运动,促进痰液排出,改善通气功能和呼吸困难状况。其祛痰作用显著超过溴己新,且毒性小,耐受性好。

雾化吸入或口服后 1 小时内生效,作用维持 3~6 小时。

(四)适应证

用于急、慢性支气管炎及支气管哮喘、支气管扩张、肺气肿、肺结核、肺尘埃沉着病、手术后的咳痰困难等。注射给药可用于术后肺部并发症的预防及早产儿、新生儿呼吸窘迫综合征的治疗。

本品高剂量(每次 250~500 mg,一日 2 次)有降低血浆尿酸浓度和促进尿酸排泄的作用,可用于治疗痛风。

(五)用法和用量

口服:成人及 12 岁以上儿童每次 30 mg,每天 3 次。长期使用(14 天后)剂量可减半。静脉注射、肌内注射及皮下注射:成人每次 15 mg,每天 2 次。亦可加入生理盐水或葡萄糖溶液中静脉滴注。

(六)不良反应

不良反应较少,仅少数患者出现轻微的胃肠道反应如胃部不适、胃痛、腹泻等。偶见皮疹等变态反应,出现过敏症状应立即停药。

(七)禁忌证

对本品过敏者禁用。

(八)注意

妊娠头 3 个月慎用。注射液不应与 pH 大于 6.3 的其他溶液混合。

(九)药物相互作用

(1)本品与阿莫西林、阿莫西林/克拉维酸、氨苄西林、头孢呋辛、红霉素、多西环素等抗生素合用,可增加这些抗生素在肺内的分布浓度,增强其抗菌疗效。

(2)本品与 β_2 受体激动剂及茶碱等支气管扩张剂合用有协同作用。

(十)制剂

片剂:每片 15 mg;30 mg。胶囊剂:每粒 30 mg。缓释胶囊:每粒 75 mg。口服溶液剂:每支 15 mg(5 mL);180 mg(60 mL);300 mg(100 mL);600 mg(100 mL)。气雾剂:每瓶 15 mg(2 mL)。注射液:每支 15 mg(2 mL)。

氨溴特罗口服液:每 100 mL(含盐酸氨溴索 150 mg,盐酸克伦特罗 0.1 mg)。一次 20 mL,一日 2 次。

(十一)贮法

遮光、密闭保存。

四、溴凡克新

(一)其他名称

溴环己酰胺,BROVAN,BRONQUIMUCIL,BROVAXINE。

(二)药理学

本品亦为溴己新的活性代谢物,可使痰中酸性黏多糖纤维断裂,降低痰液黏度,使其液化而易于咳出,同时改善肺通气功能。本品口服或直肠给药吸收良好,服后 3～4 小时,血浓度达到最高峰。毒性低。

(三)适应证

用于急、慢性支气管炎。

(四)用法和用量

口服,成人每次 15～30 mg,一日 3 次。

(五)制剂

片剂:每片 15 mg;30 mg。

五、乙酰半胱氨酸

(一)其他名称

痰易净,易咳净,富露施,MUCOMYST,AIRBRON,FLUIMUCIL,MUCOFILIN,MUCI-SOL。

(二)性状

为白色结晶性粉末,有类似蒜的臭气,味酸,有引湿性。在水或乙醇中易溶。熔点 101～107 ℃。

(三)药理学

本品具有较强的黏痰溶解作用。其分子中所含硫基(—SH)能使白色黏痰中的黏多糖蛋白多肽链中的二硫键(—S—S—)断裂,还可通过分解核糖核酸酶,使脓性痰中的 DNA 纤维断裂,故不仅能溶解白色黏痰而且也能溶解脓性痰,从而降低痰的黏滞性,并使之液化,易于咳出。此外,本品进入细胞内后,可脱去乙酰基形成 L-半胱氨酸,参与谷胱甘肽(GSH)的合成,故有助于保护细胞免受氧自由基等毒性物质的损害。

(四)适应证

(1)用于手术后、急性和慢性支气管炎、支气管扩张、肺结核、肺炎、肺气肿等引起的黏稠分泌物过多所致的咳痰困难。

(2)可用于对乙酰氨基酚中毒的解毒及环磷酰胺引起的出血性膀胱炎的治疗。

(五)用法和用量

(1)喷雾吸入:仅用于非应急情况下。临用前用氯化钠溶液使其溶解成 10% 溶液,每次 1～3 mL,一日 2～3 次。

(2)气管滴入:急救时以 5% 溶液经气管插管或气管套管直接滴入气管内,每次 0.5～2 mL,一日 2～4 次。

(3)气管注入:急救时以 5% 溶液用 1 mL 注射器自气管的甲状软骨环骨膜处注入气管腔内,每次 0.5～2 mL(婴儿每次 0.5 mL,儿童每次 1 mL,成人每次 2 mL)。

(4)口服:成人一次 200 mg,一日 2～3 次。

(六)不良反应

可引起咳呛、支气管痉挛、恶心、呕吐、胃炎等不良反应,减量即可缓解,如遇恶心、呕吐,可暂停给药。支气管痉挛可用异丙肾上腺素缓解。

(七)禁忌证

支气管哮喘者禁用。

(八)注意

(1)本品直接滴入呼吸道可产生大量痰液,需用吸痰器吸引排痰。

(2)不宜与金属、橡皮、氧化剂、氧气接触,故喷雾器须用玻璃或塑料制作。

(3)本品应临用前配制,用剩的溶液应严封贮于冰箱中,48 小时内用完。

(九)药物相互作用

(1)本品可减弱青霉素、四环素、头孢菌素类的抗菌活性,故不宜同时应用;必要时间隔 4 小时交替使用。

(2)与硝酸甘油合用可增加低血压和头痛的发生。

(3)与金制剂合用,可增加金制剂的排泄。

(4)与异丙肾上腺素合用或交替使用可提高药效,减少不良反应。

(5)与碘化油、糜蛋白酶、胰蛋白酶有配伍禁忌。

(十)制剂

片剂:每片 200 mg;500 mg。喷雾剂:每瓶 0.5 g;1 g。颗粒剂:每袋 100 mg。泡腾片:每片 600 mg。

六、羧甲司坦

(一)其他名称

羧甲基半胱氨酸,贝莱,费立,卡立宁,康普利,强利灵,强利痰灵,美咳片,Carboxymethyl Cysteine,MUCODYNE,MUCOTAB,MUCOCIS,LOVISCOL,TRANSBRONCHIN。

(二)性状

为白色结晶性粉末;无臭。在热水中略溶,在水中极微溶解,在乙醇或丙酮中不溶,在酸或碱溶液中易溶。

(三)药理学

为黏液稀释剂,主要在细胞水平影响支气管腺体的分泌,使低黏度的唾液黏蛋白分泌增加,而高黏度的岩藻黏蛋白产生减少,因而使痰液的黏滞性降低,易于咳出。本品口服有效,起效快,服后 4 小时即可见明显疗效。

(四)适应证

用于慢性支气管炎、支气管哮喘等疾病引起的痰液黏稠、咳痰困难和痰阻气管等。亦可用于防治手术后咳痰困难和肺炎并发症。用于小儿非化脓性中耳炎,有预防耳聋效果。

(五)用法和用量

口服,成人每次 0.25～0.5 g,一日 3 次。儿童一日 30 mg/kg。

(六)不良反应

偶有轻头晕、恶心、胃部不适、腹泻、胃肠道出血、皮疹等不良反应。

(七)注意

(1)本品与强效镇咳药合用,会导致稀化的痰液堵塞气道。

(2)有消化道溃疡病史者慎用。

(3)有慢性肝脏疾病的老年患者应减量。

(八)制剂

口服液:每支 0.2 g(10 mL);0.5 g(10 mL)。糖浆剂:2%(20 mg/mL)。片剂:每片 0.25 g。

泡腾剂:每包 0.25 g。

(九)贮法

密闭,于阴凉干燥处保存。

七、沙雷肽酶

(一)其他名称

舍雷肽酶,达先,敦净,释炎达,DASEN。

(二)性状

从沙雷杆菌提取的蛋白水解酶,为稍有特殊臭味的灰白色到淡褐色粉末。

(三)药理学

本品具有很强的抗炎症、消肿胀作用和分解变性蛋白质、缓激肽、纤维蛋白凝块作用,故可加速痰、脓和血肿液化与排出,促进血管、淋巴管对分解物的吸收,改善炎症病灶的循环,从而起到消炎消肿作用,还能增加抗生素在感染灶和血中的浓度,从而增强抗生素的作用。

(四)适应证

用于手术后和外伤后消炎及鼻窦炎、乳腺淤积、膀胱炎、附睾炎、牙周炎、牙槽肿胀等疾病的消炎,还可用于支气管炎、肺结核、支气管哮喘、麻醉后的排痰困难等。国外报道本品可用于治疗儿童耳炎。

(五)用法和用量

口服:成人每次 5～10 mg,每天 3 次,餐后服。

(六)不良反应

(1)偶见黄疸、转氨酶(ALT、AST、γ-GTP)升高、厌食、恶心、呕吐、腹泻等。

(2)偶见鼻出血、血痰等出血倾向。

(3)偶见皮肤发红、瘙痒、药疹等变态反应。

(七)注意

(1)有严重肝肾功能障碍和血液凝固异常者慎用。

(2)使用本品时应让患者及时咳出痰液,呼吸道插管患者应及时吸出痰液,以防止痰液阻塞呼吸道。

(八)药物相互作用

(1)本品增加青霉素、氨苄西林、磺苄西林等抗生素在感染灶和血中的浓度,增强抗生素的作用。

(2)与抗凝血药合用时,可增强抗凝血药的作用。

(3)与促凝血药合用时可产生部分药理性拮抗作用。

(九)制剂

肠溶片:每片 5 mg(10 000 单位);10 mg(20 000 单位)。

八、脱氧核糖核酸酶

(一)其他名称

胰去氧核糖核酸酶,胰道酶,DNA 酶,Pancreatic,Dornase,DORNAVAC,DNAase。

（二）性状

为白色粉末,可溶于水。溶液 pH 为 6～7 时活性最大。在室温中或过度稀释可迅速灭活。

（三）药理学

本品是从哺乳动物胰脏中提取的一种核酸内切酶,可使脓痰中的大分子脱氧核糖核酸(DNA)迅速水解成平均链长为 4 个单位的核苷酸,并使原来与 DNA 结合的蛋白质失去保护,进而产生继发性蛋白溶解作用,使痰液黏度降低,易于咳出。与抗生素合用,可使抗生素易于达到感染灶,充分发挥其抗菌作用。

（四）适应证

用于有大量脓痰的呼吸系统感染患者。

（五）用法和用量

气雾吸入:每次 5 万～10 万 U,溶于 2～3 mL 的 10％丙二醇或生理盐水中,一日 3～4 次,可连续用药 4～6 天。腔内注射:5 万 U/次。

（六）不良反应

咽部疼痛,每次喷雾后应立即漱口。长期应用可见皮疹、发热等变态反应。

（七）禁忌证

急性化脓性蜂窝织炎及有支气管胸腔瘘管的活动性结核患者禁用。

（八）注意

本品应临用前新鲜配制。

（九）制剂

注射用脱氧核糖核酸酶:每支 10 万 U。

九、稀化粘素

为桃金娘科植物蓝桉、樟科植物樟树叶提取物的复方制剂。每粒胶囊含桃金娘油 300 mg,其中至少含 α-松油萜（α-pinene）30 mg、柠檬烯 75 mg、桉油精 75 mg。

（一）其他名称

吉诺通,强力稀化粘素,标准桃金娘油,复方桃金娘油,OleumEucalypti,Myrtol,MYRTEN-OL,GELOMYRTOLFORTE。

（二）性状

本品为无色或微黄色的澄清液体,有特异的芳香气,微似樟脑,味辛,凉。贮存日久,色稍变深。在 70％乙醇中易溶。

（三）药理学

本品为脂溶性挥发油,口服给药经小肠吸收后,再经呼吸道排出。可在呼吸道黏膜发挥溶解黏液、促进腺体分泌的作用。也可产生 β-拟交感神经效应,刺激黏膜纤毛运动,增加黏液移动速度,有助于痰液排出。本品尚具有轻度抗炎作用,通过减轻支气管黏膜肿胀而舒张支气管,减轻气道阻塞所致呼吸困难。

（四）适应证

用于急性和慢性支气管炎、鼻窦炎、支气管扩张、肺结核、硅肺及各种原因所致慢性阻塞性肺疾病。亦可用于支气管造影术后,以促进造影剂的排出。

(五)用法和用量

口服。成人:每次 300 mg,一日 2～3 次;4～10 岁儿童:每次 120 mg,一日 2 次。

(六)不良反应

偶见恶心、胃肠道不适。

(七)禁忌证

妊娠期妇女禁用。

(八)注意

胶囊不可打开或嚼破后服用。宜在餐前 30 分钟整粒吞服。

(九)制剂

胶囊剂:每粒 120 mg;300 mg。

十、碘化钾

为刺激性祛痰剂,可使痰液变稀,易于咳出,并可增加支气管分泌。又配成含碘食盐(含本品 0.001％～0.02％)供食用,可预防地方性甲状腺肿。合剂:每 100 mL 中含碘化钾 5 g,碳酸氢钠 2.5 g,三氯甲烷适量。遇酸性药物能游离出碘。口服:每次 6～10 mL,一日 3 次。

十一、愈创甘油醚

为恶心祛痰剂,并有轻度的镇咳、防腐作用,大剂量尚有平滑肌松弛作用。用于慢性气管炎的多痰咳嗽,多与其他镇咳平喘药合用或配成复方应用。可见头晕、嗜睡、恶心、胃肠不适及过敏等不良反应。片剂:每片 0.2 g,每次 0.2 g,一日 3～4 次。糖浆剂:2％(120 mL),每次 10～20 mL,一日 3 次。

十二、愈创木酚磺酸钾

为刺激性祛痰药,促进支气管分泌,使痰液变稀易于咳出。尚有微弱抗炎作用。用于慢性支气管炎、支气管扩张等。多与其他镇咳、平喘药配成复方应用。口服:每次 0.5～1 g,一日 3 次。

十三、美司坦

半胱氨酸甲酯,Methyl Cysteine,ACDRILE。

为黏痰溶解剂,用于大量黏痰引起的呼吸困难。不良反应参见乙酰半胱氨酸。雾化吸入:每次 10％溶液 1～3 mL,一日 2～3 次;气管滴入或注入:每次 5％溶液 0.5～2 mL,一日 2 次;口服:每次 0.1 g,一日 2～3 次。片剂:0.1 g。粉剂:0.5 g;1 g。

十四、厄多司坦

为黏痰溶解剂,通过使支气管分泌液中糖蛋白二硫键断裂而降低黏液黏性,并保护 α_1-抗胰蛋白酶使之不被氧化失活。用于急性和慢性支气管炎、鼻窦炎、耳炎、咽炎和感冒等引起的呼吸道阻塞及痰液黏稠。偶见轻微的头痛和口干、腹隐痛、恶心、呕吐、腹泻等胃肠道反应。

胶囊剂:100 mg;300 mg。口服:成人,每次 300 mg,每天 2 次。儿童,每天 10 mg/kg,分 2 次餐后服。

十五、美司钠

疏乙磺酸,MISTABRON,MUCOFLUID。

供局部吸入或滴入的速效、强效黏痰溶解剂。作用机制与乙酰半胱氨酸相似。疗效较乙酰半胱氨酸强 2 倍。用于慢性支气管炎、肺炎、肺癌患者痰液黏稠、术后肺不张等所致咳痰困难者。雾化吸入或气管内滴入,每次 20% 溶液 1~2 mL。有局部刺激作用,可引起咳嗽及支气管痉挛。不宜与红霉素、四环素、氨茶碱合用。气雾剂:0.2 g/1 mL。溶液剂:10% 水溶液。

(冯秀真)

第三节 平 喘 药

喘息是呼吸系统疾病的常见症状之一,尤多见于支气管哮喘和喘息性支气管炎,是支气管平滑肌痉挛和支气管黏膜炎症引起的分泌物增加和黏膜水肿所致的小气道阻塞的结果。

哮喘的发病机制包括遗传和环境因素,多数人的哮喘发作包括两个时相,即速发相和迟发相。速发相多与 I 型(速发型)变态反应有关。哮喘患者接触抗原后,体内产生抗体免疫球蛋白 E(IgE),并结合于肥大细胞表面,使肥大细胞致敏。再次吸入抗原后,抗原与致敏肥大细胞表面的抗体结合,使肥大细胞裂解脱颗粒,释放变态反应介质如组胺、白三烯 C_4 和 D_4(LTC_4 和 LTD_4)、前列腺素 D_2(PGD_2)、嗜酸性粒细胞趋化因子 A(ECF-A)等。这些介质引起血管通透性增加,黏膜下多种炎性细胞如巨噬细胞、嗜酸性粒细胞和多形核粒细胞浸润,刺激支气管平滑肌痉挛,气道黏膜水肿、黏液分泌增加,从而导致气道狭窄、阻塞,甚至气道构形重建。哮喘的迟发相反应可在夜间出现,是继发于速发相的进展性炎症反应,主要是患者支气管黏膜的 Th_2 细胞活化,生成 Th_2 型细胞因子,进一步吸引其他炎症细胞如嗜酸性粒细胞到黏膜表面。迟发相的炎症介质有半胱氨酰白三烯,白细胞(IL)-3、IL-5 和 IL-8,毒性蛋白,嗜酸性粒细胞阳离子蛋白,主要碱性蛋白及嗜酸性粒细胞衍生的神经毒素。这些介质在迟发相反应中起重要作用,毒性蛋白引起上皮细胞的损伤和缺失。此外,腺苷、诱导型 NO 和神经肽也可能涉及迟发相反应。

当支气管黏膜炎症时,中性粒细胞、嗜酸性粒细胞及肥大细胞释放的溶酶体酶、炎性细胞因子产生的活性氧自由基等可损伤支气管上皮细胞,分布在黏膜的感觉传入神经纤维暴露,并使气管上皮舒张因子(EpDRF)生成减少,遇冷空气、灰尘及致敏原刺激时,感觉传入神经通过轴索反射,释放出 P 物质、神经激肽 A(neurokinin A)和降钙素基因相关肽(CGRP),引起气道高反应性(bronchialh yperresponsi veness,BHR),则更易诱发和加重喘息。

对哮喘发病机制的解释尚有受体学说,即认为喘息发作时 β 受体功能低下,这可能与哮喘患者血清中存在 $β_2$ 受体的自身抗体,并因此导致肺中 $β_2$ 受体密度降低有关。由于在肺中 $β_2$ 受体密度降低的同时,还发现 α 受体密度增加,故亦有哮喘发病时的 α 受体功能亢进学说。根据哮喘患者的呼吸道对乙酰胆碱具有高反应性,还提出了哮喘发病的 M 胆碱受体功能亢进学说。

平喘药是指能作用于哮喘发病的不同环节,以缓解或预防哮喘发作的药物。常用平喘药可分为以下六类:①β 肾上腺素受体激动剂。②M 胆碱受体阻滞剂。③黄嘌呤类药物。④过敏介质阻释剂。⑤肾上腺糖皮质激素类。⑥抗白三烯类药物。近年来的发展趋势是将上述几类药物制成吸入型制剂,或配伍制成复方制剂,以增强呼吸道局部疗效并减少全身用药的不良反应。

一、β肾上腺素受体激动剂

(一)麻黄碱

麻黄碱是从中药麻黄中提取的生物碱,可人工合成。

1.其他名称

麻黄素,SANEDRINE,EPHETONIN。

2.性状

常用其盐酸盐,为白色针状结晶或结晶性粉末;无臭,味苦。在水中易溶,在乙醇中溶解,在氯仿或乙醚中不溶。熔点217～220 ℃。

3.药理学

可直接激动肾上腺素受体,也可通过促使肾上腺素能神经末梢释放去甲肾上腺素而间接激动肾上腺素受体,对 α 和 β 受体均有激动作用。①心血管系统:使皮肤、黏膜和内脏血管收缩,血流量减少;冠脉和脑血管扩张,血流量增加。用药后血压升高,脉压加大。使心收缩力增强,心排血量增加。由于血压升高反射性地兴奋迷走神经,故心率不变或稍慢。②支气管:松弛支气管平滑肌;其 α 效应尚可使支气管黏膜血管收缩,减轻充血水肿,有利于改善小气道阻塞。但长期应用反致黏膜血管过度收缩,毛细血管压增加,充血水肿反加重。此外,α 效应尚可加重支气管平滑肌痉挛。③中枢神经系统:兴奋大脑皮质和皮质下中枢,产生精神兴奋、失眠、不安和震颤等。

口服后易自肠吸收,可通过血-脑屏障进入脑脊液。V_d 为 3～4 L/kg,吸收后仅少量脱胺氧化,79%以原形经尿排泄。作用较肾上腺素弱而持久,$t_{1/2}$ 为 3～4 小时。

4.适应证

(1)预防支气管哮喘发作和缓解轻度哮喘发作,对急性重度哮喘发作效不佳。

(2)用于蛛网膜下腔麻醉或硬膜外麻醉引起的低血压及慢性低血压症。

(3)治疗各种原因引起的鼻黏膜充血、肿胀引起的鼻塞。

5.用法和用量

(1)支气管哮喘。①口服:成人,常用量一次 15～30 mg,一日 45～90 mg;极量,一次 60 mg,一日 150 mg。②皮下或肌内注射:成人,常用量一次 15～30 mg,一日 45～60 mg;极量,一次 60 mg,一日 150 mg。

(2)蛛网膜下腔麻醉或硬膜外麻醉时维持血压:麻醉前皮下或肌内注射 20～50 mg。慢性低血压症,每次口服 20～50 mg,一日 2 次或 3 次。

(3)解除鼻黏膜充血、水肿:以 0.5%～1%溶液滴鼻。

6.不良反应

大量长期使用可引起震颤、焦虑、失眠、头痛、心悸、发热感、出汗等不良反应。晚间服用时,常加服镇静催眠药如苯巴比妥以防失眠。

7.禁忌证

甲状腺功能亢进症、高血压、动脉硬化、心绞痛等患者禁用。

8.注意

短期反复使用可致快速耐受现象,作用减弱,停药数小时可恢复。

9.药物相互作用

(1)麻黄碱与巴比妥类、苯海拉明、氨茶碱合用,通过后者的中枢抑制、抗过敏、抗胆碱、解除支气管痉挛及减少腺体分泌作用。

(2)忌与帕吉林等单胺氧化酶抑制剂合用,以免引起血压过高。

10.制剂

片剂:每片 15 mg;25 mg;30 mg。注射液:每支 30 mg(1 mL);50 mg(1 mL)。滴鼻剂:0.5%(小儿);1%(成人);2%(检查、手术或止血时用)。

(二)异丙肾上腺素

1.其他名称

喘息定,治喘灵,Isoproterenol,ISUPREL,ALUDRINE。

2.性状

常用其盐酸盐,为白色或类白色结晶性粉末;无臭,味微苦,遇光和空气渐变色,在碱性溶液中更易变色。在水中易溶,在乙醇中略溶,在三氯甲烷或乙醚中不溶。熔点 165~170 ℃。

3.药理学

为非选择性肾上腺素 β 受体激动剂,对 β_1 和 β_2 受体均有强大的激动作用,对 α 受体几乎无作用。主要作用如下:①作用于心脏 β_1 受体,使心收缩力增强,心率加快,传导加速,心排血量和心肌耗氧量增加。②作用于血管平滑肌 β_2 受体,使骨骼肌血管明显舒张,肾、肠系膜血管及冠状动脉亦不同程度舒张,血管总外周阻力降低。其心血管作用导致收缩压升高,舒张压降低,脉压变大。③作用于支气管平滑肌 β_2 受体,使支气管平滑肌松弛。④促进糖原和脂肪分解,增加组织耗氧量。

本品口服无效。临床多采用气雾吸入给药,亦可舌下含服,在 2~5 分钟内经舌下静脉丛吸收而迅速奏效。其生物利用度为 80%～100%。有效血浓度为 0.5～2.5 mg/mL,V_d 为 0.7 L/kg。在肝脏与硫酸结合,在其他组织被儿茶酚氧位甲基转移酶甲基化代谢灭活。静脉给药后,尿中排泄原形药物和甲基化代谢产物各占 50%。气雾吸入后,尿中排泄物全部为甲基化代谢产物。

4.适应证

(1)支气管哮喘:适用于控制哮喘急性发作,常气雾吸入给药,作用快而强,但持续时间短。

(2)心搏骤停:治疗各种原因如溺水、电击、手术意外和药物中毒等引起的心搏骤停。必要时可与肾上腺素和去甲肾上腺素配伍使用。

(3)房室传导阻滞。

(4)抗休克:心源性休克和感染性休克。对中心静脉压高、心排血量低者,应在补足血容量的基础上再用本品。

5.用法和用量

(1)支气管哮喘:舌下含服,成人常用量,一次 10～15 mg,一日 3 次;极量,一次 20 mg,一日 60 mg。气雾剂吸入,常用量,一次 0.1～0.4 mg;极量,一次 0.4 mg,一日 2.4 mg。重复使用的间隔时间不应少于 2 小时。

(2)心搏骤停:心腔内注射 0.5～1 mg。

(3)房室传导阻滞:Ⅱ度者采用舌下含片,每次 10 mg,每 4 小时 1 次;Ⅲ度者如心率低于 40 次/分时,可用 0.5～1 mg 溶于 5%葡萄糖溶液 200～300 mL 缓慢静脉滴注。

(4)抗休克:以 0.5～1 mg 加于 5% 葡萄糖溶液 200 mL 中,静脉滴注,滴速 0.5～2 μg/min,根据心率调整滴速,使收缩压维持在 12.0 kPa(90 mmHg),脉压在 2.7 kPa(20 mmHg)以上,心率 120 次/分以下。

6.不良反应

(1)常见心悸、头痛、头晕、喉干、恶心、软弱无力及出汗等不良反应。

(2)在已有明显缺氧的哮喘患者,用量过大,易致心肌耗氧量增加,易致心律失常,甚至可致室性心动过速及心室颤动。成人心率超过 120 次/分,小儿心率超过 140～160 次/分时,应慎用。

7.禁忌证

冠心病、心绞痛、心肌梗死、嗜铬细胞瘤及甲状腺功能亢进患者禁用。

8.注意

(1)舌下含服时,宜将药片嚼碎;含于舌下,否则达不到速效。

(2)过多、反复应用气雾剂可产生耐受性,此时,不仅 β 受体激动剂之间有交叉耐受性,而且对内源性肾上腺素能递质也产生耐受性,使支气管痉挛加重,疗效降低,甚至增加死亡率。故应限制吸入次数和吸入量。

9.药物相互作用

(1)与其他拟肾上腺素药有相加作用,但不良反应也增多。

(2)与普萘洛尔合用时,可拮抗本品的作用。

(3)三环类抗抑郁药可能增强其作用。

(4)三环类抗抑郁药丙咪嗪、丙卡巴肼合用可增加本品的不良反应。

(5)与洋地黄类药物合用,可加剧心动过速。

(6)钾盐引起血钾增高,增强本品对心肌的兴奋作用,易致心律失常,禁止合用。

(7)与茶碱合用可降低茶碱的血药浓度。

10.制剂

片剂:每片 10 mg。纸片:每片 5 mg。气雾剂:浓度为 0.25%,每瓶可喷吸 200 次左右,每撤约 0.175 mg。注射液:每支 1 mg(2 mL)。

复方盐酸异丙肾上腺素气雾剂(愈喘气雾剂):每瓶含盐酸异丙肾上腺素 56 mg 和愈创甘油醚 70 mg,按盐酸异丙肾上腺素计算,每次喷雾吸入 0.1～0.4 mg,每次极量 0.4 mg,每天 2.4 mg。

(三)沙丁胺醇

1.其他名称

舒喘灵,索布氨,阿布叔醇,羟甲叔丁肾上腺素,柳丁氨醇,嗽必妥,万托林,爱纳灵。

2.性状

常用其硫酸盐。为白色或类白色的粉末;无臭,味微苦。在水中易溶,在乙醇中极微溶解,在乙醚或三氯甲烷中几乎不溶。

3.药理学

为选择性 β_2 受体激动剂,能选择性激动支气管平滑肌的 β_2 受体,有较强的支气管扩张作用。于哮喘患者,其支气管扩张作用比异丙肾上腺素强约 10 倍。抑制肥大细胞等致敏细胞释放变态反应递质亦与其支气管平滑肌解痉作用有关。对心脏的 β_1 受体的激动作用较弱,故其增加心率作用仅及异丙肾上腺素的 1/10。

因不易被消化道的硫酸酯酶和组织中的儿茶酚氧位甲基转移酶破坏,故本品口服有效,作用持续时间较长。口服生物利用度为30％,服后15～30分钟生效,2～4小时作用达高峰,持续6小时以上。气雾吸入的生物利用度为10％,吸入后1～5分钟生效,1小时作用达高峰,可持续4～6小时,维持时间亦为同等剂量异丙肾上腺素的3倍。V_d为1 L/kg。大部在肠壁和肝脏代谢,进入循环的原形药物少于20％。主要经肾排泄。

4.适应证

用于防治支气管哮喘,哮喘型支气管炎和肺气肿患者的支气管痉挛。制止发作多用气雾吸入,预防发作则可口服。

5.用法和用量

口服:成人,每次2～4 mg,一日3次。气雾吸入:每次0.1～0.2 mg(即喷吸1～2次),必要时每4小时重复1次,但24小时内不宜超过8次,粉雾吸入,成人每次吸入0.4 mg,一日3～4次。静脉注射:一次0.4 mg,用5％葡萄糖注射液20 mL或氯化钠注射液2 mL稀释后缓慢注射。静脉滴注:1次0.4 mg,用5％葡萄糖注射液100 mL稀释后滴注。肌内注射:一次0.4 mg,必要时4小时可重复注射。

6.不良反应

偶见恶心、头痛、头晕、心悸、手指震颤等不良反应。剂量过大时,可见心动过速和血压波动。一般减量即恢复,严重时应停药。罕见肌肉痉挛,变态反应。

7.禁忌证

对本品及其他肾上腺素受体激动剂过敏者禁用。

8.注意

(1)心血管功能不全、高血压、糖尿病、甲状腺功能亢进患者及妊娠期妇女慎用。

(2)对氟利昂过敏者禁用本品气雾剂。

(3)长期用药亦可形成耐受性,不仅疗效降低,且可能使哮喘加重。

(4)本品缓释片不能咀嚼,应整片吞服。

9.药物相互作用

(1)与其他肾上腺素受体激动剂或茶碱类药物合用,其支气管扩张作用增强,但不良反应也可能加重。

(2)β受体阻滞剂如普萘洛尔能拮抗本品的支气管扩张作用,故不宜合用。

(3)单胺氧化酶抑制剂、三环抗抑郁药、抗组胺药、左甲状腺素等可增加本品的不良反应。

(4)与甲基多巴合用时可致严重急性低血压反应。

(5)与洋地黄类药物合用,可增加洋地黄诱发心动过速的危险性。

(6)在产科手术中与氟烷合用,可加重宫缩无力,引起大出血。

10.制剂

片(胶囊)剂:每片(粒)0.5 mg;2 mg。缓释片(胶囊)剂:每粒4 mg;8 mg。气雾剂:溶液型,药液浓度0.2％(g/g),每瓶28 mg,每揿0.14 mg;混悬型,药液浓度0.2％(g/g),每瓶20 mg(200揿),每揿0.1 mg。粉雾剂胶囊:每粒0.2 mg;0.4 mg,用粉雾吸入器吸入。注射液:每支0.4 mg(2 mL)。糖浆剂:4 mg(1 mL)。

(四)特布他林

1.其他名称

间羟叔丁肾上腺素,间羟舒喘灵,间羟舒喘宁,间羟喘必妥,叔丁喘宁,比艾,博利康尼,喘康速,BRINCANYL,BRETHINE,BRISTURIN。

2.性状

常用其硫酸盐,为白色或类白色结晶性粉末;无臭,或微有醋酸味;遇光后渐变色。熔点255 ℃。易溶于水,在甲醇或己醇中微溶,在乙醚、丙酮或三氯甲烷中几乎不溶。

3.药理学

为选择性 β_2 受体激动剂,其支气管扩张作用与沙丁胺醇相近。于哮喘患者,本品 2.5 mg 的平喘作用与 25 mg 麻黄碱相当。动物或人的离体试验证明,其对心脏 β_1 受体的作用极小,其对心脏的兴奋作用比沙丁胺醇小 7～10 倍,仅及异丙肾上腺素的 1/100。但临床应用时,特别是大量或注射给药仍有明显心血管系统不良反应,这除与它直接激动心脏 β_1 受体有关外,尚与其激动血管平滑肌 β_2 受体,舒张血管,血流量增加,通过压力感受器反射地兴奋心脏有关。

口服生物利用度为 15％±6％,约 30 分钟出现平喘作用,有效血浆浓度为 3 μg/mL,血浆蛋白结合率为 25％。因不易被儿茶酚氧位甲基转移酶、单胺氧化酶或硫酸酯酶代谢,故作用持久。2～4 小时作用达高峰,可持续 4～7 小时。V_d 为(1.4±0.4)L/kg。皮下注射或气雾吸入后 5～15 分钟生效,0.5～1 小时作用达高峰,作用维持 1.5～4 小时。

4.适应证

(1)用于支气管哮喘、哮喘型支气管炎和慢性阻塞性肺部疾病时的支气管痉挛。

(2)连续静脉滴注本品可激动子宫平滑肌 β_2 受体,抑制自发性子宫收缩和缩宫素引起的子宫收缩,预防早产。同样原理亦可用于胎儿窒息。

5.用法和用量

口服:成人,每次 2.5～5 mg,一日 3 次,一日中总量不超过 15 mg。静脉注射:一次0.25 mg,如 15～30 分钟无明显临床改善,可重复注射一次,但 4 小时中总量不能超过 0.5 mg。气雾吸入:成人,每次 0.25～0.5 mg,一日 3～4 次。

6.不良反应

少数病例可见手指震颤、头痛、头晕、失眠、心悸及胃肠障碍,偶见血糖及血乳酸升高。口服5 mg 时,手指震颤发生率可达 20％～33％。故应以吸入给药为主,只在重症哮喘发作时才考虑静脉应用。

7.禁忌证

禁用于:①对本品及其他肾上腺素受体激动剂过敏者。②严重心功能损害者。

8.注意

高血压病、冠心病、糖尿病、甲状腺功能亢进、癫痫患者及妊娠期妇女慎用。

9.药物相互作用

(1)与其他肾上腺素受体激动剂合用可使疗效增加,但不良反应也增多。

(2)β受体阻滞剂如普萘洛尔、醋丁洛尔、阿替洛尔、美托洛尔等可拮抗本品的作用,使疗效降低,并可致严重的支气管痉挛。

(3)与茶碱类药合用,可增加松弛支气管平滑肌作用,但心悸等不良反应也增加。

(4)单胺氧化酶抑制药、三环抗抑郁药、抗组胺药、左甲状腺素等可增加本品的不良反应。

10.制剂

片剂:每片 1.25 mg;2.5 mg;5 mg。胶囊:每粒 1.25 mg;2.5 mg。注射剂:每支 0.25 mg(1 mL)。气雾剂:每瓶 50 mg(200 喷);100 mg(400 喷),每喷 0.25 mg。粉雾剂:0.5 mg(每吸)。

（五）氯丙那林

1.其他名称

氯喘通,氯喘,喘通,邻氯喘息定,邻氯异丙肾上腺素,soprophenamine,ASTHONE。

2.性状

常用其盐酸盐,为白色或类白色结晶性粉末;无臭,味苦。在水或乙醇中易溶,在三氯甲烷中溶解,在丙酮中微溶,在乙醚中不溶。熔点 165～169 ℃。

3.药理学

为选择性 β_2 受体激动剂,但其对 β_2 受体的选择性低于沙丁胺醇。有明显的支气管扩张作用,对心脏的兴奋作用较弱,仅为异丙肾上腺素的 1/3。口服后 15～30 分钟生效,约 1 小时达最大效应,作用持续 4～6 小时。气雾吸入 5 分钟左右即可见哮喘症状缓解。

4.适应证

用于支气管哮喘、哮喘型支气管炎、慢性支气管炎合并肺气肿,可止喘并改善肺功能。

5.用法和用量

口服,每次 5～10 mg,一日 3 次。预防夜间发作可于睡前服 5～10 mg。气雾吸入,每次 6～10 mg。

6.不良反应

用药初 1～3 天,个别患者可见心悸、手指震颤、头痛及胃肠道反应。继续服药,多能自行消失。

7.禁忌证

对本品过敏者禁用。

8.注意

心律失常、高血压、肾功能不全、甲状腺功能亢进及老年患者慎用。

9.药物相互作用

(1)与茶碱类及抗胆碱能支气管扩张药合用,其支气管扩张作用增强,不良反应也增强。

(2)与其他肾上腺素 β_2 受体激动剂有相加作用,但不良反应(如手指震颤等)也增多。

(3)β 受体阻滞剂如普萘洛尔可拮抗本品的作用。

(4)三环类抗抑郁药可能增强其作用。

10.制剂

片剂:每片 5 mg;10 mg。气雾剂:2%溶液。

复方氯丙那林(复方氯喘通)片:每片含盐酸氯丙那林 5 mg、盐酸溴己新 10 mg、盐酸去氯羟嗪 25 mg。用于祛痰、平喘、抗过敏,每次 1 片,一日 3 次。

（六）海索那林

六甲双喘定,息喘酚,哮平灵,己双肾上腺素,BRONALIN,DELAPREM,ETOSCOL,LEANOL。

选择性 β_2 受体激动剂,平喘作用似异丙肾上腺素且持久。其心脏兴奋作用仅及异丙肾上腺素的 1/10。用于支气管哮喘,尤适用于伴有高血压者。口服,每次 0.5～1 mg,一日 3 次或 4 次。少数人有心悸、震颤、头痛、恶心、食欲缺乏等不良反应。片剂:0.5 mg。

（七）奥西那林

对 β_2 受体的作用弱于沙丁胺醇,但对心脏的兴奋作用相对较弱。吸入给药时,其支气管扩张作用与异丙肾上腺素相似,因其不被儿茶酚氧位甲基转移酶代谢灭活,故作用持续时间较异丙肾上腺素长。用于支气管哮喘和哮喘型支气管炎、慢性阻塞性肺病所致支气管痉挛。亦可静脉滴注用于房室传导阻滞。支气管哮喘:口服,成人,每次 10～20 mg,一日 3 或 4 次;儿童,每天 7.5～30 mg。气雾吸入,每次 0.65～1.95 mg,一日 4～6 次,每天最大量 7.8 mg。房室传导阻滞:静脉滴注,每次 5～20 mg 加入 250 mL 氯化钠注射液或葡萄糖注射液中,以每分钟 8 滴的速度滴入。过量可致心悸、心动过速、高血压、震颤、头痛、恶心等,亦可能引起排尿困难。冠心病、心功能不全、高血压病、甲状腺功能亢进和糖尿病患者慎用。

片剂:每片 10 mg;20 mg。气雾剂:每瓶含本品 225 mg,每喷一次约含本品 0.65 mg。注射剂:0.5 mg(1 mL)。

(八)福莫特罗

1.其他名称

安咳通,安通克,奥克斯都保,ATOCK,OXISTURBUHALER。

2.性状

本品为富马酸盐。白色或黄白色结晶状粉末;无臭或微带特异臭。在冰醋酸、二甲基二酰胺中易溶,在甲醇中微溶,在水、丙酮、三氯甲烷或乙醚中几乎不溶。熔点 138 ℃。

3.药理学

为长效选择性 β_2 受体激动剂,对支气管的松弛作用较沙丁胺醇强且较持久,其作用机制可能是刺激肾上腺素能 β_2 受体而使气管平滑肌中的 cAMP 上升。本品尚具有明显的抗炎作用,可明显抑制抗原诱发的嗜酸性粒细胞聚集与浸润、血管通透性增高及速发性与迟发性哮喘反应,对血小板激活因子(PAF)诱发的嗜酸性粒细胞聚集亦能抑制,这是其他选择性 β_2 受体激动剂所没有的。还能抑制人嗜碱性粒细胞与肺肥大细胞由过敏或非过敏因子介导的组胺释放。对吸入组胺引起的微血管渗漏与肺水肿也有明显保护作用。

本品口服吸收迅速,0.5～1 小时血药浓度达峰值。口服 80 μg,4 小时后支气管扩张作用最强。吸入后约 2 分钟起效,2 小时达高峰,单剂量吸入后作用持续 12 小时左右。本品与血浆蛋白结合率为 50%。通过葡萄糖醛酸化和氧位去甲基代谢后,部分经尿排泄,部分经胆汁排泄,提示有肠肝循环。

4.适应证

用于慢性哮喘与慢性阻塞性肺病的维持治疗与预防发作,因其为长效制剂,特别适用于哮喘夜间发作患者,疗效尤佳。能有效地预防运动性哮喘的发作。

5.用法和用量

口服:成人每次 40～80 μg,一日 2 次。气雾吸入:成人每次 4.5～9 μg,每天 2 次。

6.不良反应

偶见心动过速、室性期前收缩、面部潮红、胸部压迫感、头痛、头晕、发热、嗜睡、盗汗、震颤、腹痛、皮疹等。

7.注意

(1)高血压、甲状腺功能亢进症、心脏病及糖尿病患者慎用。妊娠及哺乳期妇女慎用。

(2)与肾上腺素及异丙肾上腺素等儿茶酚胺类合用时可诱发心律失常,甚至心搏停止,应避免合用。

8.药物相互作用

(1)本品与肾上腺素、异丙肾上腺素合用时,易致心律不齐,甚至引起心搏骤停。

(2)本品与茶碱、氨茶碱、肾上腺皮质激素、利尿药(呋塞米、螺内酯等)合用,可能因低血钾引起心律不齐。

(3)与洋地黄类药物合用,可增加洋地黄诱发心律失常的危险性。

(4)与单胺氧化酶抑制药合用,可增加室性心律失常发生率,并可加重高血压。

(5)本品可增强泮库溴胺、维库溴胺神经肌肉阻滞作用。

9.制剂

片剂:每片 20 μg;40 μg。干糖浆:20 μg(0.5 g);气雾剂:每瓶 60 喷(每喷含本品 9 μg)。片剂:每片含本品 20 μg。干粉吸入剂:每瓶 60 喷(每喷含本品 4.5 μg);每瓶 60 喷(每喷含本品 9 μg)。

(九)克仑特罗

1.其他名称

氨必妥,双氯醇胺,氨哮素,克喘素,氨双氯喘通,SPIROPENT。

2.性状

常用其盐酸盐,为白色或类白色的结晶性粉末;无臭,味略苦。在水或乙醇中溶解,在三氯甲烷或丙酮中微溶,在乙醚中不溶。熔点 172～176 ℃。

3.药理学

为强效选择性 β_2 受体激动剂,其松弛支气管平滑肌作用强而持久,而对心血管系统影响较少。其支气管扩张作用约为沙丁胺醇的 100 倍,故用药量极小。哮喘患者每次口服本品 30 μg,即可明显增加每秒肺活量(FEV$_1$)和最大呼气流速(FEF),降低气道阻力,其平喘疗效与间羟叔丁肾上腺素(每次 5 mg,一日 3 次)相近,即较后者强 165 倍。本品尚能增强纤毛运动和促进痰液排出,这也有助于提高平喘疗效。

本品口服后 10～20 分钟起效,2～3 小时达最高血浆浓度,作用维持 5 小时以上。气雾吸入后 5～10 分钟起效,作用维持 2～4 小时。直肠给药后 10～30 分钟起效,作用持续 8～24 小时。

4.适应证

用于防治支气管哮喘及哮喘型慢性支气管炎、肺气肿等呼吸系统疾病所致的支气管痉挛。

5.用法和用量

口服,每次 20～40 μg,一日 3 次。舌下含服,每次 60～120 μg,先舌下含服,待哮喘缓解后,将所余部分用温开水送下。气雾吸入,每次 10～20 μg,一日 3～4 次。直肠给药,每次 60 μg,一日 2 次,也可于睡前给药一次。

6.不良反应

少数患者可见轻度心悸、手指震颤、头晕等不良反应,一般于用药过程中自行消失。

7.禁忌证

对本品过敏者禁用。

8.注意

心律失常、高血压、嗜铬细胞瘤和甲状腺功能亢进症患者慎用。

9.药物相互作用

与单胺氧化酶抑制药合用,可使心动过速或轻度躁狂等的发生率增加。

10.制剂

片剂:每片含本品 20 μg;40 μg。膜剂:每片含本品 60 μg;120 μg(其中 1/3 为速效膜,2/3 为缓释长效膜。前者舌下含服,后者吞服)。气雾剂:每瓶含本品 2 mg。栓剂:每粒含本品 60 μg。

克仑特罗气雾剂:每瓶含本品 1.5 mg 及洋金花总碱 5 mg。每天吸入 3~4 次。

克仑特罗栓剂:每个含本品 40 μg 和洋金花总碱 0.4 mg。每次 1 粒塞入肛门,1 天 1~2 次。起效较慢,但疗效维持时间长。

舒喘平胶囊:由克仑特罗、二羟丙茶碱、山莨菪碱、盐酸去氯羟嗪和溴己新组成的平喘、祛痰复方制剂。发作时,口服,每次 1~2 粒,1 天 3 次;症状缓解后,改为一日 1 次。青光眼、心动过速、高血压病、甲状腺功能亢进、前列腺肥大患者须在医师指导下使用。

(十)丙卡特罗

1.其他名称

普鲁卡地鲁,川迪,曼普特,美喘清,美普清,MEPTIN。

2.性状

常用其盐酸盐,为白色或类白色结晶性粉末,无臭,味涩。在水和甲醇中溶解,在乙醇中微溶,在三氯甲烷、乙醚或丙酮中几乎不溶,在甲酸中溶解。熔点 193~198 ℃。

3.药理学

为选择性 β_2 受体激动剂,对支气管的 β_2 受体具有较高选择性,其支气管扩张作用强而持久。尚具有较强抗过敏作用,不仅可抑制速发型的气道阻力增加,而且可抑制迟发型的气道反应性增高。本品尚可促进呼吸道纤毛运动。

口服本品 100 μg 后,代谢衰减模式呈二相型,第一相(分布相)的 $t_{1/2}$ 为 3 小时,第二相(消除相)的 $t_{1/2}$ 为 8.4 小时。

4.适应证

用于防治支气管哮喘、喘息性支气管炎和慢性阻塞性肺部疾病所致的喘息症状。

5.用法和用量

口服,成人,每晚睡前 1 次服 50 μg,或每次 25~50 μg,早晚(睡前)各服 1 次。

6.不良反应

偶见心悸、心律失常、面部潮红、失眠、头痛、眩晕、耳鸣、肌肉颤动、恶心或胃不适、口渴、鼻塞、疲倦和皮疹。

7.注意

(1)甲状腺功能亢进症、高血压病、心脏病和糖尿病患者慎用。

(2)由于本品对妊娠期妇女和婴幼儿的安全性尚未确定,故亦应慎用。

(3)本品有抗过敏作用,故评估其他药皮试反应时,应考虑本品对皮试的影响。

8.药物相互作用

(1)与其他肾上腺素受体激动剂及茶碱类合用,可引起心律失常,甚至心搏骤停。

(2)与茶碱类及抗胆碱能支气管扩张药合用,其支气管扩张作用增强,但可能产生降低血钾作用,并因此影响心率。

9.制剂

片剂(胶囊):每片(粒)含本品 25 μg;50 μg。口服液:0.15 mg(30 mL)。气雾剂:2 mg,每撳

含 10 μg。

(十一)沙美特罗

1.其他名称

祺泰,司多米,平特,施立稳,QITAI,SEREVENT。

2.药理学

为新型选择性长效 β_2 受体激动剂。吸入本品 25 μg,其支气管扩张作用与吸入 200 μg 沙丁胺醇相当。尚有强大的抑制肺肥大细胞释放组胺、白三烯、前列腺素等变态反应介质作用,可抑制吸入抗原诱发的早期和迟发相反应,降低气道高反应性。

单次吸入本品 50 μg 或 400 μg 后,5~15 分钟达血药峰浓度。用药后 10~20 分钟出现支气管扩张作用,持续 12 小时。

3.适应证

用于哮喘(包括夜间哮喘和运动性哮喘)、喘息性支气管炎和可逆性气道阻塞。

4.用法和用量

粉雾吸入:成人,每次 50 μg,一日 2 次;儿童,每次 25 μg,一日 2 次。气雾吸入:剂量用法同上。

5.不良反应

偶见恶心、呕吐、震颤、心悸、头痛及口咽部刺激症状。

6.禁忌证

禁用于:①对本药过敏者。②主动脉瓣狭窄患者。③心动过速者。④严重甲状腺功能亢进者。⑤重症及有重症倾向的哮喘患者。

7.注意

(1)吸入本品有时可产生异常的支气管痉挛,加重哮喘,此时应立即停用,并使用有效的短效 β_2 受体激动剂。

(2)不宜同时使用非选择性 β 受体阻滞剂、单胺氧化酶抑制剂及三环类抗抑郁药。

(3)本品不适用于急性哮喘发作患者,此时应先用短效 β_2 受体激动剂。

8.制剂

粉雾剂胶囊:每粒含本品 50 μg。气雾剂:每喷含本品 25 μg(60 喷、120 喷、200 喷)。

舒利迭干粉吸入剂(SERETIDE):每喷含沙美特罗 50 μg,丙酸氟替卡松 100 μg(60 喷);或沙美特罗 50 μg,丙酸氟替卡松 250 μg(60 喷)。

(十二)班布特罗

1.其他名称

邦尼,邦备,贝合健,BAMBEC,Bambuterol。

2.药理学

新型选择性长效 β_2 受体激动剂。本品为特布他林的前体药物,吸收后在体内经肝脏代谢成为有活性的特布他林。本品亲脂性强,与肺组织有很高的亲和力,产生扩张支气管、抑制内源性变态反应递质释放、减轻水肿及腺体分泌,从而降低气道高反应性,改善肺及支气管通气功能。

3.适应证

用于支气管哮喘、慢性喘息性支气管炎、阻塞性肺气肿及其他伴有支气管痉挛的肺部疾病。

4.用法和用量

每晚睡前口服 1 次,成人一次 10 mg,12 岁以下儿童一次 5 mg。

5.不良反应

可致震颤、头痛、强直性肌肉痉挛及心悸。

6.禁忌证

禁用于:①对本品、特布他林及 β-肾上腺素受体激动剂药过敏者。②特发性肥厚性主动脉瓣下狭窄患者。③快速型心律失常患者。④肝硬化或肝功能不全患者。

7.注意

(1)高血压、缺血性心脏病、快速性心律失常、严重心力衰竭、甲状腺功能亢进等患者慎用。

(2)肝功能不全患者不宜应用。

8.制剂

片剂(胶囊):每片(粒)10 mg;20 mg。口服液:10 mg(10 mL)。

(十三)妥洛特罗

1.其他名称

喘舒,妥布特罗,丁氯喘,叔丁氯喘通,氯丁喘安,CHLOBAMOL,LOBUTEROL。

2.性状

常用其盐酸盐,为白色或类白色的结晶性粉末,无臭,味苦。熔点 161～163 ℃。溶于水、乙醇,微溶于丙酮,不溶于乙醚。

3.药理学

为选择性 β₂ 受体激动剂,对支气管平滑肌具有较强而持久的扩张作用,对心脏的兴奋作用较弱。离体动物试验证明,本品松弛气管平滑肌作用是氯丙那林的 2～10 倍,而对心脏的兴奋作用是异丙肾上腺素的 1/1 000,作用维持时间较异丙肾上腺素长 10 倍。临床试用表明,本品除有明显的平喘作用外,还有一定的止咳、祛痰作用,而对心脏的兴奋作用极微。一般口服后 5～10 分钟起效,作用可维持 4～6 小时。

4.适应证

用于防治支气管哮喘、哮喘型支气管炎等。

5.用法和用量

口服,每次 0.5～2 mg,一日 3 次。

6.不良反应

偶有心悸、手指震颤、心动过速、头晕、恶心、胃部不适等反应,一般停药后即消失。偶见变态反应。

7.注意

冠心病、心功能不全、肝肾功能不全、高血压病、甲状腺功能亢进症、糖尿病患者慎用。

8.药物相互作用

(1)与肾上腺素、异丙肾上腺素合用易致心律失常。

(2)与单胺氧化酶抑制药合用可出现心动过速、躁狂等不良反应。

9.制剂

片剂:每片 0.5 mg;1 mg。

复方妥洛特罗片(复方叔丁氯喘通片):每片含盐酸妥洛特罗 1.5 mg、盐酸溴己新 15 mg、盐酸异丙嗪 6 mg。每次 1 片,一日 2 或 3 次。

小儿复方盐酸妥洛特罗片:盐酸妥洛特罗 0.5 mg,盐酸溴己新 5 mg,盐酸异丙嗪 3 mg。

(十四)非诺特罗

酚间羟异丙肾上腺素,备劳特。选择性作用于 β_2 受体,扩张支气管平滑肌。尚可抑制肺组织中过敏慢反应物质释放,也能抑制白细胞释放组胺。本品还可促进支气管纤毛运动,有利于排痰。口服,一次 2.5~7.5 mg,一日 3 次。气雾吸入,每次 1~2 揿,一日 3 次。偶有心动过速、心悸、眩晕、头痛、焦虑、肌颤等不良反应。片剂:2.5 mg。气雾剂:0.67 mg(300 喷)。

(十五)甲氧那明

喘咳宁,甲氧苯丙甲胺,奥索克斯。主要激动 β 受体,对 α 受体作用极弱。平喘作用较麻黄碱强,心血管系统不良反应较少。用于支气管哮喘特别是不能耐受麻黄碱者。尚用于咳嗽、变态性鼻炎和荨麻疹。口服,每次 50~100 mg,1 天 3 次。5 岁以上儿童,每次 25~50 mg。偶有口干、恶心、失眠、心悸等不良反应。片剂:50 mg。复方甲氧那明胶囊:盐酸甲氧那明 12.5 mg,那可丁 7 mg,氨茶碱 25 mg,马来酸氯苯那敏 2 mg。

二、M 胆碱受体阻滞剂

(一)异丙托溴铵

1.其他名称

异丙阿托品,溴化异丙托品,爱全乐,爱喘乐,ATROVENT。

2.性状

常用其溴化物,为白色结晶性粉末,味苦。溶于水,略溶于乙醇,不溶于其他有机溶剂。熔点 232~233 ℃。

3.药理学

药理学是对支气管平滑肌 M 受体有较高选择性的强效抗胆碱药,松弛支气管平滑肌作用较强,对呼吸道腺体和心血管系统的作用较弱。其扩张支气管的剂量仅及抑制腺体分泌和加快心率剂量的 1/20~1/10。气雾吸入本品 40 μg 或 80 μg 对哮喘患者的疗效相当于气雾吸入 2 mg 阿托品、70~200 μg 异丙肾上腺素或 200 μg 沙丁胺醇的疗效。用药后痰量和痰液的黏滞性均无明显改变,但国外报道,本品可促进支气管黏膜的纤毛运动,利于痰液排出。本品为季铵盐,口服不易吸收。气雾吸入后 5 分钟左右起效,30~60 分钟作用达峰值,维持 4~6 小时。

4.适应证

(1)用于缓解慢性阻塞性肺病(COPD)引起的支气管痉挛、喘息症状。

(2)防治哮喘,尤适用于因用 β 受体激动剂产生肌肉震颤、心动过速而不能耐受此类药物的患者。

5.用法和用量

用量如下。①气雾吸入:成人,一次 40~80 μg,每天 3~4 次。②雾化吸入:成人,一次 100~500 μg(14 岁以下儿童 50~250 μg),用生理盐水稀释到 3~4 mL,置雾化器中吸入。

6.不良反应

常见口干、头痛、鼻黏膜干燥、咳嗽、震颤。偶见心悸、支气管痉挛、眼干、眼调节障碍、尿潴留。极少见变态反应。

7.禁忌证

禁用于:①对本品及阿托品类药物过敏者。②幽门梗阻者。

8.注意

(1)青光眼、前列腺增生患者慎用。

(2)雾化吸入时避免药物进入眼内。

(3)在窄角青光眼患者,本品与β受体激动剂合用可增加青光眼急性发作的危险性。

(4)使用与β受体激动剂组成的复方制剂时,须同时注意两者的禁忌证。

9.药物相互作用

(1)与β受体激动剂(沙丁胺醇、非诺特罗)、茶碱、色甘酸钠合用可相互增强疗效。

(2)金刚烷胺、吩噻嗪类抗精神病药、三环抗抑郁药、单胺氧化酶抑制药及抗组胺药可增强本品的作用。

10.制剂

(1)气雾剂:每喷 20 μg,40 μg;每瓶 200 喷(10 mL)。

(2)吸入溶液剂:2 mL,异丙托溴铵 500 μg。

(3)雾化溶液剂:50 μg(2 mL);250 μg(2 mL);500 μg(2 mL);500 μg(20 mL)。

(4)复方异丙托溴铵气雾剂(可必特,Combivent):每瓶 14 g(10 mL),含异丙托溴铵(以无水物计)4 mg、硫酸沙丁胺醇 24 mg,每撤含异丙托溴铵(以无水物计)20 μg、硫酸沙丁胺醇 120 μg。每瓶总撤次为 200 喷。

(二)噻托溴铵

思力华,SPIRIVA。是季胺类抗胆碱药,对 $M_1 \sim M_5$ 受体均有相似的亲和力,可与支气管平滑肌上的 M_3 受体结合产生支气管扩张作用,作用维持时间较异丙托溴铵长。用于防治慢性阻塞性肺病及支气管哮喘,对于急性哮喘发作无效。噻托溴铵粉吸入剂(胶囊):每粒 18 μg。每次应用药粉吸入器吸入 1 粒胶囊。一日 1 次。常见的不良反应有口干、声音嘶哑,少数老年患者可发生便秘及尿潴留。老年患者慎用。

(三)氧托溴铵

溴乙东莨菪碱,氧托品,VENTILAT。

本品为东莨菪碱衍生物。对支气管平滑肌具有较高选择性。作用维持时间较长,可达 8 小时以上。无阿托品的中枢性不良反应,治疗剂量对心血管系统无明显影响。本品为季铵盐,口服不易由胃肠道吸收,须采用气雾吸入给药。用于支气管哮喘、慢性喘息性支气管炎和慢性阻塞性肺病。气雾吸入:成人和学龄儿童每天吸入 2 次,每次 2 撤,每撤约为 100 μg。

(四)异丙东莨菪碱

异丙东碱,溴化异丙东莨菪碱。为东莨菪碱的异丙基衍生物,其抗胆碱作用与东莨菪碱和异丙托溴铵相似,具有较强的支气管扩张作用。哮喘患者吸入本品的平喘疗效与异丙托溴铵相似。用于支气管哮喘和哮喘型慢性支气管炎。气雾吸入,每次 180 μg(相当于喷 3 次),一日2~4 次。极少数患者有轻度口干、恶心不良反应。气雾剂:每瓶 14 g(含本品 12 mg)。

三、黄嘌呤类药物

(一)氨茶碱

1.其他名称

茶碱乙烯双胺,茶碱乙二胺盐,心肌梗死 NODUR,Diaphylline,Theophylline,Euphyllin,

Ethylenediamine。

2.性状

为白色至微黄色的颗粒或粉末;易结块;微有氨臭,味苦。在空气中吸收二氧化碳,并分解成茶碱。水溶液呈碱性反应。在水中溶解,在乙醇中微溶,在乙醚中几乎不溶。熔点269～274 ℃。

3.药理学

本品为茶碱和乙二胺的复合物,含茶碱77%～83%。乙二胺可增加茶碱的水溶性,并增强其作用。主要作用如下:①松弛支气管平滑肌,抑制过敏介质释放。在解痉的同时还可减轻支气管黏膜的充血和水肿。②增强呼吸肌如膈肌、肋间肌的收缩力,减少呼吸肌疲劳。③增强心肌收缩力,增加心排血量,低剂量一般不加快心率。④舒张冠状动脉、外周血管和胆管平滑肌。⑤增加肾血流量,提高肾小球滤过率,减少肾小管对钠和水的重吸收,具有利尿作用。⑥中枢神经兴奋作用。

茶碱口服吸收完全,其生物利用度为96%。用药后1～3小时血浆浓度达峰值,有效血浓度为10～20 μg/mL。血浆蛋白结合率约60%。V_d为(0.5±0.16)L/kg。80%～90%的药物在体内被肝脏的混合功能氧化酶代谢。本品的大部分代谢物及约10%原形药均经肾脏排出。正常人 $t_{1/2}$ 为(9±2.1)小时,早产儿、新生儿、肝硬化、充血性心功能不全、肺炎、肺心病等 $t_{1/2}$ 延长,如肝硬化患者 $t_{1/2}$ 为7～60小时,急性心功能不全患者 $t_{1/2}$ 为3～80小时。

4.适应证

适应证:①支气管哮喘和喘息性支气管炎,与β受体激动剂合用可提高疗效。在哮喘持续状态,常选用本品与肾上腺皮质激素配伍进行治疗。②治疗急性心功能不全和心源性哮喘。③胆绞痛。

5.用法和用量

用法和用量,①口服:成人,常用量,每次0.1～0.2 g,一日0.3～0.6 g;极量,一次0.5 g,一日1 g。②肌内注射或静脉注射:成人,常用量,每次0.25～0.5 g,1天0.5～1 g;极量,一次0.5 g。以50%葡萄糖注射液20～40 mL稀释后缓慢静脉注射(不得少于10分钟)。③静脉滴注:以5%葡萄糖注射液500 mL稀释后滴注。④直肠给药:栓剂或保留灌肠,每次0.3～0.5 g,每天1～2次。

6.不良反应

常见恶心、呕吐、胃部不适、食欲减退、头痛、烦躁、易激动、失眠等。少数患者可出现皮肤变态反应。

7.禁忌证

禁用于:①对本品、乙二胺或茶碱过敏者。②急性心肌梗死伴有血压显著降低者。③严重心律失常者。④活动性消化性溃疡者。

8.注意

(1)本品呈较强碱性,局部刺激作用强。口服可致恶心、呕吐。一次口服最大耐受量0.5 g。餐后服药、与氢氧化铝同服,或服用肠衣片均可减轻其局部刺激作用。肌内注射可引起局部红肿、疼痛,现已极少用。

(2)静脉滴注过快或浓度过高(血浓度>25 μg/mL)可强烈兴奋心脏,引起头晕、心悸、心律失常、血压剧降,严重者可致惊厥。故必须稀释后缓慢注射。

(3)其中枢兴奋作用可使少数患者发生激动不安、失眠等。剂量过大时可发生谵妄、惊厥。

可用镇静药对抗。

(4)肝肾功能不全、甲状腺功能亢进症患者慎用。

(5)可进入胎盘及乳汁,故妊娠期妇女及乳母慎用。

(6)不可露置空气中,以免变黄失效。

9.药物相互作用

(1)红霉素、罗红霉素、四环素类、依诺沙星、环丙沙星、氧氟沙星、克拉霉素、林可霉素等可降低氨茶碱清除率,增高其血药浓度。

(2)苯巴比妥、苯妥英、利福平、西咪替丁、雷尼替丁等可刺激氨茶碱在肝中代谢,使其清除率增加;氨茶碱也可干扰苯妥英的吸收,两者血浆浓度均下降,合用时应调整剂量。

(3)维拉帕米可干扰氨茶碱在肝内的代谢,增加血药浓度和毒性。

(4)氨茶碱可加速肾脏对锂的排泄,降低锂盐疗效。

(5)咖啡因或其他黄嘌呤类药物可增加氨茶碱作用和毒性。

(6)本品可提高心肌对洋地黄类药物的敏感性,合用时后者的心脏毒性增强。

(7)普萘洛尔可抑制氨茶碱的支气管扩张作用。

(8)稀盐酸可减少氨茶碱在小肠吸收。酸性药物可增加其排泄,碱性药物减少其排泄。

(9)静脉输液时,应避免与维生素C、促皮质激素、去甲肾上腺素、四环素族盐酸盐配伍。

10.制剂

片剂:每片0.05 g;0.1 g;0.2 g。肠溶片:每片0.05 g;0.1 g。注射液:①肌内注射用每支0.125 g(2 mL);0.25 g(2 mL);0.5 g(2 mL)。②静脉注射用每支0.25 g(10 mL)。栓剂:每粒0.25 g。

氨茶碱缓释片:每片0.1 g;0.2 g。每12小时口服一次,每次0.2~0.3 g。

复方长效氨茶碱片:白色外层含氨茶碱100 mg、氯苯那敏2 mg、苯巴比妥15 mg、氢氧化铝30 mg;棕色内层含氨茶碱和茶碱各100 mg。外层在胃液内迅速崩解,而呈速效;内层为缓释层,在肠液内缓慢崩解以维持药效。口服,每次1片,一日1或2次。

阿斯美胶囊剂:每粒含氨茶碱25 mg,那可丁7 mg,盐酸甲氧那明12.5 mg,氯苯那敏2 mg。口服,成人一次2粒,一日3次。15岁以下儿童剂量减半。

止喘栓:成人用,每个含氨茶碱0.4 g,盐酸异丙嗪0.025 g,苯佐卡因0.045 g;小儿用,每个含量减半,每次1个,睡前塞入肛门。喘静片:含氨茶碱、咖啡因、苯巴比妥、盐酸麻黄碱、远志流浸膏。每次1~2片,一日3次。极量,每天8片。

(二)多索茶碱

1.其他名称

枢维新,ANSIMAR。

2.性状

多索茶碱是茶碱的N-7位上接1,3-二氧环戊基-2-甲基的衍生物。本品为白色针状结晶粉末,在水、丙酮、乙酸乙酯、三氯甲烷、苯溶剂中可溶解1%,加热可溶于甲醇和乙醇,不溶于乙醚和石油醚。

3.药理学

本品对磷酸二酯酶有显著抑制作用。其支气管平滑肌松弛作用较氨茶碱强10~15倍,并有镇咳作用,且作用时间长,无依赖性。本品为非腺苷受体阻滞剂,因此无类似茶碱所致的中枢和胃肠道等肺外系统的不良反应,也不影响心功能。但大剂量给药后可引起血压下降。

4.适应证

用于支气管哮喘、喘息性支气管炎及其他伴支气管痉挛的肺部疾病。

5.用法和用量

口服:每天2片或每12小时1～2粒胶囊,或每天1～3包散剂冲服。急症可先注射100 mg,然后每6小时静脉注射1次,也可每天静脉点滴300 mg。

6.不良反应

少数人用药后可见头痛、失眠、易怒、心悸、心动过速、期前收缩、食欲缺乏、恶心、呕吐上腹不适或疼痛、高血糖及尿蛋白。

7.制剂

规格。①片剂:每片200 mg;300 mg;400 mg。②胶囊剂:每粒200 mg;300 mg。③散剂:每包200 mg。④注射液:每支100 mg(10 mL)。⑤葡萄糖注射液:每瓶0.3 g与葡萄糖5 g(100 mL)。

(三)二羟丙茶碱

1.其他名称

喘定,甘油茶碱,Dyphylline,Glyphylline,Neothylline,Lufyllin。

2.性状

本品为白色粉末或颗粒,无臭,味苦。在水中易溶,在乙醇中微溶,在三氯甲烷或乙醚中极微溶解。熔点160～164 ℃。

3.药理学

平喘作用与氨茶碱相似。本品pH近中性,对胃肠刺激性较小,口服易耐受。肌内注射疼痛反应轻。心脏兴奋作用仅为氨茶碱的1/20～1/10。

4.适应证

用于支气管哮喘、喘息性支气管炎,尤适用于伴有心动过速的哮喘患者。亦可用于心源性肺水肿引起的喘息。

5.用法和用量

用法和用量。①口服:每次0.1～0.2 g,一日3次。极量,一次0.5 g,一日1.5 g。②肌内注射:每次0.25～0.5 g。③静脉滴注:用于严重哮喘发作,每天0.5～1 g加于5％葡萄糖液1 500～2 000 mL中滴入。④直肠给药:每次0.25～0.5 g。

6.不良反应

偶有口干、恶心、头痛、烦躁、失眠、易激动、心悸、心动过速、期前收缩、食欲减退、呕吐、上腹不适或疼痛、高血糖及尿蛋白。

7.注意

(1)哮喘急性发作的患者不宜首选本品。

(2)静脉滴注速度过快可致一过性低血压和周围循环衰竭。

(3)大剂量可致中枢兴奋,甚至诱发惊厥,预服镇静药可防止。

8.药物相互作用

(1)与拟交感胺类支气管扩张药合用具有协同作用。

(2)苯妥英钠、卡马西平、西咪替丁、咖啡因及其他黄嘌呤类合用可增强本品的作用和毒性。

(3)克林霉素、林可霉素、大环内酯类及喹诺酮类抗菌药可降低本品的肝脏清除率,使血药浓度升高,甚至出现毒性反应。

（4）碳酸锂加速本品清除,降低本品疗效。本药也可使锂从肾脏排泄增加,影响其疗效。

（5）与普萘洛尔合用可降低本品的疗效。

9.制剂

片剂:每片 0.1 g;0.2 g。注射液:每支 0.25 g(2 mL)。葡萄糖注射液:每瓶 0.25 g 与葡萄糖 5 g(100 mL)。栓剂:每粒 0.25 g。

（四）复方茶碱片

每片含茶碱 25 mg,盐酸麻黄碱 10 mg,非那西丁 100 mg,苯巴比妥 10 mg,氨基比林 100 mg,咖啡因 15 mg,可可碱 25 mg,颠茄浸膏 2 mg。口服,每次 1 片,1 天 2 次。

（五）胆茶碱

为茶碱的胆碱盐,含无水茶碱 64%,作用与氨茶碱相似。口服易吸收,对胃的刺激性小,可耐受较大剂量。对心脏和神经系统的影响较小。适应证同氨茶碱。口服:成人每次 0.1～0.2 g,一日 3 次。极量,一次 0.5 g,一日 1 g。小儿一日 10～15 mg/kg,分 3～4 次服。偶有口干、恶心、心悸、多尿等不良反应。片剂:0.1 g;0.2 g。糖浆剂:1.24%。

（六）甘氨酸茶碱钠

又称甘菲林。作用与氨茶碱相似,口服易吸收,对胃的刺激性小,可耐受较大剂量。用途同氨茶碱。口服,每次 1 片,一日 3 次。片剂:每片 330 mg,内含茶碱 165 mg。

（七）赖氨酸茶碱

作用与氨茶碱相似,用途同氨茶碱,是儿科用的茶碱制剂。6 个月以下幼儿,2～3 mg/kg;6 个月～4 岁,3～4 mg/kg;4 岁以上,4～5 mg/kg。每 6 小时一次。偶见胃肠道反应及激动、不安,皮疹、瘙痒。禁用于低血压及对本品过敏者。肝病、心力衰竭、急性肺炎患者慎用。片剂:182 mg(含无水茶碱 100 mg)。滴剂:72.5 mg/mL(含无水茶碱 40 mg)。

四、过敏介质阻释剂

（一）色甘酸钠

1.其他名称

色甘酸二钠,咽泰,咳乐钠,CromolynSodium,INTAL,NALCROM。

2.性状

为白色结晶性粉末;无臭,有引湿性,遇光易变色。在水中溶解,在乙醇或氯仿中不溶。

3.药理学

本品无松弛支气管平滑肌作用和 β 受体激动作用,亦无直接拮抗组胺、白三烯等过敏介质作用和抗炎症作用。但在抗原攻击前给药,可预防速发型和迟发型过敏性哮喘,亦可预防运动和其他刺激诱发的哮喘。目前认为其平喘作用机制可能是通过:①稳定肥大细胞膜,阻止肥大细胞释放过敏介质:可抑制肺组织肥大细胞中磷酸二酯酶活性,致使肥大细胞中 cAMP 水平增高,减少 Ca^{2+} 向细胞内转运,从而稳定肥大细胞膜,抑制肥大细胞裂解、脱颗粒,阻止组胺、白三烯、5-羟色胺、缓激肽及慢反应物质等过敏介质释放,从而预防变态反应的发生。②直接抑制由于兴奋刺激感受器而引起的神经反射,抑制反射性支气管痉挛。③抑制非特异性支气管高反应性(BHR)。④抑制血小板活化因子(PAF)引起的支气管痉挛。

本品口服极少吸收。干粉喷雾吸入时,其生物利用度约 10%。吸入剂量的 80% 以上沉着于口腔和咽部,并被吞咽入胃肠道。吸入后 10～20 分钟即达峰血浆浓度(正常人为 14～91 ng/mL,哮喘患者为 1～36 ng/mL)。血浆蛋白结合率为 60%～75%。迅速分布到组织中,特别是肝和肾。V_d 为 0.13 L/kg。血浆 $t_{1/2}$ 为 1～1.5 小时。经胆汁和尿排泄。

4.适应证

(1)支气管哮喘:可用于预防各型哮喘发作。对外源性哮喘疗效显著,特别是对已知抗原的年轻患者疗效更佳。对内源性哮喘和慢性哮喘亦有一定疗效,约半数患者的症状改善或完全控制。对依赖肾上腺皮质激素的哮喘患者,经用本品后可减少或完全停用肾上腺皮质激素。运动性哮喘患者预先给药几乎可防止全部病例发作。一般应于接触抗原前一周给药,但运动性哮喘可在运动前 15 分钟给药。与 β 肾上腺素受体激动剂合用可提高疗效。

(2)变态性鼻炎,季节性花粉症,春季角膜、结膜炎,过敏性湿疹及某些皮肤瘙痒症。

(3)溃疡性结肠炎和直肠炎:本品灌肠后可改善症状,内镜检和活检均可见炎症及损伤减轻。

5.用法和用量

(1)支气管哮喘:粉雾吸入,每次 20 mg,一日 4 次;症状减轻后,一日 40～60 mg;维持量,一日 20 mg。气雾吸入,每次 3.5～7 mg,一日 3～4 次,每天最大剂量 32 mg。

(2)变态性鼻炎:干粉吸入或吹入鼻腔,每次 10 mg,一日 4 次。

(3)季节性花粉症和春季角膜、结膜炎:滴眼,2%溶液,每次 2 滴,一日数次。

(4)过敏性湿疹、皮肤瘙痒症:外用 5%～10%软膏。

(5)溃疡性结肠炎、直肠炎:灌肠,每次 200 mg。

6.不良反应

少数患者因吸入的干粉刺激,出现口干、咽喉干痒、呛咳、胸部紧迫感,甚至诱发哮喘,预先吸入 β 肾上腺素受体激动剂可避免其发生。

7.禁忌证

对本品过敏者禁用。

8.注意

(1)原来用肾上腺皮质激素或其他平喘药治疗者,用本品后应继续用原药至少 1 周或至症状明显改善后,才能逐渐减量或停用原用药物。

(2)获明显疗效后,可减少给药次数。如需停药,亦应逐步减量后再停。不能突然停药,以防哮喘复发。

(3)用药过程中如遇哮喘急性发作,应立即改用其他常规治疗如吸入 β 肾上腺素受体激动剂等,并停用本品。

(4)肝肾功能不全者和妊娠期妇女慎用。

9.制剂

粉雾剂胶囊:每粒 20 mg,装于专用喷雾器内吸入。气雾剂:每瓶 700 mg(200 撇),每撇 3.5 mg。软膏:5%～10%。滴眼剂:0.16 g/8 mL(2%)。

(二)酮替芬

1.其他名称

噻喘酮,甲哌噻庚酮,Benzocycloheptathiophene,ZADITEN,ZASTEN。

2.性状

常用其富马酸盐,为类白色结晶性粉末;无臭,味苦。在甲醇中溶解,在水或乙醇中微溶,在丙酮或三氯甲烷中极微溶解。熔点 191～195 ℃。

3.药理学

为强效抗组胺和过敏介质阻释剂。本品不仅能抑制抗原诱发的人肺和支气管组织肥大细胞释放组胺和白三烯等炎症介质,还可抑制抗原、血清或钙离子介导的人嗜碱性粒细胞及中性粒细胞释放组胺及白三烯。还有强大的 H_1 受体拮抗作用。此外,本品还抑制哮喘患者的气道高反应性,但其不改变痰的性质,亦不影响黏液纤毛运动。

口服迅速从胃肠道吸收,3～4 小时达血药浓度峰值,作用持续时间较长,一日仅需给药 2 次。

4.适应证

(1)支气管哮喘,对过敏性、感染性和混合性哮喘均有预防发作效果。

(2)喘息性支气管炎、过敏性咳嗽。

(3)变态性鼻炎、过敏性结膜炎及过敏性皮炎。

5.用法和用量

(1)口服:①片剂,成人及儿童均为每次 1 mg,一日 2 次,早、晚服用。②小儿可服其口服溶液,一日 1～2 次(一次量:4～6 岁,2 mL;6～9 岁,2.5 mL;9～14 岁,3 mL)。

(2)滴鼻:一次 1～2 滴,一日 1～3 次。

(3)滴眼:滴入结膜囊,一日 2 次,一次 1 滴,或每 8～12 小时滴 1 次。

6.不良反应

口服或滴鼻后可见镇静、嗜睡、疲倦、乏力、头晕、口(鼻)干等不良反应,少数患者出现变态反应,表现为皮肤瘙痒、皮疹、局部水肿等。

7.禁忌证

禁用于对本品过敏者。

8.注意

(1)妊娠期妇女慎用。3 岁以下儿童不推荐使用。

(2)用药期间不宜驾驶车辆、操作精密机器、高空作业等。

(3)出现严重不良反应时,可暂将本品剂量减半,待不良反应消失后再恢复原剂量。

(4)应用本品滴眼剂期间不宜佩戴隐形眼镜。

9.药物相互作用

(1)本品与抗组胺药有协同作用。

(2)与乙醇及镇静催眠药合用可增强困倦、乏力等症状,应避免合用。

(3)与抗胆碱药合用可增加后者的不良反应。

(4)与口服降血糖药合用时,少数糖尿病患者可见血小板减少,故两者不宜合用。

(5)本品抑制齐多夫定肝内代谢,避免合用。

10.制剂

片剂:每片 0.5 mg;1 mg。胶囊剂:每粒 0.5 mg;1 mg。口服溶液:1 mg(5 mL)。滴鼻液:15 mg(10 mL)。滴眼液:2.5 mg(5 mL)。

(三)曲尼司特

1.其他名称

利喘贝,肉桂氨茴酸,利喘平,Rizaben。

2.性状

为带微黄色的白色结晶性粉末,无臭、无味。不溶于水,可溶于碱性水溶液。

3.药理学

可稳定肥大细胞和嗜碱性粒细胞膜,阻止细胞裂解脱颗粒,从而抑制组胺、白三烯及 5-羟色胺等变态反应介质释放,但对组胺、乙酰胆碱、5-羟色胺无直接对抗作用。对于 IgE 引起的大鼠皮肤变态反应和试验性哮喘有显著抑制作用。本品的中枢抑制作用弱于酮替芬。

口服易吸收,服药后 23 小时血药浓度达峰值,$t_{1/2}$ 为 8.6 小时,24 小时血药浓度明显降低。体内代谢产物主要是曲尼司特 4 位脱甲基与硫酸及葡萄糖醛酸的结合物。

4.适应证

用于防治支气管哮喘、变态性鼻炎。亦可用于荨麻疹、血管神经性水肿及过敏性皮肤瘙痒症的治疗。

5.用法和用量

口服,成人,每次 0.1 g,一日 3 次。儿童,每天 5 mg/kg,分 3 次服。

6.不良反应

可见食欲缺乏、恶心、呕吐、便秘;偶见头痛、眩晕、嗜睡及尿频、尿痛、血尿等膀胱刺激症状。偶见肝功能异常如丙氨酸氨基转移酶(ALT)活性升高、黄疸等。尚有红细胞及血红蛋白减少,变态反应。

7.禁忌证

对本品过敏者、妊娠期妇女禁用。

8.注意

(1)本品对已发作的哮喘不能迅速起效,应先合用 β 受体激动剂或肾上腺皮质激素类 1～4 周,然后逐渐减少合用药的剂量,以致撤除而单用本品。

(2)对有肾上腺皮质激素依赖性的哮喘患者,加用本品可减少皮质激素的用量。

(3)肝肾功能不全者慎用。

9.制剂

片剂(胶囊剂):每片(粒)0.1 g。

10.贮法

密封、遮光保存。

复方曲尼司特胶囊:每粒胶囊含曲尼司特 80 mg,硫酸沙丁胺醇 2.4 mg。

(四)氮司汀

1.其他名称

ALLERGODIL,AZEPTIN,PHINOLAST。

2.性状

其盐酸盐为白色结晶性粉末,无臭,味苦,溶于三氯甲烷、二氯甲烷和冰醋酸,略溶于甲醇,微溶于水或无水乙醇,不溶于丙酮和乙醚。

3.药理学

属吩噻嗪类衍生物,结构式相似于酮替芬,药理作用和机制也相似。为第二代组胺(H_1)受体拮抗剂,兼有较强的抗炎抗过敏作用。

本品通过抑制脂氧酶活性、升高细胞内 cAMP 水平、增加细胞膜稳定性、阻止钙离子进入肥大细胞和嗜碱性粒细胞,从而抑制白三烯和组胺等过敏介质的产生和释放。也能直接拮抗白三烯、组胺和缓激肽等过敏介质引起的气管和肠道平滑肌收缩,抑制试验性哮喘和局部过敏症。

4.适应证

用于治疗支气管哮喘、变态性鼻炎或过敏性结膜炎。

5.用法和用量

(1)支气管哮喘:口服,成人每次 2～4 mg,6～12 岁儿童每次 1 mg,一日 2 次

(2)变态性鼻炎:口服,每次 1 mg,一日 2 次,在早餐后及睡前各服 1 次;喷鼻,一次 1 喷,一日 2～4 次。

(3)过敏性结膜炎:滴眼,一次 1 滴,一日 2～4 次。

6.不良反应

口服可有嗜睡、困倦、口苦、食欲缺乏、恶心、呕吐及便秘等,也可见丙氨酸氨基转移酶(ALT)活性升高及皮疹等变态反应。

7.注意

(1)服药期间不宜从事驾驶机动车、高空作业等具危险性的机械操作。

(2)避免与乙醇或其他中枢抑制药同时服用。

(3)妊娠期妇女及婴幼儿慎用。

(4)应用本品滴眼剂期间不宜佩戴隐形眼镜。

8.制剂

片剂:每片 1 mg;2 mg。颗粒剂:0.2%。喷鼻剂:10 mg(10 mL)。滴眼液:2.5 mg(5 mL)。

(五)色羟丙钠

其药理作用、作用强度与机制均似色甘酸钠,用于防治春季角膜结膜炎、变态性鼻炎和过敏性哮喘,亦可用于食物过敏等胃肠道变态反应。滴眼,每次 1～2 滴,一日 4～6 次。滴鼻,每次 5～6 滴,一日 5～6 次。滴眼剂:160 mg(8 mL);滴鼻剂:160 mg(8 mL)。

(六)奈多罗米

可抑制来自呼吸道的各种细胞的炎症介质释放,具有特异的抗炎作用。可拮抗运动、吸入抗原、冷空气和大气污染物所致的支气管痉挛。降低阻塞性肺病患者的气道高反应性。用于预防性治疗各种原因诱发的哮喘和哮喘型慢性支气管炎。吸入,成人及 12 岁以上儿童,每次 2 喷,一日 2 次,必要时可增加至一日 4 次。主要不良反应为头痛、恶心,但均较轻,可自行消失。气雾剂:每瓶 112 mg(56 喷);24 mg(112 喷),每喷 2 mg。

(七)托普司特

敏喘宁,苯氮嘌呤酮。其药理作用与作用机制似色甘酸钠,但作用较之强。用于支气管哮喘、哮喘型慢性支气管炎。对变态性鼻炎和过敏性皮炎也有效。口服,每次 20 mg,一日 3 次。少数病例有口干、恶心、胸闷等反应。片剂:20 mg。

五、肾上腺皮质激素

(一)倍氯米松

1.其他名称

倍氯松,必可酮,双丙酸酯,二丙酸倍氯松,AKDECIN,Proctisone,BECONASE,BECOTI-DE。

2.性状

本品为倍氯米松的二丙酸酯。白色或类白色粉末,无臭。在丙酮或三氯甲烷中易溶,在甲醇中溶解,在乙醇中略溶,在水中几乎不溶。

3.药理学

本品是局部应用的强效肾上腺糖皮质激素。因其亲脂性强,气雾吸入后,可迅速透过呼吸道和肺组织而发挥平喘作用。其局部抗炎、抗过敏疗效是泼尼松的 75 倍,是氢化可的松的 300 倍。每天 200～400 μg 即能有效地控制哮喘发作,平喘作用可持续 4～6 小时。

本品气雾吸入方式给药后,进入呼吸道并经肺吸收入血,其生物利用度为 10%～20%。另有部分沉积于咽部,咽下后在胃肠道吸收,40%～50% 经肝脏首过效应灭活。本品在循环中由肝脏连续代谢而逐渐减少。因其含有亲脂性基团利于透过肝细胞膜,更易与细胞色素 P_{450} 药物代谢酶结合,故具有较高清除率,较之口服用药的糖皮质激素类高 3～5 倍,因而全身不良反应较小。V_d 为 0.3 L/kg。$t_{1/2}$ 为 3 小时,肝脏疾病时可延长。其代谢产物 70% 经胆汁、10%～15% 经尿排泄。

4.适应证

适用于:①本品吸入给药可用于慢性哮喘患者。②鼻喷用于变态性鼻炎。③外用治疗过敏所致炎症性皮肤病如湿疹、神经性或接触性皮炎、瘙痒症等。

5.用法和用量

气雾吸入,成人开始剂量每次 50～200 μg,一日 2 次或 3 次,每天最大剂量 1 mg。儿童用量依年龄酌减,每天最大剂量 0.8 mg。长期吸入的维持量应个体化,以减至最低剂量又能控制症状为准。

粉雾吸入,成人每次 200 μg,一日 3～4 次。儿童每次 100 μg,一日 2 次或遵医嘱。

6.不良反应

少数患者发生声音嘶哑和口腔咽喉部念珠菌感染。每次用药后漱口,不使药液残留于咽喉部可减少发病率。

7.注意

(1)在依赖口服肾上腺皮质激素的哮喘患者,由于本品奏效较慢,在吸入本品后,仍需继续口服肾上腺皮质激素,数天后再逐渐减少肾上腺皮质激素的口服量。

(2)哮喘持续状态患者,因不能吸入足够的药物,疗效常不佳,不宜用。

(3)长期大量吸入时(每天超过 1 000 μg),仍可抑制下丘脑-垂体-肾上腺皮质轴,导致继发性肾上腺皮质功能不全等不良反应。

(4)活动性肺结核患者慎用。

8.制剂

气雾剂:每瓶 200 喷(每喷 50 μg;80 μg;100 μg;200 μg;250 μg);每瓶 80 喷(每喷 250 μg)。粉雾剂胶囊:每粒 50 μg;100 μg;200 μg。喷鼻剂:每瓶 10 mg(每喷 50 μg)。软膏剂:2.5 mg/10 g。霜剂:2.5 mg/10 g。

(二)布地奈德

1.其他名称

普米克,普米克令舒,英福美,PULMICORT,PULMICORTRESPULES,INFLAMMIDE。

2.性状

为白色或类白色粉末,无臭,几乎不溶于水,略溶于乙醇,易溶于二氯甲烷。

3.药理学

本品是局部应用的不含卤素的肾上腺糖皮质激素类药物。因与糖皮质激素受体的亲和力较强,故局部抗炎作用更强,约为丙酸倍氯米松的2倍,氢化可的松的600倍。其肝脏代谢清除率亦高,成人消除 $t_{1/2}$ 约为2小时,儿童约1.5小时,因而几无全身肾上腺皮质激素作用。

4.适应证

(1)用于肾上腺皮质激素依赖性或非依赖性支气管哮喘及喘息性支气管炎患者,可有效地减少口服肾上腺皮质激素的用量,有助于减轻肾上腺皮质激素的不良反应。

(2)用于慢性阻塞性肺病。

5.用法和用量

气雾吸入:成人,开始剂量每次200～800 μg,一日2次,维持量因人而异,通常为每次200～400 μg,一日2次;儿童,开始剂量每次100～200 μg,一日2次,维持量亦应个体化,以减至最低剂量又能控制症状为准。

6.不良反应

(1)吸入后偶见咳嗽、声音嘶哑和口腔咽喉部念珠菌感染。每次用药后漱口,不使药液残留于咽喉部可减少发病率。

(2)偶有变态反应,表现为皮疹、荨麻疹、血管神经性水肿等。

(3)极少数患者喷鼻后,出现鼻黏膜溃疡和鼻中隔穿孔。

7.禁忌证

对本品过敏者。中度及重度支气管扩张症患者。

8.注意

活动性肺结核及呼吸道真菌、病毒感染者慎用。

9.制剂

气雾剂:每瓶10 mg(100喷,200喷),每喷100 μg,50 μg;每瓶20 mg(100喷),每喷200 μg;每瓶60 mg(300喷),每喷200 μg。粉雾剂:每瓶20 mg;40 mg,每喷200 μg。

(三)氟替卡松

1.其他名称

辅舒酮,辅舒良,FLOVENT,FLIXOTIDE,FLIXONASE。

2.药理学

本品为局部用强效肾上腺糖皮质激素药物。其脂溶性在目前已知吸入型糖皮质激素类药物中为最高,易于穿透细胞膜与细胞内糖皮质激素受体结合,与受体具有高度亲和力。本品在呼吸道内浓度和存留时间较长,故其局部抗炎活性更强。吸入后30分钟作用达高峰,起效较布地奈德快60分钟。口服生物利用度仅为21%,分别是布地奈德的1/10和倍氯米松的1/20。肝清除率亦高,吸收后大部分经肝脏首过效应转化成为无活性代谢物,消除半衰期为3.1小时。全身不良反应在常规剂量下很少。

3.适应证

雾化吸入用于慢性持续性哮喘的长期治疗,亦可治疗变态性鼻炎。

4.用法和用量

(1)支气管哮喘:雾化吸入,成人和16岁以上青少年起始剂量如下。①轻度持续,一日200～500 μg,分2次给予。②中度持续,一日500～1 000 μg,分2次给予。③重度持续,一日2 000～2 000 μg,分2次给予。16岁以下儿童起始剂量,根据病情及身体发育情况酌情给予,一日100～400 μg;5岁以下一日100～200 μg。维持量亦应个体化,以减至最低剂量又能控制症状为准。

(2)变态性鼻炎:鼻喷,一次50～200 μg,一日2次。

5.不良反应

同其他吸入性糖皮质激素类药物。

6.注意

同其他吸入性糖皮质激素类药物。

7.制剂

气雾剂:每瓶60喷;120喷(每喷25 μg;50 μg;125 μg;250 μg)。喷鼻剂:每瓶120喷(每喷50 μg)。

舒利迭复方干粉吸入剂(SERETIDE):每瓶60喷;120喷(每喷含昔萘酸沙美特罗/丙酸氟替卡松分别为50 μg/100 μg;50 μg/250 μg;50 μg/500 μg)。

六、抗白三烯类药物

(一)扎鲁司特

1.其他名称

扎非鲁卡,安可来,ACCOLATE。

2.药理学

本品为长效口服的高度选择性半胱氨酰白三烯(Cys-LTs)受体阻滞剂,能与LTC_4、LTD_4、LTE_4受体选择性结合而拮抗其作用。本品既可拮抗白三烯的促炎症活性,也可拮抗白三烯引起的支气管平滑肌收缩,从而减轻哮喘有关症状和改善肺功能。使用本品不改变平滑肌对β_2受体的反应,对抗原、阿司匹林、运动及冷空气等所致的支气管收缩痉挛均有良好疗效,可减少激素与β受体激动剂用量。

3.适应证

用于:①慢性轻至中度支气管哮喘的预防和治疗,尤其适于对阿司匹林敏感或有阿司匹林哮喘的患者或伴有上呼吸道疾病(如鼻息肉、变态性鼻炎)者,但不宜用于治疗急性哮喘。②激素抵抗型哮喘或拒绝使用激素的哮喘患。③严重哮喘时加用本品以维持控制哮喘发作或用以减少激素用量。

4.用法和用量

口服:成人及12岁以上儿童,每次20 mg,每天2次,餐前1小时或餐后2小时服。用于预防哮喘时,应持续用药。

5.不良反应

可有轻微头痛、咽炎、鼻炎及胃肠道反应。偶见转氨酶、胆红素升高、皮疹、创伤后凝血功能障碍、粒细胞缺乏。罕见变态反应。

6.注意

(1)少数服用本品的激素依赖型哮喘患者,在撤除激素治疗时可出现嗜酸性粒细胞增多、心肌病、肺浸润和以全身血管炎为特点的 Churg-Straus 综合征(变应性脉管炎和肉芽肿病)。

(2)妊娠及哺乳期妇女及肝功能不全者慎用。

7.药物相互作用

(1)扎鲁司特在肝脏经 CYP2C9 药酶代谢,并抑制 CYP2C9 活性,可升高其他 CYP2C9 抑制剂如抗真菌药氟康唑、他汀类调血脂药氟伐他汀血药浓度。

(2)本品亦可抑制 CYP2D6 活性,使经该药酶代谢的 β 受体阻滞剂、抗抑郁药和抗精神病药的血药浓度升高。

(3)阿司匹林可使扎鲁斯特血药浓度升高。

(4)与华法林合用可增高华法林的血药浓度,使凝血酶原时间延长。

(5)红霉素、茶碱及特非那定可降低本品的血药浓度。

8.制剂

片剂:每片 20 mg;40 mg。

(二)孟鲁司特钠

1.其他名称

蒙泰路特钠,蒙鲁司特,顺尔宁,SINGULAIR。

2.药理学

本品为高选择性半胱氨酰白三烯(Cys-LTs)受体阻滞剂,通过抑制 LTC_4、LTE_4 与受体的结合,可缓解白三烯介导的支气管炎症和痉挛状态,减轻白三烯所致的激惹症状,改善肺功能。

本品口服吸收迅速而完全。成人空腹服用 10 mg 薄膜包衣片后,于 3 小时达到峰血浆浓度。平均口服生物利用度为 64%。普通饮食对口服生物利用度和 C_{max} 无影响。99% 的本品与血浆蛋白结合。本品几乎被完全代谢,细胞色素 P_{450} 3A4 和 2C9 与其代谢有关。本品及其代谢物几乎全经由胆汁排泄,在健康受试者本品平均血浆半衰期为 2.7~5.5 小时。

3.适应证

用于预防支气管哮喘和支气管哮喘的长期治疗。也用于治疗阿司匹林敏感的哮喘,预防运动性哮喘。对激素已耐药的患者本品亦有效。

4.用法和用量

口服:成人 10 mg,一日 1 次,每晚睡前服。6~14 岁儿童 5 mg,一日 1 次。2~6 岁儿童 4 mg,一日 1 次。

5.不良反应

有轻度头痛、头晕、嗜睡、兴奋,激惹、烦躁不安、失眠、感觉异常/触觉障碍及较罕见的癫痫发作、恶心、呕吐、腹痛、转氨酶升高等反应。

6.注意

(1)本品对哮喘急性发作无效,故不可骤然使用本品取代吸入型或口服糖皮质激素。

(2)本品与支气管扩张剂及肾上腺皮质激素合用可减少后者的剂量。

(3)妊娠、哺乳期妇女及幼儿慎用。

7.药物相互作用

(1)孟鲁司特钠经肝脏 CYP3A 药酶代谢,可使经该肝药酶代谢的药特非那定、阿司咪唑、西沙必利、咪哒唑仑或三唑仑的血药浓度升高或毒性增加。

(2)依非韦伦、茚地那韦可诱导 CYP3A 活性,合用时可降低本品血药浓度。

（3）克拉霉素、红霉素、酮康唑、齐多夫定、沙奎那韦可抑制 CYP3A 活性,合用时升高本品血药浓度或毒性。

8.制剂

片剂:每片 4 mg;5 mg。包衣片:10 mg。

（冯秀真）

第五章

消化系统常用药

第一节　胃黏膜保护药

一、胶体铋剂

(一)胶体果胶铋

1.理化性质

胶体果胶铋是一种果胶与铋生成的组成不定的复合物。其为三价铋的复合物,无固定结构。分子式:$[KBiC_{12}H_{10}O_8(OH)_6]_n$。黄色粉末或颗粒。

2.药理作用

(1)药效学:本品是一种新型的胶体铋制剂,通过应用生物大分子果胶酸代替现有铋制剂中的小分子酸根(如碳酸根、硝酸根及枸橼酸根等),从而增强了本品的胶体特性,使其在酸性介质中能形成高黏度溶胶。该溶胶与溃疡面及炎症表面有强的亲和力,可在胃黏膜表面形成一层牢固的保护膜,增强胃黏膜的屏障作用,故对消化性溃疡和慢性胃炎有较好的治疗作用。有研究表明,与其他胶体铋制剂比较,本品的胶体特性好,特性黏数为胶体碱式枸橼酸铋钾的 7.4 倍,此外,本品对受损黏膜具有高度选择性,胶体碱式枸橼酸铋钾在受损组织中的铋浓度为正常组织中的 3.1 倍,而本品为 4.34 倍。

另一方面,本品可沉积于幽门螺杆菌的细胞壁,使菌体内出现不同程度的空泡,导致细胞壁破裂,并抑制细菌酶的活性,干扰细菌的代谢,使细菌对人体的正常防御功能变得更敏感,从而起到杀灭幽门螺杆菌、提高消化性溃疡的愈合率和降低复发率的作用。

此外,本品还可刺激胃肠黏膜上皮细胞分泌黏液,促进上皮细胞的自身修复,以及直接刺激前列腺素和表皮生长因子的产生,使溃疡面和糜烂面快速愈合而止血。另有文献报道,果胶本身也有止血作用。

(2)药动学:本品口服后在肠道内吸收甚微,血药浓度和尿中药物浓度极低,绝大部分药物随粪便排出体外。

3.临床应用

(1)用于消化性溃疡(特别是幽门螺杆菌相关性溃疡)。

(2)治疗慢性浅表性胃炎、慢性萎缩性胃炎及消化道出血。

4.用法与用量

(1)消化性溃疡和慢性胃炎:一次 150 mg,一日 4 次,分别于 3 餐前 1 小时及临睡时服用。疗程一般为 4 周。

(2)并发消化道出血:将日服剂量 1 次服用。方法为将胶囊内药物取出,用水冲开搅匀后服用。

5.不良反应

按常规剂量服用本品无肝、肾、神经系统等不良反应,偶见恶心、便秘等消化道症状。

6.注意事项

(1)服药期间若出现黑褐色、无光泽大便,但无其他不适,为正常现象。停药 1~2 天后粪便色泽可转为正常。

(2)服用本品期间不得服用其他铋制剂,且本品不宜大剂量长期服用。

(3)若大剂量长期服用本品,会出现铋中毒现象,表现为皮肤变为黑褐色,此时需立即停药并作适当处理。

(4)孕妇禁用。哺乳期妇女应用本品时应暂停哺乳。

(5)对本品过敏者及严重肾功能不全者禁用。

7.药物相互作用

(1)与强力制酸药及 H_2 受体拮抗剂同时服用,会降低本品疗效。

(2)饮用牛奶时服用本品,会降低本品疗效。

(二)复方铝酸铋

1.理化性质

铝酸铋、甘草浸膏、碳酸镁、碳酸氢钠、弗朗鼠李皮及茴香果实的复合物。片剂:每片含铝酸铋 200 mg、甘草浸膏 300 mg、碳酸镁 400 mg、碳酸氢钠 200 mg、弗朗鼠李皮 25 mg、茴香果实 10 mg;颗粒剂:每袋 1.3 g,含铝酸铋 200 mg、甘草浸膏 300 mg、碳酸镁 400 mg、碳酸氢钠 200 mg、弗朗鼠李皮 25 mg、茴香果实 10 mg;胶囊剂:每粒含铝酸铋 66.7 mg、甘草浸膏粉 100 mg、重质碳酸镁 133.3 mg、碳酸氢钠 66.7 mg、弗朗鼠李皮 8.3 mg、茴香果实 3.3 mg。本品为黄褐色或浅黄褐色片或颗粒。

2.药理作用

(1)药效学:本品为抗消化性溃疡药,内含的主要成分为铝酸铋,口服后可在溃疡表面形成一层保护性的铋钛复合物膜,碳酸氢钠和碳酸镁可中和部分胃酸,从而防止胃酸和胃蛋白酶对胃黏膜的侵蚀和破坏,促进黏膜再生和溃疡的愈合。甘草浸膏、弗朗鼠李皮、茴香果实分别具有消炎、解痉、止痛和祛风等作用,可以消除便秘和缓解胃肠胀气,增强胃及十二指肠黏膜屏障的保护作用。

动物试验表明,本品能显著减轻大鼠试验性胃炎的发生,对大鼠应激性和幽门结扎性胃溃疡有明显的防治作用,但对调节胃液分泌没有明显影响。

(2)药动学:本品口服后在胃黏膜及溃疡表面形成保护膜,不被胃肠道吸收,通过肠道排出体外。

3.临床应用

(1)用于胃及十二指肠溃疡。

(2)治疗慢性浅表性胃炎、十二指肠球部炎。

(3)缓解胃酸过多引起的胃痛、胃灼热感、反酸及功能性消化不良等症状。

4.用法与用量

(1)片剂。一次1~2片,一日3次,饭后嚼碎服用或将药片压碎后用温开水送服,疗程1~3月。以后可以减量维持,防止复发。

(2)颗粒。一次1~2袋,一日3次,饭后用温开水送服,疗程1~2个月。

(3)胶囊。一次3~6片,一日3次,饭后用温开水送服。

5.不良反应

本品不良反应较少,偶见便秘、稀便、口干、失眠、恶心、腹泻等症状,停药后可自行消失。

6.注意事项

(1)用药不可间断,服药后10天左右,自觉症状可见减轻或消失,但这只说明病情的好转,并不表示已经痊愈,仍应按上述继续用药,直到完成1个疗程。病愈后,为避免复发,可将剂量减至一日1~2片,在主餐后服用。

(2)服用本品时,一般不需禁忌任何食品,但如有严重胃病者,应禁忌饮酒,少食煎炸油腻食品。

(3)服药期间,粪便呈黑色属正常现象;如呈稀便时,可减量服用。

(4)不宜长期服用,以防发生铋性脑病。

(5)孕妇、哺乳期妇女、对本品过敏者及肾功能不全者禁用。

7.药物相互作用

(1)本品能干扰四环素类药物的吸收,两者应避免合用。

(2)本品不能与抗酸药同时服用,如需合用,应至少间隔半小时以上。

(3)本品与能较强络合多价金属离子的喹诺酮类药物(如诺氟沙星、环丙沙星等)合用时,两者的活性均可降低,故应间隔2~3小时使用。

(4)本品治疗期间,应避免饮酒。

(5)本品不能与牛奶同服,如需合用,应至少间隔半小时以上。

(三)枸橼酸铋钾

1.理化性质

片剂:300 mg:110 mg(以铋计);颗粒剂:1 g:110 mg(以铋计);胶囊剂:300 mg:110 mg(以铋计)。本品为白色片、颗粒或粉末。

2.药理作用

(1)药效学:本品为抗溃疡药,作用方式独特,既不中和胃酸,也不抑制胃酸分泌,而通过以下几个方面起作用:①在胃液 pH 条件下,本品可在溃疡表面或溃疡基底肉芽组织形成一种坚固的氧化铋胶体沉淀,形成保护性薄膜,从而隔绝胃酸、酶及食物对溃疡黏膜的侵蚀作用,促进溃疡组织的修复和愈合。体外试验证明,本品在酸性条件下能与蛋白质及氨基酸发生络合作用而凝结,而溃疡部位的氨基酸残基较正常黏膜丰富得多,因此本品更易沉积在溃疡黏膜上。②抗胃蛋白酶作用,本品能与胃蛋白酶发生络合而使其失活。③改变胃黏液成分,促进碳酸氢盐和黏液分泌,防止黏液糖蛋白被分解,增强胃黏膜屏障功能。④防止氢离子逆弥散。⑤刺激内源性前列腺素的释放,提高胃及十二指肠黏膜中前列腺素 E2 浓度,并使唾液腺分泌的上皮生长因子富集于溃疡部位并保护其不受胃酸灭活,从而起到保护胃黏膜、促进溃疡组织修复和愈合的作用。⑥改善胃黏膜血流,杀灭幽门螺杆菌,延缓幽门螺杆菌对抗菌药耐药性的产生,这对治疗消化性溃疡和胃炎均有益。

临床研究和应用证明本品对治疗胃、十二指肠溃疡,促进溃疡的愈合有较好的效果;对西咪替丁耐药的患者,使用本品治疗仍有 80% 以上的愈合率。

(2)药动学:本品在胃中形成不溶性的胶体沉淀,很难被消化道吸收,仅有少量铋可被吸收。吸收入体内的铋约 4 周后达稳态浓度。本品血药浓度与给药剂量有关,动物试验证明,以常规剂量给药,稳态血铋浓度在 5~14 μg/L。痕量的铋吸收后主要分布在肝、肾及其他组织中,以肾脏分布居多,且主要经肾脏排泄,清除率约为 50 mL/min。血液和尿液中铋的排泄过程符合三室模型。本品未吸收部分经粪便排出体外,半衰期为 5~11 天。

3.临床应用

(1)用于胃、十二指肠溃疡及慢性胃炎。

(2)缓解胃酸过多引起的胃痛、胃灼热感及反酸等。

4.用法与用量

口服,一次 0.3 g,一日 4 次。餐前半小时及睡前服用。用于胃、十二指肠溃疡及慢性胃炎时,4~8 周为 1 个疗程,然后停药 4~8 周,如有必要可再继续服用 4~8 周。

5.不良反应

(1)神经系统:少数患者可有轻微头痛、头晕、失眠等,但可耐受。当血铋浓度大于 0.1 μg/mL 时,有发生神经毒性危险,可能导致铋性脑病,但目前尚未发现服用本品的患者血铋浓度超过 0.05 μg/mL 者。

(2)消化系统:服用本品期间,口中可能带有氨味,且舌、粪便可被染成黑色,易与黑粪症相混淆;个别患者服用时可出现恶心、呕吐、便秘、食欲减退、腹泻等消化道症状。以上表现停药后均可消失。

(3)泌尿系统:本品长期大剂量服用可能引起肾脏毒性,导致可逆性肾衰。

(4)骨骼肌肉:骨骼的不良反应常发生在不同的部位,与骨内铋的浓度过高有关。较常见的是与铋性脑病相关的骨性关节炎,常以单侧或双侧肩疼痛为先兆症状。

(5)其他:个别患者可出现皮疹。

6.注意事项

(1)服药期间不得服用其他含铋制剂。

(2)正处于急性胃黏膜病变时的患者,不推荐使用本品。

(3)服药前后半小时需禁食,不得饮用牛奶、服用其他饮料和药物,否则会干扰本品治疗溃疡的作用。

(4)本品与阿莫西林或甲硝唑或奥美拉唑联合应用时,可增加对幽门螺杆菌根除率。

(5)不宜大剂量长期服用,连续用药不宜超过 2 个月,以防发生铋性脑病。

(6)孕妇、哺乳期妇女、对本品过敏者及肾功能不全者禁用。

7.药物相互作用

(1)本品能干扰四环素类药物的吸收,两者应避免合用。

(2)制酸药可干扰本品的作用,不宜同时进服。

(四)枸橼酸铋钾-克拉霉素-替硝唑

1.理化性质

片剂:白片(枸橼酸铋钾,以铋计)110 mg,黄片(克拉霉素)250 mg,绿片(替硝唑)500 mg。本品含白色、黄色、绿色片。

2.药理作用

本品中的枸橼酸铋钾在胃酸作用下迅速崩解而形成微小的胶态物质,与溃疡面的蛋白质密切结合并形成致密、均匀的保护膜,阻止胃酸和胃蛋白酶对溃疡面的侵蚀,促进内源性前列腺素的生成、上皮细胞的再生,加速溃疡组织的自身修复,此外还有较强的杀灭幽门螺杆菌的作用。替硝唑为5-硝基咪唑类抗菌药,对厌氧菌和幽门螺杆菌都有杀灭作用。克拉霉素是大环内酯类抗生素,对幽门螺杆菌也有较强的杀灭作用。

3.临床应用

(1)用于十二指肠溃疡、胃溃疡(伴幽门螺杆菌感染者),尤其是复发性和难治性溃疡。

(2)用于慢性胃炎(伴幽门螺杆菌感染者),尤其是其他药物治疗无效且症状较重者。

4.用法与用量

口服,枸橼酸铋钾片(白片):一日2次,一次2片,早、晚餐前半小时空腹服用;克拉霉素片(黄片):一日2次,一次1片,早、晚餐后服用;替硝唑片(绿片):一日2次,一次1片,早、晚餐后服用。疗程为1周,根据病情,必要时可加服1个疗程。

5.不良反应

本品不良反应症状轻微,停药后可自行消失。

(1)消化系统:主要有口内金属味、恶心、呕吐、便秘、腹泻等。

(2)中枢神经系统:可出现头晕、头痛、失眠、乏力。

(3)泌尿系统:可出现尿色变深。

(4)皮肤:可出现皮疹等变态反应症状。

6.注意事项

(1)服药期间,粪便呈黑色属正常现象;如呈稀便时,可减量服用。

(2)孕妇、哺乳期妇女、对本品过敏者及肝、肾功能不全者禁用。

7.药物相互作用

(1)本品中的克拉霉素可增加卡马西平的血药浓度,联用时应调整后者的用量。

(2)曾有报道,克拉霉素可能改变特非那定的代谢,使其浓度增加而偶致心律失常。

(3)本品治疗期间,应避免饮酒,以免影响疗效。

(4)本品不能与牛奶或碳酸类饮料同服,如需合用,应至少间隔半小时以上。

(五)碱式碳酸铋

1.理化性质

本品为一种组成不定的碱式盐。按干燥品计算,含铋(Bi)应为80.0%～82.5%。分子式:CBi_2O_5,分子量:509.9688。本品为白色或微带淡黄色的粉末,无臭,无味,遇光即缓慢变质。

2.药理作用

(1)药效学:本品为中和胃酸及收敛药,有中和胃酸及收敛止、泻作用。可通过吸附肠道内毒素、细菌、梅毒,并在胃肠黏膜创面形成一层薄的保护膜,在毒素与黏膜细胞结合之前将其阻止在肠腔内,从而起到保护胃肠黏膜及收敛作用。同时,本品可与肠腔内异常发酵所产生的 H_2S 相结合,抑制肠蠕动,起到止泻作用。此外,本品渗透入胃黏液还能杀灭居于其中的幽门螺杆菌。

(2)药动学:本品口服仅微量吸收,随粪便排出。

3.临床应用

(1)用于缓解胃肠功能不全及吸收不良引起的腹泻、腹胀等症状。

(2)缓解胃酸过多引起的胃痛、胃灼热感、反酸等症状,亦可用于慢性胃炎。

(3)与抗生素合用可治疗与幽门螺杆菌感染有关的消化性溃疡。

(4)本品糊剂可用于轻度烧伤、溃疡及湿疹等。

4.用法与用量

口服:一次 0.3~0.6 g,饭前服用;外用:涂患处。

5.不良反应

(1)用药期间舌苔和大便可呈黑色。

(2)中和胃酸时所产生的二氧化碳可能引起嗳气和继发性胃酸分泌增加,以及引起严重胃溃疡者的溃疡穿孔。

(3)偶可引起可逆性精神失常。

(4)大量及长期服用,可致便秘和碱血症。

6.注意事项

(1)一般应用本品不宜超过 2 天。

(2)由细菌感染所致的肠炎,宜先控制感染后再用本品。

(3)孕妇、对本品过敏者及肾功能不全者禁用,3 岁以下儿童禁用或慎用。

7.药物相互作用

(1)本品可减低乳酸杆菌活力,减低乳酶生的疗效,两者应避免合用。

(2)本品可使地高辛的口服吸收减少。

(3)与四环素、土霉素、环丙沙星、诺氟沙星等口服抗生素合用,可因螯合作用而减少后者的吸收,并减少其抗菌活性,应避免同时服用。

(4)本品不能与牛奶同服,如需合用,应至少间隔半小时以上。

(5)抗酸剂可减弱本品疗效,不能同时服用。

(六)碱式硝酸铋

1.理化性质

本品为一种组成不定的碱式盐。按干燥品计算,含氧化铋(Bi_2O_3)不得少于 79%。分子式:$Bi_5O(OH)_9(NO_3)_4$,分子量:1461.99。本品为白色片状。

2.药理作用

(1)药效学:本品为不定的碱式盐,作用与碱式碳酸铋相似,有中和胃酸和收敛止泻的作用,其收敛作用较其他铋盐强,而抗酸及黏膜保护作用较弱。其中铋盐能与肠内异常发酵所产生的硫化氢结合,在肠黏膜上形成不溶性硫化铋,使肠蠕动减慢;同时,本品不溶于水,可在胃黏膜创面形成一层保护膜,减轻食物等对胃肠黏膜的刺激;此外,铋盐尚有抑菌作用。临床试验表明,本品治疗胃肠炎时效力较碱式碳酸铋弱,治疗阿米巴痢疾时用量较大,效果较好。

(2)药动学:本品口服在肠道内分解,在尿液中及内脏中均有微量铋的分布。

3.临床应用

用于消化性溃疡,治疗腹泻及肠炎等。

4.用法与用量

口服,一次 0.3～2 g,一日 3 次,饭前服用。

5.不良反应

(1)可出现胃肠功能障碍及食欲减退。

(2)大量服用易致亚硝酸盐中毒,出现高铁血红蛋白血症。

6.注意事项

(1)本品不可与碳酸盐、碘化物及有机酸盐配伍应用。

(2)由细菌感染所致的肠炎,宜先控制感染后再用本品。

(3)用药期间若出现便秘,须防止发生亚硝酸盐中毒。

(4)用药期间可能出现黑便,为正常现象。

7.药物相互作用

尚不明确。

(七)次水杨酸铋

1.理化性质

分子式:$C_7H_5BiO_4$,分子量:362.0947。本品为白色或类白色颗粒或粉末。干混悬剂:1.5 g:151.2 mg(以铋计);片剂:262 mg;胶囊剂:262 mg;口服混悬液:262 mg：15 mL,525 mg：30 mL;注射液:2 mL:200 g。

2.药理作用

(1)药效学:本品为三价铋化合物。具有止泻及抗溃疡作用。①其止泻作用与抗分泌及抗微生物作用有关。本品对沙门菌、艰难梭菌及志贺菌及厌氧菌也有抑制作用。另外,本品还可直接吸附细菌毒素。②本品可破坏幽门螺杆菌的完整性,防止菌体与胃上皮粘连。还可通过抑制蛋白分解及尿素酶和磷脂酶的活性而抑制幽门螺杆菌,故对幽门螺杆菌相关性消化性溃疡有一定疗效。另外,本品还可覆盖于胃黏膜表面保护胃黏膜,缓解消化不良症状。

(2)药动学:口服本品1.8～5小时达血药浓度峰值。其中铋剂的生物利用度不足 1%,水杨酸的生物利用度超过 80%。口服后 4 小时发挥止泻作用,4 周起抗溃疡作用。分布半衰期5～11天,分布容积为 170 mg/kg。代谢产物有氯氧化铋、碱式碳酸铋、水杨酸等,已知水杨酸为活性代谢产物,其他代谢物活性尚不明确。消除半衰期为 33 小时。其中水杨酸可分泌入乳汁中。95%的水杨酸经肾脏从尿液排出,铋剂主要从粪便排出。

3.临床应用

(1)用于急、慢性腹泻。

(2)用于缓解上腹隐痛不适、餐后饱胀、嗳气、恶心、反酸等消化不良症状。

(3)联合应用甲硝唑、四环素治疗与幽门螺杆菌相关性十二指肠溃疡(国外资料)。

(4)用于梅毒的配合治疗,也可用于治疗扁平疣。

4.用法与用量

口服:干混悬剂,一次 3 g,一日 3 次,用温开水冲服。如腹泻症状在 24 小时内控制不满意,可增加服药次数,服药间隔时间可为 0.5～1 小时,但 24 小时内服药不应超过 8 次,连续用药不能超过 8 周。肌内注射:用于梅毒的配合治疗,一次 0.2 g,一周 1 次。

5.不良反应

常见轻度便秘,停药后可自行消失。

6.注意事项

(1)如与阿司匹林合用发生耳鸣者应停药。

(2)正在使用抗凝药、降糖药和抗痛风药者慎用。

(3)腹泻伴有高热超过 2 天者,请遵医嘱。

(4)由感冒引起恶心、呕吐者慎用。

(5)肝、肾功能不全者慎用。

(6)本品可能引起一过性舌苔和大便变黑,对人体无害。

7.药物相互作用

(1)罗望子可降低胃肠道 pH,从而促进水杨酸自胃肠道吸收,使水杨酸血药浓度增加而导致水杨酸中毒,两者应避免合用。

(2)与甲氨蝶呤联用,可降低肾脏对甲氨蝶呤的清除,使其血药浓度增加而致中毒,故两者不宜联用。

(3)本品可降低多西环素、地美环素、美他环素、米诺环素、土霉素、罗利环素、四环素等药物的吸收,减弱这些药物的疗效,应避免同时服用。

(4)本品可拮抗丙磺舒的促尿酸尿作用,故两者不宜合用。

(5)与华法林之间有潜在相互作用,使华法林从蛋白结合部位移出,导致出血的危险性增加。

(八)胶体酒石酸铋

1.组成成分

胶体酒石酸铋。

2.药理作用

(1)药效学:本品为胃肠黏膜保护药。口服后在胃液内形成胶体性能甚佳的溶胶,与溃疡面及炎症表面有很强的亲和力,能形成有效的保护膜,隔离胃酸,保护受损的黏膜,并刺激胃肠黏膜上皮细胞分泌黏液,促进上皮细胞自身修复。本品对受损黏膜的黏附性甚佳而且具有止血作用。本品尚能杀灭胃幽门螺杆菌。动物试验显示,本品可使试验性溃疡性结肠炎家兔溃疡个数减少,溃疡直径缩小,使试验性溃疡性结肠炎家兔和大鼠排便次数和稀便减少。

(2)药动学:本品口服后在肠道内吸收甚微,血药浓度和尿液药浓度极低,绝大部分随粪便排出体外。铋吸收后主要分布于肝、肾等组织中,以肾脏居多,主要通过肾脏排泄。

3.临床应用

(1)用于消化性溃疡,特别是幽门螺杆菌相关性溃疡。

(2)用于慢性结肠炎、溃疡性结肠炎所致腹泻。

(3)用于慢性浅表性和萎缩性胃炎。

4.用法与用量

口服,一次 165 mg,一日 4 次,分别于三餐前 1 小时及临睡时服用。

5.不良反应

偶可出现恶心、便秘等消化道症状。

6.注意事项

(1)服药期间若出现黑褐色、无光泽大便但无其他不适,为正常现象。停药后 1~2 天后粪便色泽可转为正常。

(2)不宜大剂量长期服用,若大剂量长期服用,会出现铋中毒现象,表现为皮肤变为黑褐色,应立即停药并做适当处理。

(3)孕妇、对本品过敏者及肾功能不全者禁用。

7.药物相互作用

(1)本品不能与牛奶同服,如需合用,应至少间隔半小时以上。

(2)抗酸剂和 H_2 受体拮抗剂可减弱本品疗效,不能同时服用。

二、前列腺素及其衍生物

(一)概述

前列腺素及其衍生物,对胃黏膜及其屏障有加强和修复作用。该类药物作为一种黏膜保护剂,用于治疗消化性溃疡已有二十余年的历史。随着对溃疡及酸相关疾病认识的不断深化,其在临床上的应用越来越受到重视。

消化性溃疡是一种全球性的多发病,随着社会的发展、医疗科技的进步,其疾病谱也不断地发生变化。19 世纪本病少见,且胃溃疡的发病多于十二指肠溃疡。20 世纪开始溃疡的发病逐渐增多,50 年代达到发病高峰,以十二指肠溃疡更为多见。当时的治疗以抑酸剂和抗胆碱能药物为主。随着 H_2 受体拮抗剂(H_2RA)的问世(被称为治疗史上的第一次革命),至 70 年代,发病率已开始下降。此后质子泵抑制剂的出现,更增强了治疗效果,溃疡治愈已不困难,但复发率仍居高不下。到 80 年代,幽门螺杆菌的发现被视为现代消化疾病研究领域划时代的大事件(也被称为第二次革命),幽门螺杆菌及其在胃炎和消化性溃疡中作用的阐明,使此后溃疡的治疗进入了"幽门螺杆菌时代",溃疡不再是一个慢性且经常复发的顽症,愈后大大改善,并发症及手术治疗大大减少。但是,尽管医学上取得了如此多的进展,消化性溃疡作为一种多病因所致的异质性疾病,仍在世界范围内流行。比如现代社会高节奏、高竞争、高压力的社会生活方式容易导致消化性溃疡的发生;人口老龄化,慢性心血管疾病、风湿性疾病,以及遗传或自身免疫性疾病患者预防性使用阿司匹林、糖皮质激素及其他选择性或非选择性非甾体抗炎药(NSAID)的使用,以及吸烟、乙醇、免疫抑制剂及其他药物等,都可引起溃疡性疾病的发生。所以,对这类疾病的治疗不仅仅是传统的抑酸、抗幽门螺杆菌、胃黏膜保护作为一种新的治疗策略,其临床意义越来越受到重视。其中前列腺素及其衍生物由于其广泛的全身及局部效应,以及特异性针对前列腺素这一机体炎症反应中重要的炎性递质,在消化性溃疡的治疗中有着广阔的应用前景。

(二)作用原理

1.胃黏膜的防御机制

正常情况下,胃容纳食物、药物及其他理化性质各异的物质,同时受到各种情绪的影响。在中枢神经系统和胃肠道神经系统的调控下,胃黏膜能有效抵抗各种侵袭因子,维持正常的结构与功能。其关键在于胃黏膜具有很好的保护屏障,提供了一系列的防御和修复作用。

胃黏膜的防御体系主要包括三层结构。

(1)黏液-碳酸氢盐屏障。黏膜上皮细胞表面附着一层厚度约为黏膜上皮 10 倍以上的黏液,主要成分为糖蛋白、黏液与上皮细胞分泌的碳酸氢盐,以及免疫球蛋白、表面活性磷脂等其他物质,共同构成了的黏液-碳酸氢盐屏障。一方面减轻外来物质对胃黏膜的机械摩擦损伤,另一方面形成了由胃腔到黏膜上皮的 pH 梯度,至上皮细胞表面时已接近电中性,减少了胃酸对上皮的侵袭,同时与黏液内免疫活性物质一起构成胃黏膜的第一道防线。

(2)黏膜屏障。包括三部分的内容,组成了胃黏膜的第二道防线。一是胃黏膜上皮细胞间的紧密连接,为一层致密脂蛋白结构,外层含疏水侧链,构成黏膜屏障的结构基础。一方面能显著抵抗 H^+ 的逆向扩散,利于保护黏膜上皮;另一方面对 Na^+ 通透性低,利于膜内外离子梯度的形成,对正常泌酸功能的维持也非常重要。二是清除自由基功能。黏膜上皮细胞能合成高浓度还原型谷胱甘肽(GSSH),可以清除各种炎性刺激产生的自由基,发挥细胞保护作用。三是更新旺盛,上皮细胞移行、增生迅速,每4~6天就可完成一次更新,利于维持上皮结构和功能的完整。

(3)黏膜血流。包括体液、血液、神经递质及黏膜的微循环。对于黏膜与血液的物质交换、HCO_3^- 及其他代谢产物和有害物质的转运,及维持正常黏膜上皮结构和功能具有重要的意义。黏膜血流占全胃血流的70%以上,应激时减少到30%以下,故应激性溃疡皆发生在胃体部,而胃溃疡好发于血流最少的胃角、胃窦部,都说明了胃血流的黏膜保护作用。此外,老年人由于胃血流明显减少,易患消化性溃疡,同时也容易迁延。

2.前列腺素的合成与功能

前列腺素(PG)是一类含20个碳原子的不饱和脂肪酸组成的活性物质,广泛分布于全身多组织器官中。PG可由多种细胞合成,但由于其半衰期很短,也被认为是一种局部激素。在各种致炎因子和炎症介质的作用下,磷脂酶 A_2 被激活,分解胞膜磷脂产生花生四烯酸,后者进一步经环氧合酶途径生成前列环素(PGI)、前列腺素(PG)和血栓素(TxA_2),或经脂质氧化酶途径生成白细胞三烯(LT)。环氧合酶(COX)存在两种异构体,COX-1 和 COX-2,两者的区别在于第523位氨基酸的不同,COX-1 为异亮氨酸,而 COX-2 为缬氨酸。COX-1 在组织细胞中恒量表达,催化生理性 PG 合成,参与机体生理功能的调节,主要是细胞保护作用(尤其是胃肠道黏膜细胞)和血小板聚积,故也被称为"持家酶"或"结构酶"。COX-2 为一种诱导型酶,主要在病理情况下由致炎细胞因子、脂多糖及其他生长因子等诱导产生,促进前列腺素(尤其是前列环素/PGI)的合成,参与局部炎症反应。

消化道黏膜细胞富含合成 PG 的环氧合酶,胃内主要合成 PGA、PGE、GPF 和 PGI_2,以 PGE 和 PGI_2 最多,可提供直接细胞保护作用和适应性细胞保护作用。其作用的主要机制为:①舒血管效应,增加胃黏膜血流;②促进黏膜细胞 HCO_3^- 分泌,增强黏液/碳酸氢盐屏障;③抑制胃酸、胃蛋白酶分泌,减少侵袭因子;④诱导上皮生长因子(EFG)和成纤维细胞生长因子(FGF)合成,促进受损上皮增殖、再生与迁移;⑤内源性、负性调节作用,舒血管、抑制血小板聚积,对抗白三烯(LT)、血栓素(TxA2)的局部作用,减轻局部炎性反应对胃黏膜的损伤。

PG 引起的黏膜再生表现为表面上皮细胞和胃小凹黏液细胞的高度增生,且与剂量相关。

根据病因和发病机制的不同,消化性溃疡可以分为幽门螺杆菌(Hp)相关溃疡、非甾体抗炎药(NSAID)相关溃疡及非 Hp、非 NSAID 相关溃疡(non-H.pylori, non-NSAID ulcers)。随着强效抑酸药物(如质子泵抑制剂)及有效的清除 Hp 治疗,目前 Hp 相关溃疡的预后有较大的改善,而后二者在临床的比例有所增加。尤其是传统非选择性非甾体抗炎药(non-NSAID,包括阿司匹林)及选择性 COX-2 抑制剂类(coxibs)NSAID 药物所致消化道损伤的比例增加明显,已引起世界范围的普遍关注。

3.non-NSAID 所致消化道损伤的主要机制

(1)黏膜 PG 合成减少。NSAID 的系统作用主要是不可逆也抑制 COX 活性,进而减少滤膜 PG 的合成。内源性 PG 合成受阻,一方面大量花生四烯酸经脂质氧化酶途径生成白细胞三烯(LT),趋化并激活中性粒细胞,致明显的局部炎性反应(包括氧自由基的增加等),并引起血管收缩和通透性的增加,同时局部血栓素(TxA_2)合成减少加重溃疡出血或不利于出血的控制;另一方面 COX-2 的抑制影响了黏膜的保护性局部炎症反应,尤其是内源性 PGI_2 合成的减少。后者是一种内源性负性调节因子,对抗血栓素(TxA_2)的血小板聚积效应,同时舒血管并抑制血管内膜平滑肌增生。此外 PG 可诱导黏膜上皮增生以修复损伤,PG 合成受抑,则消化道黏膜的抗损伤能力降低。

(2)NSAID 的直接损伤作用。NSAID 为一种弱酸性的脂溶性化合物,可穿透黏液层向黏膜渗透。其产生的 H^+ 中和了 HCO_3^- 使黏液-碳酸氢盐屏障受损,增强了胃酸、胃蛋白酶的侵袭作用。在黏膜细胞内,H^+ 干扰正常细胞功能和代谢,损伤胞膜及细胞器,同时也不利于上皮细胞的分裂更新,延缓了黏膜修复与溃疡愈合。

(3)协同效应。NSAID 可与自身、幽门螺杆菌、抗凝药物、类固醇皮质激素、乙醇、吸烟等,产生协同效应,加重消化道损伤。

新型的选择性 COX-2 抑制类 NSAID 药物由于特异性作用于 COX-2,对 COX-1 的功能无明显影响,故消化道不良反应相对较少。该类药物抑制了正常炎性反应中 COX-2 的消化道黏膜保护作用,降低了黏膜对侵袭因子的抵抗,增加了溃疡发病的概率,所以也并不能完全减少消化道损伤的发生;另一方面因其破坏了内源性 PGI_2 与 TxA_2 的平衡,TxA_2 功能占优势,潜在增加了患者血栓形成的可能(已有两药 rofecoxib 和 valdecoxib 因之而被撤出临床,目前只有 celecoxib 还在使用),故其应用需综合评价其抗炎效益与心血管和胃肠道的风险。

总之,无论选择性还是非选择性 NSAID 的使用必须综合权衡其抗炎、镇痛效应与消化道、心血管风险之间的利弊。NSAID 相关溃疡发病的风险因素为:①既往溃疡及其并发症史;②发病年龄高;③有其他并存疾病存在,及使用类固醇皮质激素、阿司匹林或抗凝药物等,或已在使用某种 NSAID 药物;④幽门螺杆菌阳性。其中既往病史与其他药物的使用两项尤为重要。

(三)临床应用

目前,临床上用于消化性溃疡治疗的药物较多,就其主要药效作用来看,不外乎着眼于降低损害作用(抑酸、抗幽门螺杆菌)及增强黏膜防御两个方面。在"幽门螺杆菌时代",同样强调胃酸、胃蛋白酶的侵袭作用。"无酸无溃疡"的观点依然得到普遍认同。治疗上,抑酸、抗幽门螺杆菌依然传统且至关重要,而强调细胞保护、增强黏膜防御则开辟了一条新的治疗途径。

黏膜保护剂可广泛应用于各种胃黏膜损伤,有些情况充当主药,有些情况为辅助用药。主要用于急性应激、抗幽门螺杆菌、抗 GU 和各种胃炎、抗胆汁反流及功能性消化不良的治疗。当必须长期应用 NSAID、激素或抗凝药物治疗时,可预防应用黏膜保护剂以降低其胃肠道损伤及并发症。此外,还可用于外科术后吻合口溃疡及急性中毒洗胃后、误食异物后或鼻胃管操作后的机械损伤等。

天然 PG 口服后可迅速被胃酸和胃蛋白酶分解破坏。为克服这一缺点,已人工合成了数种前列腺素衍生物。目前上市的有米索前列醇、罗沙前列醇、恩前列醇和奥诺前列醇等。

(四)米索前列醇

本品是目前临床应用最为广泛的一种人工合成 PGE1 衍生物。其 15、16 位碳原子分别连接酮基和甲基,口服后 63%～73% 小肠吸收,1.5 小时血药浓度达峰值,半衰期 0.5 小时,4 小时后血液中完全消失,代谢产物主要经肾脏和粪便排出体外。Misoprostol 与壁细胞 EP3 受体结合,抑制组胺和胃酸合成,引起基础或食物刺激胃酸分泌的减少。同时还增加黏膜血流与粘蛋白和 HCO_3^- 的分泌。该药被美国食品和药品监督管理局唯一授权的适应证是 NSAID 相关溃疡及其并发症的预防。其抗溃疡作用与质子泵抑制剂相似,但较抑酸药的优势在于 NSAID 可致刺激原有溃疡出血并引起全消化道的损伤,米索前列醇可作用于全消化道,尤其对肠道损伤亦有较,而质子泵抑制剂主要作用于上消化道,同时在重症应激性溃疡时,有引起肺炎并发症的可能。

米索前列醇治疗溃疡的常用剂量为一次 $200~\mu g$,一日 4 次,疗程 $4 \sim 8$ 周。常见不良反应是腹泻和腹部痉挛性疼痛,其发生呈剂量依赖性,可有约 5% 患者因不能耐受而撤药。半剂量治疗,可提供生理性前列腺素补充,患者耐受良好,但抗溃疡效果降低。因前列腺素类可致子宫收缩,故禁用于妊娠期妇女。但因此也常用于引产、流产和产后出血。

(五)恩前列醇

本品为合成去氢 PGE_2 衍生物,药理作用及不良反应似米索前列醇。其特点是代谢相对缓慢,半衰期为 34.3 小时。用药相对方便。常用剂量为一次 $35~\mu g$,一日 2 次,早餐及睡前服,疗程 $4 \sim 8$ 周。

(六)其他

如罗沙前列醇和奥诺前列醇等,药理作用与不良反应与米索前列醇相似。

三、其他胃黏膜保护药

(一)硫糖铝

1.理化性质

组成成分:硫酸化二糖和氢氧化铝的复合物。分子式:$C_{12}H_{54}Al_{16}O_{75}S_8$;分子量:2 085.74。本品为白色或类白色粉末,无臭,无味,有一定的引湿性,可溶于酸或碱,不溶于水,几乎不溶于乙醇和氯仿。

2.药理作用

(1)药效学:本品为蔗糖硫酸酯碱式铝盐,是一种胃黏膜保护剂,具有保护溃疡面、促进溃疡愈合的作用。其机制如下:①在酸性环境下,本品可解离为带负电荷的八硫酸蔗糖,并聚合成不溶性胶体,保护胃黏膜;能与溃疡或炎症处的带正电荷的渗出蛋白质结合,在溃疡面或炎症处形成一层薄膜,保护溃疡或炎症黏膜抵御胃酸的侵袭,促进溃疡愈合。且与溃疡病灶有较高的亲和力,为正常黏膜的 $6 \sim 7$ 倍。②能吸附胃蛋白酶和胆盐,抑制它们的活性,有利用黏膜的再生和溃疡的愈合。③促进胃黏液分泌,刺激局部前列腺素的合成与释放,提高对细胞的保护。

(2)药动学:本品口服后在胃酸作用下解离成铝离子和八硫酸蔗糖复合离子。胃肠道吸收微量,仅 5%,作用持续约 5 小时。主要随粪便排出,少量以双糖硫酸盐的形式随尿液排出体外。

(3)毒理学。生殖毒性:硫糖铝大鼠给予剂量达人用剂量的 38 倍时,生育力未受明显影响。大鼠、小鼠和家兔给药达人用剂量的 50 倍时,未见对动物胎仔的致畸作用。因缺乏本品用于妊娠妇女的充分和严格控制的临床研究数据,且动物生殖毒性的研究结果并不能完全代表人体试验的结果,所以只有在确实需要时,妊娠妇女才可服用本品。

致癌性:大鼠和小鼠连续 24 个月经口给予硫糖铝 $1~g/kg$(人用剂量的 12 倍),结果未表现出致癌性。

3.临床应用

(1)用于消化性溃疡、慢性胃炎、溃疡性结肠炎。

(2)防治胃黏膜糜烂性出血、应激性溃疡。

4.用法与用量

用于治疗,成人常用量一次 1 g,一日 4 次,于饭前 1 小时和睡前服,嚼碎成糊状后温开水送下,连续用 4～8 周,也可根据不同剂型给药:片剂、颗粒、胶囊一次 1 g,一日 3～4 次;混悬液一次 10 mL,一日 3～4 次;混悬凝胶一次 1 g,一日 2 次,儿童遵医嘱。用于预防,一次 1 g,一日 2～3 次,于饭前 1 小时和睡前服,嚼碎成糊状后温开水送下。

5.不良反应

本品毒性很低,可见口干、便秘;偶见腰痛、恶心、眩晕、嗜睡、疲劳、瘙痒等;长期及大剂量使用本品可引起低磷血症,可能出现骨软化。

6.注意事项

(1)治疗收效后应继续服药数周,以免溃疡复发,但连续使用不宜超过 8 周。

(2)肾功能不全患者、正在接受透析疗法的患者不宜长期应用本品。

(3)对本品过敏者禁用,习惯性便秘者不宜使用。

(4)本品可通过乳汁排泄,哺乳期妇女慎用。

(5)用药期间应检测血清铝浓度。

(6)必须在空腹时将药片嚼碎后吞服,否则疗效差。

(7)本品与抗酸剂合用,间隔时间半小时以上。

7.药物相互作用

(1)本品与四环素类、喹诺酮类抗生素、各种脂溶性维生素,以及西咪替丁、苯妥英钠、华法林、地高辛等药物同服,可干扰它们的吸收,应间隔 2 小时以上。

(2)制酸剂能影响本品的疗效,服药前半小时不宜服制酸剂。

(3)本品不宜与含胃蛋白酶的药物合用,因它可抑制胃蛋白酶的活性。

(二)瑞巴派特

1.理化性质

化学名称:(±)-2-(4-氯苯酰胺)-3-［2(1H)-喹诺酮-4-基］丙酸,分子式:$C_{19}H_{15}ClN_2O_4$,分子量:370.79。本品为白色薄膜包衣片。

2.药理作用

(1)药效学:本品为胃黏膜保护剂,具有保护胃黏膜及促进溃疡愈合的作用。具体包括:①抑制幽门螺杆菌作用,本品不具有细胞毒活性,而是通过阻止幽门螺杆菌黏附至胃上皮细胞、减少氧化应激、降低幽门螺杆菌产生的细胞因子浓度等而用于治疗幽门螺杆菌感染;②清除羟基自由基的作用,通过降低脂质过氧化等作用保护因自由基所致的胃黏膜损伤;③抑制炎性细胞浸润。此外,动物试验显示本品可增加大白鼠的胃黏液量、胃黏膜血流及胃黏膜前列腺素含量,并可促进大白鼠胃黏膜细胞再生,使更碱性物质分泌增多等,但对基础胃液分泌几乎不起作用,对刺激胃酸分泌也未显示出抑制作用。

(2)药动学:本品口服吸收较好,但餐后吸收较缓慢。口服后 0.5～4 小时血药浓度达峰值,血浆蛋白结合率为 98% 以上,在胃、十二指肠分布良好,半衰期为 2 小时,大部分以原形从尿液中排出。

3.临床应用

(1)胃溃疡。

(2)急性胃炎、慢性胃炎的急性加重期胃黏膜病变(如糜烂、出血、充血、水肿)的改善。

4.用法与用量

(1)胃溃疡:通常成人一次 100 mg,一日 3 次,早、晚及睡前口服。

（2）急性胃炎、慢性胃炎的急性加重期胃黏膜病变：（如糜烂、出血、充血、水肿）的改善：成人一次 100 mg，一日 3 次，口服。

5.不良反应

（1）血液系统：白细胞减少（发生率 0.1％以下）、血小板减少。

（2）消化系统：肝功能障碍（发生率 0.1％以下）（可出现 GOT、GPT、γ-GPT、ALP 上升等），有时候出现黄疸，可出现便秘、腹胀、腹泻、恶心、呕吐、烧灼感、腹痛、嗳气、口渴、味觉异常等。

（3）精神、神经系统：有导致麻木、眩晕、嗜睡的报道。

（4）变态反应：可有皮疹、瘙痒感、荨麻疹、药疹样湿疹等过敏症状（发生率不足 0.1％）。

（5）呼吸系统：偶可出现咳嗽、呼吸困难。

（6）内分泌系统：有引起乳腺肿胀、乳房痛、乳房女性化、诱发乳汁分泌的报道。

（7）其他：可有月经异常、BUN 上升、水肿等（发生率不足 0.1％）。另外有引起心慌、发热、颜面潮红、舌麻木等报道。

6.注意事项

（1）对高龄患者的给药：高龄患者发现的不良反应的种类及不良反应发现率与非高龄患者间无差异。但由于高龄患者生理功能低下，应注意消化系统的不良反应。

（2）对孕妇、哺乳期妇女的给药。由于妊娠时给药的安全性尚未确认，对于孕妇或可能已妊娠的妇女，只有在判断治疗上的有益性大于危险时才可以给药。在动物试验（大白鼠）中报道药物可向母乳中转移，故给哺乳妇女用药时应避免哺乳。

（3）对小儿的给药：该药对于小儿的安全性尚未确认（使用经验少）。

（4）其他：交给患者药时，应指导患者将药片从 PTP 包装中取出服用，（如误食了 PTP，其坚硬部分可刺伤食道黏膜，甚至引起穿孔、并发纵隔炎等严重后果）。

（刘庠生）

第二节　胃肠道解痉药

一、阿托品

(一)理化性质

其硫酸盐是白色结晶粉末，无臭，味苦，易溶于水、醇内，其水溶液呈中性反应，能在 100 ℃消毒 3 分钟，遇碱性药物（如硼砂）易分解。

(二)药理作用

1.药效学

阿托品作用机制为竞争性拮抗 M 胆碱受体。阿托品与 M 胆碱受体结合后，阻断乙酰胆碱或胆碱受体激动剂与受体结合，从而拮抗了它们的激动作用。阿托品对 M 受体有较高选择性，但大剂量时对神经节的 N 受体也有阻断作用。阿托品对各种 M 受体亚型的选择性较低，对 M_1、M_2、M_3 受体都有阻断作用。据研究，阿托品与 M 受体结合点位于第三跨膜区段的天门冬氨酸，此部位可与乙酰胆碱的季铵氮形成离子键，故两者可相互竞争结合位点。

阿托品的作用广泛,各器官对之敏感性亦不同。因此,随着剂量增加,可依次出现腺体分泌减少,瞳孔扩大和调节麻痹,胃肠道及膀胱平滑肌抑制,心率加快,大剂量可出现中枢症状。阿托品对多种内脏平滑肌具有松弛作用,它可抑制胃肠道平滑肌痉挛,降低蠕动的幅度和频率,从而缓解胃肠绞痛,尤其对过度活动或痉挛的平滑肌作用更为显著,但对胆管、输尿管和支气管的解痉作用较弱。阿托品对胃肠括约肌作用常取决于括约肌的功能状态,如当胃幽门括约肌痉挛时,阿托品具有一定松弛作用,但作用常较弱或不恒定。

2.药动学

口服吸收迅速,生物利用度为 50%,1 小时后血药浓度达峰值。$t_{1/2}$ 为 4 小时,作用可维持 3～4 小时。吸收后可广泛分布于全身组织,可透过血-脑屏障及胎盘屏障。阿托品亦可经黏膜吸收,但皮肤吸收差。肌内注射后 12 小时内有 85%～88% 药物经尿排出,其中原形药物占 1/3,其余为水解物和与葡萄糖醛酸结合的代谢产物。阿托品的最低致死量,成人为 80～130 mg,儿童约为 10 mg。

(三)临床应用

(1)解除平滑肌痉挛,适用于各种内脏绞痛,对胃肠绞痛、膀胱刺激症状如尿频、尿急等疗效较好,但对胆绞痛或肾绞痛疗效较差,常需与阿片类镇痛药合用。

(2)用于急性微循环障碍,治疗严重心动过缓、晕厥合并颈动脉窦反射亢进及一度房室传导阻滞。

(3)作为解毒剂,可用于锑剂中毒引起的阿-斯综合征、有机磷中毒及急性毒蕈中毒。

(4)用于麻醉前以抑制腺体分泌,特别是呼吸道黏液分泌。

(5)可减轻帕金森症患者强直及震颤症状,并能控制其流涎及出汗过多。

(6)眼科用于散瞳,并对虹膜睫状体炎有消炎止痛之效。

(四)用法与用量

(1)口服,成人常用量:一次 0.3～0.6 mg,一日 3 次;极量:一次 1 mg,一日 3 mg。小儿常用量:按体重 0.01 mg/kg,每 4～6 小时 1 次。

(2)皮下、肌内或静脉注射,成人常用量:一次 0.3～0.5 mg,一日 0.5～3 mg;极量:一次 2 mg。

(3)抗心律失常,成人静脉注射 0.5～1 mg,按需可 1～2 小时 1 次,最大用量为 2 mg。小儿按体重静脉注射 0.01～0.03 mg/kg。

(4)解毒:①用于锑剂引起的阿-斯综合征,静脉注射 1～2 mg,15～30 分钟后再注射 1 mg,如患者无发作,按需每 3～4 小时皮下或肌内注射 1 mg。②用于有机磷中毒时,肌内注射或静脉注射 1～2 mg(严重有机磷中毒时可加大 5～10 倍),每 10～20 分钟重复,直到发绀消失,继续用药至病情稳定,然后用维持量,有时需 2～3 天。

(5)抗休克改善微循环:成人一般按体重 0.02～0.05 mg/kg,用 50% 葡萄糖注射液稀释后于 5～10 分钟内静脉注射,每 10～20 分钟重复 1 次,直到患者四肢温暖、收缩压在 10.0 kPa(75 mmHg)以上时,逐渐减量至停药。小儿按体重静脉注射 0.03～0.05 mg/kg。

(6)麻醉前用药:成人术前 0.5～1 小时肌内注射 0.5 mg。小儿皮下注射用量为体重 3 kg 以下者为 0.1 mg,7～9 kg 者为 0.2 mg,12～16 kg 者为 0.3 mg,20～27 kg 者为 0.4 mg,32 kg 以上者为 0.5 mg。

(五)不良反应

(1)常见的有便秘、出汗减少、口鼻咽喉干燥、视力模糊、皮肤潮红、排尿困难(尤其是老年患者)。误服中毒量的颠茄果、曼陀罗果、洋金花或莨菪根茎等,也可逐次出现上述症状。中毒的解救除洗胃排出胃内药物等措施外,可注射新斯的明、毒扁豆碱或毛果芸香碱等。当解救有机磷酸酯类的中毒而用阿托品过量时,不能用新斯的明、毒扁豆碱等抗胆碱酯酶药。中枢症状明显时,可用地西泮或短效巴比妥类,但不可过量,以避免与阿托品类药的中枢抑制作用产生协同效应。

(2)少见的有眼压升高、过敏性皮疹或疱疹。

(3)用药过量表现为动作笨拙不稳、神志不清、抽搐、幻觉、谵妄(多见于老年患者)、呼吸短促与困难、言语不清、心跳异常加快、易激动、神经质、坐立不安(多见于儿童)等。

(4)静脉注射可有心脏停搏,皮下注射可有药疹。心律失常在成人以房室脱节为常见,而在儿童则为房性心律不齐。有些患者发生心动过速甚至室颤,这种并发症可能由于用量超过1 mg,但有时用量为 0.5 mg 时也可引起上述并发症。

(5)本品可使呼吸速度及深度增加,可能是对支气管扩张后无效腔增大的一种反应。

(6)近来有些报道指出,阿托品可致记忆力功能不全。有报道 57 例股骨颈骨折手术治疗患者,麻醉前给阿托品,术后发生精神错乱。有报道应用含有阿托品的贴敷剂也可引起中枢神经系统反应,如视力紊乱及幻觉。

(7)变态反应最常见的是接触性皮炎和结膜炎。

(8)滴眼时,有时引起刺激性结膜炎。使用时要压迫泪囊部,尤其是儿童。如经鼻泪管吸收,可产生全身症状。主要表现为口干、唾液分泌减少、无汗、皮肤潮红、眩晕、心率加快、烦躁,视力模糊、畏光。皮肤干热,可能出现皮疹,尤其是在颜面、颈部及躯干上部,可能随之脱屑。

(9)应用阿托品治疗儿童屈光不正时可出现轻度但惊人的毒性反应。

(六)注意事项

(1)对其他颠茄生物碱不耐受者,对本品也不耐受。

(2)孕妇静脉注射阿托品可使胎儿心动过速。

(3)本品可分泌入乳汁,并有抑制泌乳作用。

(4)婴幼儿对本品的毒性反应极为敏感,特别是痉挛性麻痹与脑损伤的小儿反应更强,环境温度较高时,因闭汗有体温急骤升高的危险,应用时要严密观察。

(5)老年人容易发生抗 M-胆碱样不良反应,如排尿困难、便秘、口干(特别是男性),也易诱发未经诊断的青光眼,一经发现,应立即停药。本品对于老年人尤其易致汗液分泌减少,影响散热,故夏天慎用。

(6)下列情况应慎用:①脑损害,尤其是儿童;②心脏病,特别是心律失常、充血性心力衰竭、冠心病、二尖瓣狭窄等;③反流性食管炎、食管与胃的运动减弱、食管下括约肌松弛,可使胃排空延迟,从而促成胃潴留,并增加胃食管的反流;④青光眼患者禁用,20 岁以上患者存在潜隐性青光眼时,有诱发的危险;⑤溃疡性结肠炎,用量大时肠能动度降低,可导致麻痹性肠梗阻,并可诱发或加重中毒性巨结肠症;⑥前列腺肥大引起的尿路感染(膀胱张力减低)及尿路阻塞性疾病,可导致完全性尿潴留,故前列腺肥大者禁用。

(7)阿托品用量为 0.5～1 mg 时对中枢神经系统有轻度兴奋作用,量大时可导致精神错乱。极大量对中枢神经系统则由兴奋转入抑制。

(8)静脉注射给药宜缓慢,以小量反复多次给予,虽可提高对一部分不良反应的耐受,但同时疗效也随之降低。

(9)治疗帕金森症时,用量加大或改变治疗方案时应逐步进行,不可突然停药,否则可能出现撤药症状。

(10)应用于幼儿、先天愚型患者、脑损害或痉挛状态患者,应按照需要随时调整用量。

(七)药物相互作用

(1)与尿碱化药包括含镁或钙的制酸药、碳酸酐酶抑制药、碳酸氢钠、枸橼酸盐等配伍使用时,阿托品排泄延迟,作用时间和/或毒性增加。

(2)与金刚烷胺、吩噻嗪类药、其他抗胆碱药、扑米酮、普鲁卡因胺、三环类抗抑郁药伍用,阿托品的毒副反应可加剧。

(3)与单胺氧化酶抑制剂(包括呋喃唑酮、丙卡巴肼等)配伍用时,可加强抗 M-胆碱作用的不良反应。

(4)与甲氧氯普胺并用时,后者的促进胃肠运动作用可被拮抗。

(5)阿托品延长药物在胃肠道内的溶解时间,如地高辛,而增加它的吸收。对镇静药及其他抗胆碱药起相加作用。

二、山莨菪碱

(一)理化性质

为白色结晶或结晶性粉末,无臭,味苦,易溶于水及乙醇,有吸湿性,熔点 62～64 ℃,其氢溴酸盐为白色针状结晶。

(二)药理作用

1.药效学

作用与阿托品相似或稍弱,具有明显的外周抗胆碱能作用,能使乙酰胆碱所引起的痉挛平滑肌松弛,并解除血管(尤其是微血管)痉挛,改善微循环。

2.药动学

口服吸收较差,静脉注射后 1～2 分钟起效,半衰期约为 40 分钟,很快从尿中排出,无蓄积作用。

(三)临床应用

适用于胃肠道痉挛所致绞痛、急性微循环障碍及有机磷中毒等。

(四)用法与用量

1.成人常用量

口服,一次 5～10 mg,一日 3 次。肌内或静脉注射,一次 5～10 mg,一日 1～2 次。

2.抢救中毒性休克

静脉注射,成人一次 10～40 mg,小儿按体重 0.3～2 mg/kg,视需要每隔 10～30 分钟重复给药,情况不见好转时可酌情加量,好转后逐渐延长给药间隔时间,直至停药。

3.治疗脑血栓

一日 30～40 mg,加入 5%葡萄糖注射液静脉滴注。

(五)不良反应

常见的有口干、面红、视近物模糊;少见的有心率加速、排尿困难;用量过大时可出现阿托品样中毒症状。

(六)注意事项

颅内压增高、脑出血急性期及青光眼患者禁用。

三、丁溴东莨菪碱

(一)理化性质

为白色结晶性粉末,无臭,味苦。易溶于水、氯仿、甲醇,微溶于乙醚。熔点范围 140～144 ℃,熔融时同时分解。

(二)药理作用

1.药效学

本品为外周抗胆碱药,除对平滑肌有解痉作用外,尚有阻断神经节及神经肌肉接头的作用,但对中枢的作用较弱。本品对肠道平滑肌解痉作用较阿托品为强,故能选择性地缓解胃肠道、胆道及泌尿道平滑肌痉挛和抑制其蠕动,而对心脏、瞳孔及唾液腺的影响较小,故很少出现类似阿托品引起的中枢神经兴奋、扩瞳、抑制唾液分泌等不良反应。

2.药动学

本品口服不易吸收,静脉注射后 2～4 分钟、皮下或肌内注射后 8～10 分钟、口服后 20～30 分钟产生药效,维持时间 2～6 小时。

(三)临床应用

(1)用于各种病因引起的胃肠道痉挛、胆绞痛、肾绞痛或胃肠道蠕动亢进等。

(2)用于胃、十二指肠、结肠纤维内镜检查的术前准备,经内镜逆行胆胰管成像和胃、十二指肠、结肠的气钡低张造影或 CT 扫描的术前准备,可减少或抑制胃肠道蠕动。

(四)用法与用量

(1)口服,片剂:成人及 6 岁以上儿童一次 10～20 mg,一日 3～5 次,应整片吞服。溶液剂:成人及 6 岁以上的儿童,一次 10 mL,一日 3～5 次;1 岁以上儿童,一次 5～10 mL,一日 3 次;婴儿一次 5 mL,一日 3 次。

(2)皮下注射、肌内注射或缓慢静脉注射,急性绞痛发作时,一次 20 mg,一日数次。婴幼儿严重病例一次 5 mg,一日 3 次。

(五)不良反应

可出现口渴、视力调节障碍、嗜睡、心悸、面部潮红、恶心、呕吐、眩晕、头痛等反应。

(六)注意事项

(1)青光眼、前列腺肥大(可致排尿困难)患者慎用;严重心脏病、器质性幽门狭窄或麻痹性肠梗阻患者禁用。

(2)皮下或肌内注射时要注意避开神经与血管,如需反复注射,不要在同一部位,应左右交替注射,静脉注射时速度不宜过快。

(3)本品应用出现变态反应时应停药。

(七)药物相互作用

注射给药时,三环类抗抑郁药、奎尼丁及金刚烷胺可增强本品的抗胆碱作用。

四、溴丙胺太林

(一)理化性质

为白色或黄白色结晶性粉末,无臭,味极苦,易溶于水、乙醇。水溶液呈酸性。熔点 157～164 ℃。

(二)药理作用

本品有较强的阿托品样外周抗胆碱、抗毒蕈碱作用,也有弱的神经节阻断作用。其特点为对胃肠道平滑肌具有选择性,故抑制胃肠道平滑肌的作用较强、较持久。对汗液、唾液及胃液分泌也有不同程度的抑制作用。本品不易通过血-脑屏障,故很少发生中枢作用。

(三)临床应用

主要用于胃及十二指肠溃疡的辅助治疗,也用于胃炎、胰腺炎、胆汁排泄障碍、多汗症、妊娠呕吐及遗尿等。

(四)用法与用量

口服,一次饭前服 15 mg,一日 3～4 次,睡前服 30 mg;治疗遗尿可于睡前服 15～45 mg。

(五)不良反应

口干,视物模糊,排尿困难,便秘,头痛,心悸。

(六)注意事项

手术前和青光眼患者禁用,心脏病患者慎用。

(七)药物相互作用

可以增加呋喃妥因、地高辛的吸收,减少对乙酰氨基酚的吸收,并可能增强其他抗胆碱药物的作用。

五、阿地芬宁

(一)药理作用

抗胆碱药,能解除肠胃、子宫、输尿管、胆管等的痉挛。

(二)临床应用

用于胃及十二指肠溃疡、胆石症、尿结石、痛经等。

(三)用法与用量

口服,一次 50～150 mg,一日 2～3 次;肌内注射,一次 50 mg;直肠给药,一次 0.1 g。

(四)不良反应

如患者口干、瞳孔散大、排尿困难,应减量。

(五)注意事项

冠状动脉功能不全、心力衰竭、幽门梗阻、前列腺肥大、青光眼及术前均不宜使用。

六、辛戊胺

(一)理化性质

近白色结晶性粉末,无臭。难溶于水,其氨基磺酸盐可溶于水。

(二)药理作用

本品有解除平滑肌痉挛的作用,作用强而迅速,此外还有中等程度的收缩周围血管及增强心肌收缩力的作用,并能短暂地升高血压,微弱地扩张支气管。

(三)临床应用

用于消化道、泌尿道的括约肌痉挛、偏头痛、呃逆,以及泌尿道、胃肠道器械检查。用于溃疡病、胆囊炎、胆石症等引起的腹痛时,疗效与阿托品相近,但无口干等不良反应。现多与握克丁制成复方制剂共用,握克丁的作用与本品相近。

(四)用法与用量

一次肌内注射本品与握克丁的复方注射液 1~2 mL,或口服复方滴剂 25~40 滴,一日 3~4 次。片剂:一次 1~2 片,一日 3~4 次。

1.复方注射液

每支 1 mL,内含握克丁氨基磺酸盐 0.06 g,辛戊胺氨基磺酸盐 0.08 g。

2.复方滴剂

成分同复方注射液。

3.片剂

每片含握克丁磺酸盐 0.06 g,辛戊胺磺酸盐 0.08 g。

(五)不良反应

偶有恶心、神经过敏、头痛等不良反应。

(六)注意事项

注射可引起血压升高,不宜用于高血压患者。

七、匹维溴铵

(一)药理作用

本品为选择性胃肠钙通道阻滞剂,直接作用于肠平滑肌细胞,可缓解肠道痉挛,恢复正常的肠道蠕动功能。

(二)临床应用

肠易激综合征(肠功能紊乱),与肠功能紊乱有关的疼痛及不适,肠蠕动异常,结肠痉挛,胆囊运动障碍,为钡剂灌肠做准备。

(三)用法与用量

通常剂量为一次 1 片,一日 3 次,进餐时用水吞服。必要时可增至一日 6 片;胃肠检查前一次 2 片,连服 3 天,以及检查当日早晨服 2 片。

(四)不良反应

极少数人可出现轻微的胃肠不适。

(五)注意事项

(1)切勿掰碎、咀嚼或含化药片,应该在进餐时用水吞服。

(2)孕妇及哺乳妇女慎用,勿用于儿童。

八、硝苯地平

(一)药理作用

1.药效学

本品为二氢吡啶类钙通道阻滞剂。该类药物主要抑制心肌及血管平滑肌细胞膜钙贮存部位的储钙能力或与钙结合的能力,使细胞膜动作电位2相时钙离子经慢通道内流进入肌细胞的量减少,因而导致心肌及血管平滑肌细胞内缺钙,不能有效收缩,表现为心肌收缩力减弱、耗氧量减少、心率减慢、血管平滑肌松弛、外周小动脉扩张、周围阻力降低、血压下降及冠状动脉扩张、缓解冠状动脉痉挛、增加冠脉血流量及心肌供氧量。本品对血管平滑肌具有一定选择性,对心脏的直接负性变时性作用较弱,故全身给药时不引起心率减慢,而表现为心率反射性增加。亦可阻断钙内流而抑制胃肠平滑肌收缩。

2.药动学

口服胃肠道吸收良好,达90%左右,舌下含服吸收也快。蛋白结合率约90%,口服30分钟血药浓度达高峰,舌下或嚼碎服达峰时间提前。在10～30 mg剂量范围内随剂量而增高,但不受剂型与给药途径的影响。口服15分钟起效,1～2小时作用达高峰,作用持续4～8小时;舌下给药2～3分钟起效,20分钟达高峰。半衰期呈双相,半衰期 α 2.5～3 小时,半衰期 β 为5小时,半衰期受剂量影响。在肝脏代谢,产生无活性代谢产物,80%随尿液排出,20%随粪便排出。本品血药浓度与效应间关系遵循S形最大药物效应方程,舒张压下降的有关参数:斜率指数为(1.6 ± 0.7)kPa,最大下降(3.3 ± 0.9)kPa,产生一半最大效应的药物浓度为(28.1 ± 6.8)ng/mL。

(二)临床应用

可用于食管痉挛、贲门失弛缓症、肠痉挛性腹痛,也用于治疗高血压、心绞痛,包括冠状动脉痉挛所致的心绞痛和变异型心绞痛、冠状动脉阻塞所致的典型心绞痛或劳力性心绞痛。

(三)用法与用量

口服,一次5～10 mg,一日3次;急用时可舌下给药10 mg;对慢性心力衰竭,每6小时服用20 mg;咽部喷药,一次1.5～2 mg,喷3～4下。少数患者初次服用本品后有首剂现象,表现为头痛、眩晕心绞痛或心肌梗死、急性尿潴留等,故对心功能减退患者应慎用,一旦发生心肌缺血症状应立即停药。

(四)不良反应

本品较少见不良反应,不良反应一般出现在治疗的开始,而且短暂。偶见头痛、颜面发红、发热和足、踝、腿部水肿,这是由于血管扩张引起的。少有恶心、腹泻、眩晕、头痛、疲倦、皮肤红斑、皮肤瘙痒、荨麻疹、肌肉酸痛、胃肠不适、低血压、心悸、脉搏加快、尿频、剥脱性皮炎等;极少情况下,年老患者长期使用时有乳腺增生,肝脏功能紊乱(肝内胆汁堵塞、转氨酶增高)也会发生,停药后会消失。短暂的视觉变化的病例也有发现,短暂的高血糖病例也有发现,故患有糖尿病的患者应慎用。像其他作用于血管的药物,本品在极少情况下服用后也可引起短暂胸骨后痛。长期使用时,牙龈增生偶有发生,停药后自行消失。严重的过量服用所产生的不良后果请找医师帮助治疗。

(五)注意事项

(1)啮齿类动物试验发现有致畸胎作用,人体研究尚不充分,在孕妇应用必须权衡利弊。

(2)在乳母的临床研究尚不够充分,服用本品者最好不哺乳。

(3)在老年人本品的半衰期可能延长,应用须加注意。

(4)严重主动脉瓣狭窄、肝或肾功能不全患者须慎用。

(5)心功能减退患者应慎用,孕妇、心源性休克者忌用。

(6)对阿司匹林和其他合成前列腺素抑制剂有变态反应的患者,应慎用本品。

(7)严重低血压者慎用。

（8）长期给药不宜骤停，以避免发生停药综合征而出现反跳现象，如心绞痛发作。

（9）用药后注意是否有降压后出现反射性交感神经兴奋而致心率加快甚至加剧心绞痛。

（10）用药后，后负荷降低，也被用于治疗心力衰竭，但仅适用于高血压、冠心病所致的左心衰竭，用时还得注意有否心肌抑制的表现。

（11）服药期间必须经常测血压和做心电图检查，在开始用药而决定剂量的过程中及从维持量加大用量时尤须注意。

（12）少数患者初次服用本品后有首剂现象，表现为头痛、眩晕、心绞痛或心肌梗死、急性尿潴留等，故对心功能减退患者应慎用，一旦发生心肌缺血症状应立即停药。日剂量大于 120 mg 时，突然停药会产生撤药综合征，主要表现为心绞痛的复发或频繁发作。其原因与心肌细胞长期缺钙后对钙处于高敏状态，一旦停药，正常量钙离子进入细胞内即可产生过量的反应。

（13）长期服药宜与利尿剂合用。

（六）药物相互作用

（1）与其他降压药同用可致极度低血压。

（2）与 β 受体阻滞剂同用可导致血压过低、心功能抑制、心力衰竭发生的机会增多。

（3）突然停用 β 受体阻滞剂治疗而启用本品，偶可发生心绞痛，须逐步递减前者用量。

（4）与蛋白结合率高的药物如双香豆素、洋地黄苷类、苯妥英钠、奎尼丁、奎宁、华法林等同用，这些药的游离浓度常发生改变。

（5）与硝酸酯类同用，可使心绞痛作用增强。

（6）与西咪替丁同用时本品的血药浓度峰值增高，须注意调节剂量。

（高梅华）

第三节　促胃肠动力药

一、多潘立酮

（一）药理作用

1.药效学

多潘立酮为苯并吡唑衍生物，拮抗外周多巴胺受体，直接阻断胃肠道多巴胺 2 受体而引起胃肠运动增加。多潘立酮促进上消化道的蠕动、增加食管下括约肌张力、增加胃壁张力、促进胃排空、增加胃窦和十二指肠的运动、协调幽门的收缩、抑制肠-胃-食管的反流。但对下消化道，特别是结肠的作用较弱。几乎不通过血-脑屏障，对脑内多巴胺受体没有拮抗作用，因此无精神和中枢系统不良反应，也不影响胃液分泌。但可以引起血清催乳素水平升高，从而促进产后泌乳，但对患催乳素瘤的患者无作用。

2.药动学

可以口服、肌内注射和直肠给药。口服后吸收迅速，达到峰值浓度的时间为 15～30 分钟，直肠给药为 1 小时。肌内注射和口服 10 mg，血药浓度峰值分别为 40 ng/mL 和 23 ng/mL，直肠给药 60 mg 后血药浓度峰值为 20 mg。由于肝脏的首过效应，口服后药物生物利用度为 14%，餐后90分钟给药生物利用度明显增加,单峰值浓度推迟。口服10~60 mg剂量范围的生物利用度呈线性增加。直肠给药生物利用度与等剂量口服相似。药物浓度以胃肠局部最高,血浆次之,不易透过血-脑屏障,乳汁中药物浓度仅为血清浓度的1/4。本品蛋白结合率为92%~93%,几乎全部在肝内代谢。主要以无活性的代谢物形式经尿液和粪便排泄,小部分由乳汁排泄。24小时内口服剂量的30%由尿排泄,原形药物仅占0.4%。4天内约有66%经粪便排出,其中10%为原形药物。本品半衰期为7~8小时。

（二）临床应用

各种病因引起的胃排空障碍相关症状,如上腹部胀、痛、嗳气、胀气、食管或口腔有胃内容物反流等;各种病因引起的恶心、呕吐,如手术后呕吐、化疗相关性呕吐、抗帕金森综合征药物引起的呕吐、消化系统疾病引起的呕吐、神经科及妇产科疾病和尿毒症引起的呕吐、儿科疾病伴有的呕吐。多潘立酮可以促进胃排空降低胃潴留,可作为消化性溃疡（主要是胃溃疡）的辅助治疗药物。少数情况下用于产后促进泌乳。

（三）用法与用量

1.成人常规剂量

（1）口服:一次10 mg(片剂、滴剂或混悬液),一日2~3次,饭前15~30分钟服用。也可采用下列给药方案:①胃动力低下和消化不良,一次10 mg,一日3~4次;②呕吐及其他药物所致的胃肠道反应,一次20 mg,一日3~4次。

（2）直肠给药:一次60 mg,一日2~4次。

老年人剂量及用量同成年人。

2.儿童常规剂量

（1）口服多潘立酮混悬液的用法用量见表5-1。

（2）直肠给药:①2岁以下儿童,一次10 mg,一日2~4次;②2岁以上儿童,一次30 mg,一日2~4次。

表5-1 儿童口服多潘立酮混悬液的用法用量

年龄（岁）	体重（Kg）	一次用量（mg）	一次用药次数（次）
1~3	10~14	3	2~3
4~6	16~20	5	2~3
7~9	22~26	6	2~3
10~12	28~32	8	2~3

（四）不良反应

1.中枢神经系统

偶见头痛、头晕、嗜睡、倦怠、神经过敏等。此外,国外有静脉大剂量使用本品引起癫痫发作的报道。

2.代谢/内分泌系统

本品可促进催乳素释放。临床上如使用较大剂量可引起非哺乳期泌乳,并在一些更年期后的妇女及男性患者中出现乳房胀痛的现象;也有致月经失调的报道。

3.消化系统

偶见口干、便秘、腹泻、短时腹部痉挛性疼痛等。

4.心血管系统

国外报道本品静脉注射时可导致心律失常。

5.皮肤

偶见一过性皮疹或瘙痒。

(五)注意事项

(1)禁忌证:对本品过敏、嗜铬细胞瘤、乳腺癌、胃肠道出血、机械性肠梗阻及妊娠期患者禁用。

(2)慎用情况:尚不明确。

(3)药物对儿童的影响:1岁以下小儿由于其代谢和血-脑屏障功能发育尚不完善,使用本药时不能完全排除发生中枢神经系统不良反应的可能性,故应慎用本品。需要使用时,应密切监护。

(4)药物对妊娠的影响:孕妇禁用本品。

(5)药物对哺乳的影响:本品可少量分泌入乳汁,哺乳期妇女应慎用本品。

(6)药物对检验值或诊断的影响:用药期间血清催乳素水平可升高,但停药后即可恢复正常。

(7)本品不宜用作预防手术后呕吐的常规用药。

(8)慢性消化不良患者以口服本品为佳。用于对抗急性或亚急性症状时,可用本品栓剂。儿童患者口服时,建议使用本品混悬液。

(9)心律失常、低钾血症及接受化疗的肿瘤患者使用本品时(尤其是静脉注射给药),有可能加重心律不齐,应注意。

(10)甲氧氯普胺也为多巴胺受体拮抗剂,与本品作用基本相似,两者不宜合用。

(11)儿童使用未稀释的本品注射液时,可导致注射部位疼痛,应用生理盐水稀释后注射。

(12)用药过量的表现:可出现心律失常、困倦、嗜睡、方向感丧失、锥体外系反应及低血压等。以上反应多为自限性,通常在药后24小时内消失。

(13)用药过量的处理:本品过量时无特殊解药或特效药,应给予对症支持治疗。可采用洗胃和/或使用活性炭,以加速药物清除。使用抗胆碱药、抗震颤麻痹药及具有抗副交感神经生理作用的抗组胺药,有助于减轻本品过量所致的锥体外系反应。

(六)药物相互作用

本品主要经细胞色素P_{450}(CYP3A4)酶代谢。体内试验的资料表明,与显著抑制CYP3A4酶的药物(如唑类抗真菌药、大环内酯类抗生素、HIV蛋白酶抑制药、奈法唑酮等)合用,会导致本品的血药浓度升高。由于本品具有促胃动力作用,因此理论上会影响合并使用的口服药物(尤其是缓释或肠衣制剂)的吸收。本品可增加对乙酰氨基酚、氨苄西林、左旋多巴、四环素等药物的吸收速度。本品与胃肠解痉药(如甲胺痉平、溴丙胺太林、颠茄片、山莨菪碱、阿托品等抗胆碱药)合用时,可发生药理拮抗作用,从而减弱本品作用,故不宜合用。组胺H_2受体拮抗剂由于可改变胃内pH,从而减少本品在胃肠道的吸收,两者亦不宜合用。维生素B_6可抑制催乳素分泌,减轻本品泌乳反应。制酸药可降低本品的口服生物利用度,不宜合用。含铝盐、铋盐的药物(如硫糖铝、胶体枸橼酸铋钾、复方碳酸铋、乐得胃等),口服后能与胃黏膜蛋白结合形成络合物,对胃壁起保护作用,而本品能增强胃蠕动,促进胃排空,从而缩短上述药物在胃内的作用时间,降低其疗效。与氨茶碱合用时,氨茶碱血药浓度第一峰出现提前约2小时,第二峰出现却延后2小时;其血药浓度峰值下降,有效血药浓度维持时间却延长,类似于缓释作用,与本品合用时需调整氨茶碱的剂量和服药间隔时间。助消化药(如胃酶合剂、多酶片等消化酶类制剂)在胃内酸性环境中作用较强,由于本品加速胃排空,使助消化药迅速到达肠腔的碱性环境中而降低疗效。本品可使胃膜素在胃内停留时间缩短,难以形成保护膜。本品可减少多巴胺能激动剂(如溴隐亭、左旋多巴)的外周不良反应,如消化道症状,但不能对抗其中枢作用。本品可降低普鲁卡因、链霉素的疗效,两者不宜合用。锂制剂和地西泮与本品合用时,可引起锥体外系症状(如运动障碍等)。

二、莫沙必利

(一)理化性质

化学名称:4-氨基-5-氯-2-乙氧基-N-{[4-(4-氟苄基)-2-吗啉基]甲基}苯甲酰胺枸橼酸盐。本品为白色或类白色结晶性粉末,无臭,微苦。易溶于 N-二甲基甲酰胺和吡啶,微溶于甲醇,难溶于 95％乙醇,不溶于水或乙醚。

(二)药理作用

1.药效学

本品为选择性 5-羟色胺 4(5-HT$_4$)受体激动剂,通过兴奋肌间神经丛的 5-HT$_4$受体,刺激乙酰胆碱释放,增强胃及十二指肠运动,对小肠和结肠基本无作用,从而改善功能性消化不良患者的胃肠道症状,但不影响胃酸分泌。本品与大脑神经细胞突触膜上的多巴胺 D$_2$受体、肾上腺素 α$_1$受体、5-HT$_1$ 及 5-HT$_2$受体无亲和力,所以不会引起锥体外系综合征及心血管系统不良反应。本品与中枢神经元突触膜上的多巴胺 D$_2$、α、5-HT$_1$和 5-HT$_2$受体无亲和力,因而没有这些受体阻滞所引起的锥体外系综合征。最新报道西 1 沙必利在高敏患者中可出现 Q-T 间期延长或导致尖端扭转型室性心动过速,尽管莫沙必利的结构也是相似的苯甲酰胺类,但没有与西沙必利相似的导致尖端扭转型室性心动过速的电生理特性。

2.药动学

口服后吸收迅速,在胃肠道及肝、肾组织中浓度较高,血浆中次之,脑内几乎没有分布。健康受试者服用本品 5 mg,血浆浓度达峰时间为 0.8 小时,血药浓度峰值为 30.7 ng/mL,半衰期为 2 小时,曲线下面积(AUC)为 67(ng・h)/mL,表观分布容积为 3.5 L/kg,血浆蛋白结合率为 99％,总清除率为 80 L/h。本品在肝脏中由细胞色素 P$_{450}$3A4 代谢,代谢产物主要为脱 4-氟苄基莫沙必利。本品主要以代谢产物形式经尿液和粪便排泄,原形药在尿中仅占 0.1％。

(三)临床应用

(1)用于功能性消化不良伴有胃灼热、嗳气、恶心、呕吐、早饱、上腹胀、上腹痛等消化道症状。

(2)用于胃食管反流性疾病、糖尿病性胃轻瘫及胃部分切除患者的胃功能障碍。

(四)用法与用量

口服,成人一次 5 mg,一日 3 次,饭前服用。

(五)不良反应

主要表现为腹泻、腹痛、口干、皮疹、倦怠、头晕、不适、心悸等。此外,尚可出现心电图的异常改变。动物生殖毒性研究表明,本品无明显致畸作用和致突变作用。

1.心血管系统

个案报道,一例 68 岁的男性患者使用本品(15 mg/d)2 周后出现 Q-T 间期延长,并发生尖端扭转型室性心动过速,但是否与本品有关尚不明确。

2.中枢神经系统

据报道,部分患者用药期间曾出现头痛。目前尚无锥体外系不良反应的报道。

3.代谢/内分泌系统

部分患者用药后出现血清胆固醇和甘油三酯升高,但尚不清楚与本品的关系。

4.消化系统

一项非对照研究显示,一日服用本品 1.5～15 mg 的慢性胃炎患者中,便秘和恶心的发生率可达 10％,另外尚有血清氨基转移酶水平升高,口干较少见;使用本品(每次 40 mg,4 次/天,连用 2 天)治疗胃食管反流病,最常见的不良反应为恶心、呕吐和腹痛。

5.血液系统

偶见嗜酸性粒细胞增多和淋巴细胞增多,但尚不清楚与本品的关系。

(六)注意事项

1.禁忌证

对本品过敏者、胃肠道出血、穿孔者及肠梗阻患者禁用。

2.慎用情况

青少年,肝肾功能不全者,有心力衰竭、传导阻滞、室性心律失常、心肌缺血等心脏病史者(国外资料),以及电解质紊乱(尤其是低钾血症)者(国外资料)慎用。

3.药物对儿童的影响

儿童用药的安全性尚未确定(无使用经验),建议儿童慎用本品。

4.药物对老年人的影响

老年人用药时需注意观察,如出现不良反应立即给予适当处理(如减少剂量)。

5.药物对妊娠的影响

孕妇用药的安全性尚未确定,建议孕妇避免使用本品。

6.药物对哺乳的影响

哺乳期妇女用药的安全性尚未确定,建议哺乳期妇女避免使用本品。

7.药物对检验值或诊断的影响

用药后可致嗜酸性粒细胞增多、血清甘油三酯、丙氨酸氨基转移酶(ALT)、天门冬氨酸氨基转移酶(AST)、碱性磷酸酶(ALP)和 γ-谷氨酰转移酶(γ-GT)等检验值升高。

8.用药前后及用药时应当检查或检测的指标

治疗过程中应常规进行血液生化检查,有心血管病史或合用抗心律失常药的患者应定期作心电图检查。

9.其他

(1)服用本品一段时间(通常为 2 周)后,如果功能性消化道症状无改善,应停药。

(2)与抗胆碱药合用时,应有一定的间隔时间。

(3)与可延长 Q-T 间期的药物(如普鲁卡因、奎尼丁、氟卡尼、索他洛尔、三环类抗抑郁药等)合用时应谨慎,以避免增加心律失常的危险。

(4)本品与可引起低钾血症的药物合用时应谨慎,以避免增加心律失常的危险。

(七)药物相互作用

与抗胆碱药(如硫酸阿托品、溴化丁基东莨菪碱等)合用,可能会减弱本品的作用。

三、伊托必利

(一)药理作用

1.药效学

本品通过对多巴胺 D_2 受体的拮抗作用增加乙酰胆碱的释放,而且通过抑制乙酰胆碱酯酶的活性抑制已释放的乙酰胆碱分解,从而增强胃、十二指肠运动,加速胃排空。此外,本品还具有中等强度的镇吐作用。

2.药动学

口服吸收迅速,给药后 30 分钟达血药浓度峰值。动物试验中本品主要分布在肝、肾及消化系统,较少分布在中枢神经系统,十二指肠内给药时,在胃肌肉层中的药物浓度是血药浓度的2 倍。本品主要以代谢产物形式(75%)和原形药物(4%～5%)经尿液排泄。多次给药时,排泄率与单次给药无明显差异。本品半衰期约为 6 小时。

(二)临床应用

用于功能性消化不良引起的各种症状,如上腹部不适、餐后饱胀、早饱、食欲缺乏、恶心、呕吐等。

(三)用法与用量

口服,成人一次 50 mg,一日 3 次,饭前 15～30 分钟服用。

(四)不良反应

1.精神神经系统

可见头痛、刺痛、睡眠障碍、眩晕、疲劳等。

2.代谢/内分泌系统

有催乳素水平升高(在正常范围内)的报道。

3.消化系统

主要表现为腹泻、腹痛、便秘、唾液增加等。此外,尚有天门冬氨酸氨基转移酶(AST)、丙氨酸氨基转移酶(ALT)升高的报道。

4.血液系统

可见白细胞减少(确认出现异常时应停药)。

5.变态反应

可见皮疹、发热、瘙痒等。

6.其他

偶见血尿素氮、肌酐水平升高,部分患者可出现胸背部疼痛及手指发麻、颤动等。

(五)注意事项

(1)禁忌证:本品过敏者、胃肠道出血、机械梗阻或穿孔的患者禁用。

(2)慎用情况:严重肝、肾功能不全者慎用。

(3)药物对儿童的影响:儿童用药的安全性和有效性尚不明确,应避免使用。

(4)对老年人的影响:老年人生理功能下降,不良反应发生概率较高,用药后需仔细观察,一旦出现不良反应,应采取减量或停药等措施。

(5)对妊娠的影响:孕妇用药的安全性和有效性尚不明确,使用时应权衡利弊。

(6)对哺乳的影响:动物试验发现本品可分泌入乳汁,哺乳期妇女用药期间应暂停哺乳。

(7)使用本品疗效不佳时,应避免长期无目的地使用。

(8)用药中如出现心电图 Q-T 间期延长应停药。

(9)本品过量时可出现乙酰胆碱作用亢进症状,表现为视觉模糊、恶心、呕吐、腹泻、呼吸急促、哮喘、胸闷、唾液和支气管腺体分泌增加等。呕吐、腹泻严重的患者可出现低血钾。

(10)本品过量的处理:主要采取对症治疗,对乙酰胆碱作用亢进症状可用适量阿托品解救。

(六)药物相互作用

(1)本品可增强乙酰胆碱的作用,故使用时应谨慎。

(2)抗胆碱药(如替喹溴胺、丁溴东莨菪碱等)可能会减弱本品促进胃肠道运动的作用,应避免合用。

(3)本品与具有肌肉松弛作用的药物(如地西泮、氯唑沙宗等)合用,可相互减弱作用。

(孔杰娜)

第四节　抑制胃酸分泌药

一、质子泵抑制剂

(一)奥美拉唑

1.理化性质

奥美拉唑胶囊化学名称:5-甲氧基-2-{[(4-甲氧基-3,5-二甲基-2-吡啶基)-甲基]-亚砜}-1H-苯并咪唑,分子式:$C_{17}H_{19}N_3O_3S$,分子量:345.41。注射用奥美拉唑钠,主要成分:奥美拉唑钠,化学名称:5-甲氧基-2-{[(4-甲氧基-3,5-二甲基-2-吡啶基)-甲基]-亚磺酰基}-1H-苯并咪唑钠盐-水合物,分子式:$C_{17}H_{18}N_3NaO_3S \cdot H_2O$,分子量:385.41。奥美拉唑具有脂溶性,呈弱碱性,易浓集于酸性环境中。奥美拉唑胶囊内含类白色肠衣小颗粒;注射用奥美拉唑钠为白色疏松块状物或粉末,专用溶剂为无色的透明液体。

2.药理作用

(1)药效学:本品为脂溶性、弱碱性药物,易浓集于酸性环境中,能特异地分布于胃黏膜壁细胞的分泌小管中,并转化为亚磺酰胺的活性形式,然后通过二硫键与壁细胞分泌膜中的 H^+,K^+-ATP 酶(又称质子泵)的巯基呈不可逆性的结合,生成亚磺酰胺与质子泵的复合物,从而抑制该酶活性,阻断胃酸分泌的最后步骤,因此本品对各种原因引起的胃酸分泌具有强而持久的抑制作用。

(2)药动学:本品口服经小肠吸收,1 小时内起效,食物可延迟其吸收,但不影响其吸收总量。单次给药生物利用度约 35%,多次给药生物利用度可达 60%。本品口服后 0.5～3.5 小时血药浓度达峰值,作用持续 24 小时以上,可分布到肝、肾、胃、十二指肠、甲状腺等组织,且易透过胎盘,不易透过血-脑屏障。血浆蛋白结合率为 95%～96%,血浆半衰期为 0.5～1 小时,慢性肝病患者为 3 小时。本品在体内经肝脏微粒体细胞色素 P450 氧化酶系代谢,代谢物约 80% 经尿液排泄,其余由胆汁分泌后从粪便排泄。肾衰竭患者对本品的清除无明显变化,肝功能受损者清除半衰期可有延长。

3.临床应用

(1)用于胃溃疡、十二指肠溃疡、应激性溃疡。

(2)用于反流性食管炎和卓-艾综合征(胃泌素瘤)。

(3)本品注射剂还可用于:①消化道出血,如消化性溃疡出血、吻合口溃疡出血等,以及预防重症疾病(如脑出血、严重创伤等)和胃手术后引起的上消化道出血;②应激状态时并发或由非甾体抗炎药引起的急性胃黏膜损伤;③对于全身麻醉或大手术后,以及衰弱昏迷患者,防止胃酸反流合并吸入性肺炎。

(4)与阿莫西林和克拉霉素,或与甲硝唑和克拉霉素合用,可有效杀灭幽门螺杆菌。

4.用法与用量

(1)常规剂量具体如下。

1)口服。①消化性溃疡:一次 20 mg,一日 1～2 次。一日晨起吞服或早晚各 1 次,胃溃疡疗程通常为 4～8 周,十二指肠溃疡疗程通常 2～4 周。②反流性食管炎:一次 20～60 mg,一日 1～2 次。晨起吞服或早晚各 1 次,疗程通常为 4～8 周。③卓-艾综合征:一次 60 mg,一日 1 次,以后一日总剂量可根据病情调整为 20～120 mg,若一日总剂量需超过 80 mg 时,应分为 2 次服用。

2)静脉注射。一次 40 mg,一日 1～2 次。①消化性溃疡出血:一次 40 mg,每 12 小时 1 次,连用 3 天。②胃泌素瘤:初始剂量为一次 60 mg,一日 1 次,一日剂量可更高,剂量应个体化。当一日剂量超过 60 mg 时,分 2 次给药。

3)静脉滴注。一次 40 mg,每 8～12 小时 1 次。

(2)肝肾功能不全时剂量:严重肝功能不全者必要时剂量减半,肠溶制剂一日不超过 20 mg。

5.不良反应

本品的耐受性良好,不良反应多为轻度并具有可逆性。常见不良反应有腹泻、头痛、恶心、腹痛、胃肠胀气及便秘,偶见血清氨基转移酶(ALT、AST)增高、皮疹、眩晕、嗜睡、失眠等,这些反应通常是轻微的,可自动消失,与剂量无关。长期治疗未见严重的不良反应,但在有些病例中可发生胃黏膜细胞增生和萎缩性胃炎。动物试验表明本品可引起胃底部和胃体部主要内分泌细胞(胃肠嗜铬样细胞)增生,长期服药还可发生胃部类癌。

6.注意事项

(1)对本品过敏者、严重肾功能不全者、婴幼儿及孕妇禁用。

(2)治疗胃溃疡时,应首先排除溃疡型胃癌的可能,因用本品治疗可减轻其症状,从而延误治疗。

(3)肝、肾功能不全者慎用。

(4)尚无儿童用药经验。

(5)本品可使 ^{13}C 尿素呼气试验(UBT)结果出现假阴性,临床上应在本品治疗至少 4 周后才能进行 ^{13}C 尿素呼气试验。

7.药物相互作用

(1)本品在肝脏通过 CYP2C19 代谢,会延长其他酶解物在体内的消除,如地西泮、苯妥英钠、华法林、硝苯地平、双香豆素、安替比林、双硫仑等,当本品和上述药物一起使用时,应减少后者的用量。

(2)本品可提高胰酶的生物利用度,增强其疗效。

(3)本品与地高辛合用时,地高辛的吸收增加,有加重地高辛中毒的危险,因此合用时应减少地高辛剂量。

(4)本品可抑制泼尼松转化为其活性形式,降低其药效。

(5)本品可使四环素、氨苄西林、酮康唑、伊曲康唑等吸收减少,血药浓度降低,这与本品造成的胃内碱性环境有关。

(6)本品抑制胃酸,使胃内细菌数量增加,致使亚硝酸盐转化为致癌性亚硝酸。

(7)本品的抑酸作用可影响铁剂的吸收。

(二)兰索拉唑

1.理化性质

化学名称:(±)-2[[[3-甲基-4-(2,2,2-三氟乙氧基)-2-吡啶基]甲基]亚硫酰基]苯并咪唑。分子式:$C_{16}H_{14}F_3N_3O_2S$,分子量:369.37。本品为白色肠溶片,除去肠溶衣后显白色或类白色。

2.药理作用

(1)药效学:本品是继奥美拉唑之后的第二代质子泵抑制剂,两者的化学结构很相似,均为苯并咪唑衍生物,不同之处为本品在吡啶环上多一个氟。本品在胃黏膜壁细胞微管的酸性环境中形成活性亚磺酰胺代谢物,此种活性物与质子泵的巯基结合,从而抑制该酶的活性,进而抑制胃酸分泌的最后一个步骤,阻断 H^+ 分泌入胃内。对基础胃酸和所有刺激物所致的胃酸分泌均有明显的抑制作用,其抑制作用明显优于 H_2 受体拮抗剂。一次口服 30 mg,可维持作用 24 小时。对胃蛋白酶有轻、中度抑制作用。可使血清胃泌素的分泌增加。对幽门螺杆菌有抑制作用。单用本品虽然对无根除作用,但与抗生素联合应用可明显提高的根除率。

(2)药动学:本品口服易吸收,绝对生物利用度约为85%,抑酸作用可以达 24 小时以上。餐后服用可延缓吸收,并使峰值浓度降低,但曲线下面积与空腹服用无明显差异。健康成人空腹时单次口服 30 mg,经 1.5~2.2 小时达血药浓度峰值(0.75~1.15 mg/L),其值随剂量的增加而递增。药物血浆蛋白结合率为97.7%~99.4%。本品在体内经肝脏微粒体细胞色素 P_{450} 氧化酶系统代谢,主要经胆汁和尿液排泄,尿液中测不出原形药物,全部为代谢产物。本品半衰期 β 相为1.3~1.7 小时,老年人半衰期约为 2 小时,严重肝衰竭患者半衰期延长至 7 小时。药物在体内无蓄积作用。

3.临床应用

(1)胃溃疡、十二指肠溃疡、吻合口溃疡。

(2)反流性食管炎。

(3)卓-艾综合征(胃泌素瘤)。

(4)幽门螺杆菌感染。

4.用法与用量

(1)十二指肠溃疡:通常成人一日 1 次,口服,一次 15~30 mg,连续服用 4~6 周。

(2)胃溃疡、反流性食管炎、卓-艾综合征、吻合口溃疡:通常成人一日 1 次,口服,一次30 mg,连续服用 6~8 周。

(3)合并幽门螺杆菌感染的胃或十二指肠溃疡:可一次 30 mg,一日 1~2 次,与 1~2 种抗生素联合应用,1~2 周为 1 个疗程。用于维持治疗、高龄患者、有肝功能障碍或肾功能低下的患者,一日 1 次,口服,一次 15 mg。

5.不良反应

本品安全性较好,一般能很好耐受,不良反应发生率为 2%~4%。常见不良反应有便秘、腹泻、便血、口干、恶心、食欲缺乏、腹胀,偶有 GOT、GPT、ALP、LDH、γ-GTP 上升等现象,口服本品可致胃黏膜轻度肠嗜铬样(ECL)细胞增生,停药后可恢复正常。偶有贫血、白细胞减少、嗜酸性粒细胞增多、血小板减少、头痛、嗜睡、发热、皮疹、瘙痒、总胆固醇上升、尿酸上升等症状,失眠、头晕等症状极少发生。有报道对大白鼠经口服(剂量为临床用量的 100 倍)的试验中,发生了1 例胃部类癌。

6.注意事项

(1)对本品过敏者禁用。

(2)有药物过敏史者、老人、肝功能不全者慎用。

(3)小儿用药的安全性尚未确定,不推荐使用。

(4)已确认本品在大白鼠胎仔的血浆浓度比在母鼠中高。又在兔子(经口给药 30 mg/kg)的试验发现胎仔死亡率增加,故对孕妇或有可能怀孕的妇女,须事先判断治疗上的益处超过危险性时,方可用药。

(5)动物试验中本品可经乳汁分泌,哺乳妇女应避免用药,必须使用时应暂停哺乳。

(6)本品可使 [13]C 尿素呼气试验(UBT)结果出现假阴性,可使血清胃泌素水平升高。

(7)本品会掩盖胃癌的症状,所以须先排除胃癌,方可给药。

7.药物相互作用

(1)会延迟地西泮及苯妥英钠的代谢与排泄。

(2)与硫糖铝合用,可干扰后者的吸收,降低其生物利用度。

(3)与抗酸剂合用,能降低本品的生物利用度。

(4)与茶碱合用,可轻度降低茶碱的血药浓度。

(5)与对乙酰氨基酚合用,可使后者的血药浓度峰值升高,达峰时间缩短。

(6)与伊曲康唑、酮康唑合用,可使后两者的吸收减少。

(7)与克拉霉素合用,有发生舌炎、口腔炎或舌头变黑的报道。

(三)泮托拉唑

1.理化性质

化学名称:5-二氟甲氧基-2-[(3,4-二甲氧基-2-吡啶基)甲基]亚硫酰基-1H-苯并咪唑钠盐-水合物。分子式:$C_{16}H_{14}F_2N_3NaO_4S \cdot H_2O$,分子量:423.38。泮托拉唑钠肠溶胶囊内容物为白色或类白色粉末;泮托拉唑钠肠溶片为红棕色肠溶薄膜衣片,除去薄膜后,显白色;注射用泮托拉唑钠为白色或类白色疏松块状物或粉末,专用溶剂为无色的澄明液体。

2.药理作用

(1)药效学:本品第三代质子泵抑制剂,在中性和弱酸性条件下相对稳定,在强酸性条件下迅速活化,其 pH 依赖的活化特性,使其对 H^+,K^+-ATP 酶的作用具有更好的选择性。本品能特异性地抑制壁细胞顶端膜构成的分泌性微管和细胞质内的管状泡上的 H^+,K^+-ATP 酶,引起该酶不可逆性的抑制,从而有效地抑制胃酸的分泌。由于 H^+,K^+-ATP 酶是壁细胞分泌酸的最后一个过程,故本品抑酸能力强大。它不仅能非竞争性抑制胃泌素、组胺、胆碱引起的胃酸分泌,而且能抑制不受胆碱或 H_2 受体拮抗剂影响的部分基础胃酸分泌。本品能减少胃液分泌量并抑制胃蛋白酶的分泌及活性,还可抑制幽门螺杆菌生长。本品对肝细胞内的细胞色素 P_{450} 酶系的亲和力较低,同时也可以通过第 Ⅱ 系统进行代谢,故其他通过 P_{450} 酶系代谢的药物与本品间相互作用较少。

(2)药动学:本品生物利用度高且相对稳定,单次或多次给药后的生物利用度均保持在77%,且不受食物或其他抗酸药物的影响。口服 40 mg 肠溶片 2.5 小时后达血药浓度峰值(C_{max})2~3 $\mu g/mL$。泮托拉唑的血浆蛋白结合率为 98%,主要在肝脏代谢为去甲基泮托拉唑硫酸脂。泮托拉唑的半衰期为 1 小时,约 80% 的代谢物经尿液排泄,其余经胆汁分泌后进入粪便排出,肾功能不全不影响药代动力学,肝功能不全时可延缓清除。半衰期、清除率和表观分布容积与给药剂量无关。

3.临床应用

(1)主要用于消化性溃疡(胃溃疡、十二指肠溃疡、吻合口溃疡等)及其出血,包括非甾体抗炎药引起的急性胃黏膜损伤和应激状态下溃疡出血。

(2)用于反流性食管炎,也用于全身麻醉或大手术后及衰弱昏迷患者,防止胃酸反流合并吸入性肺炎。

(3)与其他抗菌药物(如克拉霉素、阿莫西林和甲硝唑)联用能够根除幽门螺杆菌感染。

(4)卓-艾综合征。

4.用法与用量

口服,一次 40 mg,一日 1 次,个别对其他药物无反应的病例可一日 2 次,最好于早餐前服用。十二指肠溃疡一般疗程 2~4 周,胃溃疡及反流性食管炎疗程 4~8 周。静脉滴注,一次 40 mg,一日 1~2 次,临用前将 10 mL 专用溶剂注入冻干粉小瓶内,将上述溶解后的药液加入 0.9% 氯化钠注射液 100 mL 中稀释后供静脉滴注,时间要求在 15~30 分钟内滴完。本品溶解和稀释后必须在 3 小时内用完,禁止用其他溶剂或其他药物溶解和稀释。肾功能受损和老年患者,剂量一日不宜超过 40 mg。严重肝衰竭的患者一次 40 mg,隔天 1 次。

5.不良反应

本品不良反应较少。偶见头晕、失眠、嗜睡、恶心、腹泻、便秘、皮疹和肌肉疼痛等症状。大剂量使用时可出现心律不齐、转氨酶升高、肾功能改变、粒细胞降低等。

6.注意事项

(1)对本品过敏者、哺乳期妇女、妊娠早期妇女、婴幼儿禁用。

(2)肝、肾功能不全者慎用。

(3)尚无儿童用药经验,老年人用药剂量无须调整。

(4)本品抑制胃酸分泌的作用强、时间长,故应用本品时不宜同时再服用其他抗酸剂或抑酸剂。为防止抑酸过度,在一般消化性溃疡等病时,不建议大剂量长期应用(卓-艾综合征例外)。

(5)肾功能受损者不需调整剂量;肝功能受损者需要酌情减量。

(6)治疗胃溃疡时应排除胃癌后才能使用本品,以免延误诊断和治疗。

(7)动物试验中,长期大量使用本品后,观察到高胃泌素血症及继发胃 ECL 细胞增大和良性肿瘤的发生,这种变化在应用其他抑酸剂及施行胃大部切除术后页也可出现。

7.药物相互作用

本品可能减少生物利用度取决于胃 pH 的药物(如伊曲康唑、酮康唑)的吸收。凡通过细胞色素 P_{450} 酶系代谢的其他药物均不能除外与本品有相互作用的可能性。

(四)雷贝拉唑

1.理化性质

化学名称:2-[[[4-(3-甲氧基丙氧基)-3-甲基-2-吡啶基]甲基]亚磺酰基]-1H-苯并咪唑钠。

分子式:$C_{18}H_{20}N_3NaO_3S$,分子量:381.43。本品呈纯白色粉末状,无味。易溶于水、甲醇,可少量溶解于纯乙醇和乙醚。

2.药理作用

(1)药效学:本品是一种新型的质子泵抑制剂,对基础胃酸和由刺激引起的大量胃酸分泌均有抑制作用。通过特异性抑制 H^+、K^+-ATP 酶,强烈抑制胃酸分泌,并使胃 pH 产生较大且持久的升高。其抗胃酸分泌活性与奥美拉唑相比,雷贝拉唑抑制 H^+、K^+-ATP 酶作用更强,而且抑制可恢复,对血浆胃泌素水平影响较少,具有选择性强烈抑制幽门螺杆菌作用。本品无抗胆碱能及抗 H_2 组胺的特性。

(2)药动学:本品口服后 1 小时左右可在血中检出,达峰时间为(2.83 ± 1.56)小时,消除相半衰期为(2.17 ± 1.05)小时。雷贝拉唑钠在给药后 72 小时之内尿液中未检出原形药物,代谢产物羧酸化物及葡萄糖酸结合体经尿液排泄约占给药量的 30%。据国外文献报道:该药是经胃后在肠道内才开始被吸收。在 20 mg 剂量组,血药浓度峰值是在用药后 3.5 小时达到的。在 $10\sim40$ mg 剂量范围内,血药浓度峰值和曲线下面积与剂量呈线性关系。口服 20 mg 剂量组的绝对生物利用度约为 52%。重复用药后生物利用度不升高。健康受试者的药物半衰期约 1 小时(在$0.7\sim1.5$ 小时范围内),体内药物清除率为(283 ± 98)mL/min。在慢性肝病患者体内,血药浓度的曲线下面积提高 $2\sim3$ 倍。雷贝拉唑钠的血浆蛋白结合率约 97%,主要的代谢产物为硫醚(M1)和羧酸(M6)。次要代谢物还有砜(M2)、乙基硫醚(M4)和硫醚氨酸(M5)。只有乙基代谢物(M3)具有少量抑制分泌的活性,但不存在于血浆中。该药 90% 主要随尿液排出,其他代谢物随粪便排出。在需要血液透析的晚期稳定的肾衰患者体内[肌酐清除率$\leqslant5$ mL/(min·1.73 m^2)],雷贝拉唑钠的分布与在健康受试者体内的分布相似。本品用于老年患者时,药物清除率有所降低。当老年患者用雷贝拉唑钠一次 20 mg,一日 1 次,连续用 7 天,出现血药浓度的曲线下面积加倍,浓度峰值相对于年轻健康受试者升高 60%。本品在体内无累积现象。

3.临床应用

(1)用于活动性十二指肠溃疡、良性活动性胃溃疡。

(2)用于减轻侵蚀性或溃疡性的胃-食管反流病(GERD)症状及其维持期的治疗。

(3)与适当的抗生素合用可根治幽门螺杆菌。

(4)用于卓-艾综合征的治疗(国外资料)。

4.用法与用量

通常成人一日口服 1 次,一次 10 mg,根据病情也可一日口服 1 次,一次 20 mg。在一般情况下,胃溃疡、吻合口溃疡、反流性食管炎的给药以 8 周为限,十二指肠溃疡的给药以 6 周为限。

5.不良反应

本品耐受性良好,不良反应与其他质子泵抑制药相似。

(1)心血管系统:罕见心悸、心动过缓、胸痛。

(2)精神、神经系统:可见眩晕、四肢乏力、感觉迟钝,偶见头痛,罕见失眠、困倦、握持力低下、口齿不清、步态蹒跚。据国外资料个案报道,既往有肝性脑病的肝硬化患者用药后出现精神错乱、识辨力丧失和嗜睡。

(3)泌尿、生殖系统:偶见血尿素氮升高、蛋白尿。

(4)消化系统:可见口干、腹胀、腹痛,偶见恶心、呕吐、便秘、腹泻及丙氨酸氨基转移酶(ALT)、天门冬氨酸氨基转移酶(AST)、碱性磷酸酶(ALP)、γ-谷氨酰胺转移酶(γ-GTP)、乳酸脱氢酶(LDH)、总胆红素、总胆固醇升高,罕见消化不良。

(5)血液系统:偶见红细胞、淋巴细胞减少、白细胞减少或增多、嗜酸性粒细胞、中性粒细胞增多,罕见溶血性贫血(出现此类状况时,应停药并采取适当措施)。

(6)其他:可见光敏性反应、皮疹、荨麻疹、瘙痒、水肿、休克、视力障碍、肌痛、鼻炎(出现此类状况时,应停药并采取适当措施)。此外,动物试验发现本品有致癌性。

6.注意事项

(1)对本品过敏者、哺乳期妇女、孕妇禁用。

(2)有药物过敏史的患者、肝功能障碍患者及高龄患者应慎用。

(3)使用本品时,有可能掩盖由胃癌引起的症状,故应在确诊无恶性肿瘤的前提下再进行给药。

(4)治疗时应密切观察其临床动态,根据病情将用量控制在治疗所需的最低限度内。

(5)服药时不要咀嚼或咬碎。

(6)对于小儿的安全性尚未确定,不推荐使用。

7.药物相互作用

(1)由于本品可升高胃内 pH,与地高辛合用时,会使地高辛的 AUC 和 C_{max} 值分别增加 19% 和 29%,故合用时应监测地高辛的浓度。

(2)本品与含氢氧化铝、氢氧化镁的制酸剂同时服用,或在服用制酸剂 1 小时后再服用本品时,本品的平均血药浓度和 AUC 分别下降 8% 和 6%。

(3)本品可减少酮康唑、伊曲康唑的胃肠道吸收,使其疗效降低。

(4)本品对通过细胞色素 P4502C4 途径代谢的药物(如地西泮、茶碱、华法林、苯妥英钠等)没有影响。

(五)埃索美拉唑

1.理化性质

化学名称:双-S-5-甲氧基-2-Ⅱ(4-甲氧基-3.5 二氧基-2-吡啶基)-1H-苯并咪唑镁三水合物。分子式:$C_{34}H_{36}MgN_6O_6S_2 \cdot H_2O$,分子量:767.15。弱碱性,对酸不稳定。

2.药理作用

(1)药效学:本品为质子泵抑制剂,是奥美拉唑的 S-异构体,能在壁细胞泌酸管的高酸环境中浓集并转化为活性形式,特异性抑制该部位的 H^+,K^+-ATP 酶,从而抑制基础酸及刺激所致的胃酸分泌。人体试验证实 S 型异构体的抑酸作用为 R 型的 4 倍。原因在于 S 型异构体口服后的生物利用度较 R 型为高。

(2)药动学:本品口服后吸收迅速,1~2 小时血药浓度达高峰。一日 1 次重复给药后,绝对生物利用度为 89%,血浆蛋白结合率为 97%,本品通过肝脏细胞色素 P_{450} 酶系代谢,埃索美拉唑的曲线下面积(AUC)值及血浓度峰值(C_{max})随剂量增多而相应增高,且与剂量呈非线性正相关,剂量加倍时,AUC 值升高约 3 倍。埃索美拉唑仅有 73% 经 CYP2C19 代谢,其内在清除率明显低于 R-异构体。埃索美拉唑 80% 代谢物从尿液中排泄,其余经粪便排出,仅 1% 以原形经肾脏排出。国外研究表明,老年患者、肾功能不全患者、轻、中度肝功能不全的患者 AUC 与正常人无显著差异,在这部分人群中使用时无须调整剂量。在重度肝功能不全(Child-Pugh 分级)患者中使用时则应酌情调整剂量。

3.临床应用

(1)胃食管反流性疾病、糜烂性反流性食管炎的治疗;已经治愈的食管炎患者防止复发的长期维持治疗;胃食管反流性疾病的症状控制。

(2)与适当的抗菌疗法联合用药根除幽门螺杆菌,并且愈合与幽门螺杆感染相关的十二指肠溃疡,以及防止与幽门螺杆菌相关的消化性溃疡复发。

4.用法与用量

(1)糜烂性反流性食管炎的治疗:一次 40 mg,一日 1 次,连服 4 周。对于食管炎未治愈或持续有症状的患者建议再服药治疗 4 周。

(2)已经治愈的食管炎患者防止复发的长期维持治疗:一次 20 mg,一日 1 次。

(3)胃食管反流性疾病的症状控制:无食管炎的患者:一次 20 mg,一日 1 次,如果用药 4 周症状未获控制,应对患者做进一步的检查,一旦症状消除,随后的症状控制可采用即时疗法,即需要时口服,一次 20 mg,一日 1 次。

(4)与适当的抗菌疗法联合用药根除幽门螺杆菌,并且愈合与幽门螺杆菌相关的十二指肠溃疡,以及预防与幽门螺杆菌相关的消化性溃疡复发埃索美拉唑镁肠溶片 20 mg 加阿莫西林 1 g 加克拉霉素 500 mg,一日 2 次,连用 7 天。

5.不良反应

在埃索美拉唑的临床试验中已确定或怀疑有下列不良反应,这些反应均无剂量相关性。常见不良反应有(>1/100,<1/10)头痛、腹痛、腹泻、腹胀、恶心、呕吐、便秘。少见不良反应有(>1/1 000,<1/100)皮炎、瘙痒、荨麻疹、头昏、口干。罕见不良反应有(>1/10 000,<1/1 000)过敏性反应,如血管性水肿、肝转氨酶升高。

6.注意事项

(1)已知对埃索美拉唑、其他苯并咪唑类化合物或本品的任何其他成分过敏者禁用。

(2)当出现任何报警症状(如显著的非有意的体重下降、反复呕吐、吞咽困难、呕血或黑便),怀疑有胃溃疡或已患有胃溃疡时,应排除恶性肿瘤,因为使用埃索美拉唑肠溶片治疗可减轻恶性肿瘤的症状,避免延误诊断。

(3)肾功能损害的患者无须调整剂量,对于严重肾功能不全的患者,由于使用该药的经验有限,治疗时应慎重。

(4)轻到中度肝功能损害的患者无须调整剂量,对于严重肝功能损害的患者,应服用的埃索美拉唑镁肠溶片剂量为 20 mg。

(5)长期使用该药治疗的患者(特别是使用 1 年以上者)应定期进行监测。

(6)无妊娠期使用埃索美拉唑的临床资料可供参考,动物试验未显示埃索美拉唑对胚胎或胎儿发育有直接或间接的损害作用,用消旋混合物进行的动物试验未显示对妊娠、分娩或出生后发育有直接或间接的有害影响,但给妊娠期妇女使用埃索美拉唑时应慎重。尚不清楚埃索美拉唑是否会经乳汁排泄,也未在哺乳期妇女中进行过埃索美拉唑的研究,因此在哺乳期间不应使用埃索美拉唑镁肠溶片。

(7)尚无在儿童中使用埃索美拉唑的经验。

(8)老年患者无须调整剂量。

7.药物相互作用

(1)治疗期间若使用酮康唑和依曲康唑,此两种药物的吸收会降低。

(2)与经 CYP2C19 代谢的药物(如地西泮、西酞普兰、丙米嗪、氯米帕明、苯妥英钠等)合用时,这些药物的血浆浓度可被升高,可能需要降低剂量。

二、组胺 H_2 受体拮抗剂

(一)西咪替丁

1.理化性质

化学名称:N'-甲基-N''-[2[[(5-甲基-1H-咪唑-4-基)甲基]硫代]乙基]-N-氰基胍。分子式:$C_{10}H_{16}N_6S$,分子量:252.34。片剂为白色片或加有着色剂的淡蓝色或浅绿色片,或为薄膜衣片,无臭,味苦,易溶于甲醇、热水和稀酸中,溶于乙醇,几乎不溶于水和氯仿,对湿、热稳定,但在过量盐酸中可逐渐分解;针剂为无色至淡黄色的透明液体。

2.药理作用

(1)药效学:外源性或内源性的组胺作用于胃腺体壁细胞上的 H_2 受体后,能刺激胃酸分泌。西咪替丁通过阻断组胺 H_2 受体而发挥显著的抑制胃酸分泌的作用,使胃中酸度降低。西咪替丁既能明显抑制昼夜基础胃酸分泌,也能抑制由五肽胃泌素、组胺、胰岛素和试餐等刺激后胃酸分泌的容量和浓度;同时还具有轻度抑制胃蛋白酶分泌、保护胃黏膜细胞、增加胃黏膜血流量的作用;并可保护胃黏膜不受阿司匹林的损害;对各种化学性刺激引起的腐蚀性胃炎也有预防和保护作用。本品对心脏窦房结、子宫、回肠、支气管平滑肌、皮肤血管床、甲状旁腺和 T 细胞的 H_2 受体也有一定的拮抗作用。由于西咪替丁有抗雄性激素作用,在治疗多毛症方面也有一定价值。本品还能减弱免疫抑制细胞的活性,增强免疫反应,从而阻止肿瘤转移和延长存活期。

(2)药动学:西咪替丁口服后 60%~70% 由肠道迅速吸收,生物利用度约为 70%,血药浓度达峰时间为 45~90 分钟,年轻人较老年人更易吸收。血浆蛋白结合率低,为 15%~20%。服用 300 mg 平均峰浓度为 1.44 $\mu g/mL$,可抑制基础胃酸分泌降低 50% 达 4~5 小时。本品广泛分布于全身组织(除脑以外),在肝脏内代谢,主要经肾脏排泄。24 小时后口服量的约 48% 以原形自肾脏排出,10% 可从粪便排出。本品可经血液透析清除。肾功能正常时半衰期为 2 小时,肌酐清除率在 20~50 mL/min,半衰期为 2.9 小时,当小于 20 mL/min 时为 3.7 小时,肾功能不全时为 5 小时。本品还可经胎盘转运和从乳汁排出。

(3)毒理学:对于大鼠、狗和小鼠,口服的半数致死量为 2~3 g/kg,静脉给药的半数致死量为 100~150 mg/kg,对狗的慢性毒性试验中,给药 54 mg/kg 后,一些动物显示出有肝脏和肾脏受损迹象。大鼠和狗的亚急性、慢性中毒性试验证明本品有轻度抗雄激素作用,可引起前列腺和精囊重量减少,出现乳汁分泌,但停药后消失。剂量水平为 150~950 mg/kg 的药物给予大鼠 12 个月后,各剂量组雄性大鼠的前列腺缩小,而且在高剂量组睾丸和精囊腺缩小;剂量水平为 41~54 mg/kg 的药物给予狗 12 个月之后,导致前列腺的重量减轻。西咪替丁无致突变、致癌、致畸胎作用,也无依赖性和抗药性。

3.临床应用

(1)主要用于治疗胃酸过多引起的胃烧灼感、十二指肠溃疡、术后溃疡、良性胃溃疡、反流性食管炎、上消化道出血。

(2)西咪替丁是二氢睾酮的竞争性抑制剂,能减少皮脂分泌,用于治疗痤疮,还可治疗女性雄激素性多毛症。

(3)西咪替丁作为 H_2 受体拮抗剂,可用于治疗麻疹、药疹、湿疹等多种皮肤病。

（4）用于治疗疱疹病毒感染所致的皮肤病，如水痘、单纯疱疹、带状疱疹等，都有明显疗效，特别是用于治疗带状疱疹，能显著缩短病程、减轻神经痛症状。

（5）西咪替丁是一种免疫调节剂，对于顽固性感染、恶性黑色素瘤及早期的皮肤 T 细胞淋巴瘤等均有一定疗效，对食管症状明显的系统性硬皮病也很有效。

（6）用于结肠癌、肾细胞癌的辅助治疗。

（7）其他：西咪替丁还可用于预防输血反应、治疗小儿秋季腹泻及治疗慢性溃疡性结肠炎等。

4.用法与用量

（1）口服，用于治疗胃酸过多导致的烧灼感症状时，一次 200～400 mg，一日 3～4 次，24 小时不超过 800 mg，于饭后及睡前各服 1 次；用于治疗消化性溃疡和反流性食管炎，成人一次 300～600 mg，一日 1～2 次，于进餐时或餐后立即服用和睡前服用，儿童一日 20～40 mg/kg。维持疗法：一日 400 mg，睡前服用，当需控制疼痛时，可服用制酸药，但需间隔至少 1 小时。治疗时应按时服药，坚持全疗程，一般在进餐时和睡前服药效果较好。

（2）静脉间隔滴注：静脉给药可以是间断给药，200 mg 本品注射液稀释于 100 mL 葡萄糖注射（5％）或其他可配伍静脉溶液中，滴注 15～20 分钟，每 4～6 小时重复 1 次。对于一些患者如有必要增加剂量，需增加给药次数，但一日不应超过 2 g 为准。

静脉连续滴注：也可以使用连续静脉滴注，通常正常的滴注速度在 24 小时内不应超过75 mg/h。

静脉注射：200 mg 本品注射液应用 0.9％氯化钠溶液稀释至 20 mL，缓慢注射，注射时间不应短于 2 分钟，可间隔 3～6 小时重复使用。

（3）肌内注射的剂量通常为 200 mg，在 4～6 小时后可重复给药。

5.不良反应

由于本品在体内分布广泛，药理作用复杂，故不良反应及不良反应较多。

（1）消化系统反应。较常见的有腹泻、腹胀、口苦、口干、血清转氨酶轻度升高等，偶见严重肝炎、肝坏死、肝脂肪性变等。由于西咪替丁能进入乳汁，并能通过胎盘屏障，故哺乳期妇女和孕妇禁用，以避免婴儿及胎儿肝功能障碍。突然停药有可能引起慢性消化性溃疡穿孔，估计为停药后胃酸反跳增加所致。动物试验有应用西咪替丁致急性胰腺炎的报道，故不宜用于急性胰腺炎患者。

（2）泌尿系统反应。有报道本品能引起急性间质性肾炎，导致肾衰竭，但此种毒性反应是可逆的，停药后肾功能一般均可恢复正常。

（3）造血系统反应。本品对骨髓有一定的抑制作用，少数患者可发生可逆性中等程度的白细胞或粒细胞减少，也可出现血小板减少及自身免疫性溶血性贫血，其发生率为用药者的 0.02‰。

（4）中枢神经系统反应。本品可通过血-脑屏障，具有一定的神经毒性。主要表现为头晕、头痛、疲乏、嗜睡等较常见，少数患者可出现不安、感觉迟钝、语言含糊不清、出汗、局部抽搐或癫痫样发作，以及幻觉、妄想等症状，停药后 48 小时内能恢复。引起中毒症状的血药浓度多在 2 μg/mL 以上，而且多发生于老人、幼儿或肝、肾功能不全的患者，故宜慎用。在治疗酗酒者的胃肠道合并症时，可出现震颤性谵妄，酷似戒酒综合征。

（5）心血管系统反应。可有心动过缓或过速、面部潮红等。静脉注射时偶见血压骤降、房性期前收缩甚至心搏骤停等。

（6）内分泌系统和皮肤的反应。在长期用标准剂量治疗或应用大于常用剂量时（一日剂量

＞1.6 g)，一些患者可引起男性乳房发育、女性溢乳、性欲减退、阳痿、精子计数减少等，停药后即可消失。西咪替丁可抑制皮脂分泌，诱发剥脱性皮炎、皮肤干燥、皮脂缺乏性皮炎、脱发、口腔溃疡等。皮疹、巨型荨麻疹、药物热等也有发生。

(7)过量服用本品可造成急性中毒，在动物毒性研究中可观察到中枢神经系统受到抑制、血压降低、心动过速、肝酶升高、肾功能异常。

6.注意事项

(1)口服 15 分钟内胃液隐血试验可出现假阳性；血液水杨酸浓度、血清肌酐、催乳素、氨基转移酶等浓度均可能升高；甲状旁腺激素浓度则可能降低。

(2)孕妇和哺乳期妇女禁用。

(3)用组胺 H_2 受体拮抗剂治疗可能会掩盖与胃癌有关的症状。因此有可能耽误疾病的诊断。对于中老年患者，近期伴有消化道症状的改变，尤应引起注意。原则上，对怀疑患有胃溃疡的患者，用本品治疗前，应当排除恶性病变的可能性。本品治疗 8～12 周后，内镜复查治愈的胃溃疡病也是重要的。

(4)本品的神经毒性症状与中枢抗胆碱药所致者极为相似，且用拟胆碱药毒扁豆碱治疗可改善症状。故应避免本品与中枢抗胆碱药同时使用，以防加重中枢神经毒性反应。

(5)老年患者由于肾功能减退，对本品清除减少、减慢，可导致血药浓度升高，因此更易发生毒性反应，出现眩晕、谵妄等症状。

(6)本品对骨髓有一定的抑制作用，用药期间应注意检查血常规。

(7)为避免肾毒性，用药期间应注意检查肾功能。

(8)下列情况应慎用：①严重心脏及呼吸系统疾病；②用于系统性红斑狼疮患者时，西咪替丁的骨髓毒性可能增高；③器质性脑病；④幼儿或肝功能不全。

7.药物相互作用

(1)由于本品是抑制胃酸分泌，而硫糖铝需经胃酸水解后才发挥作用，所以二者合用可使硫糖铝的作用降低，故应避免同时服用。

(2)本品若与氢氧化铝、氢氧化镁等抗酸药或甲氧氯普胺合用时，西咪替丁的吸收可能减少，本品的血中药物浓度下降，故一般不提倡合用。如必须合用，两者应至少相隔 1 小时再服用。

(3)本品抑制细胞色素 P_{450} 催化的氧化代谢途径，并能降低肝血流量，故它与其他药物合用时，本品可降低另一些药物的代谢，导致其药理活性或毒性增强。这些药物包括：①与苯二氮䓬类药物(地西泮、硝西泮等)长期合用，肝内代谢可被抑制，导致后者的血药浓度升高，加重镇静及其他中枢神经抑制作用，并有可能导致呼吸及循环衰竭。但是其中劳拉西泮、奥沙西泮、替马西泮似乎不受影响。②与普萘洛尔、美托洛尔、甲硝唑合用时，血药浓度可能增高。③与香豆素类抗凝血药合用时，凝血酶原时间可进一步延长，因此须密切注意病情变化，并调整抗凝血药用量。④与苯妥英钠或其他乙内酰脲类合用，可能使后者的血药浓度增高，导致苯妥英钠中毒，必须合用时，应在 5 天后测定苯妥英钠血药浓度以便调整剂量，并注意定期复查血常规。⑤与茶碱、咖啡因、氨茶碱等黄嘌呤类药合用时，肝代谢降低，可导致清除延缓，血药浓度升高，可能发生中毒反应。⑥本品可使维拉帕米的绝对生物利用度由 $26.3\%\pm16.8\%$ 提高到 $49.3\%\pm23.6\%$，由于维拉帕米可发生少见但很严重的不良反应，因此应引起注意。⑦本品可抑制奎尼丁代谢，患者同时服用地高辛和奎尼丁时，不宜再用本品。因为奎尼丁可将地高辛从其结合部位置换出来，结果奎尼丁和地高辛的血药浓度均升高。此时应对血药浓度进行监测。⑧与其他肝内代谢药如利多卡因及三环类抗抑郁药等合用时,均应慎用。

(4)西咪替丁与阿片类药物合用,有报道在慢性肾衰竭患者身上可产生呼吸抑制、精神错乱、定向力丧失等不良反应。对此类患者应减少阿片类制剂的用量。

(5)由于本品能使胃液 pH 升高,因此与四环素合用时,可使四环素溶解变慢,使其吸收减少,抗菌作用减弱;本品与阿司匹林合用,可使后者作用增强。

(6)西咪替丁有与氨基糖苷类抗生素类似的肌神经阻断作用,这种作用不被新斯的明所对抗,只能被氯化钙所对抗,因此,本品与氨基糖苷类抗生素合用时有可能导致呼吸抑制甚至呼吸停止。

(7)西咪替丁与酮康唑合用可干扰后者的吸收,降低其抗真菌的活性。

(二)雷尼替丁

1.理化性质

化学名称:N'-甲基-N-[2-[[[5-[(二甲氨基)甲基]-2-呋喃基]-甲基]硫代]乙基]-2-硝基-1,1-乙烯二胺盐酸盐。分子式:$C_{13}H_{22}N_4O_3S \cdot HCl$,分子量:350.87。盐酸盐为类白色至淡黄色结晶性粉末,味微苦、带涩,极易潮解,吸潮后颜色变深,易溶于水,可溶于甲醇,略溶于乙醇。

2.药理作用

(1)药效学:本品为 H_2 受体拮抗剂,以呋喃环取代了西咪替丁的咪唑环,对 H_2 受体具有更高的选择性,能显著抑制正常人和溃疡患者的基础和夜间胃酸分泌,以及五肽胃泌素、组胺和进餐引起的胃酸分泌,其抑制胃酸作用较西咪替丁强 5～12 倍。静脉注射本品可使胃酸分泌降低90%;对胃蛋白酶原的分泌也有一定的抑制作用。对试验性胃黏膜损伤和急性溃疡具有保护作用。对胃泌素的分泌无影响。抗雄性激素作用很小,因而极少产生男性乳房发育。本品抑制肝药酶作用也不明显。

(2)药动学:雷尼替丁口服后自胃肠道吸收迅速,生物利用度约为 50%,血药浓度达峰时间1～2 小时,一次给药后作用时间可持续 12 小时,血浆蛋白结合率为 15%±3%,有效血浓度为100 ng/mL,在体内分布广泛,且可通过血-脑屏障,脑脊液药物浓度为血浓度的 1/30～1/20。本品 30% 经肝脏代谢,其代谢产物有 N-氧化物、S-氧化物和去甲基代谢物,50% 以原形自肾脏随尿液排出。半衰期($t_{1/2}$)为 2～3 小时,与西咪替丁相似,肾功能不全时,半衰期相应延长。本品可经胎盘转运,乳汁内药物浓度高于血浆,但对肝脏微粒体药酶抑制作用不明显,很少影响其他药物代谢。

(3)毒理学:对于小鼠,口服雷尼替丁的半数致死量为 1 440～1 750 mg/kg。连续口服 5 周的每天最大无毒剂量,大鼠(雄)为 500 mg/kg,大鼠(雌)250 mg/kg,狗为 40 mg/kg。连续 26 周的每天最大无毒剂量,大鼠为 100 mg/kg,狗为 40 mg/kg。小鼠口服 100～200 mg/kg 114 周,大鼠口服 100～2 000 mg/kg,129 周,均未见致癌作用。大鼠和家兔经口给予雷尼替丁(剂量达人口服用药剂量的 160 倍),对动物的生育力或胎仔未见明显影响。但目前尚无有关妊娠妇女的充分和严格控制的研究。鉴于动物生殖毒性试验不能完全预测人体的反应,只有在确实必要时,本品才可用于妊娠妇女。

3.临床应用

(1)用于消化性溃疡出血、吻合口溃疡出血、弥漫性胃黏膜病变出血、胃手术后预防再出血等。

(2)用于应激状态时并发的急性胃黏膜损害和阿司匹林引起的急性胃黏膜损伤;也常用于预

防重症疾病(如严重创伤、脑出血等)应激状态下应激性溃疡大出血的发生。

(3)用于胃酸过多、反流性食管炎及卓-艾综合征等病的治疗;适用于很多对用西咪替丁治疗无效的消化性溃疡患者及不能耐受西咪替丁的患者。

(4)用于全身麻醉或大手术后及衰弱昏迷患者,防止胃酸反流合并吸入性肺炎。

4.用法与用量

(1)片剂。治疗消化性溃疡,一日 2 次,一次 150 mg,早、晚饭时服,或 300 mg,睡前顿服,疗程 4～8 周,多数病例可于 4 周内收到良好效果,4 周溃疡愈合率为 46%,6 周为 66%,用药 8 周愈合率可达 97%,当需控制疼痛时,可服用制酸药,但需间隔至少 1 小时再服用;有慢性溃疡病复发史者,应在睡前给予维持量,长期(不少于半年)在晚上服用 150 mg,可避免溃疡愈合后复发。用于反流性食管炎的治疗,一日 2 次,一次 150 mg,共用 8 周。对卓-艾综合征,开始一日 3 次,一次 150 mg,必要时剂量可加至一日 900 mg。

(2)针剂。①成人,用于上消化道出血:一次 50 mg,稀释后缓慢静脉滴注(1～2 小时);用于术前给药:一次 50 mg,全身麻醉或大手术前 60～90 分钟缓慢静脉滴注 1～2 小时。②小儿,静脉滴注,一次 2～4 mg/kg,24 小时连续滴注。

5.不良反应

与西咪替丁相比,雷尼替丁不良反应发生相对较少,发生率低于 3%。

(1)消化系统:常见的有恶心、呕吐、便秘、腹泻、腹部不适、疼痛等,偶有胰腺炎的报道。本品还可引起 ALT 可逆性升高,停药后症状即消失,肝功能也恢复正常。偶有报道会导致肝炎,有上述症状应立即停用本品。这些不良反应通常是可逆的,但偶有致死的情况发生。罕有导致肝衰竭的报道。

(2)心血管系统:雷尼替丁的心血管系统不良反应发生率较低,主要表现为窦性心动过缓和房室传导阻滞。

(3)血液系统:本品对骨髓有一定的抑制作用,少数患者可发生血小板减少、白细胞减少症或粒细胞减少,这些变化通常是可逆的。偶有粒细胞缺乏症、全血细胞减少症(有时候伴有骨髓发育不全)、再生障碍性贫血症的报道。

(4)中枢神经系统:偶有头痛、眩晕、失眠、嗜睡。重症老年患者中偶出现可逆性精神错乱、兴奋、抑郁、幻觉,和偶有眼睛适应性调节变化导致的视觉混乱的报道。

(5)内分泌系统:偶有使用本品的男性患者出现乳房女性化、阳痿与性欲降低的状况。

(6)肌肉、骨骼系统:偶见关节痛和肌痛。

(7)其他:静脉注射时局部可有烧灼感与瘙痒感。偶有超敏反应(如支气管痉挛、发热、皮疹、多种红斑)、变态反应、血管神经水肿和血清肌酐的少量增加。偶有脱发、脉管炎、间质性肾炎及胃类癌的报道。

6.注意事项

(1)长期使用可持续降低胃液酸度,有利于细菌在胃内繁殖,从而使食物内硝酸盐还原为亚硝酸盐,形成 N-亚硝基化合物。

(2)本品可掩盖胃癌症状,用药前首先要排除癌性溃疡。

(3)严重肝、肾功能不全患者慎用,必须使用时应减少剂量和进行血药浓度监测;肝功能不全者偶见服药后出现定向力障碍、嗜睡、焦虑等精神状态。

(4)使用本品时,血清肌酐及转氨酶可轻度升高,容易干扰诊断,治疗后期可恢复到原来水平。

(5)本品可通过胎盘,并从母乳中排出,鉴于目前尚无有关妊娠妇女的充分和严格控制的研究,故孕妇及哺乳期妇女慎用,只有确实必要时才可用本品。8岁以下儿童禁用。婴儿仅限于必要的病例才用。

(6)对本品有过敏史的患者应禁用。

(7)雷尼替丁可降低维生素 B_{12} 的吸收,长期使用可致维生素 B_{12} 缺乏。

7.药物相互作用

(1)本品能减少肝血流量,当与某些经肝代谢、受肝血流影响较大的药物合用时,如利多卡因、环孢素、地西泮、普萘洛尔等,可增加上述药物的血浓度,延长其作用时间和强度,有可能增加某些药物的毒性,值得注意。

(2)有报道与华法林合用可以降低或增加凝血酶原时间。

(3)与普鲁卡因合用,可使普鲁卡因胺的消除率降低。

(4)雷尼替丁减少胃酸分泌,可能导致三唑仑的生物利用度增加,二者之间这种相互作用的临床意义不明。

(三)法莫替丁

1.理化性质

化学名称:3-[[[2-[(二氨基亚甲基)氨基]-4-噻唑基]甲基]硫代]-N-氨磺酰丙脒。分子式: $C_8H_{15}N_7O_2S_3$,分子量为337.45。为白色或微黄色结晶性粉末,无臭味、略苦,对光敏感,易溶于稀醋酸,难溶于甲醇,极难溶于水和无水乙醇。

2.药理作用

(1)药效学:法莫替丁是继西咪替丁和雷尼替丁之后出现的含有噻唑环及脒丙基的第三代 H_2 受体拮抗剂,具有对 H_2 受体亲和力高的特点,对胃酸的分泌有明显抑制作用,尤其对夜间胃酸分泌的抑制作用显著,也可抑制五肽胃泌素刺激的胃酸分泌,对基础胃酸分泌及各种刺激引起的胃酸及胃蛋白酶增加有抑制作用。口服 20 mg 法莫替丁对夜间 7 小时内胃酸及胃蛋白酶分泌量的抑制分别为91.8%和71.8%。其抑酸作用强度比西咪替丁大 30~100 倍,比雷尼替丁大 6~10 倍,维持时间较西咪替丁和雷尼替丁长约 30%,口服 20 mg 对胃酸分泌量的抑制作用能维持 12 小时以上。本品不改变胃排空速率,不干扰胰腺功能,对心血管系统和肾脏功能也无不良影响。本品长时间、大剂量治疗时不并发雄激素拮抗的不良反应,如男性乳房发育、阳痿、性欲缺乏及女性乳房胀痛、溢乳等,无致畸、致癌、抑制肝药酶和抑制雄性激素作用。

(2)药动学:法莫替丁口服后吸收迅速,2~4 小时血中药物浓度达峰值,血浆半衰期为2.7~4.2 小时,生物利用度30%~40%。口服 40 mg 可维持有效血药浓度约 12 小时。文献报道,大鼠口服或静脉注射[14]C-法莫替丁后放射性在消化道、肝脏、肾脏、腭下腺及胰腺中较高,但不透过胎盘屏障。主要以原形及代谢物(S-氧化物)自肾脏(80%)排泄,健康人对法莫替丁清除率为2.5~5 mL/min,比肌酐清除率多2~3 倍。肾功能损害者对法莫替丁代谢有明显影响。肌酐清除率低于 30 mL/min,患者半衰期可延长至 10~12 小时,无尿者可达 18~27 小时。少部分经胆汁排泄,也可出现于乳汁中。本品对肝药酶的抑制作用较轻微。动物试验表明,应用较大剂量和长期应用本品未见有致畸、致癌或影响试验鼠生育功能的作用。

3.临床应用

本品口服主要用来治疗胃及十二指肠溃疡、手术后吻合口溃疡、反流性食管炎;口服或静脉注射用来治疗上消化道出血(由消化性溃疡、急性应激性溃疡、出血性胃炎等引起)和卓-艾综合征。静脉注射一次 20 mg,一日 2 次,上消化道出血的止血有效率达 91%,静脉给药止血后,口服一次 20 mg,一日 2 次,可较好地维持止血效果。

4.用法与用量

口服,一次 20 mg,一日 2 次(早餐后、晚餐后或临睡前),也可一日服 1 次,临睡前服 40 mg,4～6 周为 1 个疗程,溃疡愈合后维持量减半,肾功能不全者应调整剂量。静脉注射或滴注,一次 20 mg,溶于生理盐水或葡萄糖液 20 mL 中,缓慢静脉注射或静脉滴注,一日 2 次(间隔 12 小时)。一旦病情许可,应迅速将静脉给药改为口服。

5.不良反应

法莫替丁不良反应较少,主要累及的系统为中枢神经系统,以及皮肤及其附件。中枢神经系统受损表现为头痛、头晕、躁狂、谵妄、抽搐、精神异常及锥体外系反应等。其他常见的不良反应有真菌过度生长、便秘、腹泻、口渴、恶心、呕吐;偶见皮疹、荨麻疹、白细胞减少、氨基转移酶升高等;罕见腹部胀满感、食欲缺乏及心率增加、血压上升、颜面潮红、月经不调等。

6.注意事项

(1)应排除胃癌后才能使用。

(2)孕妇、哺乳期妇女及对本品过敏者禁用。高龄患者、儿童,以及肝、肾功能障碍者慎用。

7.药物相互作用

本品不与肝脏细胞色素 P_{450} 酶作用,故不影响茶碱、苯妥英钠、华法林及地西泮等药物的代谢,也不影响普鲁卡因胺等的体内分布。但丙磺舒会抑制法莫替丁从肾小管的排泄。

(四)尼扎替丁

1.理化性质

化学名称:N-[[[2-[(二氨基亚甲基)氨基]-4-噻唑基]甲基]硫基]-乙基]-甲基-2-硝基-1,1-乙烯二胺。分子式:$C_{12}H_{21}N_5O_2S_2$,分子量:331.45。为一种淡白色至浅黄色的晶体,可溶于水,味苦,略带硫黄气味。

2.药理作用

(1)药效学:尼扎替丁和组胺竞争与组胺 H_2 受体相结合,可抑制其功能,特别是对胃壁细胞的 H_2 受体作用显著,亦显著抑制食物、咖啡因、倍他唑和五肽胃泌素刺激的胃酸分泌。动物试验表明,本品对组胺、胃泌素和食物等刺激引起的胃酸分泌的抑制作用比西咪替丁强 8～9 倍,其抗溃疡作用比西咪替丁强 3～4 倍,而与雷尼替丁相似。临床研究证明,本品能显著抑制夜间胃酸分泌达 12 小时,健康受试者一次口服本品 300 mg,抑制夜间胃酸分泌平均为 90%,10 小时后胃酸分泌仍然减少 52%。对胃蛋白酶、内因子分泌也有抑制作用,口服本品 75～300 mg 并不影响胃分泌物中胃蛋白酶的活性,胃蛋白酶总分泌量的减少与胃分泌物体积的减少成比例。但不影响促性腺激素、催乳素、生长激素、抗利尿激素、皮质醇、碘塞罗宁、甲状腺素、睾酮、5α-二氢睾酮、雄甾烯二酮或雌二醇的血清浓度。

(2)药动学:口服本品后,绝对生物利用度超过 90%,血浆蛋白结合率约为 35%,给药 150 mg 或 300 mg,血药峰浓度为 700～1 800 μg/L 和 1 400～3 600 μg/L,血药浓度达峰时间为 0.5～5 小时,给药后 12 小时血药浓度低于 10 μg/L,半衰期为 1～2 小时。由于本品半衰期短,清除迅速,肾功能正常的个体一般不发生蓄积。本品口服剂量的 90% 以上在 12 小时内随尿液排泄,少于 6% 的剂量随粪便排泄,约 60% 的口服剂量以原形排泄。由于本品是经肾小管主动分泌而排泄,中至重度肾功能障碍明显延长本品半衰期,并降低清除率。

3.临床应用

主要用于治疗胃酸过多引起的胃灼热感、十二指肠溃疡、良性胃溃疡、术后吻合口溃疡、上消化道出血、反流性食管炎,以及活动性溃疡愈合后进行预防等。

4.用法与用量

(1)活动性十二指肠溃疡:成人剂量为一次 300 mg,一日 1 次,睡前服,或一次 150 mg,一日 2 次。对内镜检查确诊的活动性十二指肠溃疡患者,用安慰剂做对照进行双盲实验,发现给予本品后溃疡愈合比安慰剂快,在第 4 周至少有 2/3 使用本品的患者溃疡已愈合,而使用安慰剂者仅占 1/3。

(2)愈合十二指肠溃疡的维持治疗:推荐的成人剂量为一次 150 mg,一日 1 次,睡前服。对复发性十二指肠溃疡患者进行多中心双盲研究,临睡前服用本品 150 mg 可使十二指肠溃疡复发率明显降低,在最初 3 个月内本品与安慰剂组复发率分别为 13% 和 40%,在 6 个月内分别为 24% 和 57%,在 12 月内分别为 34% 和 64%,两组均有明显差异。

(3)胃食管反流性疾病:推荐的成人剂量为一次 150 mg,一日 2 次。

(4)良性活动性胃溃疡:成人口服剂量为一日 300 mg,可睡前 1 次服,或一次 150 mg,一日 2 次。

5.不良反应

尼扎替丁不良反应少见,发生率约 2%。

(1)消化系统:主要有便秘、腹泻、口渴、恶心、呕吐等,一些患者有肝脏谷丙转氨酶、谷草转氨酶或碱性磷酸酶的升高,已有导致肝炎和黄疸的报道。

(2)神经系统:头晕、失眠、多梦、头痛等,偶有可逆性精神错乱病例报道。

(3)心血管系统:偶可发生短暂、无症状的室性心动过速。

(4)血液系统:尼扎替丁可导致贫血,重者发生致死性的血小板减少症,偶可导致血小板减少性紫癜、嗜酸性粒细胞增多。

(5)变态反应:表现为支气管痉挛、喉头水肿、皮疹和嗜酸性粒细胞增多症。

(6)皮肤:服用尼扎替丁可发生流汗和荨麻疹,偶有皮疹、剥脱性皮炎及血管炎。

(7)其他:罕见男性乳房发育、阳痿及高尿酸血症等。

6.注意事项

(1)尼扎替丁主要从肾脏排出,对中、重度肾功能不全者应减少剂量。

(2)妊娠妇女和儿童的安全性尚未明确,必须使用时应谨慎。对本品过敏者禁用。

(3)服用本品后尿胆素原测定可呈假阳性。

7.药物相互作用

与茶碱、甲氧心安、苯妥英钠、地西泮、利多卡因和华法林之间的无互相作用。

(五)罗沙替丁

1.理化性质

化学名称:2-(乙酰氧基)-N-[3-[3-(1-吡啶基甲基)苯氧基]丙基]乙酰胺。分子式:$C_{19}H_{28}N_2O_4 \cdot HCl$,分子量:384.90。

2.药理作用

(1)药效学:罗沙替丁为选择性 H_2 受体拮抗剂,对由组胺、五肽胃泌素及卡巴胆碱引起的胃酸分泌有抑制作用,其抗胃酸分泌作用为西咪替丁的 3～6 倍、雷尼替丁的 2 倍。本品显著及呈剂量依赖性地抑制胃酸分泌。本品还显著减少消化性溃疡患者的胃蛋白酶总量,而对血清中胃蛋白酶原Ⅰ和胃泌素水平无明显影响。与西咪替丁、雷尼替丁和法莫替丁不同,本品对药物所致大鼠的胃黏膜损伤有预防作用。因此,对这种试验模型具有黏膜保护作用。罗沙替丁对下丘脑-垂体-性腺或下丘脑-肾上腺功能无显著影响,因此它没有抗雄激素活性。与西咪替丁相反,本品对肝脏混合功能氧化酶系统无显著影响,所以它不干扰经肝脏代谢药物的清除。

(2)药动学:罗沙替丁醋酸酯口服后吸收迅速、完全(>95%),并通过酯解作用脱乙酰基,迅速转化为活性代谢物罗沙替丁。健康人口服 75 mg,血药浓度达峰时间为 3 小时,健康人的半衰期为 4～8 小时。本品主要在血浆和尿液中代谢,主要代谢物为罗沙替丁,从尿液中回收总的放射性活性物质大约占给药量的 96%,罗沙替丁约占其中 55%,尿液中没有罗沙替丁醋酸酯。食物和抗酸剂几乎不影响本品的药动学。

3.临床应用

本品主要用于治疗胃溃疡、十二指肠溃疡、吻合口溃疡、卓-艾综合征、反流性食道炎等,也可用于麻醉前给药防止吸入性肺炎等。

4.用法与用量

口服,治疗胃溃疡、十二指肠溃疡、吻合口溃疡、卓-艾综合征及反流性食管炎时,通常成人一次 75 mg,一日 2 次,早餐后及睡前服用,可按年龄和症状适当增减。麻醉前给药,通常成人于手术前 1 天临睡前及手术诱导麻醉前 2 小时各服 75 mg。肝、肾功能不全患者应适当调整剂量。

5.不良反应

罗沙替丁不良反应发生率约为1.7%。偶见过敏性皮疹、瘙痒感、嗜酸性粒细胞增多、白细胞减少、便秘、腹泻、恶心、腹部胀满感、谷草转氨酶和谷丙转氨酶升高、嗜睡,罕见失眠、头痛、倦怠感、血压上升。

6.注意事项

(1)有药物过敏史者及肝、肾功能不全者慎用。

(2)用药前诊断未明确者不宜应用,因本品可能掩盖胃癌的症状。

(3)哺乳妇女给药时应停止哺乳,对孕妇及小儿的安全性尚未确定。

(4)应注意对肝、肾功能及血常规的检测。

(六)拉呋替丁

1.理化性质

化学名称:(Z)-2-[(2-呋喃甲基)亚硫酰]-N-[4-[[4-(1-哌啶甲基)-2-吡啶基]氧基]-2-丁烯基]乙酰胺。分子式:$C_{22}H_{29}N_3O_4S$,分子量:431.56。拉呋替丁属于手性药物,易溶于二甲基甲酰胺和冰醋酸,稍溶于甲醇,微溶于无水乙醚,几乎不溶于水。

2.药理作用

(1)药效学:本品为 H_2 受体拮抗剂,其对 H_2 受体的阻断能力分别是法莫替丁和西咪替丁的1.9 倍和85.5 倍。拉呋替丁可减少胃酸的基础分泌量,抑制组胺、胃泌素、乌拉坦刺激的胃酸分泌。拉呋替丁抑制大鼠胃酸分泌的作用分别是法莫替丁的 0.1 倍,西咪替丁的2.3 倍。拉呋替丁抑制胃酸分泌作用虽比法莫替丁弱,但抑制组胺、四肽胃泌素和氯贝胆碱等刺激胃酸分泌的作用较法莫替丁和西咪替丁的作用持续时间长。本品还有另一个药理作用,即很强的黏膜保护作用,所以在低于抗胃酸分泌剂量下就可产生抗溃疡活性,而西咪替丁和法莫替丁只有在高于抗胃酸分泌剂量下才能发挥抗溃疡活性,动物试验中,拉呋替丁在低于抗胃酸分泌剂量下就可产生抑制溃疡作用,而西咪替丁和法莫替丁只有在高于抗分泌剂量下才能发挥抗溃疡活性。拉呋替丁可使胃黏膜损伤加速愈合,包括恢复变薄的胃黏膜厚度和减少的胃壁细胞数量,而西咪替丁和法莫替丁在产生相同程度的抗胃酸分泌作用的同时没有这些生物形态学作用。本品还能刺激黏液增生,产生前列腺素、一氧化氮和表皮生长因子。除此之外,拉呋替丁还能抑制胃再生黏膜炎性细胞浸润。

(2)药动学:大鼠胃、十二指肠襻、空肠襻、回肠及结肠襻内灌注^{14}C-拉呋替丁的研究结果表明:小肠是拉呋替丁主要吸收部位。大鼠^{14}C-拉呋替丁 10 mg/kg 灌胃的吸收率为 90.3%,1.2 小时血中药物浓度达峰值,峰浓度为 1.09 mg/L,半衰期为 4.4 小时。药物吸收后迅速分布到体内各组织,给药后 0.5 小时放射活性除胃、小肠、膀胱及尿道外,肝脏的浓度最高,其次为肾、胰腺、脾和肺,给药后 120 小时组织药物浓度仅为最高浓度时的 1/10。大鼠、狗和人体外的血浆蛋白结合率分别是61%~62%、67%~70%和88%~89%。药物自尿液和粪便排泄率分别是给药量的 33%(0~168 小时)和 68%(0~168 小时)。胆汁排泄率是给药量的 53%(0~48 小时),其中部分进入肝肠循环。放射自显影显示:拉呋替丁几乎不进入血-脑屏障和胎儿体内,给药 1 小时后,乳汁放射浓度约为血浆的 1/2,4 小时后在检出界值以下。拉呋替丁主要经粪便排泄,自人尿液排泄率为20%(原药及代谢物)。高龄者及肾功能低下者血浆浓度及尿液排泄率同健康成人的差别无显著意义。

(3)毒理学:为小鼠拉呋替丁灌胃的 LD_{50} 值,雄鼠为 1 034 mg/kg,雌鼠为 2 000 mg/kg;静脉给药 LD_{50} 值,雄鼠为 47.9 mg/kg,雌鼠为 55.7 mg/kg。SD 雄性大鼠灌胃的 LD_{50} 值为1 934 mg/kg,鼠为 1 240 mg/kg;静脉途径给药,雄鼠为 84 mg/kg,雌鼠为 91.6 mg/kg。雌雄大鼠和小鼠经口雌给药和静脉给药的死亡鼠剖检可见肺内出血,存活鼠未见异常表现。Beagle 犬的致死量为 400 mg/kg 以上。经微生物回复突变试验、小鼠微核试验和哺乳动物培养细胞染色体畸变试验研究表明拉呋替丁体内外试验均无致突变作用。

3.临床应用

胃溃疡、十二指肠溃疡及吻合部溃疡、急性胃炎、慢性胃炎急性期。

4.用法与用量

口服,成人一次 10 mg,一日 2 次。麻醉前给药,通常成人在手术前日睡前及手术当日麻醉前 2 小时分别口服 10 mg。

5.不良反应

本品安全性较好,不良反应发生率约为 2.5%。主要的不良反应为便秘、腹泻等消化系统症状及头痛等。部分患者可出现谷草转氨酶(AST)、谷丙转氨酶(ALT)、γ-谷氨酰转肽酶(γ-GTP)升高等肝功能异常和白细胞数增加等检查值异常。偶见休克、变态反应、全血细胞减少、再生障碍性贫血、血小板减少、间质性肾炎、房室传导阻滞和不全收缩等。

三、胆碱受体阻滞剂

哌仑西平。

(一)理化性质

化学名称:5,11-二氢-11-[(4-甲基-1-哌嗪基)乙酰]-6H-吡啶并(2,3-b)[1,4]苯并二氮䓬-6-酮,分子量:424.4。本品为白色结晶粉末,无臭,味苦;易溶于水、甲酸,难溶于甲醇,极易溶于无水乙醇,熔点约 243 ℃(分解)。

(二)药理作用

1.药效学

由于哌仑西平的 M_1 受体高选择性,其与 M_1 受体的亲和力较 M_2 受体的亲和力高 5 倍,较 M_3 受体的亲和力高 20 倍,它能较多地结合在胃壁细胞的胆碱 M_1 受体,而很少与平滑肌、心肌和唾液腺的胆碱 M_2 受体结合,因此治疗剂量的哌仑西平仅抑制胃酸分泌,很少出现抗胆碱药物影响瞳孔、胃肠平滑肌、心脏、唾液腺和膀胱肌的不良反应,大剂量应用时可抑制胃肠平滑肌收缩和引起心动过速。抑制胃酸的程度与剂量有关。50 mg 哌仑西平可使胃酸分泌减少 32%,治疗剂量的哌仑西平可抑制正常人基础胃酸分泌量(BAO)的 53%～62%,十二指肠溃疡患者 BAO 的 75.7%,胃溃疡患者 BAO 的 70%。也可使胃酸最大分泌量(MAO)下降,还可抑制五肽胃泌素刺激引起的胃酸分泌。哌仑西平可降低胃蛋白酶、胰淀粉酶、胰蛋白酶、糜蛋白酶、脂酶、胰多肽、降钙素等的分泌。故哌仑西平对胃液的 pH 影响不大,主要是胃液(含胃蛋白酶)的分泌量减少,从而使胃酸减少。

2.药动学

哌仑西平口服吸收不完全,有效生物利用度 25%。本品不能通过血-脑屏障,故无中枢作用。食物对吸收有影响,餐前服用药物血浆水平较高。药物除脑和胚胎组织外,广泛分布于全身,尤以肝、肾浓度最高,其次为脾、肺、心、皮肤、肌肉和血浆。药物在体内仅少数被代谢为甲基化合物,80%以原形通过肾脏和胆汁排出。口服量的 4%～8%自尿液排出,91%随粪便排出。口服血浆达峰时间在 2～3 小时,口服血浆半衰期为 10～12 小时。停药 3～4 天可全部排出体外,无药物蓄积性。

(三)临床应用

哌仑西平主要适用于胃及十二指肠溃疡,有效率 50%～80%,疼痛缓解率达 44%～60%,与 H_2 受体拮抗剂西咪替丁合用可增强抑制胃酸的效果。亦可用于应激性溃疡、急性胃黏膜出血等的防治。

(四)用法与用量

口服,一次 50 mg,一日 2 次,严重者一日 3 次。疗程为 4～6 周,必要时可连续服用 3 个月。溃疡愈合后可给予哌仑西平维持治疗,剂量为一日 50 mg,可明显减少溃疡复发率。

(五)不良反应

最常见的不良反应是口干和视物模糊,口服一日 150 mg 引起口干发生率为 16.7%,视物模糊发生率 5.6%,因此而停药的约占 1%。少见的不良反应还有腹泻或便秘、头痛、神经错乱等。通常停药后症状即消失。

(六)注意事项

妊娠期妇女禁用本品。用药超量中毒者无特异解毒药,仅做对症处理。

(七)药物相互作用

与 H_2 受体拮抗剂合用可增强抑制胃酸的效果。

(刘庠生)

第五节　抗　酸　药

一、氢氧化铝

(一)理化性质

分子式:$Al(OH)_3$,分子量:77.98。由明矾(硫酸钾铝)与碳酸钠两溶液相作用,生成氢氧化铝沉淀后低温干燥而得。白色无晶粉末,无臭、无味。在水、乙醇中不溶解,在稀无机酸或氢氧化钠溶液中溶解。

(二)药理作用

1.药效学

氢氧化铝极难溶于水,抗酸作用中度、缓慢而持久。通过和胃酸反应而抗胃酸,口服后与胃酸混合形成凝胶覆盖于溃疡面而起保护作用。抗胃酸产生的氯化铝具有收敛、止血及引起便秘等作用。

2.药动学

仅少量自肠道吸收,大部分从粪便中排出。在胃内作用时效长短与胃排空的快慢有关,空腹服药作用时间持续 20～30 分钟,餐后 1～2 小时服药作用时间可延长 3 个小时。有极少量的本品在胃内转化为可溶性的氯化铝被吸收并从尿液中排泄,肾功能不全者可导致血中铝离子浓度过高,引起痴呆等中枢神经系统病变。

(三)临床应用

主要用于治疗胃及十二指肠溃疡、反流性食管炎、上消化道出血及胃酸过多等。

(四)用法与用量

口服,片剂:一次 0.6～1.0 g,一日 3 次;氢氧化铝凝胶:一次 10～15 mL,一日 3 次。饭前1 小时和睡前服。病情严重时使用剂量可加倍。

(五)不良反应

(1)多见便秘。

(2)铝离子在肠道吸收很少,可与食物中磷酸盐形成不溶性、不被吸收的磷酸铝排出体外,减少肠道对磷酸盐的吸收,若长期应用可导致骨软化。

(六)注意事项

(1)因本品能妨碍磷的吸收,故不宜长期大剂量使用。

(2)对长期便秘者慎用。为防止便秘,可与三硅酸镁或氧化镁交替服用。

(3)治疗胃出血时宜用凝胶剂。

(4)肾功能不全者慎用。因肾功能不全可能导致血中铝离子浓度升高,引起痴呆等中枢神经系统病变。

(5)本品含多价铝离子,可与四环素类形成络合物而影响其吸收,故不宜合用。

(6)可通过多种机制干扰地高辛、华法林、双香豆素、奎宁、奎尼丁、氯丙嗪、普萘洛尔、吲哚美辛、异烟肼、维生素及巴比妥类等药物的吸收或消除,使上述药物的疗效受到影响,应尽量避免同时使用。

（七）药物相互作用

（1）本品含多价铝离子，可与四环素类形成络合物而影响其吸收，故不宜合用。

（2）可通过多种机制干扰地高辛、华法林、双香豆素、奎宁、奎尼丁、氯丙嗪、普萘洛尔、吲哚美辛、异烟肼、维生素及巴比妥类的吸收或消除，使上述药物的疗效受到影响，应尽量避免同时使用。

（八）制剂和规格

1.片剂

0.3 g、0.6 g。

2.氢氧化铝凝胶

含氢氧化铝，作为氧化铝计算应为 3.6%～4.4%，另加有适量矫味剂及防腐剂。密闭凉处保存，但不得冰冻。

3.复方氢氧化铝

每片含干燥氢氧化铝凝胶 0.245 g、三硅酸镁 0.105 g 及颠茄浸膏 0.0026 g。药理作用和临床用途同氢氧化铝，并有轻度抑制胃腺分泌及解痉作用。用法为一次 2～4 片，一日 3～4 次，饭前半小时或胃痛发作时嚼碎后服。

二、铝碳酸镁

（一）理化性质

分子式：$Mg_6Al_2(OH)_{16}CO_3 \cdot 4H_2O$，分子量：604.0。无色、无臭、无味。不溶于水。4% 水悬液的 pH 为 8.0～10.0。

（二）药理作用

（1）中和胃酸的作用：本品是一种抗酸药，当 pH＜3 时，本品开始中和反应；pH＝5 时，则反应停止；pH＜3 时，反应重新开始，它可使胃液 pH 维持在 3～5，可使 99% 的胃酸被中和，使 80% 的胃蛋白酶失去活性。

（2）吸附和结合作用：本品通过吸附和结合胃蛋白酶而直接抑制其活性，并结合胆汁酸，吸附、溶解卵磷脂而防止这些物质对胃黏膜的损伤。

（3）黏膜保护作用：本品可刺激前列腺素的分泌和表皮生长因子的释放。

（4）口服吸收慢，约 10% 的镁自肠道吸收，作用时效一般在服药后 8～12 小时开始，持续时间长，但中和胃酸的能力低。

（5）铝碳酸镁的毒性低微，小鼠口服给药 LD_{50} ＞ 5.0 g/kg，腹腔给药 LD_{50} 为 939～960 mg/kg。

（三）临床应用

用于胃及十二指肠溃疡、胃炎、反流性食管炎等与胃酸分泌有关的其他疾病。针对胃灼痛、胃烧灼感、反酸、腹胀、恶心、呕吐对症治疗。可预防非甾体抗炎药对胃黏膜的损伤。

（四）用量及用法

口服，一次 1.0 g，一日 3 次，饭后 1～2 小时服用，治疗十二指肠球部溃疡时，6 周为 1 个疗程，治疗胃溃疡 8 周为 1 个疗程。

（五）不良反应

不良反应轻。大剂量服用可能有胃肠道不适,如消化不良和软糊状便。

（六）注意事项

肾功能不全者(肌酐清除率<30 mL/min)长期服用应定期监测血中的铝含量。

（七）药物相互作用

可影响四环素、环丙沙星、氧氟沙星、含铁药物、抗凝剂、鹅去氧胆酸、地高辛及 H_2 受体拮抗剂等药物的吸收,因此上述药物应用在本品之前或之后 1～2 小时再服。

三、氧化镁

（一）理化性质

为白色粉末,无臭,无味,在空气中能缓慢吸收二氧化碳。在水中几乎不溶,在乙醇中也不溶,在稀酸中溶解。

（二）药理作用

由碳酸镁加热而成。有重质(5 g 占 10％～20％体积)和轻质(5 g 占 40％～50％体积)两种,一般所指的氧化镁是重质氧化镁。分子式:MgO,分子量:40。氧化镁合剂由氧化镁 60 g、重质碳酸镁 60 g(另加颠茄酊 60 mL 者为复方氧化镁合剂),蒸馏水加至 1 000 mL 而得。镁乳为含氢氧化镁 7.75％～8.75％的乳剂。

抗酸作用较碳酸氢钠强、缓慢而持久,不产生二氧化碳。与胃酸作用生成氯化镁,释放出镁离子,刺激肠道蠕动,具有轻度致泻作用。约 10％的氧化镁自肠道吸收,其轻度致泻作用发生在用药后 2～8 小时。

（三）临床应用

适用于伴有便秘的胃酸过多症、胃及十二指肠溃疡患者,对不伴便秘者,其轻度致泻作用可同服碳酸钙纠正。

（四）用法与用量

抗酸,口服,一次 0.2～1 g,一日 3 次;缓下,口服,一次 3 g,一日 3 次。

（五）不良反应

(1)肾病患者长期大剂量服用本品可出现眩晕、头昏、心跳异常及精神状态改变。

(2)长期大剂量服用可致血清钾浓度降低。

(3)有轻微的腹泻作用。

（六）注意事项

肾功能不全者服用本品可能产生滞留性中毒,如证实为高镁血症可静脉注射钙盐对抗。

（七）药物相互作用

(1)本品可干扰四环素类的吸收,应避免同时服用。

(2)与维生素 D 类药物服用,可致高钙血症。

四、铝镁加

（一）理化性质

分子式:$Al_2Mg_6(OH)_{14}(CO_3)_2 \cdot 4H_2O$,分子量为 630.0。

（二）药理作用

该药为作用快、抗酸性强而持久的抗酸药,每克药物能中和胃酸28.3 mmol/L,持续90分钟,使胃内pH长时间维持在3~5,还能抑制五肽胃泌素分泌和吸附胆汁并使之失活。治疗效果、作用持续时间均优于氢氧化铝。本品稳定性好,连续服用数天时,在肠道中铝、镁几乎不被吸收,对血中铝、镁离子也无明显影响。

（三）临床应用

用于胃及十二指肠溃疡、胃炎、胆汁反流性食管炎、食管裂孔疝、消化不良或与胃酸分泌有关的其他疾病。

（四）用法与用量

口服,一次1.0 g,一日4次,于饭后1~2小时或睡前服用。

（五）不良反应

偶见恶心、肠蠕动增加、水样泻或便秘。

五、碳酸氢钠

（一）理化性质

复方碳酸氢钠片每片含碳酸氢钠0.25~0.35 g、薄荷油、糖少许。大黄苏打片每片含碳酸氢钠及大黄粉各0.15 g、薄荷油适量。为白色结晶粉末,无臭,味咸,在潮湿空气中即缓慢分解。在水中溶解,在乙醇中不溶。

（二）药理作用

(1)本品口服后能迅速中和胃中过剩的胃酸,减轻疼痛,但作用持续时间较短。

(2)与酸发生中和反应生成氯化钠、水和二氧化碳,CO_2经肺排出纠正代谢性酸中毒。

(3)本品为弱碱,口服吸收或静脉注射后能直接增加机体的碱储备。

（三）临床应用

(1)用于胃及十二指肠溃疡及酸过多的疾病。

(2)治疗轻至中度代谢性酸中毒,以口服为宜。

(3)用于碱化尿液。

(4)用于治疗高钾及伴有酸中毒症状的休克等。

（四）用法与用量

(1)口服,一次0.5~2 g,一日3次,饭前服用。

(2)用于代谢性酸血症、碱化尿液等病。

（五）不良反应

(1)剂量偏大或患有肾功能不全时,由于代谢性碱中毒,可出现水肿、精神症状、肌肉疼痛或抽搐、口内异味等。

(2)长期应用时可导致高钙血症伴轻度代谢性碱中毒,引起尿频、尿急、持续性头痛、食欲减退、恶心呕吐等。

(3)静脉注射过量时,因代谢性碱中毒引起低钾血症,可出现心律失常、肌肉痉挛、疼痛等。

（六）注意事项

(1)口服中和胃酸时产生大量二氧化碳,增加胃内压力,使胃扩张,常见嗳气,并刺激溃疡面,对严重溃疡患者有引起胃穿孔的危险。

(2)由于本品有一定的缺点,治疗溃疡时常与其他碱性药物组成的复方使用。

(3)充血性心力衰竭、水肿和肾衰竭的酸中毒患者,使用本品应十分慎重。

(4)口服本品后1~2小时不宜服用其他药物。

(七)药物相互作用

(1)不宜与胃蛋白酶合剂、维生素C等酸性药物合用,因可使各自的疗效降低。

(2)由于可能产生沉淀或分解反应,本品不宜与重酒石酸间羟胺、庆大霉素、四环素、肾上腺素、多巴酚丁胺、苯妥英钠、钙盐等药同瓶滴注。

(刘庠生)

第六章

泌尿系统常用药

第一节 利 尿 药

利尿药是作用于肾脏,增加电解质和水的排泄,使尿量增多的药物。临床主要用于治疗各种原因引起的水肿,也用于非水肿性疾病如高血压、高血钙、尿崩症等的治疗。利尿药根据作用部位及利尿作用强度分为三类。①高效能利尿药:主要作用于髓襻升支粗段髓质部和皮质部,包括呋塞米、依他尼酸、布美他尼等。②中效能利尿药:主要作用于髓襻升支粗段皮质部和远曲小管近端,包括噻嗪类(如氢氯噻嗪)、氯噻酮等。③低效能利尿药:主要作用于远曲小管和集合管,如螺内酯、氨苯蝶啶、阿米洛利等。

一、利尿药作用的生理学基础

尿液的生成是通过肾小球滤过、肾小管和集合管的重吸收及分泌而实现的,利尿药通过作用于肾小管不同部位而产生利尿作用(图 6-1)。

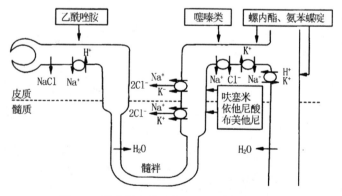

图 6-1　肾小管各段功能和利尿药作用部位

(一)肾小球滤过

正常成人每天经肾小球滤过产生的原尿达 180 L,但每天排出的尿量只有 1～2 L,这说明原尿中99％的水和钠在肾小管和集合管中被重吸收。故单纯增加肾小球滤过率的药物,利尿作用不理想。

(二)肾小管的重吸收

原尿经过近曲小管、髓襻、远曲小管及集合管的过程中,99％的水、钠被重吸收。如果肾小管和集合管的上皮细胞对Na^+和水的重吸收功能受到抑制,排出的钠和尿量就会明显增加。常用利尿药大多数都是通过抑制肾小管水和电解质的重吸收而产生排钠利尿作用。

1.近曲小管

此段重吸收Na^+量占原尿Na^+量的60％～65％,主要通过H^+-Na^+交换机制,H^+由肾小管细胞分泌到管液中,并将管液中Na^+交换到细胞内。H^+来自肾小管细胞内CO_2和H_2O在碳酸酐酶的催化下生成的H_2CO_3,乙酰唑胺可通过抑制碳酸酐酶的活性,使H^+生成减少,H^+-Na^+交换减少,使肾小管腔内Na^+和HCO_3^-增多,Na^+带出水分而产生利尿作用,但由于利尿作用较弱,又可引起代谢性酸中毒,现已少用。

2.髓襻升支粗段

髓襻升支粗段髓质和皮质部该段功能与利尿药作用关系密切,原尿中20％～30％的Na^+在此段被重吸收,是高效利尿药作用的重要部位。髓襻升支粗段上皮细胞的管腔膜有Na^+-K^+-$2Cl^-$共同转运载体将NaCl主动重吸收,但不伴有水的重吸收,是形成髓质高渗区、尿液浓缩机制的重要条件。当原尿流经该段时,由于此段对水不通透,随着NaCl的再吸收原尿渗透压逐渐减低,此为肾脏对尿液的稀释功能。而转运到髓质间液中的NaCl在逆流倍增机制作用下,与尿素一起共同形成髓质高渗区。当尿液流经集合管时,在抗利尿激素调节下,大量的水被重吸收,这是肾脏对尿液的浓缩功能。呋塞米等药抑制髓襻升支粗段髓质和皮质部Na^+-K^+-$2Cl^-$共同转运系统的功能减少NaCl重吸收,一方面降低了肾脏的稀释功能,另一方面由于髓质高渗区不能形成而降低了肾脏的浓缩功能,排出大量的稀释尿,引起强大利尿作用,故为高效能利尿药。

3.远曲小管与集合管

远曲小管近端重吸收原尿中10％的Na^+,由位于管腔膜的Na^+-K^+-$2Cl^-$共同转运系统介导,噻嗪类利尿药抑制该段Na^+-K^+-$2Cl^-$共同转运系统,可产生中度利尿作用。

远曲小管远端和集合管重吸收原尿5％的Na^+,重吸收方式为Na^+-H^+交换与Na^+-K^+交换,Na^+-H^+交换受碳酸酐酶的调节,Na^+-K^+交换受醛固酮的调节。螺内酯、氨苯蝶啶等药作用于此部位,通过拮抗醛固酮或阻滞Na^+通道,产生留K^+排Na^+作用而利尿,所以它们又称留钾利尿药。

二、常用的利尿药

(一)高效利尿药

高效能利尿药(襻利尿药)主要作用于髓襻升支粗段髓质部与皮质部,最大排钠能力为肾小球滤过Na^+量的20％以上。

1.呋塞米

呋塞米(呋喃苯氨酸)利尿作用强大而迅速。

(1)体内过程:口服易吸收,20～30分钟起效,2小时达高峰,维持6～8小时;静脉注射后2～10分钟起效,30分钟血药浓度达高峰,维持2～4小时。主要原形从肾脏近曲小管分泌排泄。半衰期为30～70分钟,肾功能不全的患者半期为10小时。

（2）药理作用：本品能抑制髓袢升支粗段髓质部和皮质部的 $Na^+-K^+-2Cl^-$ 共同转运系统，从而抑制 NaCl 重吸收，同时影响肾脏对尿液的稀释和浓缩功能，利尿作用强而迅速。用药后尿量明显增加，Na^+、K^+、Cl^- 量排出增多，也增加 Mg^{2+} 和 Ca^{2+} 排出。由于 Na^+ 重吸收减少，使到达远曲小管尿液中的 Na^+ 浓度升高，促进 Na^+-K^+ 交换，K^+ 排出增加。由于排 Cl^- 量大于排 Na^+ 量，故可引起低氯性碱血症。此外，呋塞米还可抑制血管内 PG 分解酶，使 PGE_2 含量增加，能扩张小动脉，降低肾血管阻力，增加肾血流量，改善肾皮质内血流分布。

（3）临床用途。①严重水肿：可用于心、肝、肾性水肿的治疗，主要用于对其他利尿药无效的严重水肿。②肺水肿和脑水肿：对于肺水肿患者，可通过强大的利尿作用，迅速降低血容量，使回心血量减少，左心室充盈压降低，同时扩张小动脉，降低外周阻力，减轻左心室后负荷，迅速消除由左心衰竭所引起的肺水肿。对于脑水肿，由于排出大量低渗尿液，血液浓缩，血浆渗透压增高，也有助于消除脑水肿、降低颅内压。③肾衰竭：在急性肾衰竭的早期，本品产生强大的利尿作用，冲洗阻塞的肾小管，防止肾小管萎缩、坏死；同时能扩张肾血管，增加肾血流量。大剂量用于治疗慢性肾功能不全，可使尿量增加，水肿减轻。④加速毒物排泄：大量输液配合并使用呋塞米，产生强大利尿作用，加速毒物排泄，用于主要经肾排泄的药物、食物等中毒的抢救。⑤其他：高钙血症、高钾血症、心功能不全及高血压危象等的辅助治疗。

（4）不良反应与用药护理：①水与电解质紊乱，表现为低血容量、低血钠、低血钾、低氯性碱血症，长期使用还可发生低血镁。低血钾易诱发强心苷中毒，对肝硬化患者低血钾易诱发肝性脑病，所以应注意补充钾盐或与留钾利尿药合用以防低血钾。当低血钾、低血镁同时存在时，应注意纠正低血镁，否则单纯补钾不易纠正低血钾。②耳毒性，可引起与剂量有关的可逆性听力下降，表现为眩晕、耳鸣、听力下降或暂时性耳聋。肾功能不良及大剂量快速注射时更易发生。本品静脉注射要慢，并避免与氨基糖苷类抗生素合用。③胃肠道反应，表现为恶心、呕吐、腹痛、腹泻、胃肠道出血等，宜餐后服用。④高尿酸血症，由于可抑制尿酸的排泄，故长期应用可导致高尿酸血症而诱发痛风，痛风患者慎用。⑤变态反应，磺胺类药物有交叉变态反应，可见皮疹、剥脱性皮炎、嗜酸性粒细胞增多等，偶可致间质性肾炎。长期应用可引起高血糖、高血脂。对磺胺类过敏者禁用，糖尿病、高脂血症、冠心病及孕妇慎用。

（5）药物相互作用：顺铂或氨基糖苷类抗生素与呋塞米合用，易引起耳聋；呋塞米与头孢菌素类（头孢噻啶、头孢噻吩、头孢乙腈）合用，降低头孢菌素的肾清除率，血浓度升高，加重头孢菌素对肾脏的损害；与吲哚美辛合用，可减弱呋塞米的排钠利尿和舒张血管平滑肌的作用；阿司匹林、丙磺舒可减弱呋塞米的利尿作用。

2.布美他尼与依他尼酸

布美他尼又名丁苯氧酸，本品作用和应用与呋塞米相似，特点是起效快，作用强，不良反应少，耳毒性低，用于顽固性水肿和急性肺水肿，对急慢性肾衰竭尤为适宜，对用呋塞米无效的病例仍有效；依他尼酸又名利尿酸，化学结构与呋塞米不同，但利尿作用与机制与呋塞米相似，特点是利尿作用比呋塞米弱，不良反应较严重，耳毒性发生率高，临床应用受到限制。

（二）中效能利尿药

中效能利尿药主要作用于髓袢升支粗段皮质部和远曲小管近端，最大排钠能力为肾小球滤过 Na^+ 量的 $5\%\sim10\%$。

噻嗪类是临床广泛应用的一类口服利尿药和降压药，本类药物结构相似，在肾小管的作用部位及作用机制相同，主要区别是作用强度、起效快慢及维持时间各不相同，包括氢氯噻嗪（氢氟噻嗪,双氢克尿塞)、氢氟噻嗪和环戊噻嗪等。氯噻酮(氯肽酮)为非噻嗪类结构药物,但药理作用与噻嗪类相似。

氢氯噻嗪的用途、不良反应及用药护理如下。

1.作用与用途

(1)利尿作用,作用部位在髓襻升支粗段皮质部和远曲小管近端。抑制该段 $Na^+-K^+-2Cl^-$ 共同转运系统,从而抑制氯化钠的重吸收,降低肾脏对尿液的稀释功能而不影响浓缩功能,故利尿效能较呋塞米弱。尿中除含有较多的 Cl^-、Na^+ 外,K^+ 的排出也增加。本品利尿作用温和,可用于消除各型水肿,其中对轻、中度心性水肿疗效较好。

(2)抗利尿作用:氢氯噻嗪可明显减少尿崩症患者的口渴感和尿量。其作用机制尚未阐明,临床上主要用于肾性尿崩症及用升压素无效的垂体性尿崩症。

(3)降血压:为治疗高血压病的基础药物之一,多与其他降压药物合用。

2.不良反应与用药护理

(1)电解质紊乱,长期应用可致低血钾、低血钠、低血镁、低氯性碱中毒等。其中低血钾症最常见,表现为恶心、呕吐、腹泻、肌无力等。为避免发生低钾血症应注意:给药宜从小剂量开始,视情况逐渐增加剂量,宜间歇给药,以减少电解质紊乱的发生;长期应用要适当补充钾盐或合用留钾利尿药,与强心苷类药物合用时要特别注意补钾,以免诱发强心苷的心脏毒性;用药期间让患者多食含钾丰富的食物。低血钠多见于低钠饮食、大量饮水、心功能不全、肝硬化及肾病综合征伴有严重水肿者服用噻嗪类利尿药时易发生。

(2)代谢障碍与剂量有关,长期应用可引起高尿酸血症、高血糖、高血脂,肾功能减退患者血尿素氮升高,痛风患者、糖尿病、高脂血症慎用,肾功能不全的患者禁用。

(3)变态反应可见皮疹、血小板减少、溶血性贫血、急性胰腺炎、光敏性皮炎等。与磺胺类药有交叉变态反应。

(三)低效能利尿药

低效能利尿药主要作用于远曲小管和集合管,最大排钠能力为肾小球滤过 Na^+ 量的 5% 以下。

本类药物抑制该段 Na^+ 的重吸收、减少 K^+ 的分泌,具有留钾排钠的作用。但利尿作用弱,单用效果差,常与排钾利尿合用,以增强疗效,减少 K^+、Mg^{2+} 的排出。

1.螺内酯

螺内酯又名螺内酯,是人工合成的甾体化合物,化学结构与醛固酮相似。口服易吸收,服药1天起效,2~3天作用达高峰,停药 2~3 天后仍有利尿作用。

(1)作用与用途:螺内酯化学结构与醛固酮相似,在远曲小管末端和集合管与醛固酮竞争醛固酮受体,拮抗醛固酮而发挥排钠留钾利尿作用。特点是利尿作用弱、起效慢,维持时间久。用于与醛固酮升高有关的顽固性水肿,如肝硬化腹水或肾病综合征患者。由于利尿作用弱,常与噻嗪类或高效利尿药合用,以提高疗效,减少血钾紊乱。

(2)不良反应与用药护理。①高钾血症:久用可引起高血钾,尤其在肾衰竭时更易发生。严重肝肾功能不全及高血钾者禁用。②性激素样作用:久用可致男性乳房发育、女性多毛症、月经周期紊乱、性功能障碍等,停药后可自行消失。③中枢神经系统反应:少数人出现头痛、嗜睡、步态不稳及精神错乱等。④胃肠道反应:恶心、呕吐、腹痛、腹泻及胃溃疡出血等。口服给药,以餐后服用为宜。胃溃疡患者禁用。

2.氨苯蝶啶和阿米洛利

氨苯蝶啶和阿米洛利两者化学结构不同,但作用机制相同,均为远曲小管和集合管钠通道阻滞剂。

(1)作用与用途:两者作用于远曲小管和集合管,阻断钠的再吸收和钾的分泌,使Na^+-K^+交换减少,从而产生留钾排钠的利尿作用。该作用与醛固酮无关。常与中效或强效利尿药合用治疗各种顽固性水肿,如心力衰竭、肝硬化和肾小球肾炎等引起的水肿。

(2)不良反应与用药护理:不良反应较少,长期服用可致高钾血症,严重肝、肾功能不全及高钾血症倾向者禁用。此外,氨苯蝶啶还可抑制二氢叶酸还原酶,干扰叶酸代谢,肝硬化患者服用此药引起巨幼红细胞性贫血。偶可引起变态反应,应予注意。

（冯秀真）

第二节 脱 水 药

脱水药是指能迅速提高血浆渗透压而使组织脱水的药物,由于具有渗透性利尿作用,又称渗透性利尿药。多数脱水药的特点:在体内不被代谢或代谢较慢。静脉注射后不易透过血管壁进入组织。易经肾小球滤过。不易被肾小管重吸收。在血浆、肾小球滤过液和肾小管腔液中形成高渗透压,吸收组织水分,产生脱水和利尿作用。临床常用的药物有甘露醇、山梨醇、高渗葡萄糖。

一、甘露醇

甘露醇为己六醇,临床用其20％的高渗水溶液。

(一)作用

1.脱水作用

静脉滴注20％的高渗水溶液,甘露醇不易从毛细血管渗入组织,能迅速提高血浆渗透压,使组织间液水分向血浆转移,产生组织脱水作用;甘露醇不易进入脑或眼前房角等有屏障的特殊组织,故静脉滴注甘露醇高渗溶液,使这些组织特别容易脱水,有效降低颅内压和眼内压。

2.利尿作用

静脉滴注后,一方面因增加血容量,使肾血流量和肾小球滤过增加;另一方面,甘露醇从肾小球滤过后使肾小管腔内维持高渗透压,阻止水和电解质的重吸收,故能利尿。静脉滴注甘露醇高渗溶液后约10分钟起效,2～3小时达高峰,持续6～8小时,其最大排Na^+能力为滤过Na^+量的15％左右,明显增加尿量,同时也增加K^+、Cl^-、HCO_3^-、Mg^{2+}等电解质的排出。

3.导泻作用

口服不吸收,刺激肠壁,使肠蠕动加快,可清洁肠道,排除体内废物。

(二)临床应用

(1)治疗脑水肿:临床多用甘露醇作为治疗急性脑水肿的首选脱水药物。

(2)青光眼:静脉滴注甘露醇可降低青光眼患者的眼内压。青光眼术前使用以降低眼内压,也可作为急性青光眼的应急治疗。

（3）防治急性肾衰竭：甘露醇可增加肾血流量，提高肾小球的滤过率；同时，通过渗透性利尿可维持足够尿流量，使肾小管充盈，稀释肾小管内有害物质，有效防止肾小管萎缩坏死。用于休克、创伤、严重感染、溶血和药物中毒等各种原因引起的急性少尿，以防治急性肾衰竭。

（4）用于肠道外科手术、纤维结肠镜检查、下消化道钡剂灌肠造影前的肠道清洁准备。

（5）其他：治疗大面积烧伤引起的水肿及促进体内毒物的排泄等。

（三）不良反应和用药监护

（1）静脉注射过快可引起头痛、头晕、视力模糊。静脉注射切勿漏出血管外，否则可引起局部组织肿胀，严重则可导致组织坏死。护士应注意观察，一旦发生，应及时更换输液部位，并进行热敷。

（2）因血容量突然增加，加重心脏负荷，心功能减退或心力衰竭者禁用。

（3）颅内有活动性出血者禁用，以免因颅内压迅速下降而加重出血。

（4）气温较低时，易析出结晶，可用热水浴（80 ℃）加温，振摇溶解后使用。

二、山梨醇

山梨醇是甘露醇的同分异构体，其作用、临床应用、不良反应与甘露醇相似。山梨醇进入体内后，部分经肝脏转化为果糖而失去高渗作用，故作用弱于甘露醇。常用25％水溶液，治疗脑水肿、青光眼，以及心肾功能正常的水肿、少尿患者。局部刺激性较大，可能导致高乳酸血症。

三、高渗葡萄糖

临床常用其50％的高渗溶液，静脉注射时也可产生高渗性利尿和脱水作用。但因葡萄糖在体内易被代谢，作用弱且持续时间较短。单独用于脑水肿时有反跳现象，一般与甘露醇交替使用。

四、利尿药与脱水药常用剂量

（一）呋塞米

片剂：20 mg。口服，每次20 mg，1天1～2次。从小剂量开始，可增加到每天120 mg。间歇给药，服药1～3天，停药2～4天。注射剂：20 mg：2 mL。每次20 mg，每天1次或隔天1次，肌内注射或稀释后缓慢静脉滴注。

（二）布美他尼

片剂：1 mg。口服，每次1 mg，每天1～3次，可逐渐增加剂量到每天10 mg。注射剂：0.5 mg，剂量同口服。

（三）依他尼酸

片剂：25 mg。口服，每次25 mg，每天1～3次。

（四）氢氯噻嗪

片剂：10 mg、25 mg。口服，成人每次25～50 mg，每天1～3次，可增加到每天100 mg。小儿按每天1～2 mg/kg体重（体重），每天2次。

（五）苄氟噻嗪

片剂：2.5 mg、5 mg、10 mg。口服，每次2.5～10 mg，每天1～2次，酌情调整剂量。

(六)环戊噻嗪

片剂:0.25 mg、0.5 mg。口服,每次 0.25～0.5 mg,每天 2 次。

(七)氯噻酮

片剂:25 mg、50 mg、100 mg。口服,从小剂量开始,每次 25～100 mg,每天 1 次,酌情调整剂量。

(八)美托拉宗

片剂:2.5 mg、5 mg、10 mg。口服,每次 5～10 mg,每天 1 次,可酌情增加剂量。

(九)螺内酯

片剂:20 mg。口服,每次 20～40 mg,每天 2～3 次。

(十)氨苯蝶啶

片剂:50 mg。口服,每次 25～50 mg,每天 2～3 次,最大剂量不超过每天 300 mg,小儿每天不超过 6 mg/kg 体重。

(十一)阿米洛利

片剂:5 mg。口服,从小剂量开始,每次 2.5～5 mg,每天 1 次。可增加到每天 20 mg。

(十二)甘露醇

注射剂:10 g:50 mL;20 g:100 mL;50 g:250 mL。每次 1～2 g/kg(体重),快速静脉滴注,必要时 4～6 小时重复使用。

(十三)山梨醇

注射剂:25 g:100 mL;62.5 g:250 mL。每次 1～2 g/kg 体重,快速静脉滴注,必要时 6～12 小时重复注射。

(十四)葡萄糖

注射剂:10 g:20 mL;25 g:50 mL;50 g:100 mL。每次 40～60 mL(20～30 g),静脉注射。

(冯秀真)

第三节　泌尿系统其他常用药

一、升压素

(一)剂型规格

鞣酸盐注射剂:5 mL:0.1 g;1 mL:20 U。

(二)用法用量

深部肌内注射。尿崩症:开始一次 0.1～0.2 mL,以后逐渐增加至一次 0.3～1 mL,隔 1～3 天注射 1 次;儿童:视病情而定。腹胀:一次 5～10 U,间隔 3～4 小时可重复。腹部 X 线摄影:一次 5 U,摄影前 2 小时和 30 分钟各注射 1 次。肺或食管静脉破裂出血:一次 10 U,加入 5% 葡萄糖注射液中缓慢静脉注射,约 15 分钟注完。对持续或反复呕血或咯血者,可用 10～400 U,加入 5% 葡萄糖注射液 500 mL 中连续 24 小时缓慢静脉滴注。

(三)作用用途

升压素为神经垂体所分泌的激素,是由 9 个氨基酸组成的多肽。其氨基酸的组成种属间略有差别,人和牛的升压素第 8 位是精氨酸,称为精氨酸升压素。而猪的升压素第 8 位是赖氨酸,称为赖氨酸升压素。本品直接作用于肾脏,促进远端肾小管和集合管对水的重吸收,起抗利尿作用,并可使周围血管收缩,导致血压升高、心律减慢,还可引起小肠、胆囊和膀胱平滑肌收缩。本品几乎无催产作用。口服后其有效成分易被胰淀粉酶破坏,故本品一般不口服。肌内注射后吸收良好,3～5 分钟后开始生效,能维持 20～30 分钟。静脉注射作用更快,但维持时间更短。需要时可用静脉注射,为了延长作用时间,制成鞣酸升压素油制注射液,做深部肌内注射,其作用特点是吸收慢,维持时间长,可减少患者频繁注射的麻烦。一次注射 0.3 mL,可维持 2～6 天,注射1 mL 可维持 10 天左右。或以粉剂制成鼻吸入剂,作用同垂体后叶粉鼻吸入剂,但作用时间较长,可持续 6～12 小时。本品进入人体的有效成分大部分经肝、肾迅速破坏失活,以代谢物及原形药物从尿排出。在血浆中的半衰期很短,文献报道不一,为 5～15 分钟。升压素对尿崩症有良好疗效,可使尿量迅速减少和口渴减轻。用于诊断和治疗由于缺乏抗利尿激素而引起的尿崩症,肺或食管静脉破裂出血、手术后腹部膨胀及排除腹部气影,也用于其他药物效果不佳的腹部肌肉松弛。

(四)不良反应

本品大剂量可引起明显的不良反应,如脸色苍白、恶心、皮疹、痉挛、盗汗、胸闷、腹泻、肠绞痛、嗳气等。对于妇女可引起子宫痉挛。此外还可引起高钠血症、水潴留,以及变态反应,如荨麻疹、发热、支气管痉挛、神经性皮炎及休克。严重时可引起冠脉收缩、高血压、胸痛、心肌缺血或梗死等。

(五)注意事项

(1)注射前须将安瓿握于手中片刻传温,并充分摇匀,做深部肌内注射。

(2)剂量应随病情和患者耐受量高低酌情给予,耐受量低的患者不可多用,以免产生不良反应;耐受量高者,可注射一次 1 mL。

(3)高血压、冠心病、心力衰竭及孕妇禁用。

(4)有血管病变者应避免使用本药。

(5)有哮喘或其他过敏性疾病、癫痫、偏头痛等患者慎用。

(6)本品对注射局部有刺激,易出现血栓,故应注意更换注射部位。

(7)食管静脉破裂出血开始静脉滴注时,须同时每间隔 30 分钟舌下含硝酸甘油片,连续 6 小时,以防冠状动脉不良反应发生。

(8)注射时喝 1～2 杯水可减轻不良反应。

(9)避光保存于阴凉处。

二、去氨升压素

(一)剂型规格、用法用量

片剂(醋酸盐)0.1 mg、0.2 mg,口服。中枢性尿崩症:开始一次 0.1～0.2 mg,一天 3 次,再根据疗效调整剂量,一天总量 0.2～1.2 mg;儿童一次 0.1 mg,一天 3 次。夜间遗尿症:首剂0.2 mg,睡前服用,如疗效不显著可增至 0.4 mg,连续用药 3 个月后停药至少 1 周,以便评估是否需要继续治疗。注射剂1 mL：4 μg,静脉注射。中枢性尿崩症:一次 1～4 μg(0.25～1 mL),一天 1～2 次;儿童:一岁以上一次0.4～1 μg(0.1～0.25 mL),一岁以下一天 0.2～0.4 μg(0.05～

0.1 mL),一天1~2次。肌内注射或皮下:肾尿液浓缩功能测验:一次4 μg;儿童:一岁以上一次1~2 μg(0.25~0.5 mL),一岁以下一次0.4 μg(0.1 mL),婴儿可鼻腔给药。上述两种给药途径均在1小时内,尽量排空尿液。用药后8小时应收集2次尿样,分析尿渗透压。出血及手术前预防出血:一次0.3 μg/kg,用0.9%氯化钠注射液稀释至50~100 mL,在15~30分钟内做静脉输液,必要时可按起始剂量间隔6~12小时重复给药1~2次;若再多次重复此剂量,效果将会降低。鼻喷雾剂2.5 mL∶0.1 mg(每喷10 μg);滴鼻剂2.5 mL∶0.25 mg。中枢性尿崩症:鼻腔给药,一天20~40 μg,儿童10~20 μg,分1~3次用。夜间遗尿症:鼻腔给药,有效剂量10~40 μg,先从20 μg开始,睡前给药,治疗期间限制饮水并注意观察。肾尿液浓缩功能试验:鼻腔给药,一次40 μg,1岁以上儿童一次10~20 μg。

(二)作用用途

去氨升压素是在升压素V2受体高亲和力同系物的研究中开发出来的,其化学结构与人体自然产生的激素精氨酸升压素相类似,但因有两处改变,故显著增强了抗利尿作用,而对平滑肌的作用却很弱,因此避免了引起升高血压的不良反应。另外,使用本品高剂量,即按0.3 μg/kg静脉或皮下注射,可增加血浆内促凝血因子Ⅷ的活性2~4倍,也可增加血中血管性血友病抗原因子(vWF∶Ag),与此同时释放出纤维蛋白溶解原激活质(t-PA),故可用于控制或预防某些疾病在小手术时的出血或药物诱发的出血。本品按0.3 μg/kg剂量注射后,平均值约为600 pg/mL的最高血浆浓度约在1小时出现。半衰期为3~4小时。对多数患者口服或注射本品,其抗利尿作用可维持8~12小时,凝血效应亦维持8~12小时。临床用于:①中枢性尿崩症及颅外伤或手术所致的暂时性尿崩症:用本品后可减少尿排出,增加尿渗透性,减低血浆渗透压,减少尿频和夜尿。本品一般对肾原性尿崩症无效。②治疗5岁以上患有夜间遗尿症的患者。③肾尿液浓缩功能试验:有助于对肾功能的鉴别,对于诊断不同部位的尿道感染尤其有效。④对于轻度血友病及Ⅰ型血管性血友病患者,在进行小型外科手术时可控制出血或预防出血。⑤对于因尿毒症、肝硬化,以及先天的或用药物诱发的血小板功能障碍而引起的出血时间过长和不明原因的出血,用本品可使出血时间缩短或恢复正常。

(三)不良反应

(1)少部分患者出现头痛、恶心、胃痛、变态反应、水潴留及低钠血症。

(2)高剂量时可引起短暂的血压降低、反射性心跳快速及面部潮红、眩晕、疲乏等。

(3)注射给药时,可致注射部位疼痛、肿胀。

(四)注意事项

(1)习惯性或精神性烦渴症、不稳定型心绞痛、心功能不全、ⅡB型血管性血友病、对防腐剂过敏患者等禁用。

(2)对婴幼儿及老年人、体液或电解质平衡紊乱、易产生颅内压增高的患者及孕妇应谨慎使用本品,防止体液蓄积。

(3)1岁以下婴儿必须在医院监护下实行肾浓缩功能试验。

(4)用药期间需要监测患者的尿量、渗透压和体重,对有些病例还需测试血浆渗透压。

(5)用于止血,对需要服用利尿药的患者,必须采取适当的措施,防止体液积蓄过多。

(6)在治疗遗尿症时,用药前1小时至用药后8小时内需限制饮水量。当用于诊断检查时,用药前1小时至用药后8小时内饮水量不得超过500 mL。

(7)超量给药会增加水潴留和低钠血症的危险,治疗低钠血症时的用药应视具体病情而定。

对无症状的低钠血症患者,除停用去氨升压素外,还应限制饮水量。对有症状的患者,可根据症状输入等渗或高渗氯化钠液,当体液潴留症状严重时(抽搐或神志不清),需加服呋塞米。

(8)鼻腔用药后,鼻黏膜若出现瘢痕,水肿或其他病变时,应停用鼻腔给药法。

(9)吲哚美辛会加重患者对本品的反应,但不会影响其反应持续时间。

(10)一些可释放抗力尿激素的药物,如三环类抗抑郁药、氯丙嗪、卡马西平等,可增加抗利尿作用并有引起体液潴留的危险。

三、奥昔布宁

(一)剂型规格、用法用量

片剂(盐酸盐):5 mg,口服,一次 2.5～5 mg,一天 2～4 次;儿童:5 岁以上一次 2.5 mg,一天 2 次。

(二)作用用途

本品为解痉药,具有较强的抗胆碱能作用和平滑肌解痉作用。本品直接作用于平滑肌,能选择性作用于膀胱逼尿肌,恢复逼尿肌正常功能,减少膀胱不自主收缩,减轻尿急、尿频的痛苦。同时也可增加膀胱的容量,延长两次排尿间隔时间,减少排尿次数。本品抗痉挛作用为阿托品的 4～6 倍,而不良反应只为阿托品的 1/5。本品用药后 30 分钟起效,作用持续约 6 小时。药物由尿排泄。用于各种尿急、尿频、尿失禁、遗尿等,对膀胱炎、尿道炎、尿路感染引起的尿频症状最为适用。

(三)不良反应

可出现抗胆碱类药物的不良反应,但程度较轻。偶见口干、脸面潮红、少汗、视力模糊、心悸、嗜睡、头晕、恶心、呕吐、便秘等,但服药后 2～3 周后可望减轻或自行消失。

(四)注意事项

(1)心、肾功能不全,青光眼,胃、十二指肠梗阻,胃肠道出血,肠张力减弱,溃疡性结肠炎,重症肌无力,阻塞性尿道疾病等患者禁用。

(2)孕妇及 5 岁以下小儿慎用。

四、依立雄胺

(一)剂型规格、用法用量

片剂:5 mg。口服,一次 5 mg,一天 2 次,早晚各 1 次(饭前饭后均可),疗程 4 个月,或遵医嘱。

(二)作用用途

本品为甾体-5α 还原酶Ⅱ型的选择性抑制药,其作用机制是通过抑制睾酮转化为双氢睾酮而降低前列腺体内双氢睾酮的含量,导致增生的前列腺体萎缩。口服后吸收迅速,15 分钟即可自血清中检出,3～4 小时达峰值,平均蛋白结合率 97%,分布容积约为 0.5 L/kg。连续给药(每天 2 次)至第 6 天血药浓度达稳态,主要通过消化道排泄,半衰期为 7.5 小时。适用于治疗良性前列腺增生症,改善因腺体良性增生的有关症状。

(三)不良反应

不良反应可见轻微恶心、食欲减退、头昏、失眠、性欲下降、射精量下降等,其发生率约为 3.7%。

(四)注意事项

(1)服用本品可导致血清 PSA 值下降,而干扰对前列腺癌的诊断。在使用血清 PSA 指标检测前列腺癌时,医师应充分考虑此影响因素。

(2)妇女、儿童及对本品过敏者禁用。

(冯秀真)

第七章

内分泌系统常用药

第一节　胰岛素及口服降血糖药

胰岛素及口服降血糖药是治疗糖尿病的重要药物。糖尿病主要有胰岛素绝对缺乏的 1 型糖尿病和胰岛素相对缺乏的 2 型糖尿病。因此胰岛素主要用于治疗 1 型糖尿病,且须终身使用胰岛素。口服降血糖药多用于 2 型糖尿病,且可将不同作用类别的口服降血糖药合用;2 型糖尿病患者采用口服降血糖药治疗效果不理想,或出现急性、慢性并发症时,则须用胰岛素治疗。

口服降血糖药按其作用可分为胰岛素增敏类(如二甲双胍等)和促胰岛素分泌类(如格列本脲和格列吡嗪等);按其化学结构则可分为双胍类(如二甲双胍等)和磺脲类(如格列本脲和格列吡嗪等)。

本节包括不同时效的动物源胰岛素(注射剂)和双胍类胰岛素增敏的口服降血糖药二甲双胍(口服常释剂型),以及磺脲类促胰岛素分泌的口服降血糖药格列本脲(口服常释剂型)和格列吡嗪(口服常释剂型)。

一、胰岛素

胰岛素是机体调节和维持血糖代谢和稳定的重要激素;也是治疗糖尿病的重要药物。临床使用的胰岛素(制剂)有来源于由动物组织提取的胰岛素或以生物工程重组的人胰岛素;其作用基本一致。本节包括的为前者。

胰岛素的药理学:胰岛素通过靶组织(主要是肝、脂肪和肌肉)细胞膜上的特异受体(胰岛素受体)结合后起作用,然后引发一系列生理效应。具体为以下几项内容:①促进肌肉、脂肪组织对葡萄糖的主动转运,吸收葡萄糖进而代谢、产生能量,或以糖原、甘油二酯的形式贮存。②促进肝摄取葡萄糖并转变为糖原。③抑制肝糖原分解及糖原异生,减少肝输出葡萄糖。④促进多种组织对碳水化合物、蛋白质、脂肪的摄取,同时促进蛋白质的合成、抑制脂肪细胞中游离脂肪酸的释放、抑制酮体生成,从而调节物质代谢。通过上述作用,胰岛素可使糖尿病患者血中葡萄糖来源减少、消耗增加,并在一定程度上纠正各种代谢紊乱,从而降低血糖、延缓(或防止)糖尿病慢性并发症的发生。

胰岛素的吸收:胰岛素皮下注射吸收迅速,但吸收很不规则,不同患者或同一患者的不同注射部位吸收量均有差别,以腹壁吸收最快,上臂外侧吸收较骨前外侧快。皮下注射 0.5～1 小时后开始生效,2.5～4 小时作用达高峰,持续时间为 5～7 小时,半衰期为 2 小时。静脉注射后10～30 分钟起效并达峰值,持续时间为 0.5～1 小时。本药用量越大,作用时间越长。在血液循环中半衰期为 5～10 分钟。胰岛素吸收入血后,只有 5％与血浆蛋白结合,但可与胰岛素抗体相结合(结合后,胰岛素作用时间延长)。主要在肝脏、肾脏代谢(先经谷胱甘肽氨基转移酶还原,再由蛋白水解酶水解成短肽或氨基酸),也可被肾胰岛素酶直接水解。少量原形随尿排出。

胰岛素的制剂及其特点:根据其起效作用快慢、维持作用时间长短、疾病情况和给药方法,胰岛素制剂可分为三类。①短效(速效)胰岛素制剂,又称为普通胰岛素或正规胰岛素,其制剂如胰岛素注射液和中性胰岛素注射液,其中不含任何延缓其吸收的物质,吸收和起作用均迅速,但作用持续时间较短。短效胰岛素制剂主要控制一餐饭后的高血糖,可供皮下注射;可肌内注射(使用情况较少,例如对酮酸症中毒患者在运送途中),必要时可静脉注射或加入输液体中静脉滴注。②中效胰岛素制剂,为了延缓胰岛素的吸收和作用持续时间而加入低量鱼精蛋白(即其鱼精蛋白与胰岛素含量相匹配,没有多余的鱼精蛋白)和氯化锌,如低精蛋白锌胰岛素注射液。中效胰岛素主要控制两餐后的高血糖,以第二餐饭为主,只可皮下注射,不可静脉给药。③长效胰岛素制剂,为了延缓胰岛素的吸收和作用持续时间而加入鱼精蛋白和氯化锌,但其内含有多余的鱼精蛋白,若与正规胰岛素混合,会与多余的鱼精蛋白结合,形成新的鱼精蛋白锌胰岛素而使长效作用的部分增多,又简称 PZI。长效胰岛素无明显作用高峰,主要提供基础水平的胰岛素。只可皮下注射,不可静脉给药。④预混胰岛素制剂,此外,尚有将短效和中效胰岛素按不同比例混合制成一系列的预混胰岛素制剂供某些患者需用,如常用的是含 30％短效和70％中效的制剂等。

(一)中性胰岛素注射液

本品为猪或牛胰岛素经层析法纯化制成的中性灭菌水溶液,pH 为 6.8～8.0。

1.药理学

本品为胰岛素速效型制剂。药理作用和作用机制见前。

皮下注射后吸收较迅速,0.5～1 小时开始生效,最大作用时间 1～3 小时,维持作用时间5～8 小时。剂量越大,维持作用时间越长。静脉注射立即起效,但维持作用时间短。

2.适应证

(1)1 型糖尿病。

(2)2 型糖尿病有严重感染、外伤、大手术等严重应激情况,以及合并心、脑血管并发症、肾脏或视网膜病变等。

(3)糖尿病酮症酸中毒,高血糖非酮症性高渗性昏迷。

(4)长病程 2 型糖尿病血浆胰岛素水平确实较低,经合理饮食、体力活动和口服降糖药治疗控制不满意者,2 型糖尿病具有口服降糖药禁忌时,如妊娠、哺乳等。

(5)成年或老年糖尿病患者发病急、体重显著减轻伴明显消瘦。

(6)妊娠糖尿病。

(7)继发于严重胰腺疾病的糖尿病。

(8)对严重营养不良、消瘦、顽固性妊娠呕吐、肝硬化初期可同时静脉滴注葡萄糖和小剂量胰岛素,以促进组织利用葡萄糖。

3.禁忌证

(1)对本药过敏者。

(2)低血糖患者。

4.不良反应

(1)变态反应:注射部位红肿、瘙痒、荨麻疹、血管神经性水肿。

(2)低血糖反应:出汗、心悸、乏力,重者出现意识障碍、共济失调、心动过速,甚至昏迷。

(3)胰岛素抵抗,日剂量需超过200 U以上。

(4)注射部位脂肪萎缩、脂肪增生。

(5)眼屈光失调。

5.注意事项

(1)青春期前的儿童应适当减少胰岛素用量,因其对胰岛素的敏感性较青春期儿童高,较易发生低血糖。青春期儿童应适当增加胰岛素用量(20%~50%),青春期后再逐渐减少用量。

(2)老年人易出现低血糖,用药时需特别谨慎,同时应配合饮食治疗及适当的体力活动。

(3)胰岛素不通过胎盘屏障,对胎儿无影响。美国食品和药品监督管理局(FDA)对本药的妊娠安全性分级为B级。孕妇(特别是妊娠中、晚期)对胰岛素需要量增加,但分娩后则迅速减少。

(4)哺乳妇女使用胰岛素治疗对婴儿无危险,但可能需要降低胰岛素用量。

(5)糖尿病是慢性病,需长期治疗。用药期间应定期检查血糖、尿糖、尿常规、肾功能、视力、眼底、血压及心电图等,以了解糖尿病病情及并发症情况。例如各餐前、餐后及睡前测血糖,并定期测血糖化血红蛋白,帮助制定降糖药的治疗方案(单独或联合,剂量调整等);另一方面是为了尽早检测出各种并发症、伴发病或相关问题,以便采取对策,例如每次访视应包括体重、体重指数、血压、尼龙丝测试、足背动脉搏动等;以便发现微血管病变、大血管病变或神经病变等。

(6)不同患者或同一患者的不同病期,其胰岛素敏感性不同,即使其血糖值相近,其胰岛素需要量也不同,治疗中应注意个体化,按病情需要检测血糖,随时调整胰岛素用量。下列情况供参考。下列情况其胰岛素的需要量可能会增加:①高热;②甲状腺功能亢进症;③肢端肥大症;④库欣综合征;⑤糖尿病酮症酸中毒;⑥严重感染、外伤、大手术;⑦较大的应激情况如急性心肌梗死、脑卒中;⑧同时应用拮抗胰岛素的药物。下列情况其胰岛素需要量可能会减少:①严重肝功能受损。②在肾功能受损时,由于胰岛素在肾脏的代谢和排泄减少,但在尿毒症时,由于胰岛素抵抗,其需要量也随之变化,应监测血糖调整用量。③腺垂体功能减退症、甲状腺功能减退症。④其他,如腹泻、胃瘫、肠梗阻,呕吐及其他引起食物吸收延迟的因素等,胰岛素应酌情减量。

6.药物相互作用

(1)口服降糖药与胰岛素有协同降血糖作用,雄激素、单胺氧化酶抑制药、非甾体抗炎药也可增强胰岛素的降血糖作用。

(2)抗凝血药、水杨酸盐、磺胺类药、甲氨蝶呤等可与胰岛素竞争结合血浆蛋白,使血液中游离胰岛素水平增高,从而增强其降血糖作用。

(3)氯喹、奎尼丁、奎宁等可延缓胰岛素的降解,使血中胰岛素浓度升高,从而增强其降血糖作用。

(4)β肾上腺素受体阻滞剂(如普萘洛尔)可阻止肾上腺素升高血糖的反应,干扰机体调节血糖的功能。与胰岛素合用可掩盖某些低血糖症状、延长低血糖时间,故合用时应注意调整胰岛素剂量。

(5)血管紧张素转化酶抑制药、溴隐亭、氯贝丁酯、酮康唑、锂、甲苯达唑、维生素 B_6、茶碱等可通过不同方式产生直接或间接影响,导致血糖降低,与上述药物合用时,胰岛素应适当减量。

(6)奥曲肽可抑制生长激素、胰高血糖素及胰岛素的分泌;并可延迟胃排空、减缓胃肠蠕动,引起食物吸收延迟,从而降低餐后血糖水平。在开始使用奥曲肽时,胰岛素应适当减量,以后再根据血糖调整用量。

(7)某些钙通道阻滞剂、可乐定、达那唑、二氮嗪、生长激素、肝素、H_2 受体拮抗剂、大麻、吗啡、尼古丁、磺吡酮等药物可改变糖代谢、升高血糖,与上述药物合用时,胰岛素应适当加量。

(8)糖皮质激素、促肾上腺皮质激素、胰高血糖素、雌激素、口服降糖避孕药、甲状腺素、肾上腺素、噻嗪类利尿药、苯乙丙胺、苯妥英钠等可升高血糖水平,与胰岛素合用时,应调整这些药物或胰岛素的剂量。

(9)中等以上的乙醇可增强胰岛素引起的低血糖作用,导致严重、持续的低血糖反应。在空腹或肝糖原储备较少的情况下更易发生。

(10)吸烟可促进儿茶酚胺释放、减少皮肤对胰岛素吸收,从而降低胰岛素作用。

7.用法和用量

(1)皮下注射,一般每天 3 次,餐前 15~30 分钟注射,必要时睡前加注一次小量。剂量根据病情、血糖、尿糖由小剂量(视体重等因素每次 2~4 U)开始,逐步调整。

(2)1 型糖尿病患者每天胰岛素需用总量多介于每千克体重 0.5~1 U,根据血糖监测结果调整。

(3)2 型糖尿病患者每天需用总量变化较大,在无急性并发症情况下,敏感者每天仅需 5~10 U,一般患者约 20 U,肥胖、对胰岛素敏感性较差者需要量可明显增加。

(4)在有急性并发症(感染、创伤、手术等)情况下,对 1 型及 2 型糖尿病患者,应每 4~6 小时注射一次,剂量根据病情变化及血糖监测结果调整。

8.制剂和规格

中性胰岛素注射液:10 mL:400 U。

(二)胰岛素注射液

本品为胰岛素(猪或牛)的灭菌水溶液。

1.药理学

本品为短效胰岛素制剂。药理作用和作用机制参阅"一、胰岛素"。

皮下给药吸收迅速,皮下注射后 0.5~1 小时开始生效,2~4 小时作用达高峰,维持时间 5~7 小时;静脉注射 10~30 分钟起效,15~30 分钟达高峰,持续时间 0.5~1 小时。静脉注射的胰岛素在血液循环中半衰期为 5~10 分钟,皮下注射后半衰期为 2 小时。

2.适应证

同"(一)中性胰岛素注射液"。

3.禁忌证

同"(一)中性胰岛素注射液"。

4.不良反应

同"(一)中性胰岛素注射液"。

5.注意事项

同"(一)中性胰岛素注射液"。

6.药物相互作用

同"(一)中性胰岛素注射液"。

7.用法和用量

同"(一)中性胰岛素注射液"。

8.制剂和规格

胰岛素注射液:10 mL∶400 U。

(三)低精蛋白锌胰岛素注射液

本品为采用经层析纯化的高纯度猪胰岛素和适量的硫酸鱼精蛋白、硫酸锌配制而成的中性无菌混合液。

1.药理学

本药所含胰岛素与鱼精蛋白比例适当,无多余的鱼精蛋白。注射给药后缓慢释放出胰岛素而发挥作用,为中效胰岛素制剂。药理作用和机制见前。

皮下注射后吸收缓慢而均匀,2~4 小时起效,6~12 小时血药浓度达峰值,作用可持续 18~28 小时(介于胰岛素和精蛋白锌胰岛素之间)。

2.适应证

(1)用于 1 型糖尿病的常规治疗。

(2)用于 2 型糖尿病的治疗。主要针对口服降糖药效果欠佳(或继发失效)的患者(特别是未超重者),以及胰岛素水平不高、血糖波动较大、血糖控制差的患者。可单独使用,也可与正规胰岛素联合应用。

3.注意事项

参阅"(一)中性胰岛素注射液"。

4.禁忌证

参阅"(一)中性胰岛素注射液"。

5.不良反应

参阅"(一)中性胰岛素注射液"。

6.药物相互作用

参阅"(一)中性胰岛素注射液"。

7.用法和用量

成人:皮下注射,开始一般一次 4~8 U,早餐前 30~60 分钟皮下注射,每天 1 次,必要时可于晚餐前再注射早餐前剂量的 1/2。以后根据病情及血糖、尿糖等情况而调整剂量。如果用量超过 40 U 时,应分为 2 次给药。

8.制剂和规格

低精蛋白锌胰岛素注射液:①10 mL∶400 U。②3 mL∶300 U。

(四)精蛋白锌胰岛素注射液

本品为采用经层析纯化的高纯度猪胰岛素和硫酸鱼精蛋白、硫酸锌配制而成的中性无菌混合液。

1.药理学

本药含有过量鱼精蛋白,为长效胰岛素制剂。药理作用和作用机制参阅"一、胰岛素"。

皮下注射后吸收缓慢而均匀,3～4 小时起效,12～24 小时作用达高峰,作用持续 24～36 小时。

2.适应证

用于治疗轻、中度糖尿病,以减少胰岛素注射次数,控制夜间高血糖。按病情需要有时需与短效胰岛素合用。

3.禁忌证

(1)胰岛细胞瘤患者。

(2)其余参阅"(一)中性胰岛素注射液"。

4.不良反应

参阅"(一)中性胰岛素注射液"。

5.注意事项

参阅"(一)中性胰岛素注射液"。

6.药物相互作用

参阅"(一)中性胰岛素注射液"。

7.用法和用量

成人:常规剂量。皮下注射,开始一般一次 4～8 U,每天 1 次,每天早餐前 30～60 分钟皮下注射,以后根据病情及血糖、尿糖等情况而调整剂量。有时需要于晚餐前再注射 1 次,剂量根据病情而定,一般每天总量 10～20 U。

8.制剂和规格

精蛋白锌胰岛素注射液:①10 mL：400 U;②10 mL：800 U。

二、二甲双胍

(一)药理学

本品为双胍类降血糖药,能降低 2 型糖尿病患者的空腹血糖及餐后高血糖,使糖化血红蛋白下降 1%～2%。具体作用如下。

(1)增加周围组织对胰岛素的敏感性,增加胰岛素介导的葡萄糖利用。

(2)增加非胰岛素依赖的组织(如脑、血细胞、肾髓质、肠道、皮肤等)对葡萄糖的利用。

(3)抑制肝糖原异生,降低肝糖输出。

(4)抑制肠壁细胞摄取葡萄糖。

(5)抑制胆固醇的生物合成和贮存,降低血甘油三酯、总胆固醇水平,但本药无刺激胰岛素分泌作用,对正常人无明显降血糖作用,2 型糖尿病患者单用本药时一般不引起低血糖。与苯乙双胍相比,本药引起乳酸性酸中毒的危险性小,较为安全。

口服后由小肠吸收,生物利用度为 50%～60%。口服 0.5 g 后 2 小时,其血药浓度峰值约为 2 g/mL。在胃肠道壁的浓度为血药浓度的 10～100 倍,在肾、肝和唾液内的浓度约为血药浓度的 2 倍。本药很少与血浆蛋白结合,以原形随尿液迅速排出(肾功能不全时,可导致药物蓄积),12 小时内有 90% 被清除。血浆半衰期为 1.7～4.5 小时。

（二）适应证

（1）用于单纯饮食控制疗效不满意的 10 岁以上的 2 型糖尿病患者（对于肥胖和伴高胰岛素血症者，本药不但有降糖作用，还有减轻体重及缓解高胰岛素血症的效果）。

（2）亦可用于 10 岁以上不伴酮症或酮症酸中毒的 1 型糖尿病患者，与胰岛素注射联合治疗，可减少胰岛素剂量。

（3）用于某些对磺脲类疗效较差的糖尿病患者（可与磺脲类合用）。

（三）禁忌证

（1）对本药及其他双胍类药物过敏者。

（2）2 型糖尿病伴有酮症酸中毒、肝肾功能不全（血清肌酸酐超过 1.5 mg/dL）、心力衰竭、急性心肌梗死、严重感染或外伤、重大手术及临床有低血压和缺氧情况者。

（3）糖尿病合并严重的慢性并发症（如糖尿病肾病、糖尿病眼底病变）患者。

（4）静脉肾盂造影或动脉造影前 2～3 天者。

（5）酗酒者。

（6）严重心、肺疾病患者。

（7）维生素 B_{12}、叶酸和铁缺乏者。

（8）营养不良、脱水等全身情况较差者。

（9）孕妇及哺乳妇女。

（四）不良反应

（1）常见腹泻、恶心、呕吐、胃胀、乏力、消化不良、腹部不适及头痛。

（2）少见大便异常、低血糖、肌痛、头晕、指甲异常、皮疹、出汗增加、味觉异常、胸部不适、寒战、流感症状、潮热、心悸、体重减轻等。有时出现疲倦。

（3）偶有口中金属味。本药可减少维生素 B_{12} 的吸收，但极少引起贫血。

（4）罕见乳酸性酸中毒，表现为呕吐、腹痛、过度换气、精神障碍。

（五）注意事项

（1）既往有乳酸性酸中毒史者慎用。

（2）老年患者由于肾功能可能有减退，易出现乳酸性酸中毒，用量应酌减。65 岁以上患者用药时应谨慎；80 岁以上者只有在其肌酐清除率正常时，方可用药。

（3）妊娠糖尿病患者，为控制血糖，主张使用胰岛素，禁止使用本药。美国食品和药品监督管理局（FDA）对本药的妊娠安全性分级为 B 级。

（4）用药前后及用药时应当检查或监测：①用药期间应定期检查空腹血糖、尿糖、尿酮体及肝、肾功能。②对有维生素 B_{12} 摄入或吸收不足倾向的患者，应每年监测血常规，每 2～3 年监测一次血清维生素 B_{12} 水平。

（六）药物相互作用

（1）本药与磺脲类药物、胰岛素合用，有协同降血糖作用，但也有资料表明，与格列本脲合用时，本药的药动学没有影响，格列本脲的曲线下面积和血药浓度峰值均降低。对 1 型及 2 型糖尿病需用胰岛素治疗者，本药与胰岛素联合应用时，需减少胰岛素的用量（开始时间少 20%～30%），以防止发生低血糖。

（2）本药可加强抗凝药（如华法林等）的抗凝作用。

（3）西咪替丁可增加本药的生物利用度，并减少肾脏清除率，两者合用时应减少本药用量。

(4)经肾小管排泌的阳离子药物(如地高辛、吗啡、普鲁卡因胺、奎尼丁、奎宁、雷尼替丁、氨苯蝶啶、甲氧苄啶和万古霉素),理论上可能与本药在肾小管竞争转运,合用时,建议密切监测,调整药物剂量。

(5)乙醇与本药同服时,会增强本药对乳酸代谢的影响,易致患者出现乳酸性酸中毒,故服用本药时应尽量避免饮酒。

(七)用法和用量

1.成人

常规剂量,口服给药,开始一次 0.25 g,每天 2～3 次,于餐中或饭后服用(肠溶制剂可于餐前服用);以后根据疗效逐渐加量,一般每天总量 1～1.5 g。每天最大剂量不超过 2 g。

2.儿童

常规剂量,口服给药:对 10～16 岁儿童,每天最高剂量为 2 g。10 岁以下儿童不推荐使用。

(八)制剂和规格

(1)盐酸二甲双胍片(胶囊):0.25 g。

(2)盐酸二甲双胍肠溶片(肠溶胶囊):0.25 g、0.5 g。

三、格列本脲

(一)药理学

本药为第二代磺脲类口服降血糖药,可促进胰岛 B 细胞分泌胰岛素,对 2 型糖尿病患者有效,有强大的降血糖作用。可降低空腹及餐后血糖、糖化血红蛋白。其作用机制为与胰岛 B 细胞膜上的磺脲受体特异性结合,使 K^+ 通道关闭,引起膜电位改变,从而使 Ca^{2+} 通道开放、细胞液内 Ca^{2+} 浓度升高,从而使促胰岛素分泌,起到降血糖作用。此外,本药尚具有改善外周组织(如肝脏、肌肉、脂肪)对胰岛素抵抗的胰外效应。

口服吸收快。口服后 2～5 小时血药浓度达峰值。蛋白结合率 95%。在肝内代谢,由肝和肾排出各约 50%。持续作用 24 小时。半衰期 10 小时。

(二)适应证

适用于单用饮食控制疗效不满意的轻、中度 2 型糖尿病,其胰岛 B 细胞有一定的分泌胰岛素功能,无急性并发症(感染、创伤、急性心梗、酮症酸中毒、高糖高渗性昏迷等),非妊娠期,无严重的慢性并发症患者。

(三)禁忌证

(1)对本药或其他磺脲类过敏者,或对磺胺类药物过敏者。

(2)已明确诊断的 1 型糖尿病患者。

(3)2 型糖尿病伴有酮症酸中毒、昏迷、严重烧伤、感染、外伤和重大手术等应激情况。

(4)严重肝肾疾病患者。

(5)严重甲状腺疾病患者。

(6)白细胞减少者。

(7)孕妇。

(四)不良反应

1.代谢/内分泌系统

主要不良反应为低血糖,在热量摄入不足、剧烈体力活动、饮酒、用量过大或与可致低血糖的药物合用时更易发生。症状较轻者,进食、饮糖水大多可缓解(这与阿卡波糖、伏格列波糖不同),但肝、肾功能不全者、年老体弱者、营养不良者和垂体功能不足者,或剂量偏大时可引起严重低血糖,严重可危及生命,导致死亡。另可见甲状腺功能低下。

2.消化道反应

消化道反应可出现上腹灼热感、食欲减退、恶心、呕吐、腹泻、口腔金属味,一般不严重,且多与剂量偏大有关。部分患者可因食欲增强而使体重增加。

3.肝脏损害

黄疸、肝功能异常偶见。

4.血液系统

异常少见,包括贫血(溶血性贫血及再生障碍性贫血)、血小板减少、白细胞减少甚至粒细胞缺乏等。

5.变态反应

如皮疹,偶有发生致剥脱性皮炎者。

6.泌尿生殖系统

青年人夜间遗尿十分常见。

7.其他

其他可有关节痛、肌肉痛、血管炎等反应。

(五)注意事项

(1)有下列情况应慎用:①体质虚弱或营养不良者;②老年患者;③高热患者;④有肾上腺皮质功能或腺垂体功能减退者(尤其是未经激素替代治疗者);⑤肝肾功能不全者;⑥甲状腺功能亢进者;⑦恶心、呕吐患者。

(2)本药不推荐儿童使用。

(3)本药对妊娠的影响,动物试验和临床观察证明可造成死胎或婴儿畸形,故孕妇禁用。美国食品和药品监督管理局(FDA)对本药的妊娠安全性分级为C级。

(4)本药可随乳汁分泌,哺乳期妇女不宜使用,以免授乳婴儿发生低血糖。

(5)用药前后及用药时应当检查或监测血糖及尿糖、糖化血红蛋白、血常规及肝、肾功能,并进行眼科检查。

(六)药物相互作用

(1)与下列药物合用,可增加低血糖的发生率:①抑制磺脲类自尿液排泄的药物,如治疗痛风的丙磺舒、别嘌醇。②延缓磺脲类代谢的药物,如 H_2 受体拮抗剂(如西咪替丁、雷尼替丁)、抗凝剂及氯霉素、咪康唑。与香豆素抗凝剂合用时,两者初始血药浓度升高,但随后血药浓度降低,故根据情况调整两药的用量。③促使磺脲类与血浆蛋白解离的药物,如水杨酸盐、贝特类降血脂药。④本身具有致低血糖的药物:胍乙啶、奎尼丁、水杨酸盐类及单胺氧化酶抑制药。⑤β肾上腺素受体阻滞剂可干扰低血糖时机体的升血糖反应,阻碍肝糖原酵解,同时又可掩盖低血糖的警觉症状。⑥合用其他降血糖药物,如二甲双胍、阿卡波糖、胰岛素及胰岛素增敏药。

(2)与升高血糖的下列药物合用时,可能需要增加本药剂量:糖皮质激素、雌激素、噻嗪类利尿药、苯妥英钠、利福平等。

(3)乙醇本身具有致低血糖的作用,并可延缓本药的代谢。与乙醇合用可引起腹痛、恶心、呕吐、头痛及面部潮红,且更易发生低血糖。

(七)用法和用量

1.片剂

成人,口服,用量个体差异较大。开始时一次 2.5 mg,早餐前服用,或早餐及午餐前各一次;轻症患者一次 1.25 mg,每天 3 次,于三餐前服用。用药 7 天后剂量递增(一周增加 2.5 mg)。一般用量为每天 5～10 mg,每天最大用量不超过 15 mg。

2.胶囊

成人,口服,开始时一次 1.75 mg,早餐前服用,或早餐及午餐前各一次。必要时每天 5.25～7 mg。每天最大用量不超过 10.5 mg。

(八)制剂和规格

(1)格列本脲片:2.5 mg。

(2)格列本脲胶囊:1.75 mg。

四、格列吡嗪

(一)药理学

本药为第二代磺脲类口服降血糖药。其作用和机制参阅"三、格列本脲"。

口服吸收较快,1～2.5 小时血药浓度达峰值,最高药效时间与进餐后血糖达高峰的时间较一致。主要经肝代谢,代谢产物无药理活性,第 1 天 97% 排出体外,第 2 天 100% 排出体外。65%～80% 经尿排出。10%～15% 由粪便中排出。清除半衰期为 3～7 小时。

(二)适应证

适用于单用饮食控制疗效不满意的轻、中度 2 型糖尿病患者,其胰岛 B 细胞有一定的分泌胰岛素功能,无急性并发症(感染、创伤、急性心梗、酮症酸中毒、高糖高渗性昏迷等),非妊娠期,无严重的慢性并发症患者。

(三)禁忌证

(1)对本药或磺胺类药过敏者。

(2)已确诊的 1 型糖尿病患者。

(3)2 型糖尿病患者伴有酮症酸中毒、昏迷、严重烧伤、感染、外伤和重大手术等应激情况。

(4)肝肾功能不全者。

(5)白细胞减少者。

(6)肾上腺功能不全者。

(7)孕妇。

(四)不良反应

1.代谢/内分泌系统

本药导致低血糖比较罕见,可发生在以下情况:年老体弱者、体力活动者、不规则进食者、饮酒或含酒精的饮料者、肝肾功能不佳者。

2.消化道反应

较常见的有恶心、上腹胀满等胃肠道症状。

3.血液系统

曾有报道,本药可致血液系统异常。

4.变态反应

个别患者可出现皮肤变态反应。

5.其他

较常见的有头痛。

(五)注意事项

(1)有下列情况者应慎用:体质虚弱者;伴高热、恶心、呕吐者;有消化道狭窄、腹泻者不宜使用本药控释片。

(2)尚未确定儿童用药的安全性和有效性,不推荐儿童使用。

(3)用药时应从小剂量开始,逐渐调整剂量。

(4)动物试验和临床观察证明本药可造成死胎或婴儿畸形,故孕妇禁用。美国食品和药品监督管理局(FDA)对本药的妊娠安全性分级为 C 级。

(5)本药可随乳汁分泌,哺乳期妇女不宜使用,以免授乳婴儿发生低血糖。

(6)用药前后及用药时应当检查或监测血糖及尿糖、血常规及肝、肾功能,并进行眼科检查,必要时测定糖化血红蛋白。

(六)药物相互作用

参见"三、格列本脲"。

(七)用法和用量

1.成人

(1)单用饮食疗法失败者,起始剂量为每天 2.5～5 mg,以后根据血糖和尿糖情况增减剂量,一次增减 2.5～5 mg。每天剂量超过 15 mg 者,分 2～3 次餐前服用。

(2)已使用其他口服磺脲类降糖药者,停用其他磺脲类 3 天,复查血糖后开始服用本药,从 5 mg 起逐渐加大剂量,直至产生满意的疗效。最大日剂量不超过 30 mg。

2.肾功能不全者

肾功能不全者(包括肌酐清除率低于每分钟 10 mL 者)不需要进行剂量调整,可采用保守剂量。同时在用药的初始阶段应密切监测患者的血糖、尿糖。

3.肝功能不全者

建议初始剂量为每天 2.5 mg。

4.老年人

对单次或反复给药的药动学研究显示,老年受试者的药动学参数没有明显变化,建议初始剂量为每天 2.5 mg。

(八)制剂和规格

(1)格列吡嗪片(胶囊):2.5 mg、5 mg。

(2)格列吡嗪分散片:5 mg。

（田月洁）

第二节　甲状腺激素及抗甲状腺药

甲状腺分泌的甲状腺激素是维持人体正常代谢和生长发育所必需的激素,影响全身各器官系统的功能和代谢状态。各种原因所致的甲状腺功能减退或亢进,以致体内甲状腺素水平过低或过高所引起各种症状,需要分别应用甲状腺激素或抗甲状腺药物治疗。

本节包括的药物为作为替代治疗药物的甲状腺片(口服常释剂型)及抗甲状腺药物甲巯咪唑(口服常释剂型)和丙硫氧嘧啶(口服常释剂型)。

一、甲状腺片

(一)药理学

甲状腺激素对机体的作用广泛,具有促进分解代谢(生热作用)和合成代谢作用,对人体正常代谢及生长发育有重要影响,对婴、幼儿中枢的发育甚为重要,它可促进神经元和轴突生长、突触的形成。甲状腺激素的基本作用是诱导新生蛋白质包括特殊酶系的合成,调节蛋白质、碳水化合物和脂肪三大物质,以及水、盐和维生素的代谢。甲状腺激素诱导细胞 Na^+-K^+ 泵(Na^+-K^+-ATP酶)的合作并增强其活力而使能量代谢和氧化磷酸化增强。甲状腺激素(主要是 T_3)还与核内特异性受体相结合,激活的受体与 DNA 甲状腺激素应答元件上特异的序列相结合,从而促进新的蛋白质(主要为酶)的合成。

口服吸收入血后,绝大部分甲状腺素与血浆蛋白(主要是甲状腺素结合球蛋白)结合,仅约 0.03% 的 T_4 和 0.3% T_3 以游离形式存在。只有游离甲状腺激素才能进入靶细胞发挥生物效应。部分 T_4 在肝、肾等脏器中转化为 T_3,其量占 T_3 总量的 $70\%\sim90\%$。游离 T_3、T_4 进入靶细胞后,T_4 转化为 T_3,后者与其受体的亲和力较 T_4 高 10 倍,作用增强 4 倍,故 T_3 是主要的具有活性的甲状腺激素,而 T_4 则被视为激素原。T_4 半衰期为 $6\sim8$ 天,而 T_3 为 1 天。甲状腺激素在肝内降解并与葡糖醛酸和硫酸结合后,通过胆汁排泄。

(二)适应证

(1)各种原因引发的甲状腺激素缺乏(甲状腺功能减退症或黏液性水肿)的替代治疗,不包括亚急性甲状腺炎恢复期出现的暂时性亚临床甲状腺功能减退。

(2)非地方性单纯性甲状腺肿。

(3)预防和治疗甲状腺结节。

(4)促甲状腺激素依赖性甲状腺癌的辅助治疗。

(5)抗甲状腺治疗的辅助用药,防止甲状腺功能减退症状的发生和甲状腺进一步肿大。

(6)防止颈部放疗患者甲状腺癌的发生。

(7)防止某些药物如碳酸锂、水杨酸盐及磺胺类药物所致甲状腺肿大作用。

(8)甲状腺功能试验的抑制剂,此用途限于 T_3。

(三)禁忌证

(1)对本药过敏者。

(2)患有以下疾病或未经治疗的以下疾病患者:肾上腺功能不全、垂体功能不全、甲状腺毒症、冠心病、心绞痛、动脉硬化、高血压患者。

(3)急性心肌梗死、急性心肌炎和急性全心炎患者。

(4)非甲状腺功能减退心力衰竭、快速性心律失常患者。

(四)不良反应

甲状腺激素如用量适当无任何不良反应。使用过量则引起心动过速、心悸、心绞痛、心律失常、头痛、神经质、兴奋、不安、失眠、骨骼肌痉挛、肌无力、震颤、出汗、潮红、怕热、腹泻、呕吐、体重减轻等类似甲状腺功能亢进症的症状。T_3 过量时,不良反应的发生较 T_4 或甲状腺片快。减量或停药可使所有症状消失。T_4 过量所致者,症状消失较缓慢。

(五)注意事项

(1)糖尿病患者、心肌缺血患者慎用。

(2)对病程长、病情重的甲状腺功能减退症或黏液性水肿患者使用本类药应谨慎小心,开始用小剂量,以后缓慢增加直至生理替代剂量。

(3)伴有垂体前叶功能减退症或肾上腺皮质功能不全患者应先服用糖皮质激素,待肾上腺皮质功能恢复正常后再用本类药。

(4)本药不易透过胎盘,甲状腺功能减退者在妊娠期间无须停药。对于患有甲状腺功能亢进的孕妇,必须单独使用抗甲状腺药物进行治疗,而不宜将本药与抗甲状腺药物合用,否则可能会导致胎儿甲状腺功能减退。美国食品和药品监督管理局(FDA)对本药的妊娠安全性分级为 A 级。

(5)老年患者对甲状腺激素较敏感,超过 60 岁者甲状腺激素替代需要量比年轻人约低25%,而且老年患者心血管功能较差,应慎用。

(六)药物相互作用

(1)糖尿病患者服用甲状腺激素应视血糖水平适当增加胰岛素或降糖药剂量。

(2)甲状腺激素与抗凝剂如双香豆素合用时,后者的抗凝作用增强,可能引起出血;应根据凝血酶原时间调整抗凝药剂量。

(3)本类药与三环类抗抑郁药合用时,两类药的作用及毒副作用均有所增强,应注意调整剂量。

(4)服用雌激素或避孕药者,因血液中甲状腺素结合球蛋白水平增加,合用时甲状腺激素剂量应适当调整。

(5)β 肾上腺素受体阻滞剂可减少外周组织 T_4 向 T_3 的转化,合用时应注意。

(七)用法和用量

1.成人

口服,开始为每天 15～20 mg,逐步增加,维持量一般为每天 90～120 mg,少数患者需每天180 mg。

2.婴儿及儿童

完全替代量:①6 个月以下,每天 15～30 mg;②6 个月～1 岁,每天 30～60 mg;③2～3 岁,每天 60～90 mg;④4～7 岁,每天 90～120 mg;⑤8～14 岁,每天 120～150 mg。

开始剂量应为完全替代量的 1/3,逐渐加量。由于本品 T_3、T_4 含量及二者比例不恒定,在治疗中应根据临床症状及 T_3、T_4、促甲状腺激素检查调整剂量。

(八)制剂和规格

甲状腺片:10 mg、40 mg、60 mg。

二、甲巯咪唑

(一)药理学

本药属咪唑类抗甲状腺药,能抑制甲状腺激素的合成。本药通过抑制甲状腺内过氧化物酶,阻止摄入到甲状腺内的碘化物氧化及酪氨酸耦联,从而阻碍甲状腺素(T_4)的合成。由于本药并不阻断贮存的甲状腺激素释放,也不对抗甲状腺激素的作用,故只有当体内已有甲状腺激素被耗竭后,本药才产生明显的临床效应。本药抑制甲状腺激素合成的作用略强于丙硫氧嘧啶,持续时间也较长。

此外,本药尚有轻度免疫抑制作用,抑制甲状腺自身抗体的产生,降低血液循环中甲状腺刺激性抗体水平,使抑制性 T 细胞功能恢复正常。

口服后迅速被吸收,吸收率为 70%～80%。起效时间至少 3～4 周,对使用过含碘药物或甲状腺肿大明显者,可能需要 12 周才能发挥作用。吸收后广泛分布于全身,但浓集于甲状腺,可透过胎盘,也能经乳汁分泌。本药不与血浆蛋白结合,主要代谢物为 3-甲基-2-硫乙内酰胺,原形药及其他代谢物 75%～80% 随尿液排泄,半衰期约 3 小时(也有报道为 4～14 小时)。

(二)适应证

抗甲状腺药物。用于各种类型的甲状腺功能亢进症,包括格雷夫斯病(伴有自身免疫功能紊乱、甲状腺弥漫性肿大、可有突眼)、甲状腺瘤、结节性甲状腺肿及甲状腺癌引起的甲状腺功能亢进。在格雷夫斯病中,尤其适用于以下几种情况。

(1)病情较轻,甲状腺轻至中度肿大者。

(2)甲状腺手术后复发,但又不适于放射性[131]I 治疗者。

(3)手术前准备。

(4)作为[131]I 放疗的辅助治疗。

(三)禁忌证

(1)对本药过敏者。

(2)哺乳期妇女。

(四)不良反应

1.较多见的不良反应

发生率为 3%～5%,皮疹、皮肤瘙痒,此时需根据情况停药或减量,并加抗过敏药物,待变态反应消失后再重新由小剂量开始,必要时换一种制剂。

2.严重不良反应

血液系统异常,轻度白细胞计数减少较为多见,严重的粒细胞缺乏症较少见,后者可无先兆症状即发生,有时可出现发热、咽痛,应及时停药,并查血常规,及早处理粒细胞缺乏症。再生障碍性贫血也可能发生。因此,在治疗过程中,尤其前两个月应定期检查血常规。

3.其他不良反应

主要包括味觉减退、恶心、呕吐、上腹部不适、关节痛、头晕、头疼、脉管炎(表现为患部红、肿、痛)、红斑狼疮样综合征(表现为发热、畏寒、全身不适、软弱无力)。

4.罕见的不良反应

肝炎(可发生黄疸,停药后黄疸可持续至 10 周开始消退)、肾小球肾炎等;其他少见血小板减少,凝血因子Ⅱ或凝血因子Ⅶ降低。

(五)注意事项

1.有下列情况者慎用

(1)对其他甲巯咪唑复合物过敏者。

(2)血白细胞计数偏低者。

(3)肝功能不全者。

2.对儿童的影响

儿童用药过程中应注意避免出现甲状腺功能减低,必要时可酌情加用甲状腺片。

3.对老年人的影响

老年人尤其是肾功能不全者,应酌情减量给药,必要时可酌情加用甲状腺片。

4.对妊娠的影响

本药可透过胎盘,孕妇用药应谨慎,必须用药时宜采用最小有效剂量。甲亢孕妇在妊娠后期病情可减轻,此时可减少抗甲状腺的药物的用量,部分患者于分娩前 2～3 周可停药,但分娩后不久可再次出现明显的甲亢症状。美国食品和药品监督管理局(FDA)对本药妊娠安全性分级为 D 级。

5.对哺乳的影响

本药可由乳汁分泌,哺乳期妇女服用较大剂量时可能引起婴儿甲状腺功能减退,故服药时应暂停哺乳。

6.随访检查

用药前后及用药时应当检查或监测血常规、肝功能、甲状腺功能。

7.对诊断的干扰

本药能使凝血酶原时间延长,并使血清碱性磷酸酶、门冬氨酸氨基转移酶(AST)和丙氨酸氨基转移酶(ALT)增高。

(六)药物相互作用

(1)本药通过降低凝血因子的代谢而降低抗凝药的敏感性,从而降低抗凝药的疗效。与抗凝药合用时,应密切监测凝血酶原时间和国际标准化比值。

(2)对氨基水杨酸、保泰松、巴比妥类、酚妥拉明、妥拉唑林、维生素 B_{12}、磺胺类、磺脲类等都可能抑制甲状腺功能,引起甲状腺肿大,与本药合用时须注意。

(3)高碘食物或药物的摄入可使甲亢病情加重,使抗甲状腺药需要量增加或用药时间延长。

(七)用法和用量

1.成人

(1)甲状腺功能亢进:一般开始用量每天 30 mg,分 3 次服用。可根据病情轻重调整为每天 15～40 mg,每天最大量 60 mg。当病情基本控制(体重增加、心率低于每分钟 90 次、血清 T_3 和 T_4 水平恢复正常),4～8 周需开始减量,每 4 周减 1/3～1/2。维持量为每天 5～15 mg,一般需要治疗 18～24 个月。

(2)甲状腺功能亢进术前准备:按上述剂量连续用药,直至甲状腺功能正常,在术前 7～10 天加用碘剂。

(3)甲状腺危象:每天 60～120 mg,分次服用。在初始剂量服用 1 小时后加用碘剂。

2.儿童

口服,甲状腺功能亢进每天 0.4 mg/kg,分 3 次服用;维持剂量为每天 0.2 mg/kg。

(八)制剂和规格

甲巯咪唑片:5 mg、10 mg。

三、丙硫氧嘧啶

(一)药理学

本药为硫脲类抗甲状腺药,主要抑制甲状腺激素的合成。其机制为抑制甲状腺内过氧化物酶,阻止摄入到甲状腺内的碘化物氧化及酪氨酸耦联,从而阻碍甲状腺素(T_4)的合成。同时,本药通过抑制 T_4 在外周组织中脱碘生成三碘甲状腺原氨酸(T_3),故可在甲状腺危象时起到减轻病情的即刻效应。由于本药并不阻断贮存的甲状腺激素释放,也不对抗甲状腺激素的作用,故只有当体内已有甲状腺激素被耗竭后,本药才产生明显的临床效应。

此外,本药尚有免疫抑制作用,可抑制 B 细胞合成抗体,抑制甲状腺自生抗体的产生,使血促甲状腺素受体抗体消失。恢复抑制 T 细胞功能,减少甲状腺组织淋巴细胞浸润,从而使格雷夫斯病的免疫紊乱得到缓解。

口服迅速吸收,生物利用度为 $50\%\sim80\%$。给药后 1 小时血药浓度达峰值。药物吸收后分布到全身各组织,主要在甲状腺中聚集,肾上腺及骨髓中浓度亦较高,还可透过胎盘(但比甲巯咪唑少)。血浆蛋白结合率约为 76.2%($60\%\sim80\%$)。药物主要在肝脏代谢,60% 被代谢破坏;其余部分 24 小时内从尿中排出,也可随乳汁排出。在血中半衰期很短($1\sim2$ 小时),但由于在甲状腺中的聚集作用,其生物作用可持续较长时间。当肾功能不全时,半衰期可长达 8.5 小时。

(二)适应证

(1)用于各种类型的甲状腺功能亢进症,包括格雷夫斯病(伴有自身免疫功能紊乱、甲状腺弥漫性肿大、可有突眼)。在格雷夫斯病中,尤其适用于:①病情较轻,甲状腺轻至中度肿大者。②儿童、青少年及老年患者。③甲状腺手术后复发,但又不适于放射性[131]I 治疗者。④手术前准备。⑤作为[131]I 放疗的辅助治疗。⑥妊娠合并格雷夫斯病。

(2)用于甲状腺危象(作为辅助治疗,以阻断甲状腺素的合成)。

(三)禁忌证

(1)对本药或其他硫脲类抗甲状腺药物过敏者。

(2)严重的肝功能损害者。

(3)白细胞严重缺乏者。

(4)结节性甲状腺肿伴甲状腺功能亢进者。

(5)甲状腺癌患者。

(四)不良反应

本药的不良反应大多发生在用药的头 2 个月。

1.常见不良反应

头痛、眩晕、关节痛、唾液腺和淋巴结肿大、味觉减退、恶心、呕吐、上腹部不适。也有皮疹、皮肤瘙痒、药物热。

2.血液不良反应

血液不良反应多为轻度粒细胞减少,少见严重的粒细胞缺乏、血小板减少、凝血因子Ⅱ或因子Ⅶ降低、凝血酶原时间延长。另可见再生障碍性贫血。

3.其他不良反应

可见脉管炎(表现为患部红、肿、痛)、红斑狼疮样综合征(表现为发热、畏寒、全身不适、软弱无力)。

4.罕见不良反应

间质性肺炎、肾小球肾炎、肝功能损害(血清碱性磷酸酶、天门冬氨酸氨基转移酶和丙氨酸氨基转移酶升高、黄疸)。

(五)注意事项

1.有下列情况者慎用

(1)外周白细胞计数偏低者。

(2)肝功能异常者。

2.对儿童的影响

儿童用药过程中应注意避免出现甲状腺功能减低,必要时可酌情加用甲状腺片。

3.对老年人的影响

老年人尤其是肾功能不全者,应酌情减量给药,必要时可酌情加用甲状腺片。

4.对妊娠的影响

本药透过胎盘量较甲巯咪唑少,妊娠合并格雷夫斯病可选用本药。鉴于孕妇用药可导致胎儿甲状腺肿、甲状腺功能减退,故孕妇用药应谨慎,宜采用最小有效剂量,一旦出现甲状腺功能偏低即应减量。美国食品和药品监督管理局(FDA)对本药的妊娠安全性分级为 D 级。

5.对哺乳的影响

哺乳期妇女服用剂量较大时,可能引起婴儿甲状腺功能减退,故哺乳期妇女禁用本药。

6.随访检查

用药前后及用药时应当检查或监测血常规及肝功能。

7.对诊断的干扰

本药能使凝血酶原时间延长,并使血清碱性磷酸酶、门冬氨酸氨基转移酶(AST)和丙氨酸氨基转移酶(ALT)增高。

(六)药物相互作用

(1)本药可增强抗凝血药的抗凝作用。

(2)对氨基水杨酸、巴比妥类、酚妥拉明、妥拉唑林、维生素 B_{12}、磺胺类、磺脲类等都可能抑制甲状腺功能,引起甲状腺肿大,与本药合用时应注意。

(3)硫脲类抗甲状腺药物之间存在交叉变态反应。

(4)高碘食物或药物的摄入可使甲亢病情加重,使抗甲状腺药需要量增加或用药时间延长。

(七)用法和用量

1.成人

(1)口服。①甲状腺功能亢进:开始剂量一般为一次 100 mg,每天 3 次,视病情轻重用量可为每天 150～400 mg,每天最大量为 600 mg。通常用药 4～12 周病情控制(体重增加、心率低于 90 次/分、血清 T_3 和 T_4 水平恢复正常),可减量 1/3。以后如病情稳定可继续减量,每 4～6 周递减 1/3～1/2,维持量视病情而定,一般每天 50～150 mg,全程 1～2 年或更长。②甲状腺危象:一次 150～200 mg,每 6 小时 1 次,直至危象缓解,约 1 周时间停药。若患者需用碘剂以控制 T4 释放时,本药需在开始服碘剂前 1 小时服用,或至少应同时服用,以阻断服用的碘合成更多的甲状腺激素。③甲亢的术前准备:一次 100 mg,每天 3～4 次,至甲亢症状控制后加服碘剂 2 周,以减轻甲状腺充血,使甲状腺变得结实,便于手术。于术前 1～2 天停服本药。④作为放射性碘治疗的辅助治疗:需放射性碘治疗的重症甲亢患者,可先服本药,控制症状后再做甲状腺[131]I检查,以确定是否适用放射性碘治疗。在行放射性碘治疗后症状还未缓解者,可短期使用本药,一次 100 mg,每天 3 次。

(2)肾功能不全时剂量:肾功能不全者药物半衰期延长,用药时应减量。

(3)老年人剂量:老年人药物半衰期延长,用量应减少。

2.儿童

口服,甲状腺功能亢进:①新生儿每天 5～10 mg/kg,分 3 次服用。②6～10 岁每天 50～

150 mg,分 3 次服用。③10 岁以上每天 150～300 mg,分 3 次服用。

以上情况,根据病情调节用量,甲亢症状控制后应逐步减至维持量。

(八)制剂和规格

丙硫氧嘧啶片:50 mg、100 mg。

(田月洁)

第三节　下丘脑垂体激素及其类似物

下丘脑垂体激素及其类似物以人绒毛膜促性腺激素为代表药物,本节主要介绍该药物。

一、药理学

人绒毛膜促性腺激素(HCG)是胎盘滋养层细胞分泌的一种促性腺激素。它能刺激性腺活动,对女性可维持和促进黄体功能,使黄体合成孕激素,与具有促卵泡成熟激素(FSH)成分的尿促性素合用,可促进卵泡生成和成熟,并可模拟生理性的促黄体素的高峰而触发排卵。对男性,本药则有促进间质细胞激素的作用,能促进曲细精管功能,特别是睾丸间质细胞的活动,使其产生雄激素,促进性器官和男性第二性征的发育、成熟、促使睾丸下降,并促进精子形成。

口服能被胃肠道破坏,故仅供注射用。肌内注射和皮下注射本药在吸收程度上生物等效。单次肌内注射或皮下注射本药,男性和女性的达峰时间分别约 6 小时后和约 20 小时后。给药 36 小时内发生排卵。24 小时内 10%～12%以原形经肾随尿排出。消除半衰期约为 33 小时。

二、适应证

(一)女性

(1)下丘脑-垂体功能低下或不协调的无排卵性不孕症,用以诱导排卵。常与氯米芬或尿促性素配合使用。

(2)在助孕技术中与尿促性素配合,用于有正常排卵的妇女,以刺激超排卵。

(3)用于黄体功能不全,先兆流产或习惯性流产。

(4)用于功能性子宫出血。

(二)男性

(1)用于促性腺激素分泌不足的性腺功能减退和伴原发性精液异常的生育力低下。与促性素联合长期应用,可促使低促性腺激素男性性功能减低患者的精子形成。

(2)用于促性腺激素垂体功能不足导致的青春期延缓。

(3)用于非解剖梗阻的隐睾症。

(4)用于检查睾丸间质细胞功能。

三、禁忌证

(1)对本品过敏者。

(2)垂体增生或肿瘤。

(3)性早熟。

(4)诊断未明的阴道流血、子宫肌瘤、卵巢囊肿或卵巢肿大。

(5)血栓性静脉炎。

(6)男性前列腺癌或其他雄激素依赖性肿瘤。

(7)先天性性腺缺如或性腺切除术后。生殖系统炎性疾病时也不宜使用。

四、不良反应

(一)女性

(1)用于促排卵时,较多见诱发卵巢囊肿或轻至中度的卵巢肿大,并伴轻度胃胀、胃痛、下腹痛,一般可在2～3周内消退。少见严重的卵巢过度刺激综合征,是由于血管通透性显著增高,使体液在胸腹腔和心包腔内迅速大量聚集,从而引起多种并发症(如血容量降低、电解质紊乱、血液浓缩、腹腔出血、血栓形成等)所致,临床表现为腹部或下腹剧烈疼痛、消化不良、恶心、呕吐、腹泻、气促、尿量减少、下肢水肿等。多发生在排卵后7～10天,也可在治疗结束后发生,此种反应后果严重,可危及生命。

(2)进行助孕技术治疗的女性的流产率高于正常女性。

(二)男性

(1)偶见乳腺发育。

(2)大剂量使用偶见水、钠潴留(雄激素生成过量所致)。

(3)青春期前男孩使用可引起骨骺早闭或性早熟,导致最终不能达到成人正常高度。

(三)其他

偶有变态反应。较少见乳房肿大、头痛、易激动、抑郁、易疲劳、小腿及(或)足部水肿、注射局部疼痛等。

五、注意事项

(一)慎用的情况

有下列情况应慎用:①癫痫;②偏头痛;③哮喘;④心脏病;⑤高血压;⑥肾功能损害。

(二)禁用的情况

本药不能用于哺乳期妇女。

(三)对妊娠的影响

(1)用本药促排卵可增加多胎率,从而使胎儿发育不成熟,并有发生早产的可能。

(2)使用本药后妊娠,虽有死胎或先天性畸形的报道,但未证实与本药有直接关系。

(3)本药仅用于黄体阶段支持,不能用于妊娠期间。

(4)美国食品和药品监督管理局对本药的妊娠安全性分级为X级。

(四)对检验值或诊断影响

(1)妊娠试验可出现假阳性,故应在用药10天后进行检查。

(2)可使尿17-酮类固醇及其他甾体激素的分泌增加。

(五)注意随访

用药期间需注意以下随访检查。

1.用于诱导排卵

(1)用药前应做盆腔检查及 B 超检查估计卵巢大小及卵泡发育境况。

(2)雌激素浓度开始上升后,应每天 B 超检查,直到停用本药后 2 周,以减少卵巢过度刺激综合征的发生。

(3)每天测量基础体温,如有排卵可出现双相体温。

(4)在用尿促性素 1 周后,须每天测尿雌激素量,在雌激素高峰出现后 24 小时开始用本药,测定雌激素也可检测卵巢过度刺激剂的情况。

(5)测定孕酮和宫颈黏液检查,有助于了解卵泡成熟程度或是否已有排卵。

2.用于男性性功能低下症

(1)测定血清睾酮水平,以排除其他原因所致的性腺功能低下,也可用于疗效评价。

(2)精子计数及精子活力的检测也可用于评价疗效。

(3)用于青春期前男孩,应定期监测骨骼成熟的情况。

(六)其他

除了男性促性腺激素功能不足、为促发精子生成之外,其他情况本药不宜长期连续使用。

六、用法和用量

(一)成人

肌内(或皮下)注射给药。

1.下丘脑-垂体功能低下或不协调的无排卵性不孕症

(1)如与氯米芬配合,可在停用氯米芬后的第 7 天,一次肌内注射 5 000 U。

(2)如与尿促性素配合,应从月经周期第 8 周起 B 超监测卵泡发育,或进行尿雌激素测定,如卵泡平均直径达 18～20 mm,或尿雌激素高峰后 24 小时,则一次给予本品 5 000～10 000 U,并建议患者在36 小时内同房。

2.黄体功能不全

自排卵之日起,一次 1 500 U,隔天 1 次,剂量根据患者的反应进行调整。妊娠后,须维持原剂量直至妊娠 7～10 周。

3.先兆性流产或习惯性流产

一次 3 000～5 000 U,每 1～2 天 1 次,共 5～10 次。

4.功能性子宫出血

每天 300～1 500 U,连用 3～5 天。

5.助孕技术

用于刺激正常排卵的妇女超促排卵,常与尿促性素配合,从月经周期第 8 天起 B 超监测卵泡发育,当卵泡直径在 16～17 mm 时,注射本药 5 000～10 000 U,注射后 32～36 小时取卵。

6.体外受精

于胚胎移植当日起,一次 3 000 U,每 1～2 天 1 次,共 3 次。

7.男性促性腺激素低下性不育症

一次 2 000 U,一周 2 次,持续 3～6 个月至睾丸体积达 8 mL,再同时注射本品及促卵泡成熟激素各 12.5 U,一周 3 次,约用 12 个月直至精子形成,配偶受孕。

(二)儿童

肌内(或皮下)注射给药。

1.青春期延缓

一次 1 500 U,一周 2～3 次,至少使用 6 个月。剂量可根据患者反应做相应调整。

2.隐睾症

(1)2 岁以下:一次 250 U,一周 2 次,使用 6 周;6 岁以下:一次 500～1 000 U,一周 2 次,使用 6 周;6 岁以上:一次 1 500 U,一周 2 次,使用 6 周。

(2)必要时可重复上述治疗。

(3)剂量可根据患者反应做相应调整。

3.男性发育迟缓者睾丸功能测定

一次 2 000 U,每天 1 次,连续 3 天。

七、制剂和规格

注射用绒促性素:①500 U;②1 000 U;③2 000 U;④3 000 U;⑤5 000 U(1 000 U 相当于 1 mg)。

(田月洁)

第八章
血液系统常用药

第一节 血容量扩充药

血容量扩充药是一类高分子化合物,能迅速提高血浆胶体渗透压而扩充血容量。临床主要用于大量失血或失血浆引起的血容量降低、休克等的抢救。临床常用药物为不同分子量的右旋糖酐、人血清蛋白等。

右旋糖酐为葡萄糖的聚合物,按相对分子量大小可分为中分子右旋糖酐(右旋糖酐 70,分子量约 70 000)、低分子右旋糖酐(右旋糖酐 40,分子量约 40 000)、小分子右旋糖酐(右旋糖酐 10,分子量约 10 000)三种。

一、作用

(一)扩充血容量

右旋糖酐分子量较大,静脉滴注后不易渗出血管,提高血浆胶体渗透压,导致组织中水分大量进入血管内而产生扩充血容量作用。分子量越大扩容作用越强、维持时间越长。右旋糖酐 70 维持 12 小时,右旋糖酐 10 维持约 3 小时。

(二)阻止红细胞和血小板聚集

右旋糖酐还能抑制红细胞和血小板聚集,并使血浆稀释,从而产生抗凝血和改善微循环作用。分子量越小则该作用越强。

(三)渗透性利尿

右旋糖酐经肾排泄时提高肾小管内渗透压,水分重吸收减少,产生渗透性利尿作用。分子量越小作用越大。

二、临床应用

(一)防治低血容量性休克

临床主要应用右旋糖酐 70 和右旋糖酐 40 抢救急性失血、创伤和烧伤引起的低血容量休克。

（二）防治血栓性疾病

右旋糖酐 40 和右旋糖酐 10 可用于防治弥散性血管内凝血和血栓形成性疾病,如脑血栓形成、心肌梗死、血栓闭塞性脉管炎等。

（三）防治急性肾衰竭

应用其渗透性利尿作用,临床上用于防治急性肾衰竭。

三、不良反应和用药监护

（一）变态反应

少数患者用药后出现变态反应,严重者可导致过敏性休克。故首次用药应严密观察 5～10 分钟,发现症状,立即停药,及时抢救。

（二）凝血障碍

连续应用时,制剂中的少量大分子右旋糖酐可致凝血障碍和出血。

（三）其他

血小板减少症、出血性疾病和充血性心力衰竭患者禁用,肝、肾功能不良者慎用。

四、制剂和用法

（一）右旋糖酐 70

注射剂:6％溶液,100 mL,250 mL,50 mL(有含 5％葡萄糖或含 0.9％氯化钠两种)。每次 500 mL,静脉滴注,每分钟 20～40 mL,1 天最大量 1 000～1 500 mL。

（二）右旋糖酐 40

注射剂:6％溶液,100 mL,250 mL,500 mL(有含 5％葡萄糖或含 0.9％氯化钠两种)。每次 250～500 mL,静脉滴注,1 天不超过 1 000 mL。

（三）右旋糖酐 10

注射剂:30 g∶500 mL,50 g∶50 mL(有含 5％葡萄糖或含 0.9％氯化钠两种)。每次 100～1 000 mL,静脉滴注。

（田月洁）

第二节　促凝血药

一、亚硫酸氢钠甲萘醌

（一）别名

维生素 K_3。

（二）作用与特点

维生素 K 为肝脏合成凝血酶原(因子Ⅱ)的必需物质,还参与因子Ⅶ、Ⅸ、Ⅹ的合成。缺乏维生素 K 可致上述凝血因子合成障碍,影响凝血过程而引起出血。此时给予维生素 K 可达到止血作用。本品尚具镇痛作用。本品为水溶性,其吸收不依赖于胆汁。口服可直接吸收,也可肌内注射。吸收后随脂蛋白转运,在肝内被利用。肌内注射后8～24小时起效,但需数天才能使凝血酶原恢复至正常水平。

(三)适应证

止血。预防长期口服广谱抗生素类药物引起的维生素 K 缺乏症。胆石症、胆管蛔虫症引起的胆绞痛。大剂量用于解救杀鼠药"敌鼠钠"中毒。

(四)用法与用量

(1)止血:肌内注射,每次 2～4 mg,每天 4～8 mg。

(2)防止新生儿出血:可在产前一周给孕妇肌内注射,每天 2～4 mg。

(3)口服:每次 2～4 mg,每天 6～20 mg。

(4)胆绞痛:肌内注射,每次8～16 mg。

(五)不良反应与注意事项

可致恶心、呕吐等胃肠道反应及肝损害。较大剂量可致新生儿、早产儿溶血性贫血、高胆红素血症及黄疸。在红细胞葡萄糖 6-磷酸脱氢酶缺乏症患者可诱发急性溶血性贫血。肝硬化或晚期肝病患者出血,使用本品无效。本品不宜长期大量应用。

(六)制剂与规格

(1)注射液:2 mg∶1 mL,4 mg∶2 mL。

(2)片剂:2 mg。

(七)医保类型及剂型

甲类:注射剂。

二、甲萘氢醌

(一)别名

维生素 K_4,乙酰甲萘醌。

(二)作用与特点

本品为化学合成的维生素,不论有无胆汁分泌,口服吸收均良好。主要参与肝脏凝血因子 Ⅱ、Ⅶ、Ⅸ、Ⅹ 的合成,催化这些凝血因子谷氨酸残基的 γ-羧化过程,使其具有生理活性产生止血作用。

(三)适应证

主要用于维生素 K 缺乏所致的出血;阻塞性黄疸、胆瘘、慢性腹泻等维生素 K 吸收或利用障碍者;长期口服广谱抗生素及新生儿出血;服用过量香豆素类抗凝剂和水杨酸类所致的出血。

(四)用法与用量

口服:每次 2～4 mg,每天 6～12 mg,每天 3 次。

(五)制剂与规格

片剂:2 mg,4 mg。

(六)医保类型及剂型

甲类:口服常释剂。

三、氨甲苯酸

(一)别名
止血芳酸,对羧基苄胺,抗血纤溶芳酸。

(二)作用与特点
本品具有抗纤维蛋白溶解作用,其作用机制与氨基己酸相同,但其作用较之强 4～5 倍。口服易吸收,生物利用度为 70%。服后 3 小时血药浓度达峰值,静脉注射后,有效血浓度可维持 3～5 小时。经肾排泄,半衰期为 60 分钟。毒性较低,不易生成血栓。

(三)适应证
适用于纤维蛋白溶解过程亢进所致的出血,如肺、肝、胰、前列腺、甲状腺、肾上腺等手术时的异常出血,妇产科和产后出血,以及肺结核咯血或痰中带血、血尿、前列腺肥大出血、上消化道出血等,对一般慢性渗血效果较显著,但对癌症出血及创伤出血无止血作用。此外,尚可用于链激酶或尿激酶过量引起的出血。

(四)用法与用量
1.静脉注射

每次 0.1～0.3 g,用 5% 葡萄糖注射液或 0.9% 氯化钠注射液 10～20 mL 稀释后缓慢注射,每天最大用量 0.6 g;儿童每次 0.1 g。

2.口服

每次 0.25～0.5 g,每天 3 次,每天最大量为 2 g。

(五)不良反应与注意事项
用量过大可促进血栓形成。对有血栓形成倾向或有血栓栓塞病史者禁用或慎用。一般不单独用于弥散性血管内凝血所继发的纤溶性出血,必要时,在肝素化的基础上应用以防止血栓的进一步形成。可致继发性肾盂和输尿管凝血,故血友病患者发生血尿时或肾功能不全者慎用。

(六)制剂与规格
规格。①注射液:0.05 g:5 mL,0.1 g:10 mL。②片剂:0.125 g,0.25 g。

(七)医保类型及剂型
甲类:口服常释剂。

四、酚磺乙胺

(一)别名
止血敏,止血定,羟苯磺乙胺。

(二)作用与特点
能增加血液中血小板数量,增强其聚集性和黏附性,促使血小板释放凝血活性物质,缩短凝血时间,加速血块收缩。尚可增强毛细血管抵抗力,降低毛细血管通透性,减少血液渗出。止血作用迅速,静脉注射后 1 小时作用达峰值,作用维持 4～6 小时。口服也易吸收。

(三)适应证
适用于预防和治疗外科手术出血过多,血小板减少性紫癜或过敏性紫癜,以及其他原因引起的出血,如脑出血、胃肠道出血、泌尿道出血、眼底出血、皮肤出血等。

（四）用法与用量

1.预防手术出血

术前 15～30 分钟静脉注射或肌内注射,每次 0.25～0.5 g,必要时 2 小时后再注射0.25 g,每天 0.5～1.5 g。

2.治疗出血

成人口服,每次 0.5～1 g,每天 3 次;儿童每次10 mg/kg 体重,每天 3 次;肌内注射或静脉注射,也可与 5％葡萄糖溶液或生理盐水混合静脉滴注,每次 0.25～0.75 g,每天 2～3 次。

（五）不良反应与注意事项

本品毒性低,但有报道静脉注射时可发生休克。

（六）制剂与规格

(1)注射液:0.25 g：2 mL,0.5 g：5 mL,1 g：5 mL。

(2)片剂:0.25 g,0.5 g。

（七）医保类型及剂型

乙类:注射剂。

五、抑肽酶

（一）别名

赫泰林。

（二）作用与特点

本品是一种广谱丝氨酸蛋白酶抑制药,它不仅与人胰蛋白酶、纤溶酶、血浆、组织激肽释放酶等游离酶形成可逆的酶抑制药复合物,而且可与已结合酶(如纤溶酶-链激酶复合物)相结合。抑肽酶轻微抑制人多形核细胞的中性溶酶体酶、弹性蛋白酶和组织蛋白酶 G,阻止胰腺在休克缺血时产生高毒性肽物质(心肌抑制因子)。本品静脉注射后,原形药物迅速分布于整个细胞外液,从而也使血药浓度速度降低(半衰期为23 分钟)。本品在肾脏被溶酶体代谢成较短的肽或氨基酸,代谢物无生物活性。健康志愿者注射本品后 48 小时内,尿中以代谢物形式排出 25％～40％。

（三）适应证

治疗和预防需要抑制蛋白水解酶(如胰蛋白酶、纤维蛋白溶酶及血浆和组织中的血管舒缓素)的疾病。创伤后和手术出现的高纤维蛋白溶解亢进性出血,如体外循环心脏直视手术以后及妇产科手术及手术后肠粘连的预防。

（四）用法与用量

1.产科出血

开始给 100 万 U,然后 20 万 U/h,静脉输注,至出血停止。

2.体外循环心内直视手术

成人每次 300 万 U,儿童每次 150 万～200 万 U,在体外循环前,全量加入预充液中。

（五）不良反应与注意事项

对过敏体质的患者,推荐提前静脉给予 H_1 受体和 H_2 受体拮抗剂。高剂量本品的体外循环患者,推荐 ACT 保持在 750 秒以上,或者用肝素-精氨酸分析系统控制肝素水平。妊娠和哺乳妇女慎用。

（六）药物相互作用

本品对血栓溶解剂有剂量依赖性的抑制作用。勿与其他药物配伍,尤其应避免与β内酰胺类抗生素合用。

（七）制剂与规格

冻干粉剂:28 U,56 U,278 U。

六、凝血酶

（一）作用与特点

本品是从猪血提取、精制而得的凝血酶无菌制剂。能直接作用于血液中的纤维蛋白原,促使其转变为纤维蛋白,加速血液的凝固,达到止血目的。本品还有促进上皮细胞的有丝分裂而加速创伤愈合的作用。

（二）适应证

可用于通常结扎止血困难的小血管、毛细血管及实质性脏器出血的止血。用于外伤、手术、口腔、耳鼻喉、泌尿、妇产科及消化道等部位的止血。

（三）用法与用量

1.局部止血

用灭菌生理盐水溶解成含凝血酶 50～250 U/mL,喷雾或灌注于创面;或以吸收性明胶海绵、纱条黏附本品后贴敷于创面;也可直接撒布本品至创面。

2.消化道止血

以溶液(10～100 U/mL)口服或灌注,每 1～6 小时 1 次。根据出血部位和程度,可适当增减浓度及用药次数。

（四）不良反应与注意事项

本品严禁作血管内、肌内或皮下注射,否则可导致血栓、局部坏死,而危及生命。如果出现变态反应时,应立即停药。使用时要避免加温、酸、碱或重金属盐类,否则可使本品活力下降而失效。

（五）制剂与规格

冻干粉剂:每瓶为 500 U、1 000 U、4 000 U、8 000 U。

（六）医保类型及剂型

甲类:外用冻干粉。

七、三甘氨酰基赖氨酸升压素

（一）别名

可利新。

（二）作用与特点

本品是激素原,到达血液中后,它的三甘氨酰基会被体内酶切除而缓慢地释出血管升压素。它是一个可随着血液循环,并能以稳定速率释放出血管升压素的贮藏库。适当剂量可降低门静脉血压,但不会像血管升压素那样,对动脉血压产生明显的影响,同时也不会增加纤维蛋白的溶解作用。

（三）适应证

食管静脉曲张出血。

（四）用法与用量

初始剂量为 2 mg，缓慢静脉注射（超过 1 分钟），同时监测血压及心率。维持量 1～2 mg，每 4 小时静脉给药，延续 24～36 小时，直至出血得到控制。

（五）不良反应与注意事项

本品的增压与抗利尿作用虽然较赖氨酸升压素及精氨酸升压素低，但高血压病、心脏功能紊乱或肾功能不全者仍应慎用。孕妇不宜使用。

（六）制剂与规格

注射粉剂：1 mg。

八、硫酸鱼精蛋白

（一）别名

鱼精蛋白。

（二）作用与特点

本品能与肝素结合，使之失去抗凝血能力。

（三）适应证

用于肝素过量引起的出血，也可用于自发性出血，如咯血等。

（四）用法与用量

用量。①抗肝素过量：静脉注射，用量应与肝素相当，每次不超过 50 mg。②抗自发性出血：静脉滴注，每天5～8 mg/kg 体重，分 2 次，间隔 6 小时。每次以生理盐水 300～500 mL 稀释。连用不宜超过 3 天。

（五）不良反应与注意事项

个别患者可发生变态反应，表现为荨麻疹、血管神经性水肿等，对鱼过敏者禁用。本品注射宜缓慢。使用不可过量，清洗和消毒注射用器时勿用浓碱性物质。

（六）制剂与规格

注射液：50 mg∶5 mL，100 mg∶10 mL。

（七）医保类型及剂型

甲类：注射剂。

（田月洁）

第三节　抗凝血药及溶栓药

一、肝素

（一）作用与特点

肝素在体内外均有抗凝血作用，可延长凝血时间、凝血酶原时间和凝血酶时间。现认为肝素通过激活抗凝血酶Ⅲ而发挥抗凝血作用。此外,肝素在体内还有降血脂作用,这是由于它能活化和释放脂蛋白酯酶,使甘油三脂和低密度脂蛋白水解之故。本品口服无效,须注射给药。静脉注射后均匀分布于血浆,并迅即发挥最大抗凝效果,作用维持 3～4 小时。本品血浆蛋白结合率为80%。在肝脏代谢,经肾排出。半衰期为 1 小时,可随剂量增加而延长。

(二)适应证

防治血栓形成和栓塞,如深部静脉血栓、心肌梗死、肺栓塞、血栓性静脉炎及术后血栓形成等。治疗各种原因引起的弥散性血管内凝血,但蛇咬伤所致的 DIC 除外。早期应用可防止纤维蛋白原和其他凝血因子的消耗。另外还可用于体内外抗凝血,如心导管检查、心脏手术体外循环、血液透析等。

(三)用法与用量

静脉滴注:成人首剂 5 000 U 加到浓度为 5%～10%葡萄糖溶液或 0.9%氯化钠注射液100 mL中,在 30～60 分钟内滴完。需要时可每隔 4～6 小时重复静脉滴注 1 次,每次 5 000 U,总量可达 25 000 U/d;用于体外循环时,375 U/kg,体外循环超过 1 小时者,每千克体重增加125 U。静脉注射或深部肌内注射(或皮下注射):每次 5 000～10 000 U。

(四)不良反应与注意事项

用药过量可致自发性出血,表现为黏膜出血(血尿,消化道出血)、关节积血和伤口出血等,发现自发性出血应即停药。偶有变态反应,如哮喘、荨麻疹、结膜炎和发热等。长期用药可致脱发和短暂的可逆性秃头症、骨质疏松和自发性骨折。尚见短暂的血小板减少症。对肝素过敏,有出血倾向及凝血机制障碍者,患血小板减少症、血友病、消化性溃疡、严重肝肾功能不全、严重高血压、颅内出血、细菌性心内膜炎、活动性结核、先兆流产或产后、内脏肿瘤、外伤及手术后均禁用肝素。妊娠妇女只在有明确适应证时,方可用肝素。

(五)制剂与规格

注射液:1 000 U∶2 mL,5 000 U∶2 mL,12 500 U∶2 mL。

(六)医保类型及剂型

甲类:注射剂。

二、肝素钙

(一)作用与特点

本品为氨基葡聚糖硫酸钙。与肝素相似。由于本品是以钙盐的形式在体内发挥作用,经皮下注射后,在血液循环中缓慢扩散,不会减少细胞间毛细血管的钙胶质,也不改变血管通透性,克服了肝素皮下注射易导致出血的不良反应。

(二)适应证

适用于预防和治疗血栓-栓塞性疾病及血栓形成。本品具有较明显的抗醛固酮活性,故亦适于人工肾、人工肝和体外循环使用。

(三)用法与用量

用于血栓-栓塞意外:皮下注射首次 0.01 mL/kg,5～7 小时后以 APTT 检测剂量是否合适,12 小时 1 次,每次注射后 5～7 小时进行新的检查,连续 3～4 天。用于内科预防:皮下注射首剂0.005 mL/kg,注射后 5～7 小时以 APTT 调整合适剂量,每次 0.2 mL,每天 2～3 次,或每次0.3 mL,每天 2 次。用于外科预防:皮下注射术前 0.2 mL,术后每 12 小时 0.2 mL,至少持续 10 天。

(四)不良反应与注意事项

经皮下注射,可能在注射部位引起局部小血肿、固定结节,数天后可自行消失。长期用药会引起出血、骨质疏松、血小板减少等。肝、肾功能不全、重度高血压、消化道溃疡及易出血的其他一切器质性病变、视网膜血管病患者、孕妇、服用影响凝血功能药物者及老年人慎用。凝血因子缺乏、重度血管通透性病变、急性出血、流产、脑及骨髓术后、急性细菌性心内膜炎患者、对肝素过敏者禁用。勿做肌内注射。

(五)药物相互作用

与非甾体抗炎药、抗血小板聚集剂、葡聚糖、维生素 K 拮抗剂合用时,本品的抗凝血作用增强。

(六)制剂与规格

注射液:2 500 U(0.3 mL)。

(七)医保类型及剂型

甲类:注射剂。

三、尿激酶

(一)作用与特点

本品是从健康人尿中提取的一种蛋白水解酶,可直接使纤维蛋白溶酶原转变为纤维蛋白溶酶,可溶解血栓。对新鲜血栓效果较好。半衰期为 15 分钟。

(二)适应证

用于急性心肌梗死、肺栓塞、脑血管栓塞、周围动脉或静脉栓塞、视网膜动脉或静脉栓塞等,也可用于眼部炎症、外伤性组织水肿、血肿等。

(三)用法与用量

急性心肌梗死:一次 50 万～150 万 U,用葡萄糖或生理盐水稀释后静脉滴注,或 20 万～100 万 U稀释后冠状动脉内灌注。

(四)不良反应与注意事项

主要不良反应是出血,在使用过程中应测定凝血情况,如发现出血倾向,立即停药,并给予抗纤维蛋白溶酶药。严重高血压、肝病及有出血倾向者应慎用,低纤维蛋白原血症及出血性体质者禁用。

(五)制剂与规格

注射剂:每支 1 万 U,5 万 U,10 万 U,20 万 U,25 万 U,50 万 U,250 万 U。

(六)医保类型及剂型

甲类:注射剂。

四、华法林

(一)别名

苄丙酮香豆素。

(二)作用与特点

本品为香豆素类口服抗凝血药,化学结构与维生素 K 相似。其抗凝血作用的机制是竞争性拮抗维生素 K 的作用,此作用只发生在体内,故在体外无效。本品对已合成的凝血因子无对抗作用,在体内需待已合成的凝血因子耗竭后,才能发挥作用,故用药早期可与肝素并用。本品口服易吸收,生物利用度达100%,血浆蛋白结合率为99.4%,半衰期为40～50分钟。可通过胎盘,并经乳汁分泌。经肝脏代谢成无活性的代谢产物,由尿和粪便排泄。口服后12～24小时,出现抗凝血作用,1～3天作用达峰值,持续2～5天。静脉注射和口服效果相同。

(三)适应证

临床用于血栓栓塞性疾病,防止血栓的形成及发展;减少手术后的静脉血栓发生率,并可作为心肌梗死的辅助用药。

(四)用法与用量

口服:成人第1天5～20 mg,次日起每天2.5～7.5 mg。

(五)不良反应与注意事项

主要不良反应为出血,用药期间应定时测定凝血酶原时间或凝血酶原活性。手术后3天内、妊娠期、哺乳期、有出血倾向的患者、严重肝肾疾病、活动性消化性溃疡,脑、脊髓及眼科手术患者禁用。恶病质、衰弱、发热、慢性酒精中毒、活动性肺结核、充血性心力衰竭、中毒高血压、亚急性细菌性心内膜炎、月经过多、先兆流产患者慎用。

(六)药物相互作用

氯贝丁酯可增强本品抗凝血作用。阿司匹林、保泰松、羟基保泰松、水合氯醛、双硫仑、奎尼丁、甲苯磺丁脲等可使本品作用增强。肝酶诱导剂能加速本品代谢,减弱其抗凝血作用。肝药酶抑制药抑制本品代谢,使血药浓度增高,半寿期延长。广谱抗生素使本品抗凝作用增强。维生素K、利福平、氯噻酮、螺内酯、考来烯胺可减弱本品的抗凝作用。

(七)制剂与规格

片剂:2.5 mg,5 mg。

(八)医保类型及剂型

甲类:口服常释剂。

五、组织型纤维蛋白溶酶原激活剂

(一)别名

栓体舒注射液。

(二)作用与特点

本品是一种糖蛋白,可激活纤溶酶原转为纤溶酶,为一种纤维蛋白特异性溶栓剂。本品对纤维蛋白亲和性很高,对凝血系统各组分的系统性作用较微,不会增加全身出血的倾向。本品不具有抗原性,可重复给药。本品静脉注射后迅速自血中消除,用药5分钟后,总药量的50%自血中消除。主要在肝脏代谢。

(三)适应证

用于急性心肌梗死和肺阻塞的溶栓治疗。

(四)用法与用量

1.静脉注射

将本品50 mg溶于灭菌注射用水中,使溶液浓度为1 mg/mL,静脉注射。

2.静脉滴注

将本品100 mg溶于注射用生理盐水500 mL中,前2分钟先注入本品10 mg,随后60分钟内静脉滴注 50 mg,最后将余下的 40 mg 在 2 小时内静脉滴注完。

(五)不良反应与注意事项

本品较少不良反应,可见注射部位出血。出血性疾病,近期内有严重内出血、脑出血或 2 个月内曾进行过颅脑手术者,10 天内发生严重创伤或做过大手术者,未能控制的严重高血压病,细菌性心内膜炎、急性胰腺炎、食管静脉曲张、主动脉瘤、妊娠期及产后 2 周及 70 岁以上患者应慎用。曾口服抗凝剂者用本品出血的危险性增加。用药期间应监测心电图。本品不能与其他药配伍静脉滴注。

(六)制剂与规格

注射剂:50 mg。

六、藻酸双酯钠

(一)作用与特点

藻酸双酯钠是以海藻提取物为基础原料,经引入有效基团而得的多糖类化合物,属类肝素药。它能阻抗红细胞之间及红细胞与血管壁之间的黏附,有降血黏度,改善微循环的作用;能使凝血酶失活,抑制血小板聚集,有抗凝血作用;能使血清总胆固醇、甘油三脂、低密度脂蛋白含量降低、升高高密度脂蛋白含量,具有降血脂作用。

(二)适应证

缺血性心脑血管疾病(如脑血栓、脑栓塞、冠心病)和高脂血症。

(三)用法与用量

注射剂仅供静脉滴注。1～3 mg/(kg·d),宜自小剂量开始。成人每天 1 次,每次 50～150 mg,最多不超过 200 mg。

(四)不良反应与注意事项

如剂量过大或滴速过快,少数患者可能出现头痛、恶心、心悸、口舌麻木、肢体疼痛。不良反应严重者应立即停药。过敏体质者慎用。有出血性疾病或有出血倾向者,严重肝肾功能不全者禁用。

(五)药物相互作用

如有脑水肿,可与脱水剂甘露醇并用,但不宜与高电解质输液并用,与右旋糖酐-40 输液要慎用。

(六)制剂与规格

(1)片剂:50 mg。

(2)注射液:100 mg:2 mL,50 mg:1 mL。

七、低分子肝素

(一)别名

法安明,依诺肝素,栓复欣,吉派啉。

(二)作用与特点

肝素为低分子量的硫酸氨基葡聚糖,是从猪肠黏膜制备的肝素通过可控制的亚硝酸解聚作用而生产的。肝素加强抑制凝血因子 Xa 的能力,相对大于延长凝血时间的能力。肝素对血小板功能和血小板黏附性的影响比肝素小,因而对初级阶段止血只有很小的作用。半衰期为 2 小时,生物利用度为 90%;药动学基本上是非剂量依赖性的。

(三)适应证

急性深静脉血栓的治疗。急性肾衰竭或慢性肾功能不全者进行血液透析和血液过滤期间防止体外循环系统中发生凝血。不稳定型冠心病,如不稳定型心绞痛和非 Q 波形心肌梗死。预防与手术有关的血栓形成。

(四)用法与用量

1.急性深静脉血栓的治疗

皮下注射每天 200 U/kg,分 1 次或 2 次注射。每天总量不超过18 000 U。

2.血液透析和血液过滤期间预防凝血

慢性肾衰竭,无已知的出血危险患者,给予的剂量通常使血浆浓度保持在 0.5～1 U 抗-Xa/mL 的范围内;急性肾衰竭,有高度出血危险患者,血浆浓度应保持在0.2～0.4 U抗-Xa/mL 的范围内。

3.不稳定型冠心病

皮下注射120 U/kg,每天 2 次,最大剂量 12 小时为 10 000 U。至少治疗 6 天,可根据病情酌情延长用药时间,推荐同时使用低剂量阿司匹林。

4.预防与手术有关的血栓形成

治疗须持续到患者可活动为止,一般需 5～7 天或更长。

(五)不良反应与注意事项

在大剂量时,可能引起出血,常见报道的不良反应是注射部位皮下血肿。罕见血小板减少症、皮肤坏死、变态反应和出血。对于血小板减少症和血小板缺陷、严重肝及肾功能不全、未控制的高血压、高血压性或糖尿病性视网膜病及已知对肝素和/或低分子质量肝素过敏者慎用。对本品过敏,急性胃十二指肠溃疡和脑出血,严重凝血疾病,脓毒性心内膜炎,中枢神经系统、眼及耳受伤或手术,用肝素时体外血小板聚集试验结果为阳性的血小板减少症患者及治疗急性深静脉血栓形成时伴用局部麻醉者禁用。

(六)药物相互作用

同时应用对止血有影响的药物,例如,阿司匹林、非甾体抗炎药、维生素 K 拮抗剂及葡聚糖,可能加强本品的抗凝作用。

(七)制剂与规格

注射液:2 500 U∶0.2 mL,5 000 U∶0.2 mL,10 000 U∶0.2 mL。

(八)医保类型及剂型

乙类:注射剂。

(张文芳)

第四节　抗贫血药

一、右旋糖酐铁

(一)作用与特点

本品为可溶性供注射用铁剂,作用同硫酸亚铁。

（二）适应证

适用于不能耐受口服铁剂的缺铁性贫血患者或需要迅速纠正缺铁者。

（三）用法与用量

深部肌内注射，每天 25 mg。

（四）不良反应与注意事项

严重肝肾功能损害、泌尿道感染无尿者、早期妊娠及患有急性感染者禁用。肌内注射可致局部疼痛、潮红、头痛、头昏、肌肉酸痛、腹泻、呼吸困难、心动过速等。静脉注射不可溢出静脉。须冷藏。久置可有沉淀。

（五）制剂与规格

注射液：50 mg：2 mL，100 mg：4 mL。

（六）医保类型及剂型

甲类：注射剂。

二、多糖铁复合物

（一）别名

力蜚能。

（二）作用与特点

本品作用与硫酸亚铁相同，由于是有机复合物，不含游离离子，对胃肠黏膜无刺激性，可连续给药。

（三）适应证

主治慢性失血所致的缺铁性贫血，如月经过多、痔出血、子宫肌瘤出血等。也可用于营养不良、妊娠末期儿童发育期等引起的缺铁性贫血。

（四）用法与用量

口服，成人每次 0.15～0.3 g，每天 1 次。6～12 岁按成人量的 1/2，6 岁以下按 1/4 量应用。

（五）不良反应与注意事项

本品不良反应较少，有的患者有恶心、呕吐、腹泻或胃灼热感，但一般不影响治疗。婴儿铁过量时，多数的新生儿易发生大肠埃希菌感染。

（六）药物相互作用

维生素 C、枸橼酸、氨基酸、糖和乙醇等能促进铁的吸收；磷酸盐及其他过渡元素，茶叶和含鞣质较多的中药等不利于铁的吸收。四环素、土霉素、青霉胺等可与铁剂形成不溶性络合物，而影响吸收。

（七）制剂与规格

胶囊剂：每粒含铁元素 150 mg。

三、硫酸亚铁

（一）别名

硫酸低铁。

（二）作用与特点

铁是人体所必需的元素，是红细胞合成血红素必不可少的物质，缺铁时血红素生成减少，可致低色素小细胞性贫血。铁盐以 Fe^{2+} 形式在十二指肠和空肠上段吸收,进入血液循环后,Fe^{2+} 被氧化为 Fe^{3+},再与转铁蛋白结合成血浆铁,转运到肝、脾、骨髓等贮铁组织中去,与这些组织中的去铁蛋白结合成铁蛋白而贮存。缺铁性贫血时,铁的吸收和转运增加,可从正常的 10% 增至 20%～30%。铁的排泄是以肠道、皮肤等含铁细胞的脱落为主要途径,少量经尿、胆汁、汗、乳汁排泄。

(三)适应证

主要用于慢性失血(月经过多、慢性消化道出血、子宫肌瘤出血、钩虫病失血等)、营养不良、妊娠、儿童发育期等引起的缺铁性贫血。

(四)用法与用量

口服,成人,每次 0.3 g,每天 3 次,饭后服用。小儿,每次 0.1～0.3 g,每天 3 次。缓释片:口服,每次0.45 g,每天 0.9 g。

(五)不良反应与注意事项

对胃肠道黏膜有刺激性,宜饭后服用。铁与肠道内硫化氢结合,生成硫化铁,使硫化氢减少,减少了对肠蠕动的刺激作用,可致便秘,并排黑便。血红蛋白沉着症、含铁血黄素沉着症及不缺铁的其他贫血、肝、肾功能严重损害、对铁剂过敏者禁用。酒精中毒、肝炎、急性感染、肠道炎症、胰腺炎及消化性溃疡慎用。大量口服可致急性中毒。治疗期间需做血红蛋白测定、网织红细胞计数、血清铁蛋白及血清铁测定。

(六)药物相互作用

稀盐酸可促进 Fe^{3+} 转变为 Fe^{2+},有助于铁剂吸收,对胃酸缺乏患者尤适用;维生素 C 为还原性物质,能防止 Fe^{2+} 氧化而利于吸收。钙剂、磷酸盐类、抗酸药和浓茶均可使铁盐沉淀,妨碍其吸收;铁剂与四环素类可形成络合物,互相妨碍吸收。

(七)制剂与规格

(1)片剂:0.3 g。

(2)缓释片:0.25 g。

(八)医保类型及剂型

甲类:口服常释剂、缓释控释剂。

四、叶酸

(一)别名

维生素 M,维生素 C。

(二)作用与特点

本品是由蝶啶、对氨基苯甲酸和谷氨酸组成的一种 B 族维生素,为细胞生长和分裂所必需的物质,在体内被叶酸还原酶及二氢叶酸还原酶还原为四氢叶酸。后者与多种一碳单位结合成四氢叶酸类辅酶,传递一碳单位,参与体内核酸和氨基酸的合成,并与维生素 B_{12} 共同促进红细胞的生长和成熟。口服后主要在近端空肠吸收,服后数分钟即出现于血液中。贫血患者吸收速度较正常人快。在肝中贮存量为全身总量的 1/3～1/2。半衰期约为 40 分钟,治疗量的 90% 自尿中排出。

(三)适应证

用于各种巨幼红细胞性贫血,尤适用于由于营养不良或婴儿期、妊娠期叶酸需要量增加所致的巨幼红细胞贫血。

（四）用法与用量

（1）口服：成人每次 5～10 mg，每天 5～30 mg；儿童每次 5 mg，每天 3 次。

（2）肌内注射：每次 10～20 mg。

（五）不良反应与注意事项

不良反应较少，罕见变态反应，长期服用可出现厌食、恶心、腹胀等。静脉注射较易致不良反应，故不宜采用。

（六）药物相互作用

大剂量叶酸能拮抗苯巴比妥、苯妥英钠和扑米酮的抗癫痫作用，并使敏感儿童的发作次数增多。维生素 B_1、维生素 B_2、维生素 C 不能与本品注射剂混合。

（七）制剂与规格

片剂：5 mg。注射液：15 mg：1 mL。

（八）医保类型及剂型

甲类：口服常释剂。乙类：注射剂。

五、重组人红细胞生成素

（一）别名

佳林豪。

（二）作用与特点

重组人红细胞生成素是应用基因工程技术从含有人红细胞生成素基因的中国仓鼠卵巢细胞培养液中提取得到的，具有与正常人体内存在的天然红细胞生成素相同的生理功能，可促进骨髓红系祖细胞的分化和增生。

（三）适应证

肾功能不全所致贫血，包括透析及非透析患者。

（四）用法与用量

本品可皮下注射或静脉注射，每周分 2～3 次给药。给药剂量需依据患者贫血程度、年龄及其他相关因素调整。

（五）不良反应与注意事项

本品耐受性良好，不良反应多较轻微。可引起过敏性反应、心脑血管系统、血液系统、肝脏及胃肠道不良反应。用药期间应定期检查血细胞比容，如发现过度的红细胞生长，应调整剂量或采取暂时停药等适当处理。应用本品若发生高钾血症，应停药至恢复正常水平为止。高龄者，心肌梗死、肺梗死、脑梗死患者，有药物过敏史及有过敏倾向的患者慎用。治疗期间如果患者血清铁蛋白低于 100 ng/mL，或转铁蛋白饱和度低于 20%，应每天补充铁剂。高血压失控患者，对哺乳动物细胞衍生物过敏及对人血清蛋白过敏者禁用。

（六）药物相互作用

铁、叶酸或维生素 B_{12} 不足会降低本品疗效，严重铝过多也会影响疗效。

（七）制剂与规格

注射液：2 000 U，3 000 U，4 000 U，5 000 U。

（八）医保类型及剂型

乙类：注射剂。

六、亚叶酸钙

(一)别名

立可林。

(二)作用与特点

本品即亚叶酸钙盐,亚叶酸是四氢叶酸的甲酰衍生物,它是叶酸的代谢物及其活性型。

(三)适应证

巨幼红细胞贫血,如因斯泼卢病、营养缺乏、妊娠、肝病及吸收不良综合征而致者,以及婴儿的巨幼红细胞贫血。

(四)用法与用量

巨幼红细胞性贫血:肌内注射剂量不应超过 1 mg/d。口服给药成人剂量为 10～20 mg/d。12 岁以上儿童剂量是 250 pg/(kg·d)。

(五)不良反应与注意事项

偶见变态反应,发热也曾见于注射给药之后。忌用于治疗维生素 B_{12}。缺乏所致的恶性贫血或其他巨幼红细胞贫血。

(六)制剂与规格

规格。①片剂:15 mg。②注射液:15 mg,100 mg,300 mg。③注射粉剂:3 mg,5 mg。

七、重组人类促红细胞生成素

(一)别名

罗可曼。

(二)适应证

因慢性肾衰竭而透析,以及慢性肾功能不全尚不需要透析的患者的贫血。

(三)用法与用量

1.治疗

可皮下注射及静脉注射,最高剂量不可超过每周 720 U(3×240)/kg。

2.维持

首先把治疗剂量减 1/2,然后每周或每 2 周调整剂量,并维持血细胞比容在 35% 以下。

3.疗程

一般用于长期治疗,但如有需要,可随时终止疗程。

(四)不良反应与注意事项

可引起高血压,透析系统凝血。在妊娠和哺乳期不主张使用本品。控制不良的高血压患者和对本品过敏者禁用。

(五)制剂与规格

冻干粉剂:2 000 U。

八、蛋白琥珀酸铁

(一)别名

菲普利。

(二)作用与特点

蛋白琥珀酸铁中的铁与乳剂琥珀酸蛋白结合,形成铁、蛋白结合物,可治疗各种缺铁性贫血症。所含的铁受蛋白膜的保护而不同胃液中盐酸和胃蛋白酶发生反应,因此,该制剂不会造成胃黏膜损伤,而这种损伤在使用大多数铁盐药品(尤其是亚铁形成)时经常出现。本品中的铁在十二指肠内开始释放,特别应在空肠中释放,并且使蛋白膜为胰蛋白酶所消化。这样的铁非常有利于机体的生理吸收,却又不会形成太高的吸收峰。事实上,它呈现一种恒定的吸收趋势,在机体的各个部位逐渐达到吸收与贮存的最佳平稳状态。

(三)适应证

绝对和相对缺铁性贫血。

(四)用法与用量

成人每天 $1 \sim 2$ 瓶(相当于 $Fe^{3+} 40 \sim 80$ mg),分 2 次在饭前口服。儿童每天按 1.5 mL/kg[相当于 $Fe^{3+} 4$ mg/(kg·d)],分 2 次于饭前口服。

(五)不良反应与注意事项

用药过量时易发生胃肠功能紊乱(如腹泻、恶心、呕吐、上腹部疼痛),在减量或停药后可消失。含铁血黄素沉着、血色素沉着、再生障碍性贫血、溶血性贫血、铁利用障碍性贫血、慢性胰腺炎和肝硬化患者禁用。

(六)药物相互作用

铁衍生物可影响四环素类药品的吸收,应避免与其同时服用。

(七)制剂与规格

口服液:15 mL。

(张文芳)

第五节　抗血小板药

一、硫酸氯吡格雷

(一)别名

泰嘉。

(二)作用与特点

本品为血小板聚集抑制药,能选择性地抑制 ADP 与血小板受体的结合,随后抑制激活 ADP 与糖蛋白 $ADP II_b / III_a$ 复合物,从而抑制血小板的聚集。本品也可抑制非 ADP 引起的血小板聚集,不影响磷酸二酯酶的活性。本品口服易吸收,氯吡格雷在肝脏被广泛代谢,代谢物没有抗血小板聚集作用,本品及代谢物 50% 由尿排泄,46% 由粪便排泄。

(三)适应证

预防和治疗因血小板高聚状态引起的心、脑及其他动脉的循环障碍疾病。临床上适应于有过近期发作的缺血性脑卒中、心肌梗死和患有外周动脉疾病的患者,可减少动脉粥样硬化性疾病发生(缺血性脑卒中、心肌梗死和血管疾病所致死亡)。预防和纠正慢性血液透析导致的血小板功能异常。降低血管手术后闭塞的发生率。

（四）用法与用量

每天 1 次，每次 50 mg，口服。

（五）不良反应与注意事项

偶见胃肠道反应，皮疹，皮肤黏膜出血。罕见白细胞减少和粒细胞缺乏。使用本品的患者需要进行手术时、肝脏损伤、有出血倾向患者慎用。如急需逆转本品的药理作用可进行血小板输注。对本品成分过敏者，近期有活动性出血者（如消化性溃疡或颅内出血）禁用。

（六）药物相互作用

本品增加阿司匹林对胶原引起的血小板聚集的抑制效果。本品与肝素无相互作用，但合并用药时应慎用。健康志愿者同时服用本品和非甾体抗炎药萘普生，胃肠潜血损失增加，故本品与这类药物合用时应慎用。

（七）制剂与规格

片剂：25 mg。

（八）医保类型及剂型

乙类：口服常释剂。

二、阿司匹林

（一）别名

阿司匹林。

（二）作用与特点

本品原为解热、镇痛抗炎药。后发现它还有抗血小板活性。其抗血小板作用机制在于使血小板的环氧化酶乙酰化，从而抑制了环内过氧化物的形成，TXA_2 的生成也减少。另外，它还可使血小板膜蛋白乙酰化，并抑制血小板膜酶，这也有助于抑制血小板功能。口服本品 0.3～0.6 g 后对环氧酶的抑制作用达 24 小时之久，抑制血小板的聚集作用可长达 2～7 天。但因为循环中的血小板每天约有 10% 更新，而且它们不受前 1 天服用的阿司匹林的影响，所以仍需每天服用。长期服用，未见血小板有耐受现象。

（三）适应证

用于预防心脑血管疾病的发作及人工心脏瓣膜、动脉瘘或其他手术后的血栓形成。

（四）用法与用量

预防短暂性脑缺血和中风：每天口服量 0.08～0.325 g。在预防瓣膜性心脏病发生全身性动脉栓塞方面，单独应用阿司匹林无效，但与双嘧达莫合用，可加强小剂量双嘧达莫的效果。

（五）不良反应与注意事项

见解热镇痛药阿司匹林。

（六）制剂与规格

（1）肠溶片：25 mg，40 mg，100 mg。

（2）片剂：25 mg，50 mg，100 mg。

（3）胶囊剂：100 mg。

（七）医保类型及剂型

甲类：口服常释剂。

三、双嘧达莫

(一)别名

双嘧哌胺醇,潘生丁。

(二)作用与特点

本品具有抗血栓形成及扩张冠脉作用。它可抑制血小板的第 1 相聚集和第 2 相聚集。高浓度时可抑制血小板的释放反应。它只有在人体内存在 PGI_2 时才有效,当 PGI_2 缺乏或应用了过大剂量的阿司匹林则无效。具有抗血栓形成作用。对出血时间无影响。口服后吸收迅速,半衰期为 2～3 小时。

(三)适应证

用于血栓栓塞性疾病及缺血性心脏病。

(四)用法与用量

单独应用疗效不及与阿司匹林合用者。单独应用时,每天口服 3 次,每次 25～100 mg;与阿司匹林合用时其剂量可减少至每天 100～200 mg。

(五)不良反应与注意事项

可有头痛、眩晕、恶心、腹泻等。长期大量应用可致出血倾向。心肌梗死、低血压患者慎用。

(六)制剂与规格

片剂:25 mg。

(七)医保类型及剂型

(1)甲类:口服常释剂。

(2)乙类:注射剂。

四、西洛他唑

(一)作用与特点

本品可明显抑制各种致聚剂引起的血小板聚集,并可解聚。其作用机制在于抑制磷酸二酯酶,使血小板内 cAMP 浓度上升。具有抗血栓作用。此外,它也可舒张末梢血管。口服后 3～4 小时血药浓度达峰值,血浆蛋白结合率为 95％。

(二)适应证

用于治疗慢性动脉闭塞性溃疡、疼痛及冷感等局部性疾病。

(三)用法与用量

口服:每天 2 次,每次 100 mg。

(四)不良反应与注意事项

可有皮疹、瘙痒、心悸、头痛、失眠、困倦、皮下出血、恶心、呕吐、食欲缺乏等不良反应。有出血倾向、肝功能严重障碍者禁用。

(五)制剂与规格

片剂:50 mg,100 mg。

(张文芳)

第九章

风湿免疫系统常用药

第一节　免疫增强药

免疫增强药能激活一种或多种免疫活性细胞,增强或提高机体免疫功能的药物。临床主要用其免疫增强作用,治疗免疫缺陷疾病、慢性感染及恶性肿瘤的辅助治疗。

一、重组人白细胞介素-2

重组人白细胞介素-2(IL-2)是重要的淋巴因子,由 T 辅助细胞(Th)产生,参与免疫反应。

(一)药理作用与应用

IL-2 为抑制性 T 细胞(Th)和细胞毒 T 细胞(Tc)分化、增生所必需的调控因子;诱导或增强自然杀伤细胞(NK)活性;诱导激活细胞毒淋巴细胞(LAK)的分化增生;诱导或增强细胞毒 T 细胞、单核细胞及巨噬细胞的活性;促进 B 细胞的分化、增生和抗体分泌;具有广谱性免疫增强作用。临床用于慢性肝炎、免疫缺陷病及恶性肿瘤的辅助治疗。

(二)不良反应与用药护理

本品毒性反应多与血管的通透性有关,并随着剂量的增大而加剧,导致体液渗出而器官功能障碍,可出现尿少、体液潴留、恶心、呕吐、腹泻、呼吸困难、转氨酶升高、黄疸、低血压、心律失常、红细胞减少及凝血功能障碍。

二、干扰素

干扰素是有关细胞在病毒感染或其他诱因刺激下,产生的糖蛋白类物质。目前,已能用 DNA 重组技术生产,分为人白细胞产生的 α 干扰素及成人纤维细胞产生的 β 干扰素及人 T 细胞产生的 γ-干扰素三类。

(一)体内过程

口服不吸收,必须注射给药。α 干扰素肌内注射,β 干扰素静脉给药。干扰素在肝、肾和血清分布较多,脾、肺分布较少。主要经肝代谢,少量以原形经肾排泄。

(二)药理作用

1.广谱抗病毒作用

对所有 RNA 病毒及 DNA 病毒均有抑制作用。

2.抗肿瘤细胞增生作用

通过直接抑制肿瘤细胞的生长、抑制肿瘤的繁殖、抑制癌基因的表达及激活抗肿瘤免疫功能而达到抗肿瘤的目的。

3.调节人体免疫功能

主要表现为增强免疫效应细胞的作用。

(1)调节自然杀伤细胞的杀伤活性。

(2)激活 B 细胞,促进抗体生成。

(3)激活单核巨噬细胞的吞噬功能。

(4)诱导白细胞介素、肿瘤坏死因子等细胞因子的产生。

(三)临床应用

1.慢性乙型肝炎

可使转氨酶恢复正常,病理组织学有好转;对重型肝炎可使病情缓解,病死率下降。

2.恶性肿瘤

α 干扰素是治疗毛细胞白血病的首选药,对慢性白血病有较好疗效,对其他实质瘤也有一定疗效。

3.其他疾病

可用于治疗获得性免疫缺陷综合征,β 干扰素对多发性硬化有较好疗效,γ-干扰素可用于治疗类风湿关节炎。

(四)不良反应与用药护理

应用早期出现发热、寒战、出汗、头痛、肌痛症状,有剂量依赖性,减量或停药后症状消失;白细胞减少、血小板减少、凝血障碍等;血压异常、心律失常、心肌梗死等。间质性肺炎,表现为干咳、劳累性呼吸困难。尿蛋白增加,严重时发生肾功能不全。过敏体质、肝肾功能不良及白细胞和血小板减少者慎用。

三、卡介苗

卡介苗为减毒的结核分枝杆菌活菌苗,原用于预防结核病,属于特异性免疫制剂。后来证明卡介苗能增强细胞免疫功能,刺激 T 细胞增生,提高巨噬细胞杀伤肿瘤细胞及细菌的能力,促进白细胞介素-1 的产生,增强 T 辅助细胞(Th)和自然杀伤细胞(NK)的功能,为非特异性免疫增强剂。用于白血病、肺癌等肿瘤的辅助治疗。不良反应少,给药部位易发红斑、硬结或溃疡;亦可产生全身寒战、发热;偶见变态反应。不良反应的大小与给药剂量、给药途径及免疫治疗次数有关。

四、胸腺素

胸腺素是从小牛或猪胸腺中提取的小分子多肽,内含胸腺生成素、胸腺体液因子、血清胸腺因子等。能促进 T 细胞分化成熟,增强 T 细胞对抗原或其他刺激的反应,同时增强白细胞、红细胞的免疫功能,并调整机体的免疫平衡。临床上主要用于细胞免疫缺陷性疾病、自身免疫性疾病、感染性疾病和晚期肿瘤的治疗。不良反应有注射部位轻度红肿,皮肤变态反应,过大剂量可产生免疫抑制。

五、转移因子

转移因子是从人白细胞、猪脾、牛脾中提取的小分子肽类物质,牛脾含量最多。其免疫调节作用无明显种属特异性。转移因子的活性成分是 T 辅助细胞的产物,可选择性结合抑制性 T 细胞(Ts)和巨噬细胞,在免疫调节中发挥作用。

(一)增强淋巴细胞对肿瘤的细胞毒作用

转移因子是 T 细胞促成剂,具有活化效应细胞,加强效应细胞对肿瘤细胞的攻击反应,抑制或破坏肿瘤细胞的生长。

(二)传递免疫信息

在转移因子的作用下,非致敏的淋巴细胞可转化为致敏的 T 增强细胞,增强细胞的免疫功能,并促进干扰素释放,增强机体抗感染的能力。

临床用于免疫缺陷病、恶性肿瘤及急性病毒感染的辅助治疗。偶有皮疹、瘙痒、痤疮及一过性发热。

六、左旋咪唑

左旋咪唑能使受抑制的巨噬细胞和 T 细胞功能恢复正常,可能与激活环核苷酸磷酸二酯酶,降低巨噬细胞和淋巴细胞内 cAMP 含量有关。它还能诱导 IL-2 的产生,增强免疫应答反应。一般,用于免疫功能低下者,可作为肿瘤的辅助治疗,还可改善自身免疫性疾病的免疫功能。

(张丽丽)

第二节 免疫抑制药

免疫抑制药是最早用于临床的免疫调节药。1962 年,硫唑嘌呤和肾上腺皮质激素联合应用用以防治器官移植的排异反应。随着对自身免疫性疾病发病机制认识的深化,免疫抑制药也适用于治疗自身免疫性疾病。近年来,他克莫司、西罗莫司等新药的研制成功,使免疫抑制药的研究步入了新的阶段。

一、常用的免疫抑制药

常用的免疫抑制药可分为 6 类。

(1)糖皮质激素类:泼尼松、甲泼尼龙等。

(2)神经钙蛋白抑制剂:环孢素、他克莫司、西罗莫司、霉酚酸酯等。

(3)抗增殖与抗代谢类:硫唑嘌呤、环磷酰胺、甲氨蝶呤等。

(4)抗体类:抗淋巴细胞球蛋白等。

(5)抗生素类:西罗英司等。

(6)中药类:雷公藤总苷等。

二、免疫抑制药的临床应用

防治器官移植的排异反应：免疫抑制药可用于肾、肝、心、肺、角膜和骨髓等组织器官的移植手术，以防止排异反应，并需要长期用药。常用环孢素和雷公藤总苷，也可将硫唑嘌呤或环磷酰胺与糖皮质激素联合应用。当发生明显排异反应时，可在短期内大剂量使用，控制后即减量维持，以防用药过量产生毒性反应。

治疗自身免疫性疾病免疫抑制药：可用于自身免疫溶血性贫血、特发性血小板减少性紫癜、肾病性慢性肾小球肾炎、类风湿关节炎、系统性红斑狼疮、结节性动脉周围炎等，首选糖皮质激素类。对糖皮质激素类药物耐受的病例，可加用或改用其他免疫抑制药。免疫抑制药的联合应用可提高疗效，减轻毒性反应。但该类药物只能缓解自身免疫性疾病的症状，而无根治作用，而且因毒性较大，长期应用易导致严重不良反应，包括诱发感染、恶性肿瘤等。

(一)神经钙蛋白抑制剂

神经钙蛋白(钙调磷酸酶)抑制剂作用于 T 细胞活化过程中细胞信号转导通路，起到抑制神经钙蛋白作用，是目前临床最有效的免疫抑制药。

1.环孢素

环孢素(环孢素 A，CsA)是从真菌的代谢产物中分离的中性多肽。1972 年发现其抗菌作用微弱，但有免疫抑制作用。1978 年始用于临床防治排异反应并获得满意效果，因其毒性较小，是目前较受重视的免疫抑制药之一。

(1)体内过程：本药溶于橄榄油中可以肌内注射。口服吸收慢且不完全，口服吸收率为 20%～50%，首关消除可达 27%。单次口服后 3～4 小时血药浓度达峰值。在血中约 50% 被红细胞摄取，4%～9% 与淋巴细胞结合，约 30% 与血浆脂蛋白和其他蛋白质结合，血浆中游离药物仅占 5% 左右。半衰期为 14～17 小时。大部分经肝代谢自胆汁排出，0.1% 药物以原形经尿排出。

(2)药理作用与机制：选择性抑制细胞免疫和胸腺依赖性抗原的体液免疫。环孢素主要选择性抑制 T 细胞活化，使 T_H 细胞明显减少并降低 T_H 与 T_S 的比例。对 B 细胞的抑制作用弱，对巨噬细胞的抑制作用不明显，对自然杀伤(NK)细胞活力无明显抑制作用，但可间接通过干扰素的产生而影响 NK 细胞的活力。其机制主要是抑制神经钙蛋白，阻止了细胞质 T 细胞激活核因子(NFAT)的去磷酸化，妨碍了信息传导，而抑制 T 细胞活化及 IL-2、IL-3、IL-4、TNF-α、INF-γ 等细胞因子的基因表达。此外，环孢素还可增加 T 细胞内转运生长因子(TGF-β)的表达，TGF-β 对IL-2诱导 T 细胞增生有强大的抑制作用，也能抑制抗原特异性的细胞毒 T 细胞产生。

(3)临床应用：环孢素主要用于器官移植排异反应和某些自身免疫性疾病。①器官移植主要用于同种异体器官移植或骨髓移植的排异反应或移植物抗宿主反应，常单独应用，新的治疗方案则主张环孢素与小剂量糖皮质激素联合应用。临床研究表明，环孢素可使器官移植后的排异反应与感染发生率降低，存活率增加。②自身免疫性疾病：用于治疗大疱性天疱疮及类天疱疮，能改善皮肤损害，使自身抗体水平降低。还可局部用药，治疗接触性过敏性皮炎、银屑病。

(4)不良反应：环孢素的不良反应发生率较高，其严重程度与用药剂量、用药时间及血药浓度有关，多具可逆性。①肾毒性是该药最常见的不良反应，用药时应控制剂量，并密切监测肾脏功能，若血清肌酐水平超过用药前 30%，应减量或停用。避免与有肾毒性药物合用，用药期间应避免食用高钾食物、高钾药品及保钾利尿药。严重肾功能损害、未控制高血压者禁用或慎用。②肝损害多见于用药早期,表现为高胆红素血症,转氨酶、乳酸脱氢酶和碱性磷酸酶升高。大部分肝毒性病例在减少剂量后可缓解。应用时注意定期检查肝脏功能,严重肝功能损害者禁用或慎用。③神经系统毒性在器官移植或长期用药时发生,表现为震颤、惊厥、癫痫发作、神经痛、瘫痪、精神错乱、共济失调和昏迷等,减量或停用后可缓解。④诱发肿瘤:有报道器官移植患者使用该药后,肿瘤发生率可高于一般人群 30 倍。用于治疗自身免疫性疾病时,肿瘤发生率也明显增高。⑤继发感染:长期用药可引起病毒感染、肺孢子虫属感染或真菌感染,病死率高。治疗中如出现上述感染应及时停药,并进行有效的抗感染治疗。感染未控制者禁用。⑥其他如胃肠道反应、变态反应、多毛症、牙龈增生、嗜睡、乏力、高血压和闭经等。对本品过敏者、孕妇和哺乳期妇女禁用。

(5)药物相互作用:下列药物可影响本品血药浓度,应避免联合应用,若必须使用,应严密监测环孢素血药浓度并调整其剂量。①增加环孢素血药浓度的药物:大环内酯类抗生素、多西环素、酮康唑、口服避孕药、钙通道阻滞剂和大剂量甲泼尼龙等;②降低环孢素血药浓度的药物:苯巴比妥、苯妥英、安乃近、利福平、异烟肼、卡马西平、萘夫西林、甲氧苄啶及静脉给药的磺胺异二甲嘧啶等。

2.他克莫司

他克莫司(FK506)是一种强效免疫抑制药,由日本学者于 1984 年从筑波山土壤链霉菌属分离而得。

(1)体内过程:FK506 口服吸收快,半衰期为 5~8 小时,有效血药浓度可持续 12 小时。在体内经肝细胞色素 P4503A4 异构酶代谢后,由肠道排泄。

(2)药理作用与机制:①抑制淋巴细胞增殖作用于细胞 G_0 期,抑制不同刺激所致的淋巴细胞增生,包括刀豆素 A、T 细胞受体的单克隆抗体、CD_3 复合体或其他细胞表面受体诱导的淋巴细胞增生等,但对 IL-2 刺激引起的淋巴细胞增生无抑制作用;②抑制 Ca^{2+} 依赖性 T 细胞、B 细胞的活化;③抑制 T 细胞依赖的 B 细胞产生免疫球蛋白的能力;④预防和治疗器官移植时的免疫排异反应,能延长移植器官生存时间,具有良好的抗排异作用。

(3)临床应用。①肝脏移植:FK506 对肝脏有较强的亲和力,并可促进肝细胞的再生和修复,用于原发性肝脏移植及肝脏移植挽救性病例,疗效显著。使用本品的患者,急性排异反应的发生率和再次移植率降低,糖皮质激素的用量可减少;②其他器官移植:本品在肾脏移植和骨髓移植方面有较好疗效。

(4)不良反应:静脉注射常发生神经毒性,轻者表现头痛、震颤、失眠、畏光和感觉迟钝等,重者可出现运动不能、缄默症、癫痫发作和脑病等,大多在减量或停用后消失。可直接或间接地影响肾小球滤过率,诱发急性或慢性肾毒性。对胰岛 β 细胞具有毒性作用,可导致高血糖。大剂量应用时可致生殖系统毒性。

(二)抗增生与抗代谢类

1.硫唑嘌呤

硫唑嘌呤为 6-巯基嘌呤的衍生物,属嘌呤类抗代谢药。硫唑嘌呤通过干扰嘌呤代谢的各环节,抑制嘌呤核苷酸合成,进而抑制细胞 DNA、RNA 及蛋白质合成,发挥抑制 T 细胞、B 细胞及 NK 细胞的效应,故能同时抑制细胞免疫和体液免疫反应,但不抑制巨噬细胞的吞噬功能。主要用于肾移植排异反应和类风湿关节炎、系统性红斑狼疮等多种自身免疫性疾病的治疗。用药时应注意监测血常规和肝功能。

2.环磷酰胺

环磷酰胺不仅杀伤增生期淋巴细胞,而且影响静止期细胞,故能使循环中的淋巴细胞数目减少。B细胞较T细胞对该药更为敏感。明显降低NK细胞活性,从而抑制初次和再次体液与细胞免疫反应。临床常用于防止排异反应与移植物抗宿主反应,以及长期应用糖皮质激素不能缓解的多种自身免疫性疾病。不良反应有骨髓抑制、胃肠道反应、出血性膀胱炎和脱发等。

3.甲氨蝶呤

甲氨蝶呤为抗叶酸类抗代谢药,主要用于治疗自身免疫性疾病。

(三)抗体

抗胸腺细胞球蛋白在血清补体的参与下,对T、B细胞有破坏作用,但对T细胞的作用较强。可非特异性抑制细胞免疫反应(如迟发型超敏反应、移植排异反应等),也可抑制抗体形成(限于胸腺依赖性抗原),还可以结合到淋巴细胞表面,抑制淋巴细胞对抗原的识别能力。能有效抑制各种抗原引起的初次免疫应答,对再次免疫应答作用较弱。在抗原刺激前给药作用较强。

临床用于防治器官移植的排异反应,试用于治疗白血病、多发性硬化、重症肌无力、溃疡性结肠炎、类风湿关节炎、系统性红斑狼疮等疾病。

常见的不良反应有寒战、发热、血小板减少、关节疼痛和血栓性静脉炎等,静脉注射可引起血清病及过敏性休克,还可引起血尿、蛋白尿,停药后消失。

(四)抗生素类

西罗莫司(雷帕霉素)能治疗多种器官和皮肤移植物引起的排异反应,尤其对慢性排异反应疗效明显,与环孢素有协同作用,能延长移植物的存活时间,减轻环孢素的肾毒性,提高治疗指数。西罗莫司和他克莫司均与胞质内他克莫司结合蛋白结合,两药低剂量联合应用即可产生有效的免疫抑制作用。可引起厌食、呕吐、腹泻,严重者可出现消化性溃疡、间质性肺炎和脉管炎。联合用药和监测血药浓度是减少不良反应并发挥最大免疫抑制作用的有效措施。

(五)中药类

雷公藤总苷具有较强的免疫抑制作用,可抑制小鼠脾淋巴细胞和人外周血淋巴细胞的增生反应、迟发型超敏反应、宿主抗移植物反应和移植物抗宿主反应,还可抑制细胞免疫和体液免疫,减少淋巴细胞数量,抑制IL-2生成,并有较强的抗炎作用。

临床主要用于治疗自身免疫性疾病,如类风湿关节炎、原发和继发肾病综合征、成人各型肾炎、狼疮性或紫癜性肾炎、麻风反应。对银屑病、皮肌炎、变应性血管炎、异位性皮炎、自身免疫性肝炎、自身免疫性白细胞及血小板减少等也有一定的疗效。

不良反应较多,但停药后多可恢复。约20%患者出现胃肠道反应,如食欲缺乏、恶心、呕吐、腹痛、腹泻和便秘。约6%患者出现白细胞减少。偶见血小板减少、皮肤黏膜反应(如口腔黏膜溃疡、眼干涩、皮肤毛囊角化和黑色素加深等),也可导致月经紊乱、精子数目减少或活力降低等。

(张丽丽)

第三节　抗变态反应药

变态反应是机体对异物抗原产生的不正常免疫反应,常导致生理功能紊乱或组织损伤。一般的变态反应分为四型,即Ⅰ型(速发型)、Ⅱ型(细胞毒型)、Ⅲ型(免疫复合物型)和Ⅳ型(迟发型)。目前对各型变态反应性疾病尚缺乏专一有效药物。抗变态反应治疗的主要目的,是纠正免疫失调和抑制变态反应性炎症反应。

目前,抗变态反应药通常包括三大类:抗组胺药、过敏活性物质阻释药和组胺脱敏剂。

一、抗组胺药

(一)苯海拉明

1.剂型规格

片剂:12.5 mg、25 mg、50 mg。注射剂:1 mL:20 mg。

2.适应证

适应证:①用于皮肤黏膜的过敏,如荨麻疹、变态性鼻炎、皮肤瘙痒症、药疹,对虫咬症和接触性皮炎也有效;②急性变态反应,如输血或血浆所致的急性变态反应;③预防和治疗晕动病;④曾用于辅助治疗帕金森病和锥体外系症状;⑤镇静作用,术前给药;⑥牙科麻醉。

3.用法用量

可口服、肌内注射及局部外用。但不能皮下注射,因有刺激性。①口服:每天3～4次,饭后服,每次25 mg。②肌内注射:每次20 mg,每天1～2次,极量为1次0.1 g,每天0.3 g。

4.注意事项

(1)服药期间不得驾驶机、车、船,从事高空作业、机械作业及操作精密仪器。

(2)肾功能障碍患者,本品在体内半衰期延长,因此,应在医师指导下使用。

(3)如服用过量或出现严重不良反应,应立即就医。

(4)本品性状发生改变时禁止使用。

(5)请将本品放在儿童不能接触的地方。

(6)如正在使用其他药品,使用本品前请咨询医师或药师。

(7)老年人、孕妇及哺乳期妇女慎用。

(8)过敏体质者慎用。

5.不良反应

(1)常见头晕、头昏、恶心、呕吐、食欲缺乏及嗜睡。

(2)偶见皮疹、粒细胞减少。

6.禁忌证

对本品及其他乙醇类药物高度过敏者禁用。新生儿、早产儿禁用。重症肌无力者、闭角型青光眼和前列腺肥大患者禁用。幽门十二指肠梗阻、消化性溃疡所致的幽门狭窄、膀胱颈狭窄、甲状腺功能亢进、心血管病、高血压、下呼吸道感染(如支气管炎、气管炎和肺炎)及哮喘患者不宜使用。

7.药物相互作用

(1)本品可短暂影响巴比妥类药的吸收。

(2)与对氨基水杨酸钠同用,可降低后者血药浓度。

(3)可增强中枢抑制药的作用,应避免合用。

(4)单胺氧化酶抑制剂能增强本品的抗胆碱作用,使不良反应增加。

(5)大剂量可降低肝素的抗凝作用。

(6)可拮抗肾上腺素能神经阻滞剂的作用。

(二)茶苯海明

1.剂型规格

片剂:25 mg、50 mg。

2.适应证

用于防治晕动病,如晕车、晕船和晕机所致的恶心、呕吐。对妊娠、梅尼埃病和放射线治疗等引起的恶心、呕吐和眩晕也有一定效果。

3.用法用量

口服。预防晕动病:1次50 mg,于乘机、车、船前0.5～1小时服,必要时可重复1次。抗过敏:成人1次50 mg,每天2～3次;小儿1～6岁,1次12.5～25 mg,每天2～3次;7～12岁,1次25～50 mg,每天2～3次。

4.注意事项

(1)可与食物、果汁或牛奶同服,以减少对胃的刺激。服药期间不得驾驶机、车、船,从事高空作业、机械作业及操作精密仪器。

(2)服用本品期间不得饮酒或含有乙醇的饮料。不得与其他中枢神经抑制药(如一些镇静安眠药)及三环类抗抑郁药同服。

(3)如服用过量或出现严重不良反应,应立即就医。

(4)本品性状发生改变时禁止使用。

(5)请将本品放在儿童不能接触的地方。

(6)儿童必须在成人监护下使用。

(7)如正在使用其他药品,使用本品前请咨询医师或药师。

(8)老年人慎用。

(9)过敏体质者慎用。

5.不良反应

(1)大剂量服用可产生嗜睡、头晕,偶有药疹发生。

(2)长期使用可能引起造血系统的疾病。

6.禁忌证

新生儿、早产儿禁用。对本品及辅料、苯海拉明、茶碱过敏者禁用。

7.药物相互作用

(1)对乙醇、中枢抑制药、三环类抗抑郁药的药效有促进作用。

(2)能短暂地影响巴比妥类和磺胺醋酰钠等的吸收。

(3)与对氨基水杨酸钠同用时,后者的血药浓度降低。

(三)马来酸氯苯那敏

1.剂型规格

片剂:4 mg。注射剂:1 mL∶10 mg、2 mL∶20 mg。

2.适应证

本品适用于皮肤过敏症:荨麻疹、湿疹、皮炎、药疹、皮肤瘙痒症、神经性皮炎、虫咬症、日光性皮炎。也可用于变态性鼻炎、血管舒缩性鼻炎、药物及食物过敏。

3.用法用量

成人:①口服,每次 4~8 mg,每天 3 次。②肌内注射,每次 5~20 mg。

4.注意事项

(1)老年患者酌减量。

(2)可与食物、水或牛奶同服,以减少对胃刺激。

(3)婴幼儿、孕妇、闭角型青光眼、膀胱颈部或幽门十二指肠梗阻、消化性溃疡致幽门狭窄者、心血管疾病患者及肝功能不良者慎用。

(4)孕妇及哺乳期妇女慎用。

5.不良反应

(1)有嗜睡、疲劳、口干、咽干、咽痛,少见有皮肤瘀斑及出血倾向、胸闷、心悸。

(2)少数患者出现药疹。

(3)个别患者有烦躁、失眠等中枢兴奋症状,甚至可能诱发癫痫。

6.禁忌证

新生儿、早产儿、癫痫患者、接受单胺氧化酶抑制剂治疗者禁用。

7.药物相互作用

(1)与中枢神经抑制药并用,可加强本品的中枢抑制作用。

(2)可增强金刚烷胺、氟哌啶醇、抗胆碱药、三环类抗抑郁药、吩噻嗪类及拟交感神经药的药效。

(3)与奎尼丁合用,可增强本品抗胆碱作用。

(4)能增加氯喹的吸收和药效。

(5)可抑制代谢苯妥英的肝微粒体酶,合用可引起苯妥英的蓄积中毒。

(6)本品不宜与阿托品、哌替啶等药合用,亦不宜与氨茶碱进行混合注射。

(7)可拮抗普萘洛尔的作用。

(四)盐酸异丙嗪

1.剂型规格

片剂:12.5 mg、25 mg。注射剂:2 mL∶50 mg。

2.适应证

(1)皮肤黏膜的过敏:适用于长期的、季节性的变态性鼻炎,血管运动性鼻炎,过敏性结膜炎,荨麻疹,血管神经性水肿,对血液或血浆制品的变态反应,皮肤划痕症。

(2)晕动病:防治晕车、晕船和晕飞机。

(3)用于麻醉和手术前后的辅助治疗,包括镇静、催眠、镇痛和止吐。

(4)用于防治放射病性或药源性恶心、呕吐。

3.用法用量

口服:抗过敏,每次 6.25～12.5 mg,每天 1～3 次;防运动病,旅行前 1 小时服 12.5 mg,必要时 1 天内可重复 1～2 次,儿童剂量减半;用于恶心、呕吐,每次 12.5 mg,必要时每 4～6 小时 1 次;用于镇静、安眠,每次 12.5 mg,睡前服,1～5 岁儿童,6.25 mg;6～10 岁儿童,6.25～12.5 mg。肌内注射:每次 25～50 mg,必要时2～4小时重复。

4.注意事项

(1)孕妇在临产前 1～2 周应停用此药。

(2)老年人慎用。

(3)闭角型青光眼及前列腺肥大者慎用。

5.不良反应

异丙嗪属吩噻嗪类衍生物,小剂量时无明显不良反应,但大量和长时间应用时可出现吩噻嗪类常见的不良反应:①较常见的有嗜睡,较少见的有视力模糊或色盲(轻度),头晕目眩、口鼻咽干燥、耳鸣、皮疹、胃痛或胃部不适感、反应迟钝(儿童多见)、晕倒感(低血压)、恶心或呕吐[进行外科手术和/或并用其他药物时],甚至出现黄疸;②增加皮肤对光的敏感性,多噩梦,易兴奋,易激动,幻觉,中毒性谵妄,儿童易发生锥体外系反应,上述反应发生率不高;③心血管的不良反应很少见,可见血压增高,偶见血压轻度降低。白细胞减少、粒细胞减少症及再生不良性贫血则属少见。

6.禁忌证

新生儿、早产儿禁用。对本品及辅料、吩噻嗪过敏者禁用。

7.药物相互作用

(1)对诊断的干扰:葡萄糖耐量试验中可显示葡萄糖耐量增加。可干扰尿妊娠免疫试验,结果呈假阳性或假阴性。

(2)乙醇或其他中枢神经抑制剂,特别是麻醉药、巴比妥类、单胺氧化酶抑制剂或三环类抗抑郁药与本品同用时,可增加异丙嗪和/或这些药物的效应,用量要另行调整。

(3)抗胆碱类药物,尤其是阿托品类和异丙嗪同用时,后者的抗毒蕈碱样效应增加。

(4)溴苄胺、胍乙啶等降压药与异丙嗪同用时,前者的降压效应增强。肾上腺素与异丙嗪同用时肾上腺素的 α 作用可被阻断,使 β 作用占优势。

(5)顺铂、巴龙霉素及其他氨基糖苷类抗生素、水杨酸制剂和万古霉素等耳毒性药与异丙嗪同用时,其耳毒性症状可被掩盖。

(6)不宜与氨茶碱混合注射。

8.药物过量

药物过量时表现:手脚动作笨拙或行动古怪,严重时困倦或面色潮红、发热,气急或呼吸困难,心率加快(抗毒蕈碱 M 受体效应),肌肉痉挛,尤其好发于颈部和背部的肌肉。坐卧不宁,步履艰难,头面部肌肉痉挛性抽动或双手震颤(后者属锥体外系的效应)。防治措施:解救时可对症注射地西泮(安定)和毒扁豆碱;必要时给予吸氧和静脉输液。

(五)氯雷他定

1.剂型规格

片剂:10 mg。糖浆剂:10 mL∶10 mg。

2.适应证

用于缓解变态性鼻炎有关的症状,如打喷嚏、流涕、鼻痒、鼻塞及眼部痒及烧灼感。口服药物后,鼻和眼部症状及体征得以迅速缓解。亦适用于缓解慢性荨麻疹、瘙痒性皮肤病及其他过敏性皮肤病的症状及体征。

3.用法用量

口服:①成人及 12 岁以上儿童,每次 10 mg,每天 1 次;②2~12 岁儿童:体重＞30 kg,每次 10 mg,每天 1 次。体重≤30 kg,每次 5 mg,每天 1 次。

4.注意事项

(1)肝功能不全的患者应减低剂量。

(2)老年患者不减量。

(3)妊娠期及哺乳期妇女慎用。

(4)2 岁以下儿童服用的安全性及疗效尚未确定,故使用应谨慎。

5.不良反应

在每天 10 mg 的推荐剂量下,本品未见明显的镇静作用。常见不良反应有乏力、头痛、嗜睡、口干、胃肠道不适包括恶心、胃炎及皮疹等。罕见不良反应有脱发、变态反应、肝功能异常、心动过速及心悸等。

6.禁忌证

对本品及辅料过敏者禁用。

7.药物相互作用

(1)同时服用酮康唑、大环内酯类抗生素、西咪替丁、茶碱等药物,会提高氯雷他定在血浆中的浓度,应慎用。其他已知能抑制肝脏代谢的药物,在未明确与氯雷他定相互作用前应谨慎合用。

(2)如与其他药物同时使用可能会发生药物相互作用,详情请咨询医师或药师。

8.药物过量

药物过量时表现:成年人过量服用本品(40~180 mg)可发生嗜睡、心律失常、头痛。防治措施:①一旦发生以上症状,立即给予对症和支持疗法。②治疗措施包括催吐,随后给予药用炭吸附未被吸收的药物,如果催吐不成功,则用生理盐水洗胃,进行导泻以稀释肠道内的药物浓度。③血透不能清除氯雷他定,还未确定腹膜透析能否清除本品。

(六)特非那定

1.剂型规格

片剂:60 mg。

2.适应证

(1)变态性鼻炎。

(2)荨麻疹。

(3)各种过敏性瘙痒性皮肤疾病。

3.用法用量

(1)成人及 12 岁以上儿童:口服,每次 30~60 mg,每天 2 次。

(2)6~12 岁儿童,每次 30 mg,每天 2 次,或遵医嘱。

4.注意事项

(1)本品必须在医师处方下方可使用,与其他药物合用时须征得医师同意。

(2)因本品有潜在的心脏不良反应,不可盲目加大剂量。

(3)有心脏病及电解质异常(如低钙、低钾和低镁)及甲状腺功能低下的患者慎用。

(4)服用某些抗心律失常药及精神类药物的患者慎用。

(5)司机及机器操作者慎用。

(6)孕妇及哺乳期妇女慎用。

5.不良反应

(1)心血管系统:根据国外文献报道罕见有下列不良反应发生。例如,QT 间期延长、尖端扭转性室性心动过速、心室颤动及其他室性心律失常、心脏停搏、低血压、心房扑动、昏厥和眩晕等,以上反应多数由于超剂量服用及药物相互作用引起。

(2)胃肠系统:如胃部不适,恶心、呕吐、食欲增加和大便习惯改变。

(3)其他:口干、鼻干、咽干、咽痛、咳嗽、皮肤潮红、瘙痒、皮疹、头痛、头晕和疲乏等。

6.禁忌证

对本品及辅料过敏者禁用。

7.药物相互作用

(1)本品不能与各种抗心律失常药同用,以免引起心律失常。

(2)酮康唑和伊曲康唑可抑制本品代谢,使药物在体内蓄积而引起尖端扭转型心律失常。其他咪唑类药物如咪康唑、氟康唑、甲硝唑、克拉霉素和竹桃霉素等也有类似作用,严重时可致死亡。

8.药物过量

药物过量时表现:一般症状轻微,如头痛、恶心、精神错乱等,严重者曾见室性心律失常。

防治措施:①心脏监测,至少 24 小时;②采取常规措施消除吸收的药物;③血透不能有效清除血液中的酸性代谢产物;④急性期后对症和支持治疗。

(七)盐酸非索非那定

1.剂型规格

片(胶囊)剂:60 mg。

2.适应证

(1)用于变态性鼻炎、过敏性结膜炎。

(2)慢性特发性荨麻疹。

3.用法用量

每次 60 mg,每天 2 次;或 120 mg,每天 1 次。

4.注意事项

肝功能不全者不需减量,肾功能不全者剂量需减半。

5.不良反应

主要不良反应是头痛、消化不良、疲乏、恶心及咽部刺激感等。

6.禁忌证

对本品及辅料、特非那定过敏者禁用。

7.药物相互作用

本品与红霉素或酮康唑合并使用时,会使非索非那定的血药浓度增加 2～3 倍,但对红霉素和酮康唑的药动学没有影响。

8.药物过量

药物过量时表现:有报道在超剂量使用本品时出现头昏眼花、困倦和口干。防治措施:①当发生药物过量时,应考虑采取标准治疗措施去除未吸收的活性物质。②建议进行对症及支持治疗。③血液透析不能有效地清除血液中的非索非那定。

二、过敏活性物质阻释药

如赛庚啶。

(一)剂型规格

片剂:2 mg。

(二)适应证

(1)用于荨麻疹、血管性水肿、变态性鼻炎、过敏性结膜炎、其他过敏性瘙痒性皮肤病。

(2)曾用于库欣综合征、肢端肥大症等的辅助治疗,目前已较少应用。

(3)国外有报道可作为食欲刺激剂,用于神经性厌食。

(三)用法用量

口服:①成人,每次 2～4 mg,每天 2～3 次。②儿童,6 岁以下每次剂量不超过 1 mg,6 岁以上同成人。

(四)注意事项

(1)服药期间不得驾驶机、车、船,从事高空作业、机械作业及操作精密仪器。

(2)服用本品期间不得饮酒或含有乙醇的饮料。

(3)儿童用量请咨询医师或药师。

(4)如服用过量或出现严重不良反应,应立即就医。

(5)本品性状发生改变时禁止使用。

(6)请将本品放在儿童不能接触的地方。

(7)儿童必须在成人监护下使用。

(8)如正在使用其他药品,使用本品前请咨询医师或药师。

(9)过敏体质者慎用。

(10)老年人及 2 岁以下小儿慎用。

(五)不良反应

嗜睡、口干、乏力、头晕、恶心等。

(六)禁忌证

(1)孕妇、哺乳期妇女禁用。

(2)青光眼、尿潴留和幽门梗阻患者禁用。

(3)对本品过敏者禁用。

(七)药物相互作用

(1)不宜与乙醇合用,可增加其镇静作用。

(2)不宜与中枢神经系统抑制药合用。

(3)与吩噻嗪药物(如氯丙嗪等)合用可增加室性心律失常的危险性,严重者可致尖端扭转型心律失常。

(4)如与其他药物同时使用可能会发生药物相互作用,详情请咨询医师或药师。

三、组胺脱敏剂

磷酸组胺。

(一)剂型规格

注射剂:1 mL:1 mg、1 mL:0.5 mg、5 mL:0.2 mg。

(二)适应证

(1)主要用于胃液分泌功能的检查,以鉴别恶性贫血的绝对胃酸缺乏和胃癌的相对缺乏。

(2)用于麻风病的辅助诊断。

(3)组胺脱敏。

(三)用法用量

(1)空腹时皮内注射,每次 0.25～0.5 mg。每隔 10 分钟抽 1 次胃液化验。

(2)用 1:1 000 的磷酸组胺做皮内注射,1 次 0.25～0.5 mg,观察有无完整的三联反应,用于麻风病的辅助诊断。

(3)组胺脱敏维持量:皮下注射,每周 2 次,每次 0.5 mL。

(四)注意事项

本品注射可能发生变态反应,发生后可用肾上腺素解救。

(五)不良反应

过量注射后可能出现面色潮红、心率加快、血压下降、支气管收缩、呼吸困难、头痛、视觉障碍、呕吐和腹泻等不良反应,还可能出现过敏性休克。

(六)禁忌证

禁用于孕妇、支气管哮喘及有过敏史的患者。

(张丽丽)

第四节 抗 风 湿 药

该类药物为一组具有不同作用机制的药物,其共同特点是不具有即刻的抗炎和缓解疼痛作用,但长期使用后可改善病情和延缓疾病进展,主要用于类风湿关节炎和脊柱关节炎的治疗。根据 2012 年美国风湿病学会的推荐意见,目前类风湿关节炎治疗中推荐的抗风湿药物包括甲氨蝶呤、来氟米特、柳氮磺胺吡啶、米诺环素和羟氯喹。此外,在国内患者中雷公藤总苷亦有较多应用。在某些情况下常需联合抗风湿药物治疗。

一、甲氨蝶呤

(一)作用特点

本药为二氢叶酸还原酶抑制剂,通过阻断二氢叶酸向四氢叶酸转化,从而使 DNA 和 RNA

的合成受阻,发挥抗细胞增殖作用。该药为治疗自身免疫性疾病特别是类风湿关节炎和特发性炎性肌病的重要药物。

(二)规格

片剂:2.5 mg×100 片。

(三)适应证

在非肿瘤相关疾病中,该药可用于银屑病、类风湿关节炎、急性多关节型幼年特发性关节炎、特发性炎性肌病的治疗。

(四)禁忌证

以下情况应禁用本品:①对该药过敏者;②孕妇及哺乳期妇女;③肝功能明显不全、血细胞减少患者。

(五)不良反应

不良反应:①胃肠道症状,如恶心、呕吐、食欲下降;②肝功能损害;③骨髓抑制;④口腔黏膜溃疡;⑤对胎儿有致畸作用;⑥罕见情况下会导致肺间质纤维化。

(六)用法

7.5～25 mg(每周 0.3 mg/kg),每周 1 次口服,建议在服用 24 小时后给予叶酸口服,每周 2.5～5 mg,以减少相关不良反应。

(七)点评

本药在治疗关节炎或炎性肌病时,多采用每周 1 次给药,每天应用可导致明显的骨髓抑制和毒性作用。

二、来氟米特

(一)作用特点

本药为异噁唑类衍生物,抑制二氢乳清酸脱氢酶的活性,从而影响活化淋巴细胞的嘧啶合成,并发挥其抗炎作用。

(二)剂型规格

片剂:10 mg×16 片;10 mg×10 片。

(三)适应证

主要用于类风湿关节炎及其他自身免疫性疾病的治疗。

(四)禁忌证

(1)对本品及其代谢产物过敏者及严重肝脏损害患者禁用。

(2)孕妇、哺乳期妇女禁用。

(五)不良反应

不良反应:①腹泻、肝功能损害;②高血压;③皮疹;④对胎儿有致畸作用。

(六)用法

类风湿关节炎等关节炎 10～20 mg,每天 1 次,口服。狼疮肾炎、系统性血管炎等每天 30～50 mg,分1～2 次口服。

(七)点评

由于来氟米特的代谢产物在体内通过肝肠循环能存在数年,因此对于口服来氟米特的育龄期女性,在妊娠前应口服考来烯胺(每天 3 次,每次 8 g,连服 11 天)清除其代谢产物。

三、柳氮磺胺吡啶

(一)作用特点

本药为 5-氨基水杨酸与磺胺吡啶的偶氮化合物。该药可通过抑制花生四烯酸级联反应,抑制中性粒细胞移动和活化,抑制 T 细胞增殖、NK 细胞活性和 B 细胞活化,并阻断多种细胞因子例如 IL-I、IL-6 和 TNF 等起到抗炎作用。

(二)剂型规格

片剂:0.25 g×60 片。

(三)适应证

主要用于类风湿关节炎、脊柱关节炎、幼年特发性关节炎及炎症性肠病(主要为溃疡性结肠炎)的治疗。

(四)禁忌证

以下情况应禁用本品:①对磺胺及水杨酸盐过敏者;②肠梗阻或泌尿系统梗阻患者;③急性间歇性卟啉症患者。

(五)不良反应

以下情况应禁用本品:①胃肠道症状,如恶心、上腹不适;②肝功能损害;③头晕、头痛;④血白细胞减少;⑤皮疹。

(六)用法

建议起始剂量为 0.5 g/d,口服,可逐周增加 0.5 g/d,在关节炎中最大剂量为 3 g/d,在炎症性肠病患者中最大可用至 6 g/d。

(七)点评

服用本品期间应多饮水,以防结晶尿的发生,必要时服用碱化尿液药物。

四、羟氯喹

(一)作用特点

本药最早属于抗疟类药物,通过改变细胞内酸性微环境,抑制促炎因子如 IL-1、IL-6 和 IFN-7的生成,减少淋巴细胞增殖,干扰 NK 细胞的功能,抑制花生四烯酸级联反应等方面来起到抗炎和免疫调节作用。

(二)剂型规格

片剂:0.1 g×14 片;0.2 g×10 片。

(三)适应证

主要用于类风湿关节炎的联合治疗,盘状红斑狼疮和系统性红斑狼疮的治疗。

(四)禁忌证

以下情况应禁用:①对该药及任何 4-氨基喹啉化合物过敏患者;②对任何 4-氨基喹啉化合物治疗可引起的视网膜或视野改变的患者;③儿童患者禁止长期使用。

(五)不良反应

不良反应:①视网膜病变;②皮疹;③头痛、失眠、耳鸣、耳聋。

(六)用法

建议剂量为每次 0.2 g,每天 2 次口服。

（七）点评

为避免眼毒性，建议羟氯喹的剂量≤6.5 mg/(kg·d)。该药可用于系统性红斑狼疮患者孕期的维持治疗。

五、雷公藤总苷

（一）作用特点

该药为雷公藤的水-三氯甲烷提取物，去除某些毒性后，保留了较强的抗炎和免疫抑制作用，对细胞免疫具有较明显的抑制作用，能作用于免疫应答感应阶段的 T 细胞、巨噬细胞和自然杀伤细胞，抑制它们的功能，对体液免疫也有一定的抑制作用。

（二）剂型规格

片剂：10 mg×100 片。

（三）适应证

主要用于类风湿关节炎及其他自身免疫性疾病的治疗。

（四）禁忌证

以下情况应禁用：①严重肝功能不全及血细胞减少患者；②孕妇及哺乳期妇女。

（五）不良反应

不良反应：①胃肠道反应，肝功能受损；②血白细胞减少；③月经失调，精子数量减少及活力下降。

（六）用法

每天 1.0～1.5 mg/(kg·d)，分 3 次，餐后服用。常用剂量 20 mg，每天 3 次。

（七）点评

雷公藤总苷由于性腺抑制不良反应明显，通常不作为首选药物，有生育要求的男女患者应避免长期应用（通常不超过 3 个月）。

鉴于药物制剂和纯化工艺不同，不同厂家的雷公藤总苷疗效和不良反应存在差别。

（张丽丽）

第五节　抗毒血清及免疫球蛋白药

将生物毒素（包括微生物、疫苗、类毒素和其他生物毒素）接种于动物体，使之免疫，产生抗体或特异的免疫球蛋白，分离而用于被动免疫，防治各种疾病。健康人血浆分离的丙种球蛋白也用于增强免疫目的，也在此一并介绍。

一、精制白喉抗毒素

本品是用白喉类毒素免疫马血浆所制得的抗毒素球蛋白制剂。用于治疗和预防白喉。

（一）应用

（1）出现症状者，及早注射抗毒素治疗。未经类毒素免疫或免疫史不清者，如为密切接触，可注射抗毒素紧急预防。也应同时注射类毒素，以获得永久免疫。

(2)皮下注射上臂三角肌处,同时注射类毒素时部位应分开。肌内注射应在三角肌中部或臀大肌外上。经皮下注射无异常者方可静脉注射。静脉注射应缓慢,开始每分钟不超过 1 mL,以后每分钟不超过 4 mL,1 次静脉注射不超过 40 mL,儿童不超过 0.8 mL/kg。亦可稀释后静脉滴注,静脉滴注前液体宜与体温相近。

(3)用量:预防,每次皮下或肌内注射 1 000～2 000 U。

(二)注意

(1)本品有液体及冻干两种。

(2)注射前必须详细记录。

(3)注射用具及部位必须严密消毒。

(4)注射前必须先做过敏试验(皮试液为 0.1 mL 抗毒素加生理盐水 0.9 mL),试验阳性者可做脱敏注射(将本品稀释 10 倍后,小量分数次皮下注射)。

二、精制破伤风抗毒素

本品是用破伤风类毒素免疫马血浆所制得的抗毒素球蛋白制剂。用于治疗及预防破伤风。

(一)应用

皮下注射在上臂三角肌处,同时注射类毒素时,注射部位需分开。肌内注射应在上臂三角肌或臀大肌外上。皮下、肌内注射无异常者方可静脉注射。静脉注射应缓慢,开始不超过 1 mL/min。以后不超过 4 mL/min,静脉注射 1 次不超过 40 mL,儿童不超过 0.8 mL/kg,亦可稀释后静脉滴注。

1.用量

预防:皮下或肌内注射,每次 1 500～3 000 U,儿童与成人相同。伤势重者加 1～2 倍。经5～6 天还可重复。

2.治疗

第 1 次肌内或静脉注射 $(5～20)×10^4$ U,儿童与成人同,以后视病情而定,伤口周围可注射抗毒素。初生儿 24 小时内肌内或静脉注射 $(2～10)×10^4$ U。

(二)注意

均参见精制白喉抗毒素。

三、精制肉毒抗毒素

本品是用含 A、B、E 三型肉毒杆菌抗毒素的免疫马血浆所制得的球蛋白制剂,用于治疗及预防肉毒杆菌中毒。

(一)应用

凡已出现肉毒杆菌中毒症状者,应尽快使用本品治疗。对可疑中毒者亦应尽快用本品预防。本品分为 A、B、E 三型,中毒型未确定前可同时用 3 型。

1.用量

预防:皮下或肌内注射,每次 1 000～2 000 U,情况紧急可酌情静脉注射。

2.治疗

肌内注射或静脉滴注,第 1 次注射 $(1～2)×10^4$ U(1 个型),以后视病情可每 12 小时注射1 次,病情好转后减量或延长间隔时间。其他参见精制白喉抗毒素。

（二）注意

参见精制白喉抗毒素。

四、精制气性坏疽抗毒素

本品是气性坏疽免疫马血浆并按一定的抗毒素单位比例混合而成的球蛋白制剂。用于预防及治疗气性坏疽。

（一）应用

严重外伤有发病危险时用本品预防，一旦病症出现，应及时用大量本品治疗。

1.用量

预防：每次皮下或肌内注射 $1×10^4$ U（混合品），紧急时可酌增，亦可静脉注射，感染危险未消除时，可每隔5～6天反复注射。

2.治疗

第1天静脉注射 $(3～5)×10^4$ U（混合品），同时注射适量于伤口周围健康组织，以后视病情间隔4～6小时、6～12小时反复注射。好转后酌情减量或延长间隔时间。其他参见精制白喉抗毒素。

（二）注意

参见精制白喉抗毒素。

五、精制抗蛇毒血清

本品是用蛇毒免疫马血浆所制成的球蛋白制剂。供治疗蛇咬伤之用。其中蝮蛇抗血清对竹叶青和烙铁头咬伤亦有效。

（一）应用

（1）常用静脉注射，也可肌内或皮下注射。

（2）用量：抗蝮蛇血清每次用 6 000 U；抗五步蛇血清每次用 8 000 U；银环蛇每次用 $1×10^4$ U；眼镜蛇每次用 2 000 U，上述用量可中和一条蛇毒，视病情可酌增减。

（3）儿童与成人同，不得减少。

（4）注射前先做过敏试验，阴性者方可注全量。

过敏试验法：取 0.1 mL 本品加 1.9 mL 生理盐水（稀释 20 倍），前臂掌侧皮内注射 0.1 mL，经20～30分钟判定。可疑阳性者，可预先注射氯苯那敏 10 mg（儿童酌减），15 分钟再注本品。阳性者则采用脱敏注射法。

脱敏注射法：用生理盐水将抗血清稀释 20 倍，分次皮下注射，每次观察 20～30 分钟，第1次注射0.4 mL，如无反应，酌情增量，3 次以上无反应，即可静脉、肌内或皮下注射。注射前使制品接近体温，注射应慢，开始不超过 1 mL/min，以后不超过 4 mL/min。注射时反应异常，应立即停止。

（二）注意

（1）遇有血清反应，立即肌内注射氯苯那敏。必要时，应用地塞米松5 mg（或氢化可的松100 mg或氢化可的松琥珀酸钠 135 mg）加入 25%～50% 葡萄糖注射液 20～40 mL 中静脉注射。亦可稀释后静脉滴注。

（2）不管是否毒蛇咬伤，伤口有污染者，应同时注射破伤风抗毒素 1 500～3 000 U。

六、精制抗炭疽血清

本品是由炭疽杆菌抗原免疫的马血浆制成的球蛋白制剂。用于炭疽病的治疗和预防。

(一)应用

(1)使用对象为炭疽病或有炭疽感染危险者。

(2)预防可皮下或肌内注射。治疗可根据病情肌内注射或静脉滴注。

(3)用量:预防用1次20 mL。治疗应早期给予大剂量,第1天可注射20～30 mL,以后医师可根据病情给维持量。

(二)注意

(1)每次注射均应有患者及药品的详细记录。

(2)用药前应先做过敏试验(用生理盐水0.9 mL加本品0.1 mL稀释10倍做皮试液)。皮内注射0.05 mL,观察30分钟。阳性者行脱敏注射法。将10倍稀释液,按0.2 mL、0.4 mL、0.8 mL三次注入,每次间隔30分钟,如无反应,再注射其余量。

七、精制抗狂犬病血清

本品是由狂犬病固定毒免疫的马血浆所制成。仅用于配合狂犬病疫苗对被疯动物严重咬伤如头、脸、颈部或多部位咬伤者进行预防注射。

(一)应用

(1)使用对象为被疯动物咬伤者,应于48小时内及早注射,可减少发病率。已有狂犬病者注射本品无效。

(2)先将伤口冲洗干净,在受伤部位浸润注射,余下血清可肌内注射(头部咬伤可肌内注射于颈背部)。

(3)按40 U/kg注入,严重者可按80～100 U/kg,在1～2天内分别注射,注完后(或同时)注射狂犬疫苗。

(二)注意

(1)本品有液体及冻干两种。

(2)其他参见精制抗炭疽血清项下。本品的脱敏注射法:10倍稀释液按1 mL、2 mL、4 mL注射后观察3次,每次间隔20～30分钟,无反应再注射其余全量。

八、人血丙种球蛋白

本品是由经健康人血浆中分离提取的免疫球蛋白制剂(主要为IgG)。

(一)用法

本品只限肌内注射,不得用于静脉输注。冻干制剂可用灭菌注射用水溶解,一切操作均按消毒手续进行。预防麻疹:可在与麻疹患者接触7天内按每千克体重注射0.05～0.15 mL,或5岁以内儿童一次性注射1.5～3 mL,6岁以上儿童最大量不得超过6 mL。1次注射,预防效果通常为2～4周。预防传染性肝炎:按每千克体重注射0.05～0.1 mL,或儿童每次注射1.5～3 mL,成人每次注射3 mL。1次注射,预防效果通常为1个月左右。

(二)注意

(1)本品应为透明或微带乳光液体,有时有微量沉淀,但可摇散。如有摇不散之沉淀、异物、安瓿裂纹、过期均不可使用。

(2)安瓿启开后,应1次注射完毕,不得分次使用。

(3)人胎盘丙种球蛋白与本品相同。

九、乙型肝炎免疫球蛋白

本品是用经乙型肝炎疫苗免疫健康人后,采集的高效价血浆或血清分离提取制备的免疫球蛋白制剂。主要用于乙型肝炎的预防。

(一)应用

(1)只限于肌内注射,不得用于静脉输注。

(2)冻干制剂用灭菌注射用水溶解,根据标示单位数加入溶剂,使成 100 U/mL 液。

(3)乙型肝炎预防:1 次肌内注射 100 U,儿童与成人同量,必要时可间隔 3～4 周再注射1 次。

(4)母婴阻断:婴儿出生 24 小时注射 100 U,隔 1 个月、2 个月及 6 个月分别注射乙型肝炎疫苗30 μg 或按医嘱。

(二)注意

液体制剂久贮后可能有微量沉淀,但可摇散。如有摇不散的沉淀或异物则不可用。

十、破伤风免疫球蛋白

本品是由乙型肝炎疫苗免疫后再经破伤风类毒素免疫的健康献血员中采集效价高的血浆或血清制成。主要是预防和治疗破伤风,尤其适用于对 TAT 有变态反应者。

(一)应用

(1)只限臀部肌内注射,不需皮试,不得做静脉注射。

(2)冻干制剂用灭菌注射用水溶解。

(3)预防:儿童、成人 1 次用量均为 250 U。创面污染严重者可加倍。

(4)治疗:3 000～6 000 U。同时可使用破伤风类毒素进行自动免疫,但注射部位和用具应分开。

(二)注意

有摇不散的沉淀或异物时,不可用。

十一、冻干铜绿假单胞菌免疫人血浆

本品是由乙型肝炎疫苗免疫后再经多价铜绿假单胞菌免疫献血员采集的,用枸橼酸钠抗凝的2～3 份不同血型血浆混合后冻干制成,含有高效价特异抗体。主要用于铜绿假单胞菌易感者的预防和铜绿假单胞菌感染的治疗,如烧伤、创伤、手术后,以及呼吸道、尿路等铜绿假单胞菌感染的预防及治疗。亦可做冻干健康人血浆使用。

(一)应用

按瓶签规定的容量以 30～37 ℃的 0.1％枸橼酸溶液溶解,并以带滤网的无菌、无热源的输液器静脉输注,用量由医师酌定,一般成人每次 200 mL;儿童减半,间隔 1～3 天,输注 6 次为 1 个疗程。

(二)注意

(1)有破损或异常时不可用。

(2)溶解温度为 10～30 ℃,温度不可过低。

(3)应在 3 小时内输注完毕,剩余不得再用。

(4)特殊情况下也可用注射用水或5％葡萄糖注射液溶解,但其pH在9左右,故大量输注易引起碱中毒,必须慎重。

(5)本品不得用含钙盐的溶液溶解。

(王兴征)

第六节　痛风及高尿酸血症常用药

痛风属于代谢性疾病,其临床进程可分为 3 个阶段:无症状高尿酸血症;急性和间歇性痛风发作;慢性痛风性关节炎。痛风的治疗主要分为两个方面:急性痛风性关节炎的治疗和预防;高尿酸血症的控制。对于急性痛风性关节炎的治疗和预防,目前主要推荐 3 类药物:秋水仙碱、非甾体抗炎药和糖皮质激素。对于高尿酸血症的控制,目前推荐的药物主要分为3种:①抑制尿酸生成药,即次黄嘌呤氧化酶抑制剂,如别嘌醇、非布索坦;②促尿酸排泄药物,如丙磺舒、磺吡酮和苯溴马隆;③尿酸氧化酶类药物,能将尿酸氧化为水溶性的尿囊素从肾脏排出,从而起到降低血清尿酸的作用,该药在国内尚未上市。

一、秋水仙碱

(一)作用特点
该药可通过与微管蛋白结合,阻断微管蛋白构成微管,从而阻止中性粒细胞的趋化运动。

(二)剂型规格
片剂:0.5 mg×100 片,0.6 mg×100 片,1 mg×100 片。

(三)适应证
本品用于:①急性痛风发作的预防和治疗;②家族性地中海热。

(四)禁忌证
对骨髓增生低下,及明显肝肾功能不全者禁用。

(五)不良反应
不良反应:①胃肠道反应;②白细胞减少、骨髓抑制;③肝功能异常。

(六)用法
对于痛风急性期患者,推荐首剂口服秋水仙碱 1.0～1.2 mg,若症状未缓解,可于 1 小时之后再次口服 0.5～0.6 mg。对于痛风急性发作患者,建议在急性发作12 小时之内给药。当使用秋水仙碱预防痛风急性发作时,建议使用剂量为每次 0.5～0.6 mg×1～2 次/天。

(七)点评
老年人和肾功能不全患者注意减量。

二、丙磺舒

(一)作用特点
该药可抑制近端肾小管对尿酸的重吸收,促进其排泄,从而起到降低血清尿酸水平的作用。

(二)剂型规格
片剂:0.25 g×100 片。

(三)适应证
本品用于:①高尿酸血症伴痛风或痛风性关节炎;②延长 β 内酰胺类抗生素的排泄时间,从而提高其血浆浓度。

(四)禁忌证
以下情况应禁用本品:①对本品及磺胺类药过敏者。②血液系统异常患者。③尿酸性肾结石患者。④痛风急性发作时。

(五)不良反应
不良反应:①胃肠道反应;②过敏、皮疹;③促进肾结石形成;④偶见白细胞减少、骨髓抑制等。

(六)用法
从小剂量开始,逐渐增加剂量,建议维持治疗剂量为,每天 0.5～3 g,分 2～3 次口服。

(七)点评
阿司匹林能减弱丙磺舒的作用,从而导致尿酸排泄减少,血清尿酸水平升高。

三、磺吡酮

(一)作用特点
同丙磺舒。

(二)剂型规格
片剂:200 mg×100 片。

(三)适应证
高尿酸血症伴痛风或痛风性关节炎。

(四)禁忌证
严重肝肾功能不全者禁用。

(五)不良反应
同丙磺舒。

(六)用法
从小剂量开始,逐渐增加剂量,建议维持治疗剂量为,每天 300～400 mg,分 3～4 次口服。

(七)点评
同丙磺舒。

四、苯溴马隆

(一)作用特点
可抑制近端肾小管对尿酸的重吸收,促进尿酸排泄。

(二)剂型规格

片剂:50 mg×10 片。

(三)适应证

单纯原发性高尿酸血症及痛风性关节炎非急性期。

(四)禁忌证

中、重度肾功能损害者及患有肾结石的患者禁用。

(五)不良反应

同丙磺舒。

(六)用法

建议起始剂量为 25 mg/d,可逐渐增加至 50～100 mg/d。

(七)点评

服药期间应多饮水。

五、别嘌醇

(一)作用特点

别嘌醇及其代谢产物氧嘌呤醇均能抑制黄嘌呤氧化酶,阻止次黄嘌呤和黄嘌呤代谢为尿酸,减少尿酸生成。别嘌醇亦通过对次黄嘌呤-鸟嘌呤磷酸核酸转换酶的作用抑制体内新的嘌呤合成。

(二)剂型规格

片剂:100 mg×60 片。

(三)适应证

可用于痛风及高尿酸血症的控制。

(四)禁忌证

以下情况应禁用本品:①孕妇、哺乳期妇女慎用;②对本品有过敏史或目前正在急性痛风期的患者慎用或忌用。

(五)不良反应

不良反应:①胃肠道反应;②皮疹;③罕见有白细胞减少,血小板减少,贫血,骨髓抑制;④其他有脱发、发热、淋巴结肿大、肝毒性、间质性肾炎及过敏性血管炎等。

(六)用法

建议初始剂量为每次 50 mg,每天 1～2 次口服,根据血清尿酸水平逐渐增加剂量,通常剂量为300 mg/d,分 2～3 次口服。

(七)点评

与硫唑嘌呤合用时,可使后者分解代谢减慢而增加毒性,硫唑嘌呤应减至常用量 1/4 左右。

六、非布索坦

(一)作用特点

该药属于非嘌呤类黄嘌呤氧化酶选择性抑制剂,与别嘌醇相比,非布索坦对氧化型和还原型的黄嘌呤氧化酶均有显著的抑制作用,因此其降低尿酸的作用更加强大。由于该药属于非嘌呤类药物,因此相比别嘌醇具有更高的安全性。

（二）剂型规格

片剂：每片 40 mg，每片 80 mg。

（三）适应证

适用于高尿酸血症痛风患者的慢性处理，不推荐对无症状高尿酸血症的治疗。

（四）禁忌证

服用硫唑嘌呤、巯基嘌呤和胆茶碱等的患者禁用本品。

（五）不良反应

不良反应：①皮疹；②恶心、腹泻；③肝功能不全；④关节痛。

（六）用法

起始剂量可为 40 mg/d 和 80 mg/d，其中 80 mg 剂量对于重症患者更为有效。40 mg/d 服用 2 周后血清尿酸水平仍高于 357 μmol/L(6 mg/dL)者可服用 80 mg/d。

（七）点评

非布索坦及其他降尿酸药物在刚开始使用时，由于尿酸迅速降低，可能会诱发痛风急性发作，此时不需要停止降尿酸药物。在开始治疗时联合应用非甾体抗炎药或秋水仙碱有益于预防痛风发作，需持续应用 6 个月。

（王兴征）

第十章

临床常用中药

第一节　清热凉血药

清热凉血药性味多属甘、苦、咸,寒。以清解营血分热邪为主要作用,部分药物还有清退虚热的作用。适用于温热病热入营血证。症见身热夜甚,烦躁不安,时有谵语,舌绛,或斑疹隐隐;血分热盛,血热妄行所致之吐血、衄血、便血、斑疹等。阴虚内热证,如低热不退、骨蒸潮热、盗汗、口干咽燥、舌红少苔、脉细数等。温病后期,阴液已伤,余邪未尽,伏于阴分所致之夜热早凉,热退无汗等。

一、生地黄《神农本草经》

为玄参科植物地黄 Rehmanniaglutinosa Libosch.的块根。主产于河南、河北等地,以河南出产的品质最佳。秋季采收,鲜用者习称"鲜地黄"。以块大、体重、断面乌黑油润者为佳。

(一)处方用名

生地黄、鲜地黄、干地黄、干生地、生地炭。

(二)药性特点

甘、苦,寒。归心、肝、胃、肾经。

(三)功效应用

1.清热凉血-温热病热入营血证

用于温热病热入营血之身热夜甚、口干、神昏舌绛、吐衄便血、斑疹紫黯,常与玄参、金银花等同用,如清营汤。亦常与赤芍、牡丹皮等同用,如清热地黄汤。若治热病后期,余热未清,阴分已伤,夜热早凉,多与青蒿、鳖甲等同用,如青蒿鳖甲汤。本品为清热凉血要药。

2.养阴生津-阴虚证

用于热病伤津,烦渴多饮,常与养阴生津之沙参、麦冬等配伍,如益胃汤。治内热消渴,热伤津液,大便秘结,常与玄参、麦冬配伍,如增液汤。本品退虚热,生津作用很好。

3.止血-血热出血证

治血热吐血衄血,便血崩漏,常与鲜荷叶、生侧柏叶同用,如四生丸。

(四)用量用法

10～30 g。鲜品用量加倍,鲜品可捣汁入药;清热凉血力更强;止血宜炒炭。

(五)使用注意

脾虚大便溏薄者不宜用。

(六)功效比较

生地黄、知母:均能清热滋阴润燥,既治实热,又退虚热。生地黄以凉血为主,为清热凉血要药,养阴生津力优,炒炭可以止血。知母以泻火为主,以清泻肺胃火热病证为宜,亦能泻肾火。

(七)临床经验

1.关于凉血

生地黄的主要作用是凉血,在诸多凉血药中,以生地黄最常用,这是因为血热病证容易伤阴,而生地黄具有良好的养阴作用,所以为凉血要药。

2.关于止血

生地黄具有止血作用,古代本草书中就有记载,如《名医别录》载,主治:妇"人崩中血不止,及产后血上薄心闷绝,伤身胎动下血,胎不落,堕坠,踠折,瘀血留血,鼻衄吐血,皆捣饮之。而"从临床应用来看生地黄具有止血作用,用于血热所致出血病证,取止血作用,以炒炭应用为佳。但有的中药学书中不载生地黄止血作用。

3.关于补血

张元素云生地黄能"凉血生血,补肾水真阴。"但李时珍不同意此观点,云:"其熟地黄乃后人复蒸晒者。诸家本草皆指干地黄为熟地黄,虽主治证同,而凉血补血之功稍异。意"思是说生地黄不补血,从临床来看,多不将生地黄作为补血药使用。

4.关于活血

《神农本草经》中有干地黄"逐血痹""除痹"的记载,故有人认为生地黄为活血药,而从临床来看,生地黄现并不用于血瘀病证,至于古方中用生地黄治疗四肢拘挛,一般多同时配伍通经活络药物,不能理解为是生地黄的除痹之功。至于《神农本草经》所云:主"折跌绝筋,伤中",这是讲用治跌打损伤病证,现临床更为少用。有人认为治疗此病,可以将其捣烂外用,古方中有此认识,可供临床参考。

5.关于治疗心悸

《伤寒论》有炙甘草汤一方,主治"脉结代,心动悸",方中以生地黄剂量最大(一斤),因此对于方中的主药到底是炙甘草还是生地黄,抑或是大枣,目前有不同的看法,若此方认为生地黄是主药,则治疗心悸应该是生地黄,临床现有用其治疗病毒性心肌炎致心律失常者,表现为心悸怔忡重用生地黄的,此说可供临床参考用药。另外《金匮要略》中的百合地黄汤用其治疗百合病,而百合病是一种心肺阴虚,兼有内热的情志病,心悸症状应该是客观存在的。

6.关于养阴的变通用法

由于生地黄养阴作用好,而临床上若因用激素以后,出现一些不良反应,重用生地黄有较好作用,也有配合知母用于治疗因激素所带来的体内功能紊乱的病证。

二、玄参《神农本草经》

为玄参科植物玄参 Scrophularia ningpoensis Hemsl 的根。主产于我国长江流域等地。冬季茎叶枯萎时采挖。以枝条肥大、皮细而紧、质坚实、肉色乌黑者为佳。生用。

(一)处方用名

玄参、元参、黑玄参、黑元参。

(二)药性特点

甘、苦、咸,寒。归心、肺、胃、肾经。

(三)功效应用

1.清热凉血-温热病热入营血证

用于温热病热入营血,身热口干、神昏舌绛,常与清营凉血之生地黄、连翘配伍,如清营汤。若治热入心包,神昏谵语,常配清心泻火之莲子心、竹叶卷心等,如清宫汤。治温热病气血两燔,身发斑疹,常配石膏、知母等同用,如化斑汤。

2.养阴生津-阴虚证

用于阴虚劳嗽咯血,常配百合、川贝母等同用,如百合固金汤。治阴虚发热、骨蒸劳热,多与清虚热、退骨蒸之品知母、地骨皮等同用。治内热消渴,可配麦冬、五味子等同用。治津伤便秘,常与生地黄、麦冬同用,如增液汤。

3.泻火解毒-咽喉肿痛,疮痈证

用于咽喉肿痛,无论热毒壅盛,还是虚火上炎所致者,均可使用。治热毒壅盛,咽喉肿痛,可与板蓝根、牛蒡子等配伍,如普济消毒饮。若治痈疮肿毒,常与金银花、连翘等同用。用于脱疽证,配金银花、当归等,如四妙勇安汤。

4.软坚散结-瘰疬,结核

用于痰火郁结之瘰疬等,配浙贝母、牡蛎等,如消瘰丸。本品咸寒软坚,对于赘生物有效果。

(四)用量用法

10～15 g。

(五)使用注意

脾虚大便溏薄者不宜用。反藜芦。

(六)功效比较

1.生地黄、玄参

均能清热凉血,养阴生津。生地黄滋阴凉血力优,炒炭止血;玄参泻火解毒力强,亦能软坚散结。

2.玄参、连翘

均能清热解毒散结,用于热毒疮疡肿痛。玄参主入血分,解血分之毒,其散结之功,可用于身体任何部位的赘生物,如瘰疬、痰核、瘿瘤,取软坚之功。又能清热凉血,用于血分热毒病证。连翘清热范围广,其散结之力,多用于心经病变,取清心火除烦之功。治疗热毒病证较玄参多用,为疮家圣药。疏散风热,用于外感风热病证,如银翘散。略有利尿之功。

(七)临床经验

1.关于凉血

玄参凉血作用不及生地黄强。有人认为玄参并不具备此作用,但根据临床使用情况来看,玄参是可以用治血热证的。有人认为玄参主要还是清气分之热,此说是相对于生地黄而言,并非玄参不入血分,只是较生地黄作用的部位要浅。化斑汤(石膏、知母、玄参、生甘草)治疗气血均热所致斑疹应用玄参就是例子。

2.关于软坚散结

玄参可以治疗瘰疬、痰核、瘿瘤等证,这在古今本草及临床上均是如此之用,但对玄参的这一治疗作用,古今医家有不同看法,有人认为取其散火,如李时珍说:"其消瘰疬亦是散火"。有人认为是解毒散结,如《中华临床中药学》云:玄"参苦咸微寒,清解毒,化痰散结,用治痰火郁结之瘰疬痰核,多与牡蛎、贝母同用,如《医学心悟》消瘰丸。有"人认为是软坚散结,如汪昂《本草备要》玄参条下云:治"瘰疬结核"是因其"寒散火,咸软坚"。玄参治瘰疬的作用,应是因味咸而软坚散结,理由如下:①玄参为苦甘咸寒之品,从中药药性理论分析,具有咸味而能散结的药物均称软坚散结,并且软坚散结药均具有咸味,如海藻、昆布。从常用中药来看,无一例外。②清热散结不同于软坚散结,清热散结是指具有清热,又能治疗"结",如瘰疬、痰核、瘿瘤。这些药物主要有夏枯草、贝母、连翘等,玄参可以清热,也可以说清热散结,但由于其具咸味,也是其与贝母等药的主要区别,那么云玄参软坚散结则更确切。虽然消瘰丸(牡蛎、玄参、贝母)将3药同用,但所取作用并非相同,因为消瘰丸并非定要有热证。③具散结作用的药物并不一定能治瘰疬、瘿瘤,如瓜蒌清热散结,薤白行气散结。显然玄参具咸味是其特殊之处,也是与其他散结药的主要区别点。将玄参治疗瘰疬、痰核、瘿瘤,说成是"清热解毒""滋阴解毒",与玄参的实际作用是不相符的。结合中药药性理论分析,玄参此功效应为"软坚散结",类似的药物有海藻、昆布、鳖甲、牡蛎、瓦楞子、海浮石、海蛤壳等。

3.关于治病部位

张元素云:"无根之火,以玄参为圣药。"李时珍曰:"肾水受伤,真阴失守,孤阳无根,发为火病,法宜壮水以制火,故玄参与地黄同功。这"是讲玄参主要治疗肾的病变,但也有医家认为玄参主要还是治肺。如《玉楸药解》云:"玄参清金补水 ……清肺与陈皮、杏仁同服,利水合茯苓、泽泻同服"(卷一)。《医学衷中参西录·药物》。云:"玄参:色黑。味甘微苦,性凉多液,原为清补肾经之药……故又能入肺以清肺家燥热,解毒消火,最宜于肺病结核,肺热咳嗽。"从临床来看,玄参多用治肺的病变,如百合固金汤。玄参一般不作为长服的滋补之剂。地黄则功专补肾养阴,可作为久用的滋阴药品。

4.关于反藜芦

《儒门事亲》十八反中所云诸参(人参、沙参、丹参、苦参)并不包括玄参在内,而现在出版的各种中药书籍均云玄参反藜芦,其出处主要源自《本草经集注》《证类本草》《本草品汇精要》等。

5.关于养阴

玄参养阴作用不及生地黄强,养阴即壮水,以制浮游无根之火,故咽喉肿痛常用玄参,而地黄壮水以制阳光,显然地黄的作用更佳,故六味地黄丸用地黄不用玄参。

三、牡丹皮《神农本草经》

为毛茛科植物牡丹 Paeonia suffruticosa Andr 的根皮。主产于安徽、河南等地。秋季采挖。以条粗、皮厚、断面色白、粉性足、香气浓、结晶物多者为佳。生用或酒炙用。

(一)处方用名

牡丹皮、粉丹皮、丹皮、丹皮炭。

(二)药性特点

苦、辛,微寒。归心、肝、肾经。

(三)功效应用

1.清热凉血-温热病热入血分证

用于热入血分,斑疹吐衄,常与清热凉血之水牛角、生地黄等同用,如清热地黄汤。若治血热妄行之吐血、衄血等证,则与凉血止血药侧柏叶、茜草等配伍,如十灰散。本品入血分,凉血不留瘀,活血不妄行,为治温热病热入血分证的常用药。

2.活血化瘀-瘀血证

用于瘀滞经闭、痛经、月经不调、癥瘕积聚、跌打损伤等多种瘀血证,因性寒,对血瘀血热者最宜。治癥瘕积聚,常与活血消癥之桂枝、桃仁等同用,如桂枝茯苓丸。

3.清退虚热-虚热证

用于温热病后期,余热未尽,阴液已伤,夜热早凉,骨蒸无汗或低热不退等,常与青蒿、鳖甲等同用,如青蒿鳖甲汤;若治阴虚内热,骨蒸潮热、盗汗等证,则与滋阴清热之品知母、黄柏等配伍。

4.消散痈肿-肠痈、疮疡

用于肠痈腹痛,常与大黄、桃仁等同用,如大黄牡丹皮汤。治疗疮疡,多与清热解毒药金银花、蒲公英等同用。

(四)用量用法

6～12 g。清热凉血宜生用;活血散瘀宜酒炙用。

(五)使用注意

孕妇及月经过多者不宜用。

(六)功效比较

1.牡丹皮、桂枝

均能通行血脉瘀滞,常同用于妇科经闭腹痛。牡丹皮善祛血脉中之结热,清热凉血,又能清退虚热,消散痈肿。桂枝善通血脉中之寒滞,尚具发散风寒之效,又能通阳化气。

2.牡丹皮、生地黄

均能清热凉血,用于阴虚发热,如骨蒸潮热、盗汗、五心烦热,常同用,如青蒿鳖甲汤。生地黄滋阴,侧重于补,使阴液生而热退。牡丹皮侧重于透,使热退而阴生。又能活血化瘀,消散痈肿。

(七)临床经验

1.关于消散痈肿

牡丹皮具有很好的消散痈肿作用,可用于体内肠痈病证,但现在的中药学书中均不另外说牡丹皮的此功效,而是笼统地说活血化瘀治疗肠痈病证。这实际上是牡丹皮的一个独立的功效,因为张仲景的大黄牡丹汤中的牡丹皮既用其活血之功,但更主要的是取其消散痈肿作用。

2.关于后下

传统认为,牡丹皮以香气浓郁者为佳,故有人认为牡丹皮所含丹皮酚、挥发油等为牡丹皮的主要有效成分之一,丹皮酚、挥发油都极易随水蒸气挥发而逸失。当药液沸腾后,煎液的温度已超过100 ℃,煎煮的时间都在30分钟左右。随着煎液的蒸发,丹皮酚也就随水蒸气一起不断地散失。待到煎煮完毕时,丹皮酚也将损失殆尽。所以牡丹皮入汤剂以后下为佳。后下可缩短煎煮时间,以减少丹皮酚和挥发油的挥发。但从现在临床使用来看,牡丹皮多不后下。

3.关于泻肾火

《本草求真》云:"世人专以黄柏治相火,而不知牡丹皮之功更胜。盖黄柏苦寒而燥,初则伤胃,久则伤阳,苦燥之性徒存,而补阴之功绝少,牡丹皮赤色象离,能泻阴中之火,使火退而阴生,所以入足少阴而佐滋补之用,较之黄柏不啻霄壤矣。"(卷六)据此认为牡丹皮能泻相火,六味地黄丸中就配伍有此药,此说有一定的道理。但根据临床来看,还是以配伍黄柏、知母后为佳。

四、赤芍药《神农本草经》

为毛茛科植物芍药 Paeonia lactiflora Pall. 或川赤芍 P.veitchii Lynch 的根。全国大部分地区均产。以根条粗长、外皮易脱落、皱纹粗而深、断面色白、粉性大者为佳。生用或炒用。

(一)处方用名

赤芍药、赤芍。

(二)药性特点

苦,微寒。归肝经。

(三)功效应用

1.清热凉血-温热病热入血分证

赤芍药清热凉血之功与牡丹皮相似,常相须为用治温热病热入血分证和气血两燔证,如清热地黄汤、清瘟败毒饮;若治血热所致吐衄,多与凉血止血药生地黄、白茅根等配伍。

2.活血化瘀-瘀血证

用于血瘀经闭、痛经、癥瘕腹痛,多与当归、川芎等配伍,如少腹逐瘀汤。治跌打损伤、瘀滞肿痛,常与活血止痛药乳香、没药等同用。治热毒疮痈,则多与金银花、天花粉等同用,如仙方活命饮。本品活血作用好,其作用与牡丹皮相似,凡血瘀所致诸证,均可使用。

3.清泻肝火-目赤肿痛

用于肝热目赤肿痛、畏光多眵或目生翳障,常与清肝明目药菊花、夏枯草等同用。

(四)用量用法

6～15 g。

(五)使用注意

血枯经闭及孕妇忌用。反藜芦。

(六)功效比较

赤芍药、牡丹皮:均能清热凉血,活血祛瘀。牡丹皮清热凉血力优,尚能清退虚热,消散痈肿。赤芍活血化瘀力强,清泻肝火。

(七)临床经验

1.关于主治部位

缪希雍《本草经疏》云:"木芍药色赤,赤者主破散,主通利,专入肝家血分,故主邪气腹痛。"(卷八·中品上)这是说赤芍药主治肝经瘀血病证。后代有不少医家也有如此认识,根据使用情况来看,赤芍药主要还是以治肝经病变为主。

2.关于反藜芦

芍药反藜芦,这只是理论上的认识,这是因为藜芦是大毒药,具有剧烈的涌吐作用,而赤芍药乃是活血、凉血要品,而临床上不可能将二者配合在一起使用。

五、紫草《神农本草经》

为紫草科植物新疆紫草 Arnebia euchroma（Royle）Johnst.、紫草 Lithospermum erythrorhizon Sieb.et Zucc.或内蒙紫草 A.guttata Bunge 的干燥根。依次称"软紫草""硬紫草""内蒙紫

草"。软紫草主产于新疆、甘肃;硬紫草主产于东北、华北及长江中下游诸省;内蒙古紫草主产于内蒙古、甘肃。春、秋二季采挖。以条粗长、色紫、质松软、木质较小者为佳。生用。

（一）处方用名

紫草、紫草根。

（二）药性特点

甘、咸,寒。归心、肝经。

（三）功效应用

1.凉血解毒-血热毒盛,斑疹紫黑

用于温热病血热毒盛,身发斑疹、色紫黑而不红活,常与赤芍、蝉蜕等同用,如紫草快斑汤。

2.活血透疹-水火烫伤,麻疹不透,湿疹

用于疮痈久溃不收口,常与活血生肌敛疮之品当归、血竭等同用,如生肌玉红膏。若治水火烫伤,可将本品用植物油浸泡,滤取油液,涂患处;或与泻热解毒、活血化瘀之大黄、牡丹皮等配伍,麻油熬膏外搽。若治麻疹疹出不畅,疹色紫黯,常配牛蒡子、连翘等同用。本品可治多种体表病变。

（四）用量用法

3～10 g。外用适量,熬膏或油浸外涂。

（五）使用注意

本品有缓下通便作用,脾虚便溏者忌服。

（六）临床经验

1.关于治疗麻疹

紫草善走血分,对于热入血分之证作用也很好,其透疹作用一般是治疗麻疹紫黑又兼有大便秘结者。根据治疗紫黑皮疹的特点,若皮肤表现为紫黯者亦可使用。能清热解毒又能治疗疹毒者可以与牛蒡子等同用,据此也用于多种皮肤病证。

2.关于治疗水火烫伤

紫草治疗水火烫伤的作用好,单用即有效。从选用药物来看,可以配伍大黄、地榆、虎杖等同用。

（王金强）

第二节　活血疗伤药

活血疗伤药性味多辛、苦而咸。功能活血化瘀,消肿止痛,续筋接骨。主要适用于跌打损伤之瘀肿疼痛,骨折筋损,金疮出血等外科疾病,也可用于其他一般血瘀病证。

一、土鳖虫《神农本草经》

为鳖蠊科昆虫地鳖 Eupolyphaga sinensis Walk.或冀地鳖 Steleophaga plancyi(Boleny) 雌虫的全体。全国均有,以江苏的产品最佳。野生者,夏季捕捉。饲养者全年可捕捉。用沸水烫死,晒干或烘干备用。

（一）处方用名

地鳖虫、土鳖虫、䗪虫。

（二）药性特点

咸、寒，有小毒。归肝经。

（三）功效应用

1.破血逐瘀-血瘀经闭，产后瘀滞腹痛，癥瘕积聚

用于经产瘀滞之证及癥瘕积聚。治干血成劳，腹满经闭，肌肤甲错者，常配大黄、水蛭等同用，如大黄䗪虫丸，治血瘀经闭或产后瘀滞腹痛，每与桃仁、大黄等配用，如下瘀血汤；治癥瘕痞块，则配桃仁、鳖甲等同用，如鳖甲煎丸。本品行散走窜，性猛力强。

2.续筋接骨-跌打损伤，筋断骨折，瘀肿疼痛

用于跌打损伤、筋伤骨折之瘀肿疼痛，可单用研末调敷；或研末黄酒冲服；或配自然铜、骨碎补等同用，如接骨紫金丹。为伤科常用药。

（四）用量用法

3～10 g，煎服。研粉吞服，每次 1～1.5 g，黄酒送服。

（五）使用注意

孕妇忌用。

（六）临床经验

关于作用：土鳖虫的活血作用相对而言较强，故称此药乃破血之品，善治跌打损伤。

二、马钱子《本草纲目》

为马钱科植物云南马钱 Strychnose pierriana A.WHill,或马钱 S.nuxvomica L.的成熟种子。前者主产于云南、广东等地；后者主产于印度、越南等地。冬季果实成熟时采收。晒干，炮制后入药。

（一）处方用名

马钱子、番木鳖。

（二）药性特点

苦，寒。有大毒。归肝、脾经。

（三）功效应用

1.散结消肿-跌打损伤，骨折肿痛，痈疽疮毒，咽喉肿痛

用于跌打损伤，骨折肿痛，常配乳香、没药等份为丸；亦可与穿山甲等同用。治痈疽疮毒，多单品外用即效。治咽喉肿痛，可与山豆根、青木香等分为末吹喉。为治伤科骨折肿痛之佳品。

2.通络止痛-风湿顽痹，肢体瘫痪

用于风湿顽痹，拘挛疼痛，肢体瘫痪。本品单用或配全蝎、乳香等为丸服用均有较好的疗效。其善能搜筋骨间风湿，开通经络，透达关节，止痛力强。

（四）用量用法

0.3～0.6 g，炮制后入丸散用。外用适量，研末调敷调涂。

（五）使用注意

内服不宜生用及多服久服。外用也不宜大面积涂敷。孕妇禁用，体虚者忌用。

（六）临床经验

1.关于作用

马钱子的通络作用尤佳，凡经络阻滞导致多种疼痛病证，此为首选。尤其是对于顽固性的风湿痹痛非此不能除，但因为其毒性大，在使用中尤应谨慎。若因马钱子导致中毒可以用阿托品解救。

2.关于炮制

马钱子有大毒，但《本草纲目》记载时误以为无毒。为了减缓毒性，作为内服药时必须炮制。一般采用砂炒的方法，将其炒后，再刮去种子外面的毛。另一种方法是将马钱子置于油锅中炸后去毛。以砂炒或砂烫的炮制方法多用。

3.关于用法

作为内服药，因为马钱子有大毒，故应该严格限制其剂量，《中国药典》规定的是 0.3～0.6 g，如果将其外用，则可使用常用量，外用是安全的。

4.关于处方的书写

由于马钱子有剧毒，在书写处方时不要将马钱子与其他药物写在一张处方中，以避免药肆给错药。如处方中马钱子为 1 g，如果抓药时误为 10 g 就麻烦了，所以为了安全起见，凡用马钱子药应将其另外单独用处方书写。

5.关于配伍

临床上将马钱子与延胡索在一张处方中同时使用，会产生更大的毒性。一般马钱子中毒表现为痉厥、抽搐、震颤等，如果与延胡索同用后，又会出现消化道的不适感。关于二者不能同用，在本草书中记载不多，但定要注意，以免招致严重后果。

三、骨碎补《药性论》

为水龙骨科植物槲蕨 Drynaria fortunei（Kunze）J.Sm 的干燥根茎。全年均可采挖，以冬春两季为主。洗净，切片，干燥。生用或砂烫用。

（一）处方用名

骨碎补、毛姜、猴姜。

（二）药性特点

苦，温。归肝、肾经。

（三）功效应用

1.活血续伤-跌打损伤，创伤

用于跌打损伤、筋骨损伤或创伤之瘀滞肿痛，可单用其浸酒服，并外敷。亦可水煎服。或配没药、自然铜等同用。本品以其入肾能治骨碎伤损而得名，为伤科之要药。

2.补肾强骨-肾虚腰痛，耳鸣耳聋

用于肾虚腰痛脚弱，常配补骨脂、牛膝等同用。治肾虚之耳鸣、耳聋、牙痛，多与熟地黄、山茱萸等配伍。治肾虚久泻，既可单用，也可与补骨脂、吴茱萸等配用。

此外，本品还可治疗斑秃、白癜风等病证。

（四）用量用法

10～15 g。外用适量、研末调敷或鲜品捣敷，亦可浸酒擦患处。

（五）使用注意

阴虚火旺、血虚风燥者慎用。

（六）功效比较

骨碎补、狗脊：均能补肾强骨，用于肾虚腰痛，足膝软弱。骨碎补活血续伤，用于跌打损伤，筋骨损伤，瘀滞疼痛。因其补肾，对于肾虚耳鸣、牙痛、久泻具有良好的效果。骨碎补为续筋疗伤要药，又能治斑秃。狗脊祛风湿，用于风湿痹痛，但作用较弱，尤其善治脊的病变。狗脊的茸毛止血而生肌。

（七）临床经验

1.关于作用

顾名思义，骨碎补主治骨节病变，为外伤常用药，但作用并不强，一般还需配伍活血药同用，才能达到效果。从临床来看，现常用骨碎补治疗骨质疏松、骨质增生，也有用其治疗因链霉素毒性反应所致耳鸣、耳聋者。

2.关于生发

骨碎补的生发作用很好，为治疗白发、脱发的常用药，一般是将其用酒浸泡后外搽，将其配伍三七、侧柏叶等泡酒后应用，效果好。

3.关于治疗齿痛

骨碎补走肾，李时珍谓"入肾治牙"，此药对于下牙痛作用好，临床配伍刺蒺藜作用更佳。张山雷称"凡阴虚于下，而肝胆浮阳夹痰上凝之齿痛、牙槽不利，及阴寒逼阳上浮之喉痛、喉癣诸证，用此亦颇有效。这"是讲骨碎补治疗牙痛具有良好的效果。

4.关于治泄泻

李时珍认为骨碎补治疗"肾虚久泄"，并载有医案，"惜有魏刺史子久泄，诸医不效，垂殆。予用此药末入猪肾中煨熟与食，顿住。盖肾主大小便，久泄属肾虚，不可专从脾胃也"。从临床来看，骨碎补治疗肾虚引起的泄泻的确有效。可入煎剂内服。李时珍将骨碎补末入猪肾中煨熟食用，这是食物与药物的结合。

四、血竭《雷公炮炙论》

为棕榈科植物麒麟竭 Daemonorops draco Bl. 的果实及树干中渗出的树脂。主产于印度尼西亚、马来西亚等国，我国广东、台湾等地也有栽培。秋季采收。使树脂渗出凝固而成。研末用。

（一）处方用名

血竭、麒麟竭。

（二）药性特点

甘、咸，平。归肝经。

（三）功效应用

1.活血定痛-跌打损伤，心腹刺痛

用于跌打损伤，瘀肿疼痛，常配乳香、没药等同用，如七厘散。用于瘀血之心腹刺痛及产后瘀滞腹痛、痛经，多与莪术、三棱等配用。本品为治损伤及其他瘀滞痛证的要药。

2.化瘀止血-外伤出血

用于瘀血阻滞、血不归经之出血病证，若治外伤出血，可单用研末外敷患处，或配儿茶、乳香等作散剂内服，如七厘散。本品有止血不留瘀的特点。

3.敛疮生肌-疮疡不敛

用于疮疡久溃不敛之证,常单品研末外敷,亦可配伍乳香、没药等,如血竭散。

(四)用量用法

多入丸、散剂。研末服,每次 1～2 g。外用适量,研末外敷。

(五)使用注意

无瘀血者不宜用,孕妇及月经期忌用。

(六)功效比较

1.血竭、蒲黄

均能活血散瘀止痛、止血,用于多个部位出血及外伤出血病证。血竭取止血作用多外用。为止血常用药。生肌敛疮,用于疮疡不敛。此药生肌作用尤佳,将其研末外撒,尤对于疮疡溃后久不收口作用好。内服取活血,多入丸散剂,少入煎剂。蒲黄止血的作用范围较广,既用于内伤出血,亦用于外伤出血,内服可入煎剂。

2.血竭、花蕊石

均能化瘀止血,用于瘀血所致出血。血竭多用于外伤出血。活血化瘀,用于多个部位血瘀病证。花蕊石为止血专药,内外伤出血皆宜,止血作用较多用,如化血丹。

(七)临床经验

1.关于药材

血竭原产于热带和亚热带,为棕榈科植物麒麟竭的果实及树干中的树脂,颜色如干血,故名,也名麒麟竭。

2.关于作用

血竭的活血止血作用非常好,尤其是对于疮疡溃破以后久久不收口者效果尤佳。在用其收口方面可以直接将其外用,为伤科要药。古代许多治疮疡的方中均以血竭为主药。既能活血化瘀,又能止血,具有双向调节作用。经隧之中,既有瘀血踞住,则新血不能安行无恙,终必妄行而吐溢,许多血症,因为瘀血内阻,脉络不通,血不循经而妄行外溢,故治法不是盲目止血,而是以活血化瘀为主,血竭为常药。

3.关于配伍

配没药,其活血破瘀之力增强,用于跌打损伤,瘀血肿痛。配乳香,活血生肌伸筋,用于恶疮痈疽,久不收口,金疮出血,创口不合等症。《本经逢原·卷三·香木部》:为"止痛活血,收敛疮口,散瘀生新之要药……其助阳药中同乳香、没药用之者,取以调和血气,而无留滞壅毒之患。临"床将其外用,尤以配伍乳香、没药多用。

五、刘寄奴《新修本草》

为菊科植物奇蒿 Artemisia anomala S.Moore 的全草。主产于浙江、江苏等地。均为野生。8～9 月开花时割取地上部分,除去泥土,晒干,切段入药。

(一)处方用名

刘寄奴。

(二)药性特点

苦,温。归心、肝、脾经。

（三）功效应用

1.散瘀止痛,疗伤止血-跌打损伤,肿痛出血

用于瘀血证,如跌打损伤,淤滞肿痛,可单用研末以酒调服。亦可配伍骨碎补、延胡索等。治创伤出血,可单用鲜品捣烂外敷或配茜草、五倍子等。

2.破血通经-血瘀经闭、产后淤滞腹痛

用于血瘀经闭,可配桃仁、当归、川芎等。治产后淤滞腹痛,配甘草等份为末,水、酒调服。

3.消食化积-食积腹痛、赤白痢疾

用于食积不化,腹痛泻痢,可单用煎服,也可配伍山楂、麦芽、鸡内金、白术等。

（四）用量用法

煎服,3～10 g。外用适量,研末撒或调敷,亦可鲜品捣烂外敷。

（五）使用注意

孕妇慎用。

（六）功效比较

刘寄奴、凌霄花:均能活血化瘀,用于瘀血所致跌打损伤。破血通经,用于血瘀经闭,产后瘀阻腹痛等。刘寄奴疗伤止血,善治创伤出血,消食化积,用于食积腹痛及痢疾。凌霄花取其活血化瘀,多用治腹部肿块、癥瘕积聚。凉血祛风,用治皮癣、痤疮等。兼能止血。

（七）临床经验

1.关于作用

刘寄奴治疗瘀血病证,为破血通经,散瘀止痛常用药。从临床使用来看,既可内服,也可外用。主要是治疗跌打损伤。亦治妇科血滞之证,兼能醒脾开胃而消食化积。现亦有用其治疗病毒性肝炎,细菌性痢疾,冠心病心绞痛者。

2.关于止血

《开宝本草》云:"惜人将此草疗金疮,止血为要药;产后余疾,下血、止痛极效"（草部下品之下·卷十一）。刘寄奴虽然可以止血,但作用并不强,只有在兼有瘀血的情况下才选用。《本草经疏》也认为刘寄奴草为金疮要药,其行血迅速。正如所云,临床主要还是用其治疗瘀血病证。

（王金强）

第三节　温化寒痰药

一、半夏

（一）别名

蝎子草、三步跳、地巴豆、地雷公、麻草子。

（二）处方名

半夏、清半夏、姜半夏、制半夏、法半夏。

（三）常用量

3～10 g。

(四)常用炮制

1.清半夏

取生半夏,用水浸泡8天,每天换水1次。再加白矾(每百斤加2斤白矾),与水共煮,至无白心、晾至六、七成干,切片,晒干。

2.姜半夏

半夏50 kg,生姜5 kg。取生姜汁,喷在干燥的半夏片上,拌匀晒干,以微火炒黄。

3.法半夏

3 kg,半夏50 kg,生姜、皂角刺、甘草各3 kg,白矾冬季1.5 kg,夏季3 kg,芒硝夏季1.5 kg,冬季除半夏外,洗净打碎。将上药分5份,先取1份用布包好,加水漂洗半夏,夏季3天,冬季4天,换水;再取另1份药,如前法浸泡;至5份药泡完后,再用清水泡1天,取出切片,晒干。

(五)常用配伍

1.配陈皮

行气化痰。用于治疗肺寒咳嗽痰白,慢性气管炎咳嗽痰多,胃肠炎恶心呕吐、腹胀腹痛等症。

2.配黄连

清胃止呕。用于治疗胃肠炎、痢疾所致之恶心呕吐、腹痛腹泻、肠鸣下坠等症。

3.配黄芩

清热化痰。用于治疗外感风热,咳嗽痰黄、咽干口苦、慢性气管炎胸闷咳嗽、痰黄黏稠、咳吐不利等症。

4.配厚朴

温中除胀。用于治疗脾胃寒湿、脘腹胀满、肠鸣泄泻、食少纳呆等症。

(六)临床应用

1.慢性胃炎

姜半夏12 g,黄芩15 g,干姜6 g,党参9 g,黄连5 g,陈皮6 g,枳壳9 g,炙甘草6 g,大枣4枚。水煎服,日服1剂。

2.胃溃疡

清半夏12 g,白芍15 g,牡蛎30 g,黄连6 g,白及15 g,香附12 g,黄芪30 g,炙甘草9 g,生姜6 g。水煎服,日服1剂。

3.妊娠呕吐

姜半夏12 g,云苓15 g,黄芩6 g,黄连3 g,党参10 g,干姜3 g,车前子6 g(另包),炙甘草2 g。水煎服,日服1剂。

4.慢性咽炎

法半夏12 g,厚朴10 g,云苓15 g,紫苏叶6 g,白芍12 g,赤芍12 g,蒲公英30 g,天花粉12 g,麦冬15 g。水煎服,日服1剂。

5.高血压

法半夏10 g,云苓30 g,天麻10 g,炒杜仲15 g,白术15 g,黄芩12 g,泽泻9 g。水煎服,日服1剂。

6.感冒

咳姜半夏10 g,干姜6 g,紫苏子10 g,炒莱菔子6 g,黄芩10 g,党参15 g,荆芥穗6 g,炙甘草6 g。水煎服,日服1剂。

7.癫痫

法半夏 10 g,竹茹 6 g,枳实 6 g,陈皮 6 g,云苓 9 g,全蝎 3 g,白僵蚕 6 g,天竺黄 6 g,酸枣仁 6 g,生姜 2 片,大枣 2 枚。水煎服,日服 1 剂。

8.内耳眩晕症

清半夏 10 g,白术 15 g,陈皮 6 g,竹茹 6 g,黄芩 10 g,泽泻 6 g,钩藤 20 g(后下),生姜 3 片。水煎服,日服 1 剂。

9.呕吐

姜半夏 10 g,党参 10 g。水煎服,日服 1 剂。

10.心悸

二夏清心片(炒半夏、云苓、陈皮、石菖蒲、炒枳实、葛根、炒竹茹、冬虫夏草、干姜、炙甘草),口服,一次 3 片,一日 3 次。

(七)不良反应与注意事项

(1)消化系统:生半夏粉吞服可致舌麻木、喉痒、咳嗽、恶心、腹痛、腹泻、转氨酶升高等。

(2)神经系统:过量可引起痉挛、四肢麻痹。

(3)呼吸系统:呼吸困难、不规则,严重时呼吸中枢麻痹。

(4)孕妇禁用。

(5)肝肾功能不全者禁用。

二、白芥子

(一)别名

芥菜子、辣菜子。

(二)处方名

白芥子、炒白芥子、芥子。

(三)常用量

3～9 g。

(四)常用炮制

1.白芥子

取原药材,拣净杂质,晒干即可。

2.炒芥子

取白芥子炒至黄色,微有香气为度。

(五)常用配伍

1.配紫苏子

止咳化痰。用于治疗风寒咳嗽、气管炎咳嗽、胸闷喉痒、痰白不爽等症。

2.配地龙

止咳平喘。用于治疗慢性气管炎、支气管哮喘之咳嗽气喘、胸闷不适等症。

3.配桂枝

温经化痰。用于治疗寒湿关节疼痛、肢体麻木、腰膝怕冷等症。

(六)临床应用

1.渗出性胸膜炎

白芥子 15 g,柴胡 10 g,黄芩 12 g,半夏 12 g,白芷 9 g,陈皮 9 g,浙贝母 12 g,苦杏仁 10 g,穿山甲 10 g,皂角刺 8 g,昆布 15 g,葶苈子 10 g,海藻 12 g,云苓 18 g,赤芍 12 g,夏枯草 30 g,甘草 6 g。水煎服,日服 1 剂。

2.滑膜炎

白芥子 15 g,薏苡仁 30 g,苍术 15 g,白芷 10 g,云苓 30 g,木瓜 30 g,当归 10 g,土鳖虫 10 g,益母草 30 g,川芎 10 g,川牛膝 15 g,柴胡 6 g,甘草 6 g。水煎服,日服 1 剂。

3.耳软骨膜炎

白芥子 12 g,薏苡仁 30 g,半夏 10 g,泽泻 12 g,白术 15 g,云苓 30 g,柴胡 10 g,黄芩 15 g,通草 6 g,鹿角霜 30 g,蒲公英 30 g,牡蛎 30 g,甘草 6 g。水煎服,日服 1 剂。

4.淋巴结核

白芥子、百部、乌梅各等份,共研细末,拌醋调糊状,敷患处,第一次敷 7 天,第二次敷 5 天,第三次敷 3 天。每次间隔 3 天。

5.慢性气管炎

白芥子 12 g,陈皮 10 g,姜半夏 12 g,地龙 12 g,五味子 6 g,炒杏仁 10 g,紫菀 12 g,黄芩 15 g,甘草 6 g。水煎服,日服 1 剂。

6.急性腰扭伤

炒白芥子末,每次 5 g,每天 2 次,黄酒送服。连用 1～3 天。

(七)不良反应与注意事项

(1)胃肠道反应:恶心、呕吐、腹中隐痛等。

(2)外敷时间过长,可致皮肤发疱、疼痛、瘙痒等。

三、旋覆花

(一)别名
金沸花、金盏花。

(二)处方名
旋覆花、覆花、蜜旋覆花。

(三)常用量
3～9 g。

(四)常用炮制

1.旋覆花
取原药材,拣净杂质,筛去土。晒干。

2.蜜旋覆花
旋覆花 0.5 kg,蜜 180 g。先将蜜熔化,倒入旋覆花拌炒,至老黄色不粘手为度。

3.炒旋覆花
将旋覆花用微火炒至具焦斑为度。

（五）常用配伍

1.配半夏

降逆平喘。用于治疗胃肠炎呕吐及哮喘胸闷气喘,咳嗽痰多等症。

2.配前胡

止咳化痰。用于治疗咳嗽痰多、胸闷喉痒、痰白而稀等症。

（六）临床应用

1.呕吐

旋覆花 10 g(另包),党参 12 g,姜半夏 12 g,生姜 10 g,赭石 20 g,甘草 6 g,大枣 4 枚。水煎服,日服 1 剂。

2.胃神经官能症

旋覆花 6 g(另包),香附 12 g,党参 12 g,炒白术 15 g,鸡内金 10 g,神曲 30 g,淡豆豉 15 g,木香 6 g。水煎服,日服 1 剂。

3.膈肌痉挛

旋覆花 6 g(另包),代赭石 30 g(先煎),太子参 15 g,制半夏 12 g,丁香 3 g,柿蒂 9 g,麦冬 12 g,黄芪 15 g,竹茹 6 g,甘草 3 g。水煎服,日服 1 剂。

4.慢性气管炎

旋覆花 9 g(另包),桔梗 6 g,白前 6 g,紫菀 10 g,姜半夏 12 g,陈皮 10 g,前胡 6 g,远志 5 g,黄芩 10 g,干姜 6 g,沙参 10 g,甘草 6 g。水煎服,日服 1 剂。

（七）不良反应与注意事项

(1)恶心、呕吐、胸闷、烦躁等。

(2)变态反应:皮肤潮红、瘙痒、皮炎、哮喘等。

(3)大便溏泄者慎用。

四、白前

（一）别名

鹅管白前、鹅白前、南白前。

（二）处方名

白前、炒白前、蜜白前。

（三）常用量

3～10 g。

（四）常用炮制

1.白前

取原药材,洗净,切段,晒干。

2.炒白前

取白前段炒至黄色。

3.蜜白前

白前段 50 kg,蜜 12 kg。将蜜炼熟,加入白前段拌匀,炒至老黄色。

（五）常用配伍

1.配紫菀

止咳化痰。用于治疗外感风寒,咳嗽胸闷、慢性气管炎咳嗽痰多,胸闷气喘等症。

2.配桑白皮

清肺止咳。用于治疗肺热咳嗽、痰黄黏稠、口苦咽干等症。

3.配百部

润肺止咳。用于治疗干咳少痰、喉痒胸闷、肺结核咳嗽咯血等症。

（六）临床应用

1.肺热咳嗽

前胡 9 g,赤芍 10 g,麻黄 3 g,川贝母 10 g,白前 12 g,大黄 3 g,陈皮 6 g,黄芩 10 g,甘草 3 g。水煎服,日服 1 剂。

2.支气管哮喘

白前 10 g,麦冬 15 g,桑白皮 15 g,炒白果 12 g,炙紫菀 15 g,炙麻黄 6 g,款冬花 10 g,百部 15 g,陈皮 9 g,地龙 15 g,黄芩 12 g,桃仁 9 g,枳壳 10 g,细辛 4 g,紫苏叶 6 g,甘草 5 g。水煎服,日服 1 剂。

3.顽固咳嗽

白前 12 g,黄芪 15 g,枸杞子 15 g,前胡 10 g,当归 10 g,党参 15 g,金银花 18 g,连翘 15 g,牛蒡子 10 g,蝉蜕 10 g,百合 12 g,南沙参 10 g,北沙参 10 g。水煎服,日服 1 剂。

4.慢性气管炎

白前 10 g,桔梗 9 g,紫菀 12 g,百部 15 g,紫苏子 9 g,陈皮 10 g。水煎服,日服 1 剂。

5.跌打胁痛

白前 15 g,香附 10 g,青皮 6 g。水煎服,日服 1 剂。

（王金强）

参 考 文 献

[1] 王伟.药物合理应用[M].汕头:汕头大学出版社,2021.

[2] 刘欣.药物应用与疾病诊疗[M].天津:天津科学技术出版社,2020.

[3] 赵志宇.药物与临床[M].长春:吉林科学技术出版社,2019.

[4] 张艳秋.现代药物临床应用实践[M].北京:中国纺织出版社,2021.

[5] 赵立春.现代药物学指南[M].天津:天津科学技术出版社,2020.

[6] 王春娟.现代药物诊疗学[M].沈阳:沈阳出版社,2019.

[7] 刘江波,徐琦,王秀英.临床内科疾病诊疗与药物应用[M].汕头:汕头大学出版社,2021.

[8] 张艳.现代临床实用药物学[M].长春:吉林科学技术出版社,2019.

[9] 李洪霞.临床常见药物应用[M].西安:世界图书出版西安有限公司,2020.

[10] 吴国忠.药物基本知识[M].北京:人民卫生出版社,2020.

[11] 丁明美.新编临床药物治疗学[M].北京:中国纺织出版社,2019.

[12] 王博.药物学基础[M].重庆:重庆大学出版社,2021.

[13] 陈仁国.临床内科药物治疗学[M].长春:吉林科学技术出版社,2019.

[14] 赵学友.临床药物学进展[M].长春:吉林科学技术出版社,2019.

[15] 张爱华.药物学基础与临床[M].哈尔滨:黑龙江科学技术出版社,2020.

[16] 李雄.临床药物治疗学[M].北京:中国医药科技出版社,2019.

[17] 刘秀梅.实用药物基础与实践[M].沈阳:沈阳出版社,2020.

[18] 赵丽娅.药物学基础[M].郑州:河南科学技术出版社,2020.

[19] 冯卫平.新编临床药物学[M].长春:吉林科学技术出版社,2019.

[20] 周林光.临床药物应用实践[M].开封:河南大学出版社,2019.

[21] 沈柏蕊.精编临床药物基础与应用[M].沈阳:沈阳出版社,2020.

[22] 唐志刚.现代药物临床应用精要[M].开封:河南大学出版社,2019.

[23] 仲伟营.临床药物应用与疾病诊疗[M].长春:吉林科学技术出版社,2019.

[24] 李玉峰.内科疾病药物合理联用处方[M].郑州:河南科学技术出版社,2020.

[25] 耿萍.实用药物学临床进展[M].天津:天津科学技术出版社,2019.

[26] 徐丽.实用内科疾病药物治疗[M].北京:科学出版社,2020.

[27] 王生寿.新编临床药理及药物应用[M].长春:吉林科学技术出版社,2019.

［28］孙桂霞.现代临床药物应用［M］.哈尔滨:黑龙江科学技术出版社,2020.

［29］巩萍.现代临床药物学应用［M］.长春:吉林科学技术出版社,2019.

［30］唐士平.药物学基础与临床常用药物［M］.北京:金盾出版社,2020.

［31］谭晓莉.常用药物临床特点与合理应用［M］.北京:中国纺织出版社,2019.

［32］吴平.药物学基础与临床常用药物［M］.哈尔滨:黑龙江科学技术出版社,2019.

［33］彭净.临床药物应用指南［M］.上海:上海交通大学出版社,2020.

［34］钟明康,王长连,洪震,等.临床药物治疗学［M］.北京:人民卫生出版社,2019.

［35］时慧.药学理论与药物临床应用［M］.北京:中国纺织出版社,2021.

［36］张超,朱海扬,吴欢,等.药理学实验中曲马多替代哌替啶进行镇痛药物药效验证［J］.海峡药学,2021,33(8):17-19.

［37］卢星池.抗感冒药物的不良反应临床表现及预防方法研究［J］.基层医学论坛,2019,23(10):1369-1370.

［38］陈蓉,陆伦根.抗酸药和抑酸药在酸相关性疾病中的应用和评价［J］.胃肠病学,2017,22(2):115-117.

［39］李召红,金燕.硝苯地平缓释、缬沙坦联合辛伐他汀治疗原发性高血压的临床疗效研究［J］.现代医药卫生,2019,35(5):732-734.

［40］李慧.小剂量呋塞米联合冻干重组人脑利钠肽对老年急性心肌梗死合并心力衰竭患者的影响［J］.当代医学,2021,27(20):181-182.